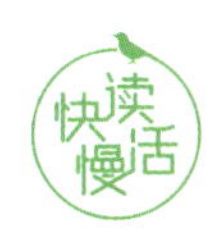

陪伴女性终身成长

图解家庭育儿

孩子生病了，妈妈怎么办

日本主妇之友社 著

安忆 译

江西科学技术出版社

2021年·南昌

写在最前面

一看便知，家庭必备护理小常识

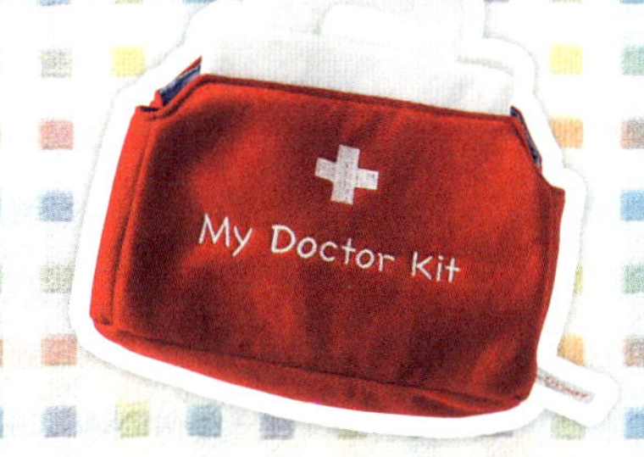

正确地给孩子测量体温

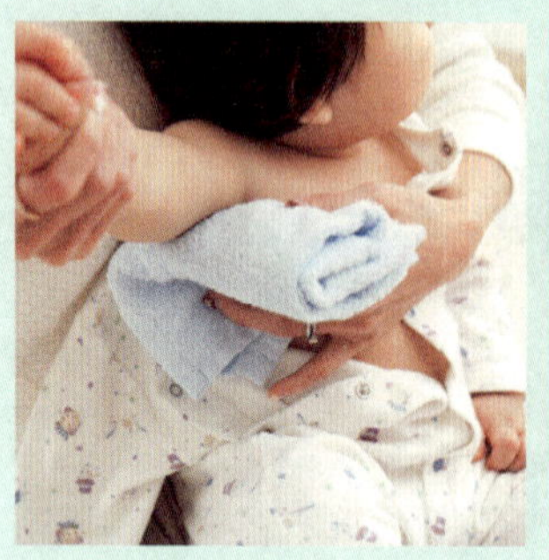

测量腋下体温时，
先把腋下的汗擦干

孩子发热时，建议采用腋下测量方式测量体温。注意，当孩子腋下有汗时测出的体温不准确。可以用干毛巾将腋下的汗擦拭干净后，再测量。

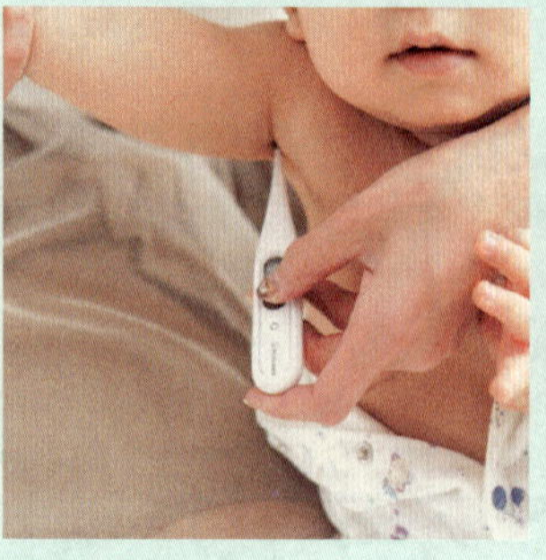

将体温计前端
插入腋窝

将腋下棒状电子体温计从腋窝下方斜压着插入，让前端的温度传感器抵住腋窝的正中央。

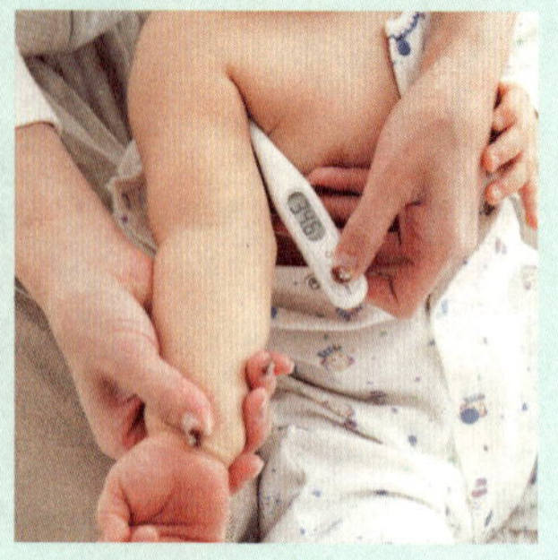

将孩子的手心朝上，让
其大臂紧紧夹住温度计

夹紧腋下。将孩子的手心朝上，以便更好地夹紧腋下。

方便在家使用的体温计

20~30秒即可测得体温的
腋下棒状电子体温计

测量最为准确的是水银体温计，不过测量时间需要5~10分钟。
婴儿很难长时间保持固定姿势，因此推荐使用数十秒即可测量体温的预测式（预测体温并显示数值）的腋下棒状电子体温计。

了解不同体温计的特点

耳温枪

耳朵温度较高时无法准确测出体温。数值偏差较大，需要多测量几次。相较于腋下体温计，价格较高。

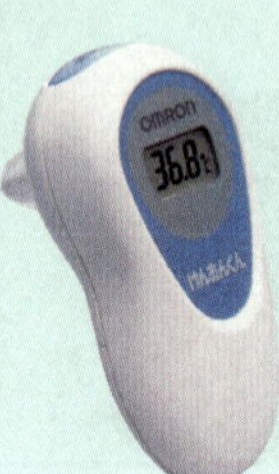

额温枪

测量比较方便，但对准额头的不同位置，可能会测出不同的温度，很容易受外部温度的影响。请紧贴额头进行测量。

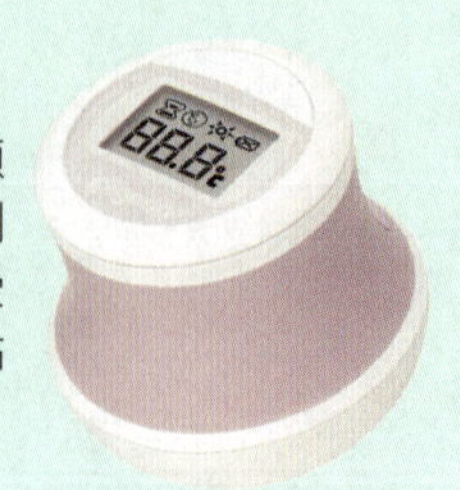

孩子发热时的穿衣方法

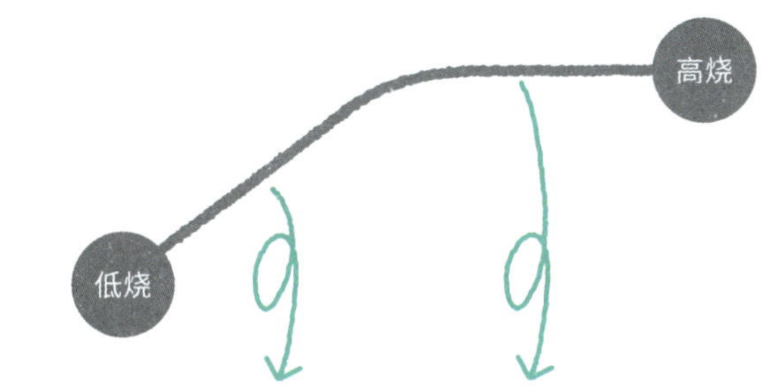

从刚开始发热到
体温上升时，注意保暖

体温不再上升后，
注意不要给孩子穿太多

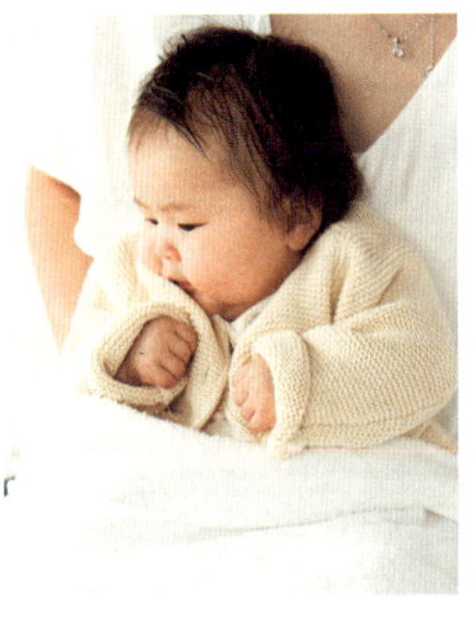

体温上升时，末梢血管收缩，手脚会变冷，孩子看起来会有些畏寒。此时要注意给孩子保暖。

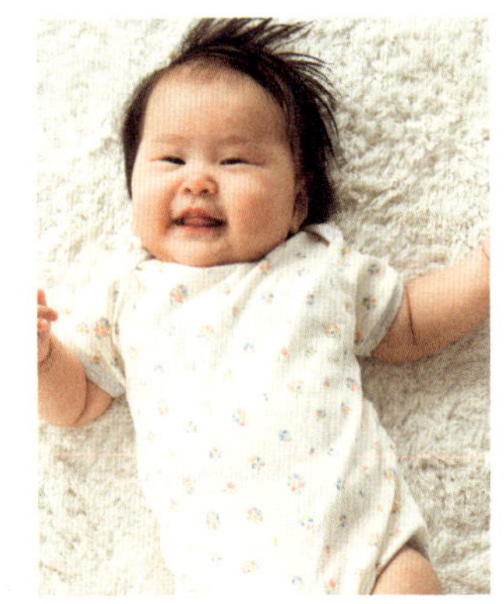

没必要刻意少穿，但为了不让热度闷在体内，注意不要给孩子穿得太多。“捂汗退热”是错误的做法。

无须强迫让孩子使用退热贴或冰枕

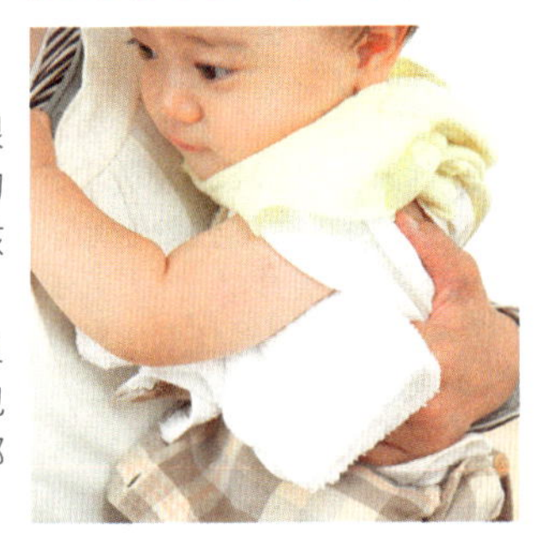

给腋下、大腿根等大血管通过的部位降温会让孩子感觉舒服些，如果孩子不反抗，可用毛巾包裹冰枕对上述部位进行降温。

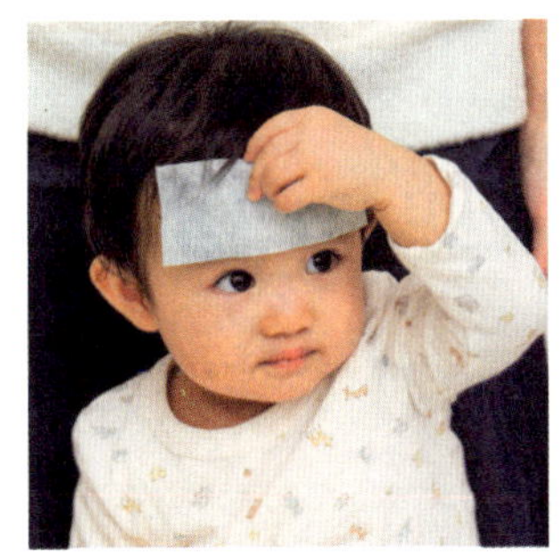

退热贴可将皮肤表面温度降低约4°C，能让孩子感觉舒服一点，但其实没有退热效果。如果孩子不反抗，可以使用，不过没必要强制让孩子使用。

孩子发热时的水分补充

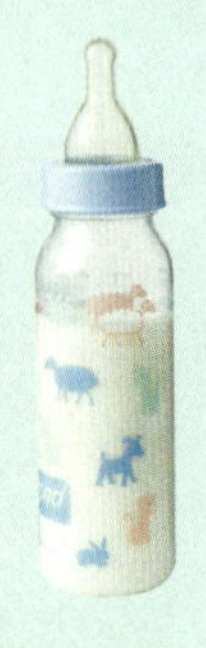

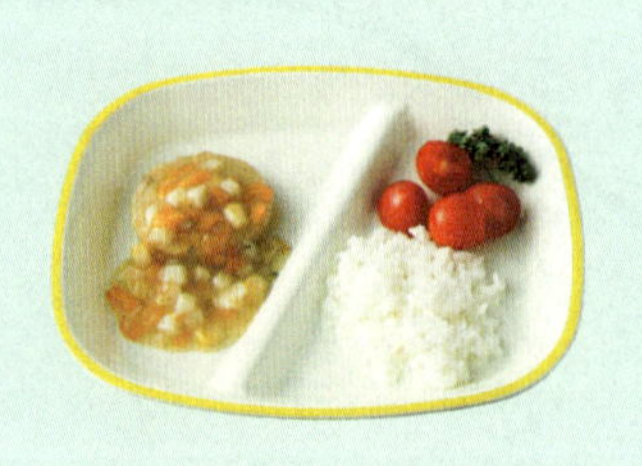

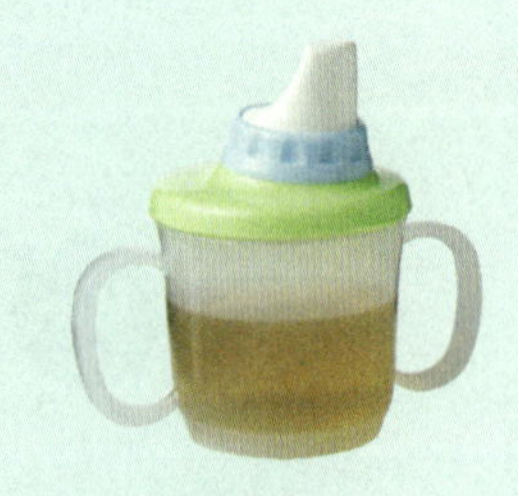

尽量多喂孩子母乳或奶粉

如果孩子能和平时一样喝足够的母乳或奶粉，那么即便有点发热，在大多数情况下也无须担心补水问题。孩子能喝多少就喂多少。

食物中也含有水分

人类能从食物中摄取大量水分。如果孩子有胃口，不妨按照平时的饭量喂食。如果食欲不佳，那孩子吃得下什么就喂什么。

多喝白开水或大麦茶

当孩子只有发热，没有其他症状时，可以只用白开水或大麦茶补充水分。尚在哺乳期的婴儿如果喝了足够的母乳或奶粉，就无须强行喂食其他饮品。

只要让孩子充分摄入以上食物和饮品就没有问题

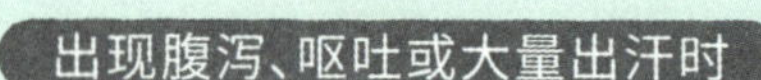

出现腹泻、呕吐或大量出汗时

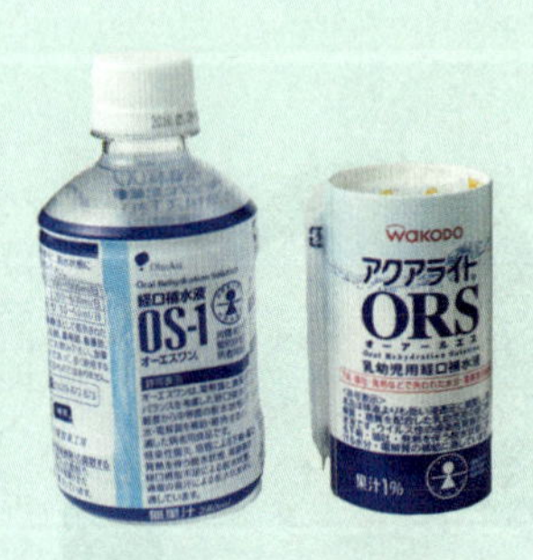

用婴幼儿电解质饮料或经口补液盐（ORS）预防脱水

如果不能和平常一样摄入母乳、奶粉、白开水、大麦茶，也没有进食，或出现了腹泻、呕吐、大量出汗等症状，应注意更有效地预防脱水。电解质饮料不要购买成人产品再加水稀释，请务必选择婴幼儿专用的产品。

孩子恶心反胃时的水分补充

持续感到恶心时，不要喂水

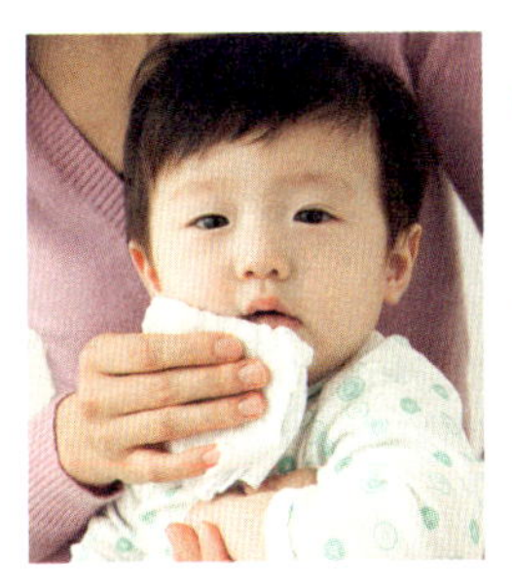

保持口部清洁

有时，残留呕吐物的气味会加剧恶心等不适感。请用温水浸湿纱布，拧干后将孩子嘴部及周围擦拭干净。

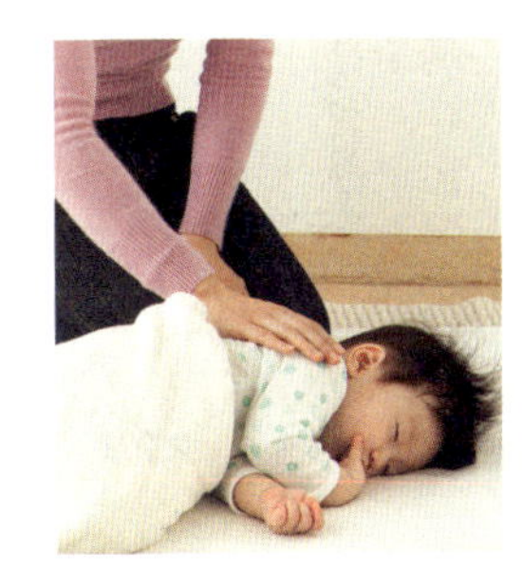

防止呕吐物堵塞喉咙，请让孩子侧卧

当孩子出现频繁呕吐的情况时，仰卧可能会使呕吐物堵住喉咙，引发窒息，十分危险，请让孩子保持侧卧。

待恶心感缓解后

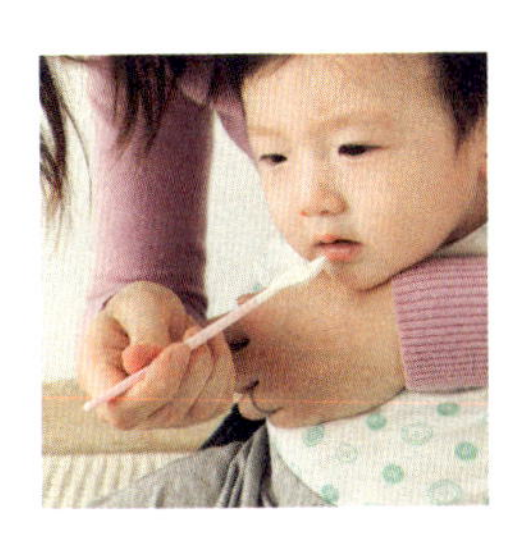

少量补充水分，先喂一勺水

一下子喂大量的水，可能会再次诱发恶心感。可以等孩子停止呕吐后，每5~10分钟用勺子喂1勺水。

不再呕吐后

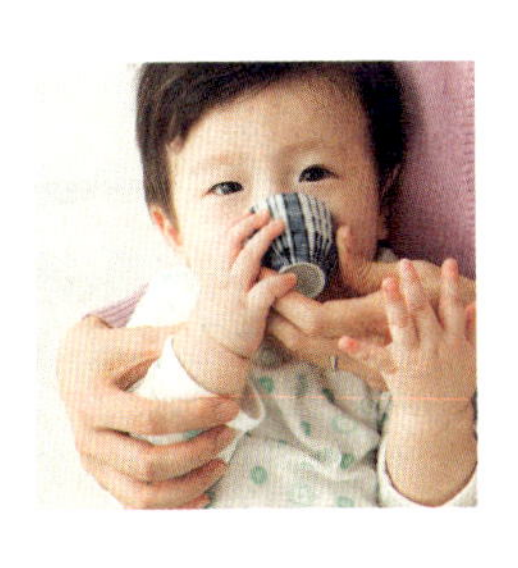

给孩子用小茶杯少量补充水分

用勺子给孩子喂几次水后，如果孩子都未出现呕吐，可用小茶杯等小容器让孩子喝水。注意少量多次补充水分，不要一次性喂太多。

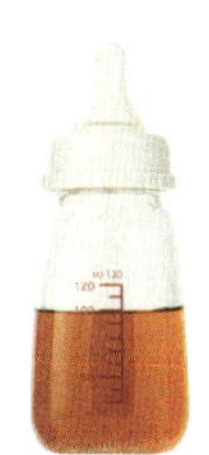

如果孩子30分钟内能喝下100ml就可以暂时放心了

恢复正常水分补充

如果孩子没有呕吐，并在30分钟内能喝下100ml左右的水，就可按平常的方式给孩子喂白开水或大麦茶了。注意橙汁等柑橘类饮料会诱发恶心感，请避免喂食。

孩子腹泻时屁股的清洁

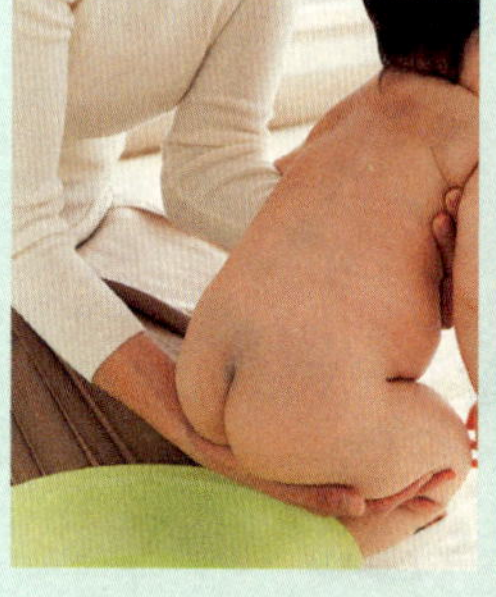

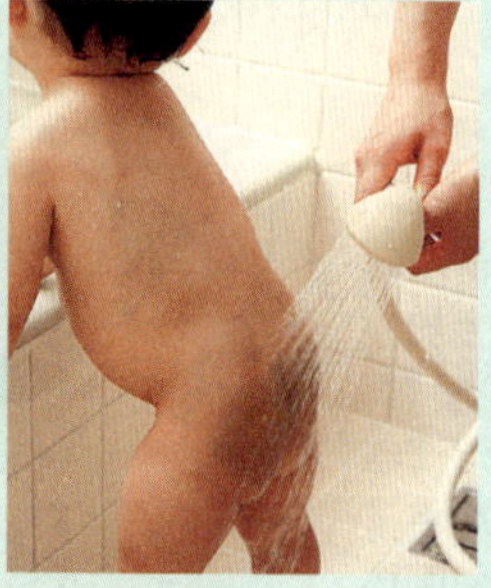

用坐浴或淋浴清洗污垢

为了尽可能减少刺激因腹泻而敏感的皮肤，注意不能使用湿巾，用坐浴或淋浴的方式为孩子清洗。

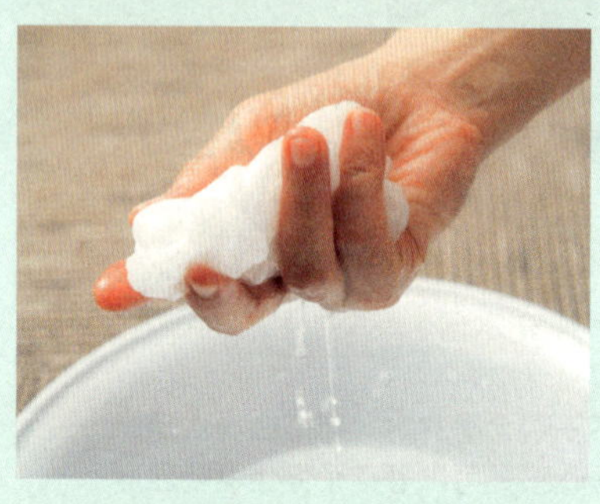

用刺激性较小的脱脂棉擦拭污垢

在用坐浴清洗污垢时，纱布可能会对皮肤产生刺激。对皮肤刺激性最小的是脱脂棉。可用温水浸湿大块脱脂棉后，给孩子擦拭。

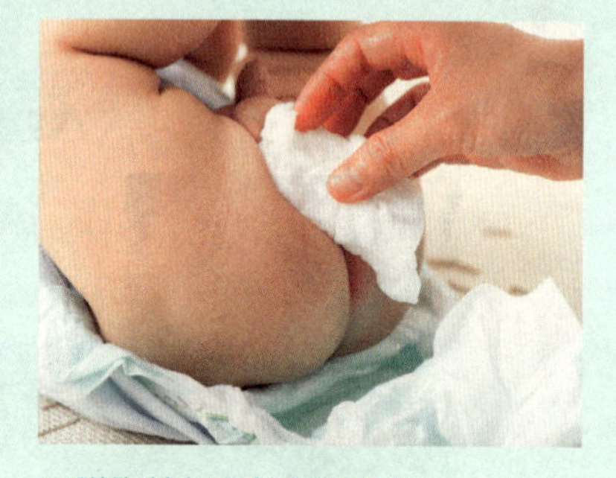

用脱脂棉轻柔擦拭后冲洗

取一大块脱脂棉，用温水浸湿，然后轻柔擦拭屁股，洗去污垢。

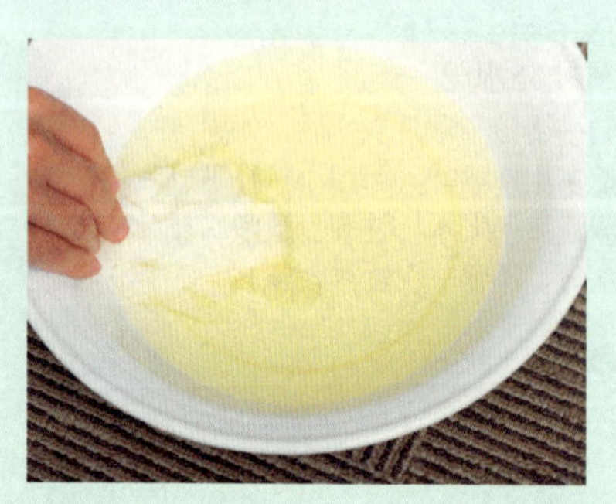

也可用绿茶水清洗

除了温水，还可用稀释过的绿茶水来清洗。绿茶中富含的儿茶素具有抑菌效果。

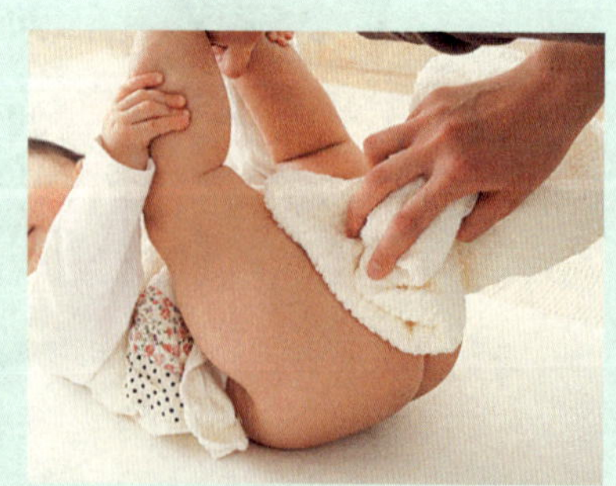

按压吸水，彻底擦干

清洗完污垢后，注意要让屁股保持干燥。而且要用软毛巾按压吸水，千万不能用力擦拭。

孩子便秘时用棉签通便

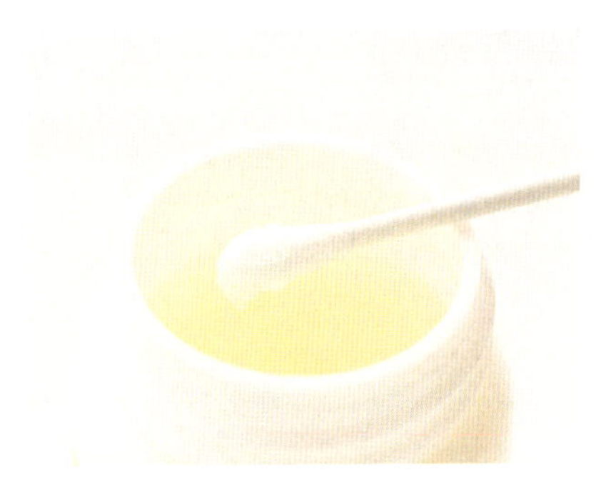

用棉签蘸取凡士林或乳霜等

用棉签头（有棉球的部分）蘸取凡士林、乳霜或护肤油等擦拭肛门，增加润滑度。

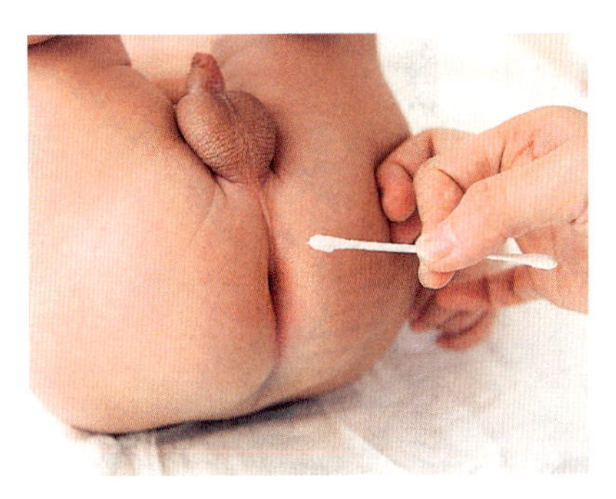

将棉签头插入肛门

轻轻将棉签头插入孩子的肛门，如果孩子双腿蹬动等动作较大时，请勿勉强操作。

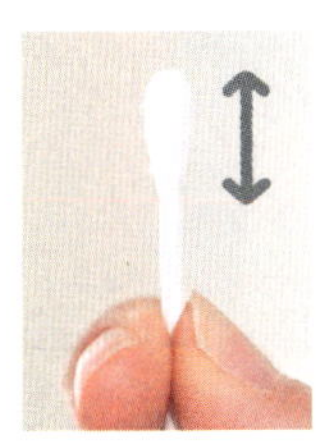

如果婴儿专用棉签太细，请使用普通成人用的棉签。插入深度以隐约能看到棉球为宜。

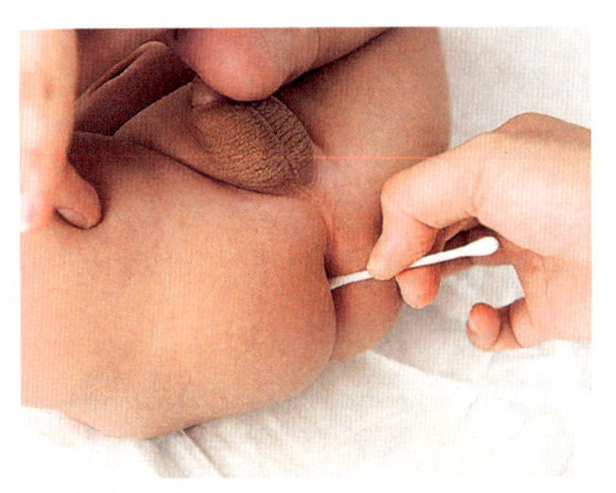

将棉签头向下

待棉签头插入肛门后，将棉签头轻轻向下（向背部一侧）压，就可以顺滑地插入了。

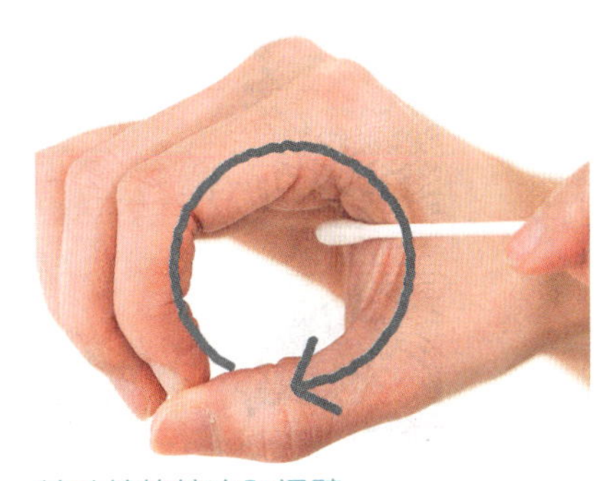

转动棉签按摩肛门壁

不是将棉签插入即可，而是要顺着肛门内壁用棉签轻轻转圈按摩（如图所示），以此刺激神经，引发便意。

孩子咳嗽、有痰时，如何缓解不适

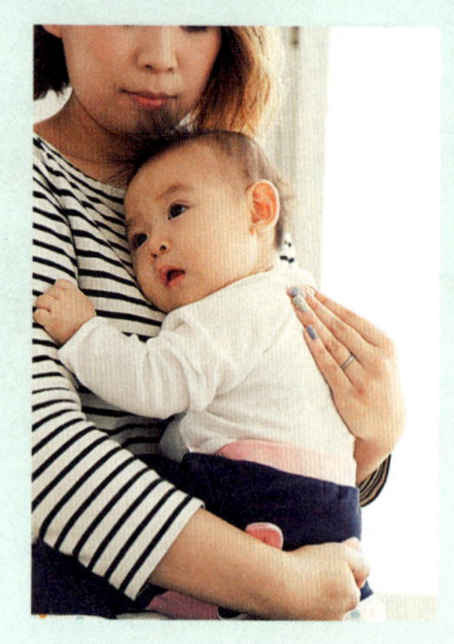

轻拍孩子背部，帮助孩子排出痰液

当孩子咳嗽不适时，请轻拍其背部进行缓解。这样做有助于松动附着在气管壁上的痰液，以便孩子更容易咳出痰液。

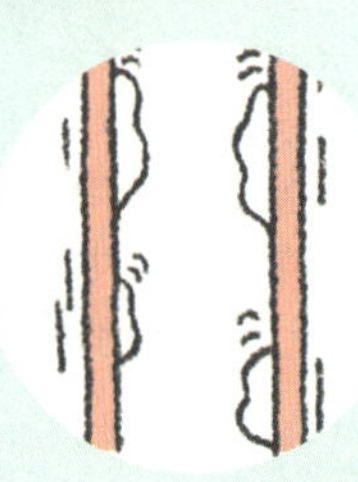

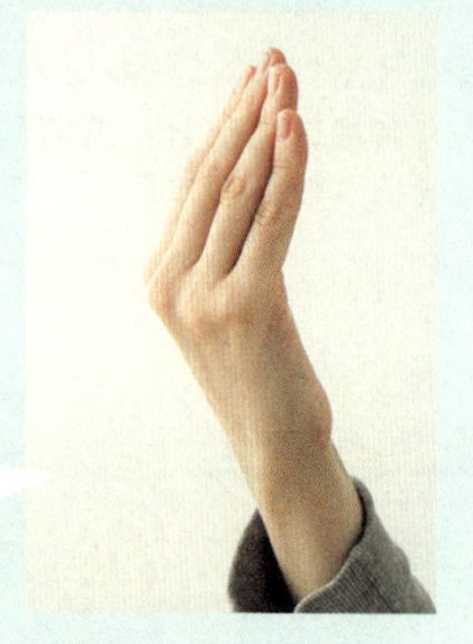

轻拍孩子后背时，手要拢成小碗状，这样更容易传导震动，帮助孩子顺利排出痰液。

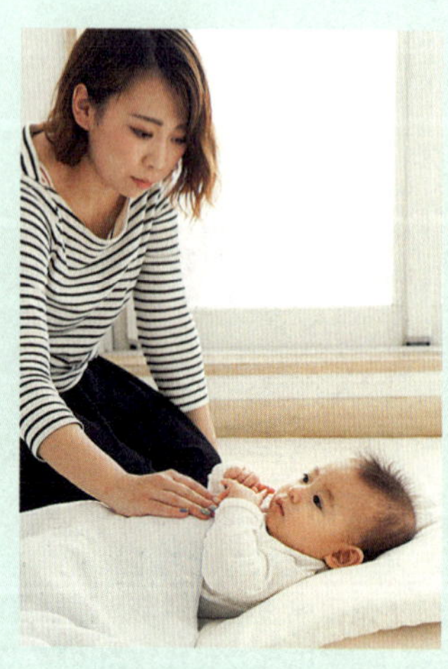

当孩子仰卧时，垫高上半身会更舒服

睡觉或仰卧时，孩子的咳嗽会加剧。可以在孩子身下垫一个比较低的枕头，将孩子的上半身稍稍垫高，这样会让呼吸更加顺畅。

孩子流鼻涕时，如何处理

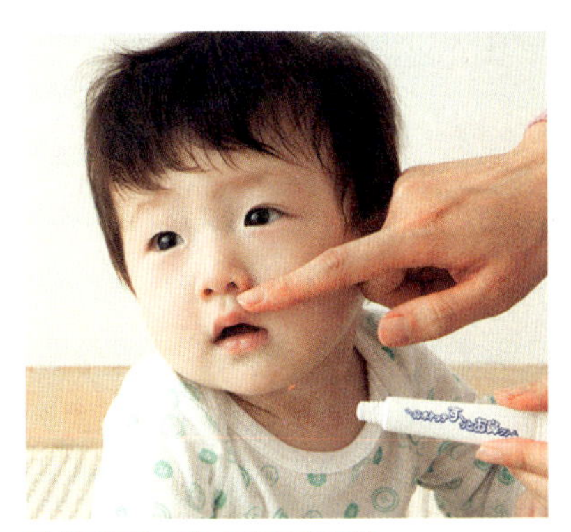

涂护肤品，防止鼻下皴裂

孩子鼻子下面的皮肤很容易因为鼻涕和擦鼻涕引发的刺激而皴裂。可以涂一些凡士林或护肤油，保护皮肤。

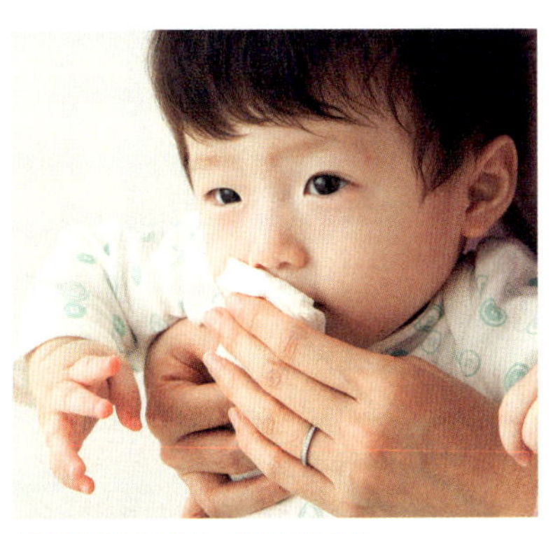

使用超柔纸巾，勤加擦拭

请使用对皮肤刺激较小的超柔纸巾勤擦鼻下。若用纱布擦拭，清洗不当容易残留细菌。建议选用随擦随弃的一次性用品。

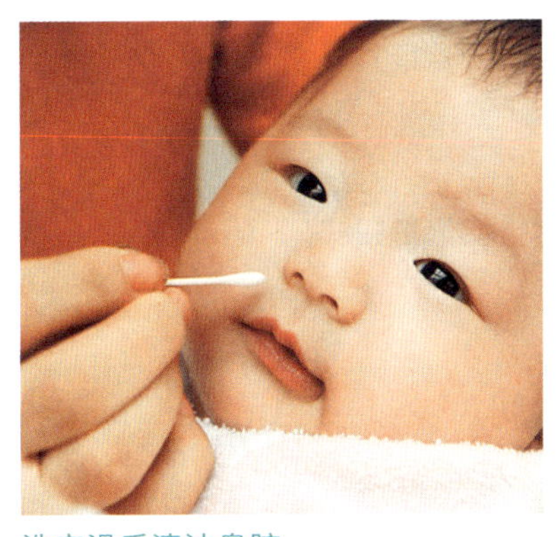

洗完澡后清洁鼻腔

洗完澡后，鼻垢会变软。可用婴儿棉签伸入鼻孔转圈清洁，注意动作要轻柔，不要太过深入。

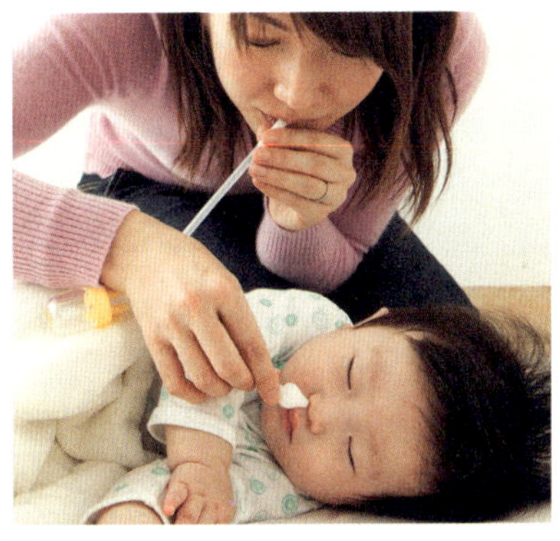

用专用器具吸除

使用市售的吸鼻产品时，请勿用力吸，应少量多次吸除。家长在吸除鼻涕后请漱口。现在市面上也有家用的电动吸鼻产品。

去耳鼻喉科让医生帮忙吸除

鼻涕一般可在家中勤擦，如果严重堵塞，孩子表情痛苦，可去耳鼻喉科咨询医生，让医生帮忙吸除。鼻涕在吸除后可能很快又有了，但短时间内孩子会感觉舒畅一些，也有助于孩子喝奶、进食。

让孩子学会擤鼻涕

婴幼儿不会擤鼻涕。有的孩子3岁后能学会，但大多数孩子到了3岁依然无法做到。父母可以在帮孩子洗澡时，教孩子按住一侧鼻孔“哼”地喷一口气，并让他们在日常生活中多加练习。

护肤品的用量

涂抹成人两个手掌大的范围

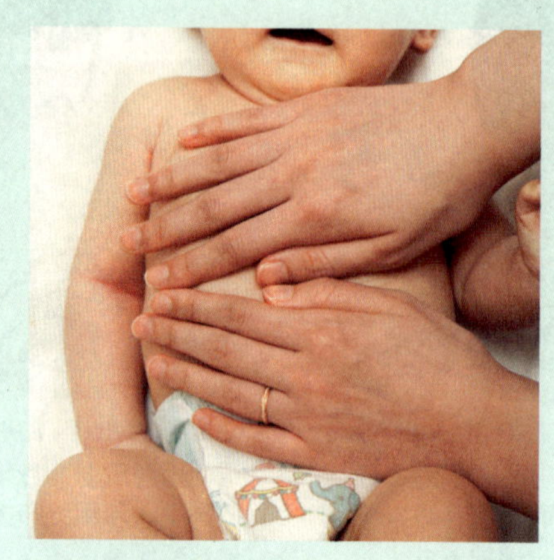

照片为3个月月龄的婴儿，成人的两个手掌几乎能覆盖婴儿整个上半身。等孩子月龄慢慢变大，手掌也就慢慢遮不住上半身了。

爽肤水等护肤品

↓

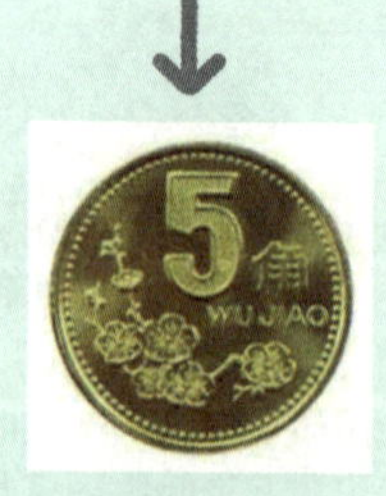

涂抹爽肤水、乳液等护肤品时，1枚五角硬币大小（直径约20.5mm）的量可涂满成人两个手掌大的范围。

类固醇制剂

↓

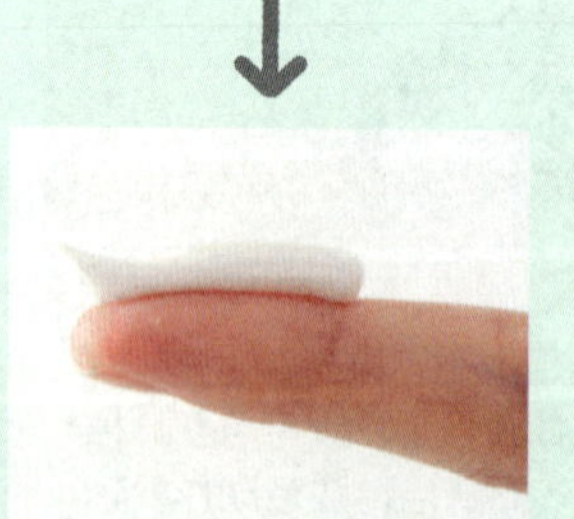

挤出成人食指第一关节长的量，可以涂满成人两个手掌大的范围。注意药量太少则无法产生明显效果。

如何涂抹外用药

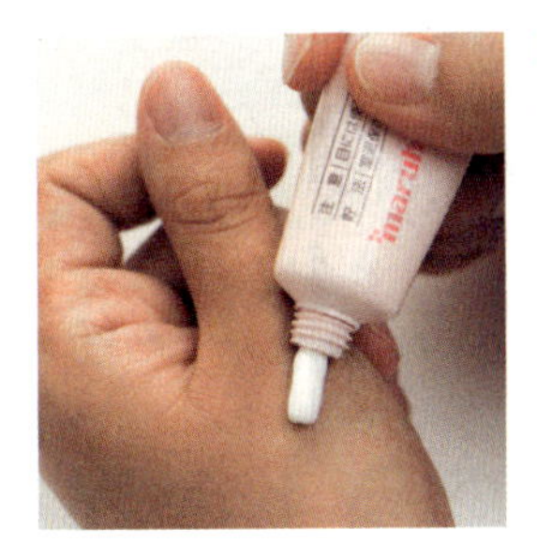

取适量药膏

洗手后，在干净的手背上取适量药膏。请勿让药膏碰到接触过患处的手，也不要把药膏直接挤在患处。

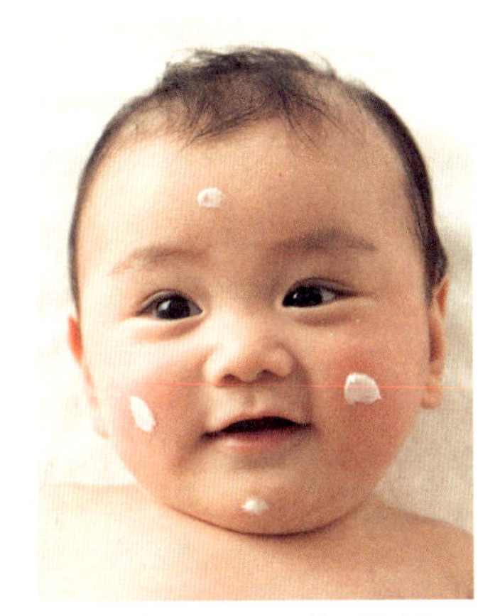

点涂于需要施药处

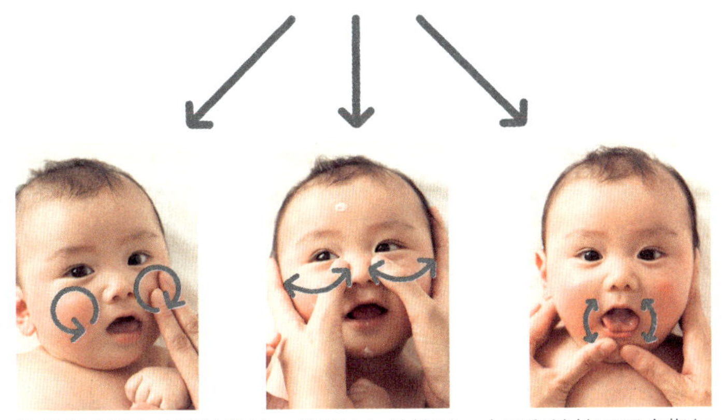

将药膏点涂在需要施药处，然后均匀地抹开。大面积涂抹可用食指与中指画圈抹开，小面积涂抹则可用大拇指指腹均匀涂抹。

糖浆等药水的喂法

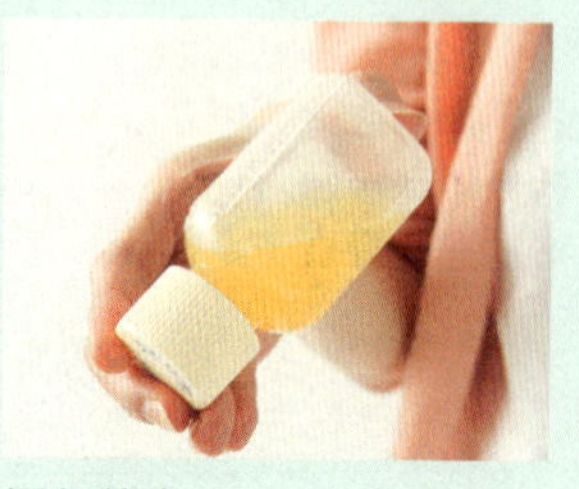

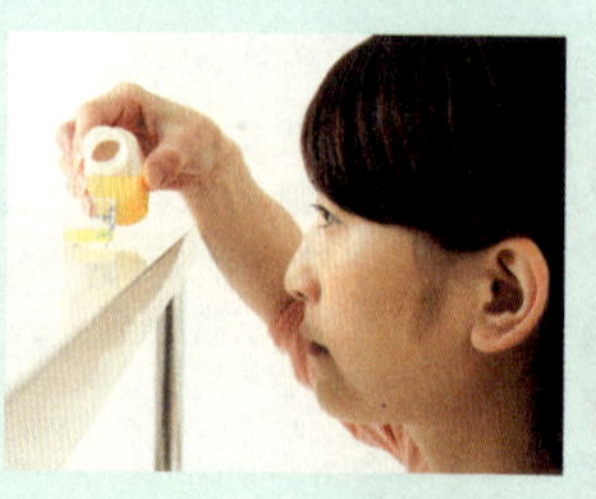

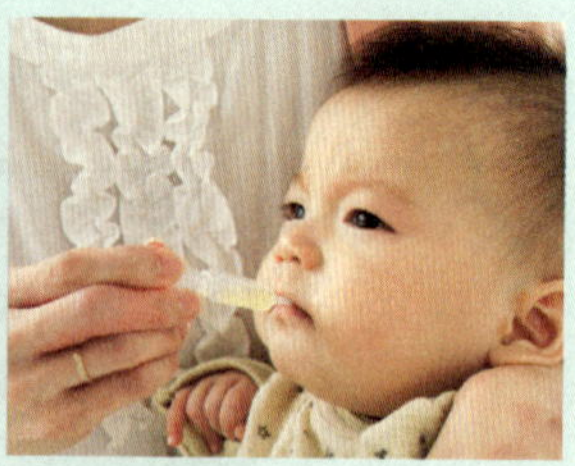

摇匀药水

糖浆类药剂常会出现成分沉淀的情况，请上下轻轻摇匀。用力摇动会让药水产生泡沫，导致无法精准量取需要的剂量。

在与视线水平处准确量取

将容器放在桌面等水平面上，量取时视线应与附带的计量杯的刻度保持水平。如果视线高于或低于刻度线，会影响准确度。

用滴管滴入婴儿口中

用滴管吸取量好的药水，然后将滴管伸入孩子口中，轻轻按压，让药液顺利流入。注意不要探得太深或一下子挤出大量药水，以免孩子被呛到。

除了使用滴管

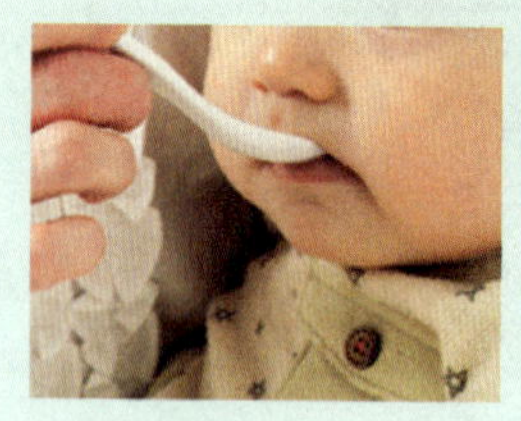

勺子

如果孩子已经开始吃辅食，可用平时常用的勺子喂药。

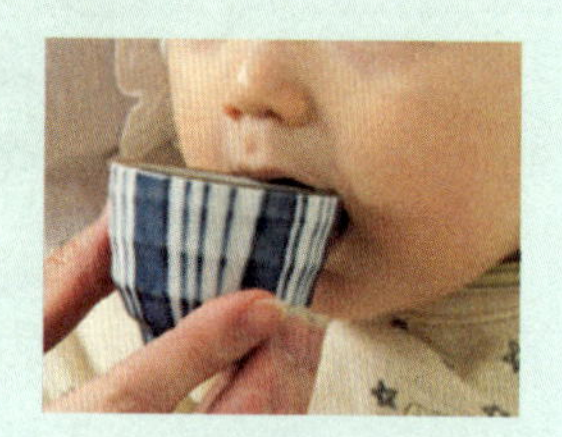

小茶杯

用小茶杯等小容器，一次性将药水喂下。

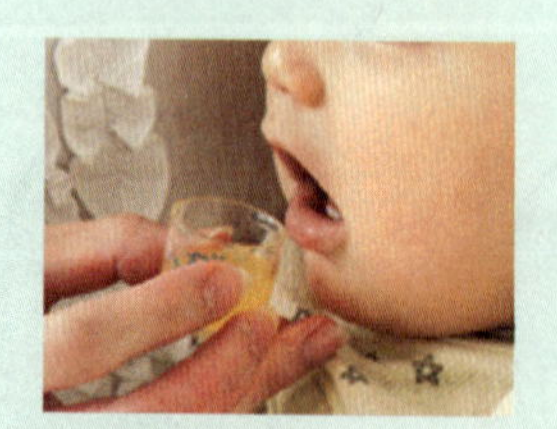

计量杯

用计量杯量取药水后，直接给孩子喂下。

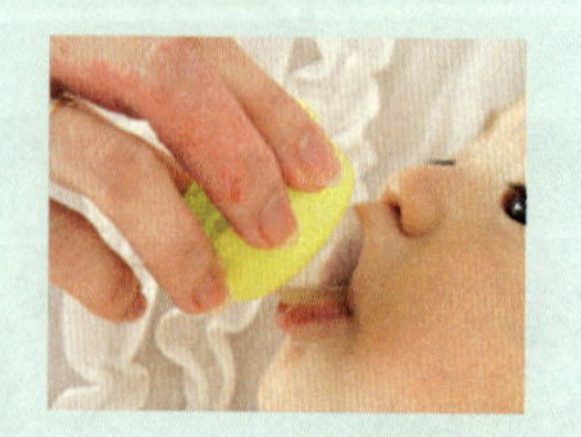

奶瓶的奶嘴

对低月龄的婴儿，还可用奶嘴让孩子吸取药水。

粉剂等药物的喂法

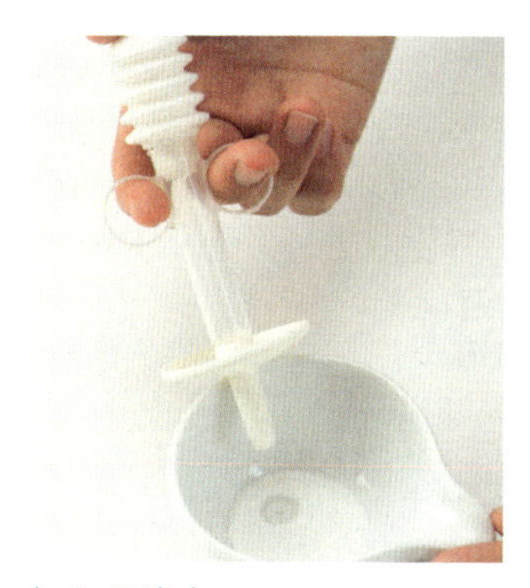

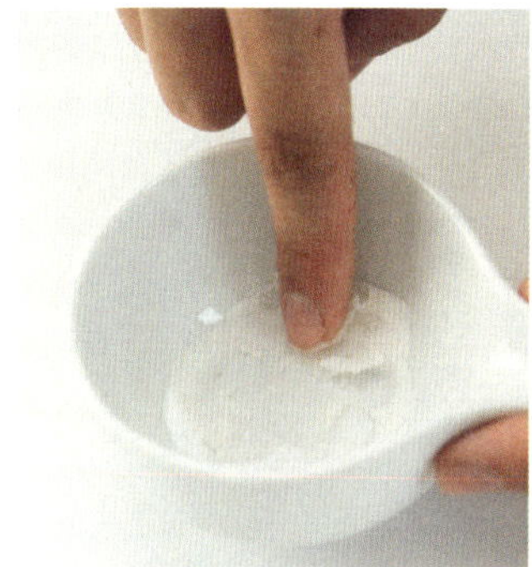

加入几滴水

在1份药粉中用滴管或茶匙加入2~3滴水。注意只需极少量的水即可，不要加太多。

用手指混合药粉

用干净的手指将药粉混合成顺滑的糊状。混合时注意不要残留干粉，如果水不够可根据药粉糊的黏稠度再一滴一滴慢慢加。

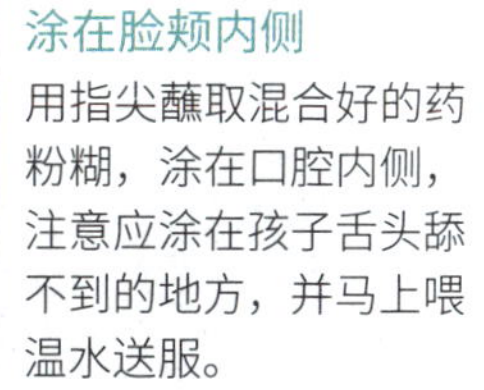

涂在脸颊内侧

用指尖蘸取混合好的药粉糊，涂在口腔内侧，注意应涂在孩子舌头舔不到的地方，并马上喂温水送服。

冲剂类

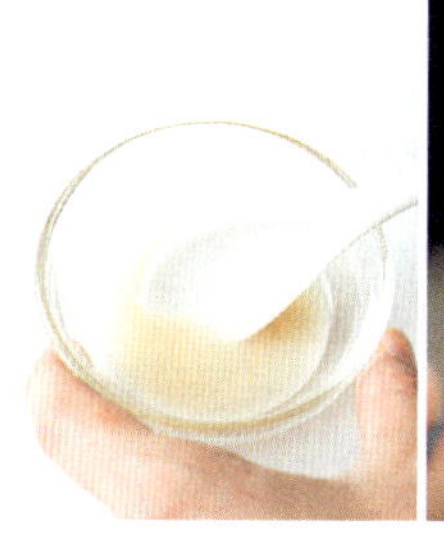

冲剂类无法混合成糊状，请用冷水化开，按照糖浆的方法喂服。

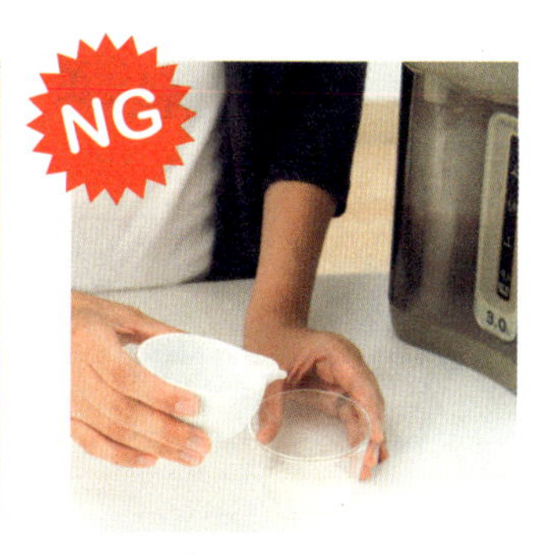

请用冷水化开，因为用热水可能会增强苦味，不好入口。

耳药的滴法

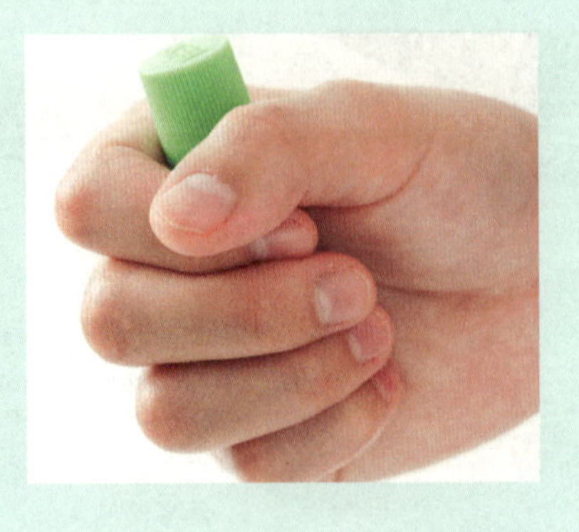

在冰箱中冷藏存放，使用前先捂热

直接滴入冷药水可能会引发头晕，可用手握住药水瓶，待药剂恢复常温后再给孩子使用。

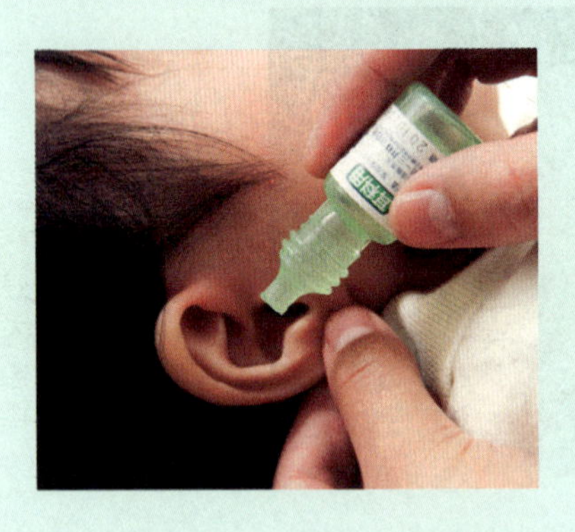

让孩子保持侧卧，轻轻滴入

让孩子侧卧，耳孔向上，并滴入指定量的药液。也可趁孩子睡着时悄悄给药。

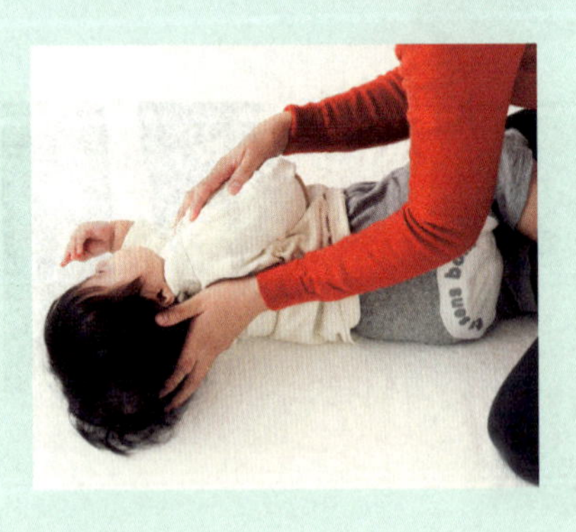

轻揉耳部，使药液充分接触患处

为了让药液深入耳道，可从后侧将耳垂卷起，轻揉耳部，并尽可能将这一姿势保持一段时间。

眼药水的滴法

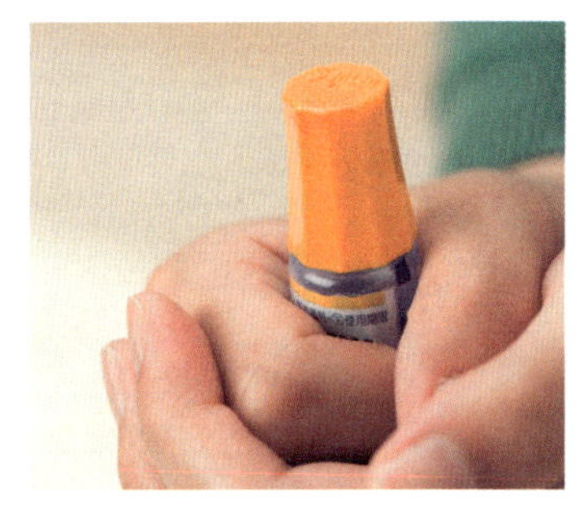

孩子可能会因药水太冷而受到惊吓，大人应用手握住药瓶，将药水捂热至与体温差不多。

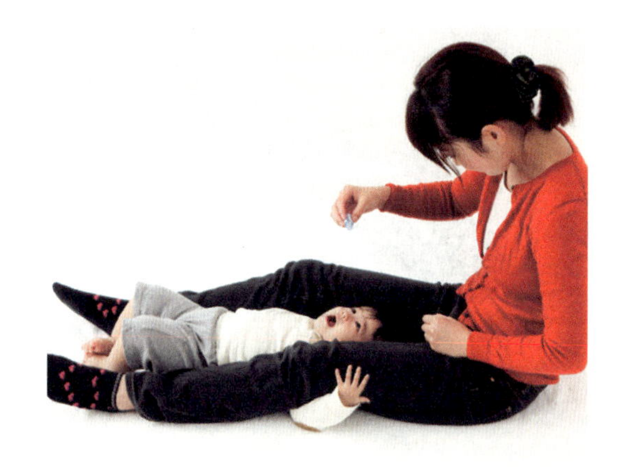

固定孩子的身体保持不动

孩子乱动时无法顺利给药。可让孩子仰卧，大人用双腿固定住孩子的肩部。要注意，如果只压住孩子的双臂，可能会导致脱臼。

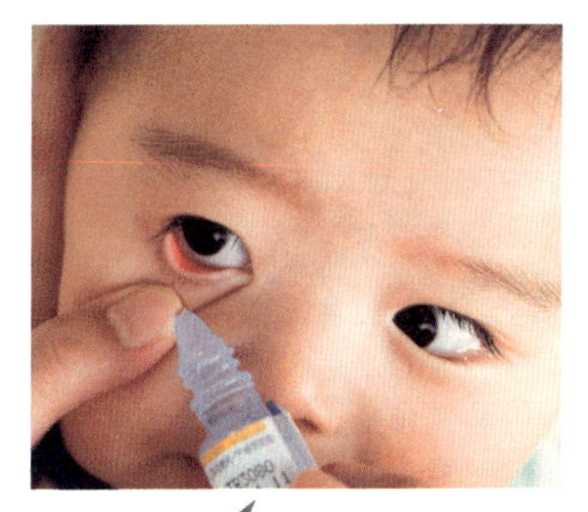

拉开下眼睑，滴入药水

将孩子的下眼睑轻轻下拉，形成一个小口袋状，并滴入1滴药水。

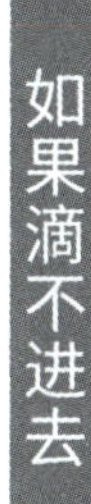

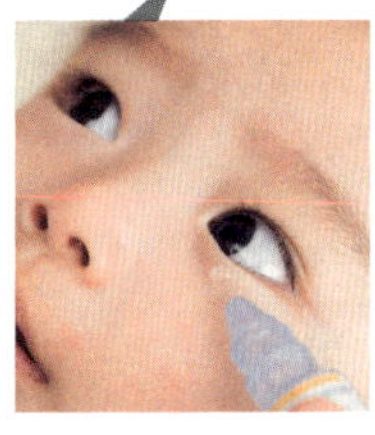

在下眼睑上滴1滴药水

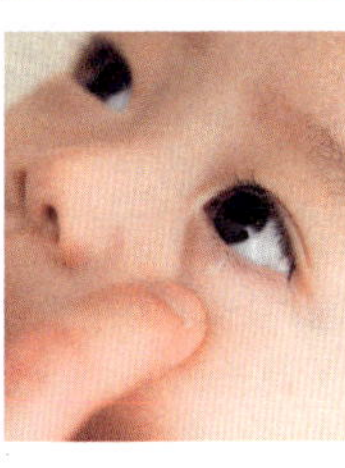

拉开下眼睑

在下眼睑的眼头处滴一点药后，轻拉下眼睑，让眼睑上的药水落入眼中。这种方法在孩子睡着时也能使用。

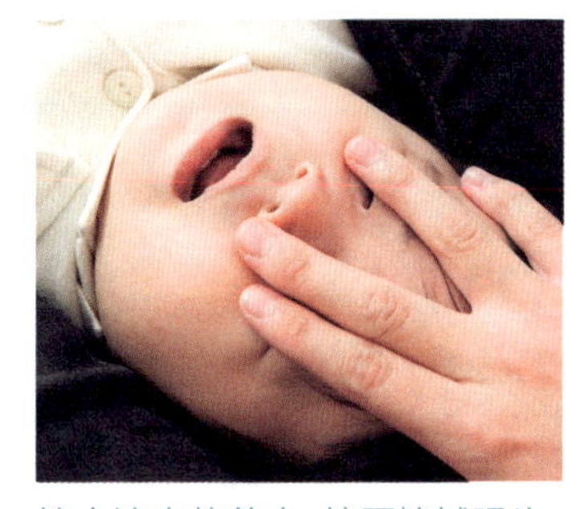

擦去流出的药水，按压擦拭眼头

药水流出后用纸巾轻轻按压擦拭，尽可能保持30秒左右。在孩子哭泣时点眼药水会很快流出，请在孩子情绪平静时给药。

栓剂的给药法

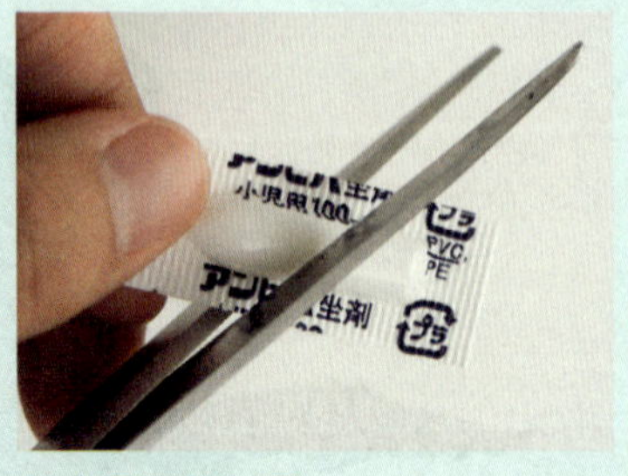

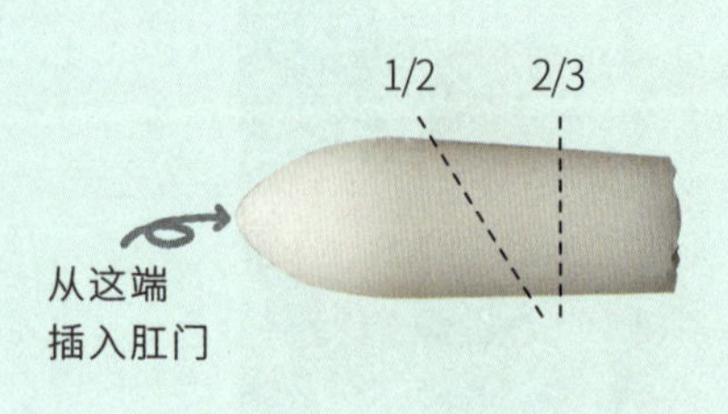

剪出需要的剂量

如果有1/2量或2/3量等指定给药量，请不要拆开包装，用清洁的剪刀直接剪出指定大小。栓剂只用前端部分，剩余的药请处理掉，不要再次使用。

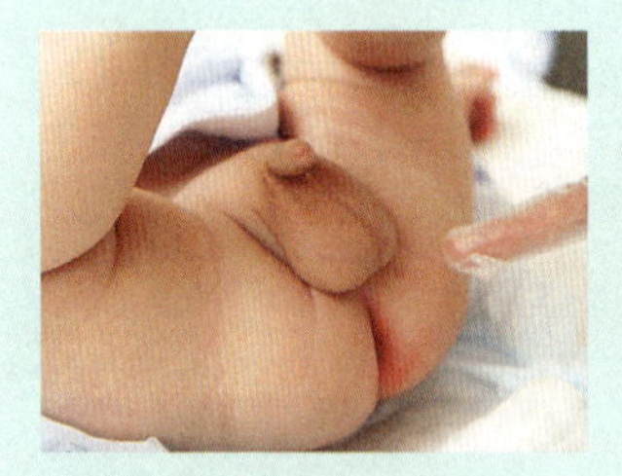

涂些乳霜增加润滑度

在肛门和栓剂前端涂上一些凡士林或护手霜，可以增加润滑度，便于给药。

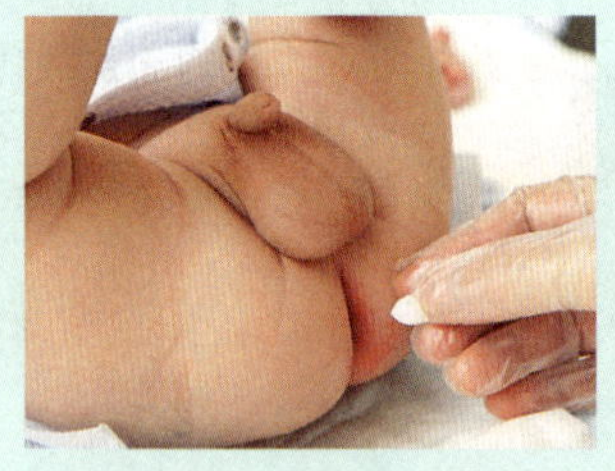

按住腿部，快速推入

栓剂会因体温溶化，让给药变得困难。剪出需要的分量后，应尽快给药。为女婴给药时，注意不要搞错肛门的位置。

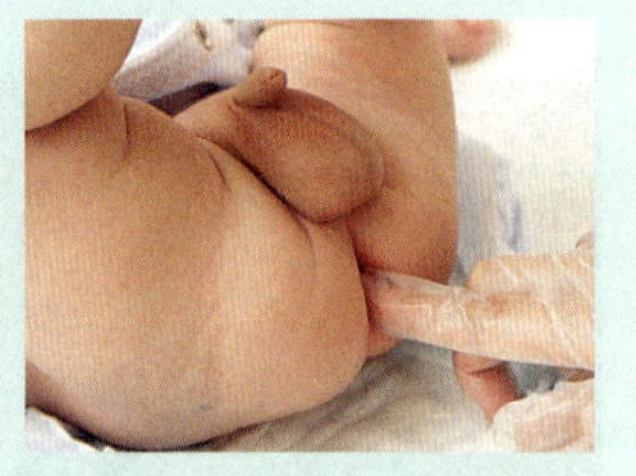

推到成人手指第一关节处

推入栓剂后，应继续推进，让栓剂深入至成人手指第一关节处。这样才算正确地推入给药。放置过浅有时会导致栓剂掉出。

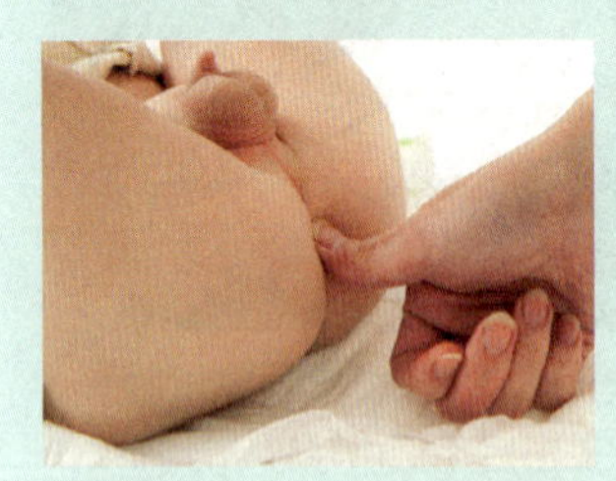

按住肛门，保持一段时间

推入栓剂后，需要用手指按压一段时间，如果孩子在哭闹，可等孩子平静下来后再给药。

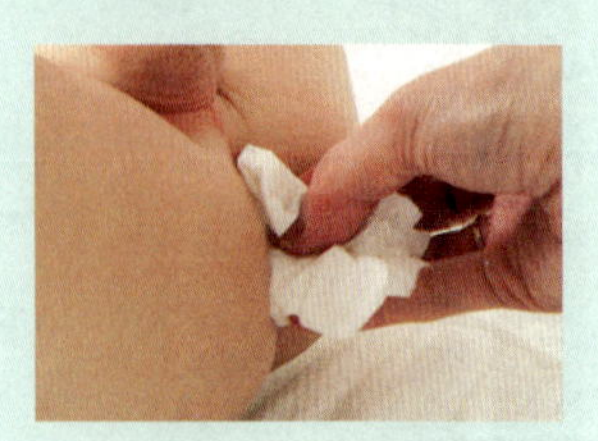

孩子腹泻时，可用纸巾抵住按压更长时间，请至少保持30秒左右。

目录

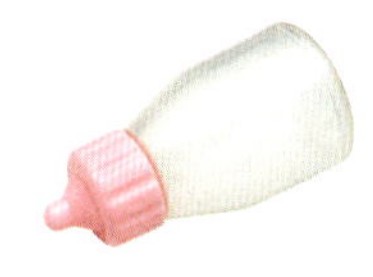

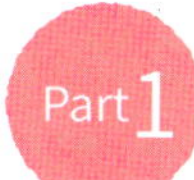

Part 1 发热、咳嗽、流鼻涕

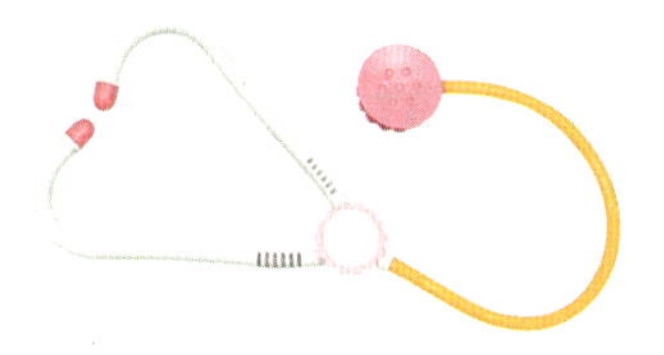

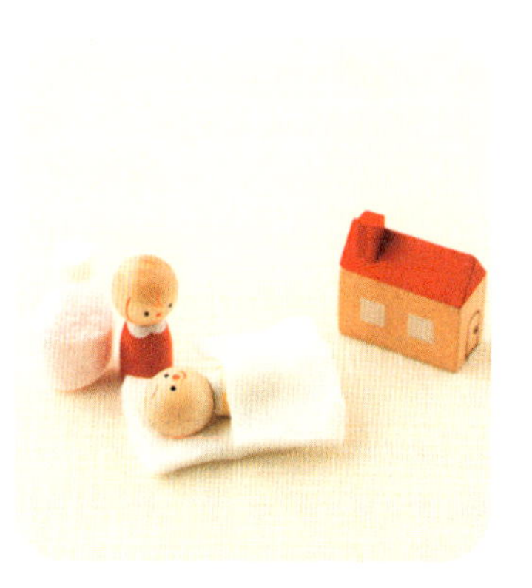

Part 2 婴幼儿四大常见病家庭护理宝典

婴幼儿常见皮肤病

掌握正确的就医知识

预防接种

去医院就诊

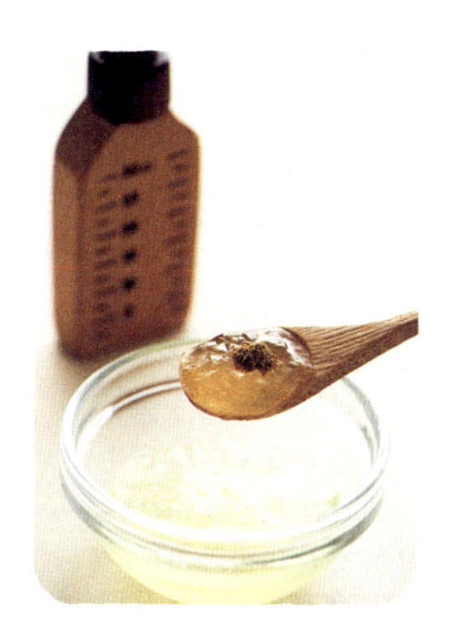

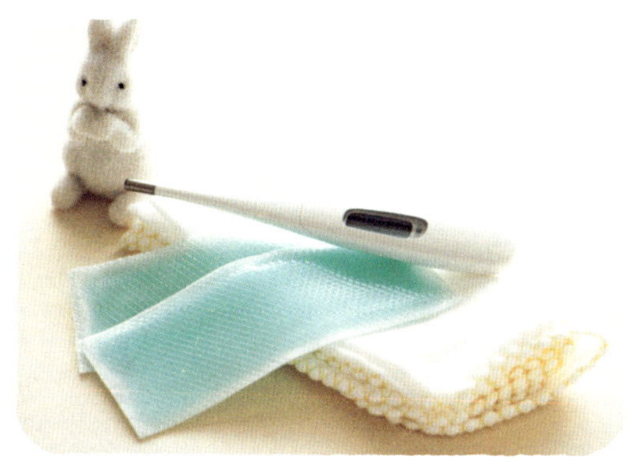

协助编写本书的医生们

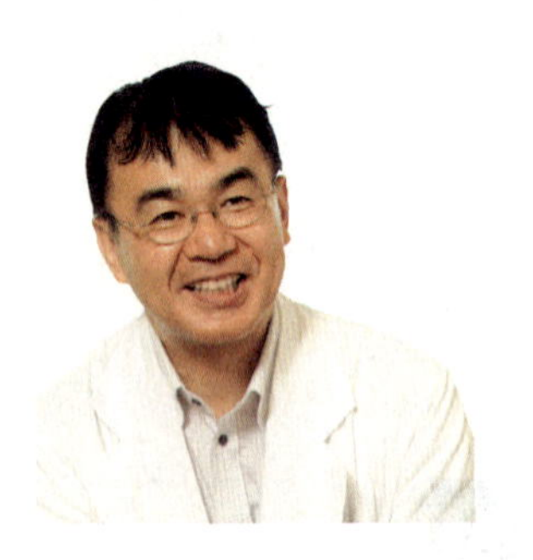

枫叶儿童诊所
院长

土田 晋也

毕业于东京大学医学系。2002年在加拿大多伦多儿童医院进修。回日本后，先后任都立墨东医院新生儿科主任医师、东京大学附属医院儿科讲师等职。于2017年在日本茨城县取手市开设枫叶儿童诊所，是一位平易近人的医生。

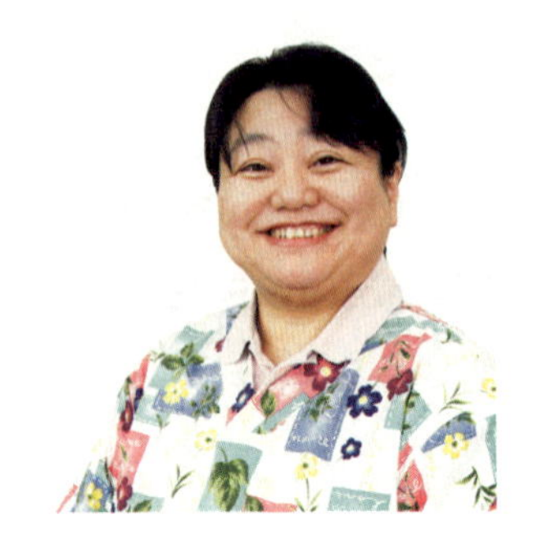

鸟海儿童诊所
副院长

鸟海 佳代子

毕业于岛根大学医学系。曾就职于日本岛根县和千叶县的儿科，于2010年在日本千叶县白井市开设鸟海儿童诊所。她身穿彩色诊疗服，为人热情开朗，是深受家长和小朋友们欢迎的“医生妈妈”。

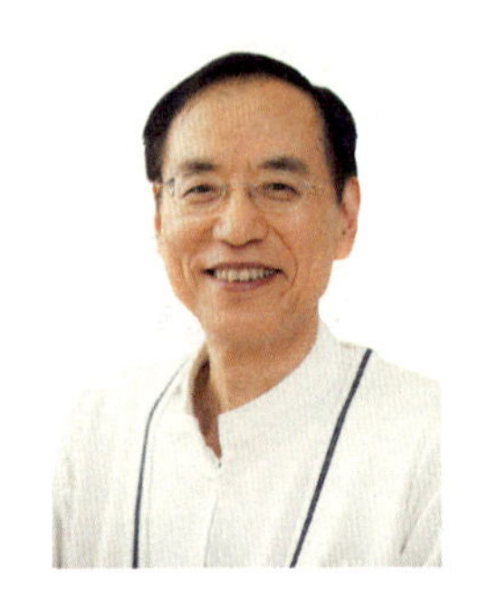

宫下诊所
院长

宫下 守

毕业于昭和大学医学系研究生院。曾任东京劳灾医院儿科部长、昭和大学医学系儿科讲师等职，后于日本东京都大田区开设宫下诊所。看诊时说明详细，诊疗细心，深受妈妈们的信赖，是社区的资深医生。

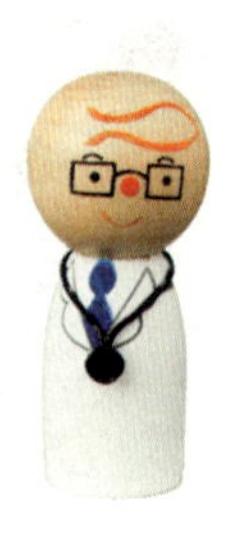

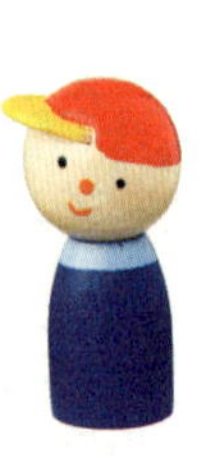

Part 1

发热、咳嗽、流鼻涕

发热 孩子为什么会发热？

身体与病原体作斗争时会产生热量

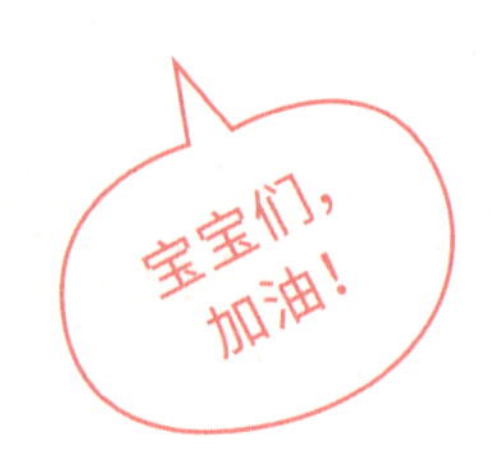

通过发热削弱病毒和细菌的繁殖能力

当病毒和细菌等病原体侵入我们的身体时，身体就会做出“这些东西危害身体，不能接受它们”的判断。于是身体拉响警报，大脑则发出“分泌发热物质”的指令。为什么需要发热物质呢？

原来，体温上升，病毒和细菌的繁殖能力会减弱。与此同时，白细胞作为攻击异物的武器，数量也会随之增加，从而向异物发起攻击。

换言之，发热其实是身体与病毒等病原体在战斗的表现。这是身体防御病原体的自然机制，因此即便出现高烧，只要孩子能正常喝母乳或奶粉，并能安稳入睡，就没有必要服用药物强行退烧。

婴儿首次发热通常在出生后 6 个月左右

新生儿在出生后的数月内，具有胎儿时期从妈妈那里获得的免疫力。一般来说，婴儿在出生后的 6 个月左右会开始产生自己的免疫力。与此同时，从母体获得的免疫力也会开始逐渐减弱。因此，很多婴儿会在出生后的 6 个月到 1 岁之间经历第一次发热。发热的原因多为感冒，或幼儿急疹等感染症。

婴儿的正常体温比成人高

一度退烧后体温再次上升也是常见情况。体温下降的模式也会根据疾病的不同而出现多种情况，而且婴儿的各项身体机能还处于生长发育阶段，因此婴儿发热与退烧的情况会与成人有所不同。

另外，婴儿体内积蓄的热量比较多，正常情况下体温也会较高。婴儿在发热时，37.5~38℃为灰色地带，高于38℃则可明确判定为发热。

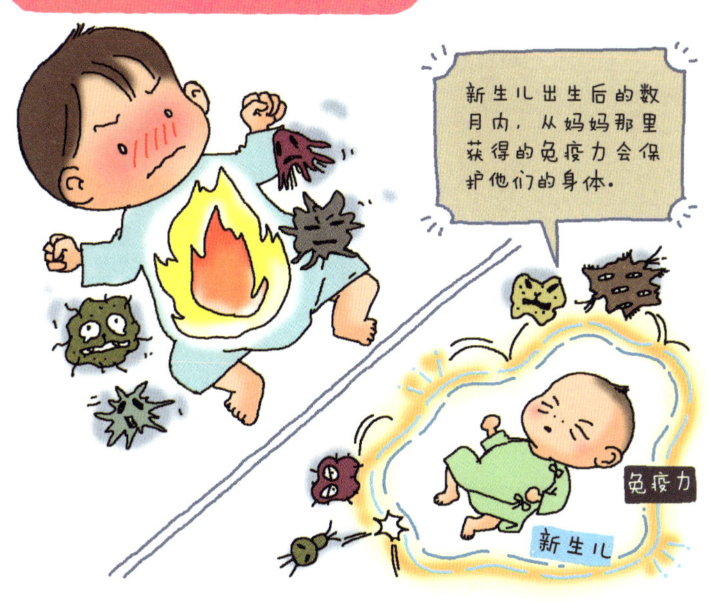
体温上升后，病毒和细菌的繁殖能力减弱。
新生儿出生后的数月内，从妈妈那里获得的免疫力会保护他们的身体。
免疫力
新生儿

发热情况分布图

此图展示的是引起发热的疾病与症状的分布趋向，不一定与实际情况完全吻合。如果发觉孩子状态不对劲，不妨参考本图做一下预判。

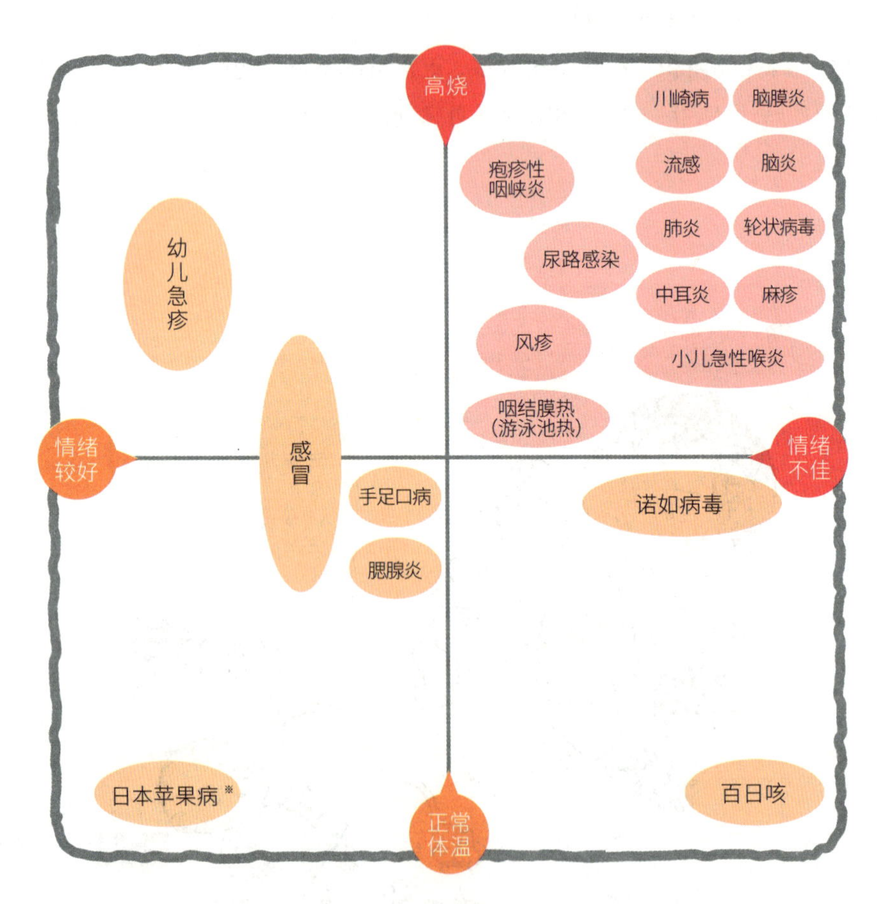

※ 一种被俗称为“苹果病”的传染性红斑病。因为儿童在感染该病之后双颊会发红，所以该病被称为“苹果病”。该病由人类微小病毒B19型引起，在类似轻感冒症状持续一周之后，患者脸颊即变成红色。并且胸腹和背部出现红疹。

36℃

正常体温

37℃

37.5℃

灰色地带

38℃

发热

如何区分正常体温与发热?

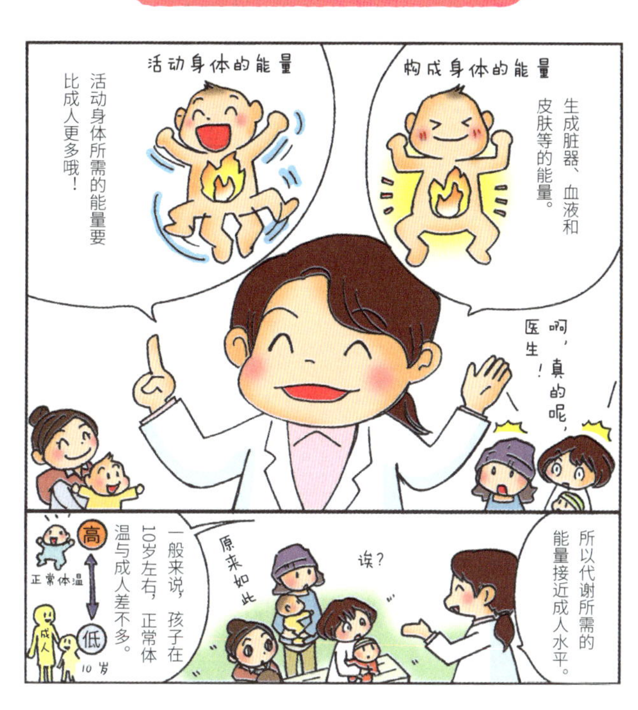

新生儿在出生后的1年内体重会增加约3倍之多。这一时期，孩子的生长速度非常快，消耗的营养素会转变为身体的能量，代谢非常旺盛。因此相较于成人，孩子体内产生的能量更多，体温比成年人更高。

衡量婴儿健康状态的重要指标之一是正常体温。因为每个人的正常体温都存在个体差异，请务必把握“我家孩子的正常体温”。可以在孩子早上起床时与晚上就寝前等一天中比较固定的时间测量2次体温，持续2~3天，把握孩子的正常体温。

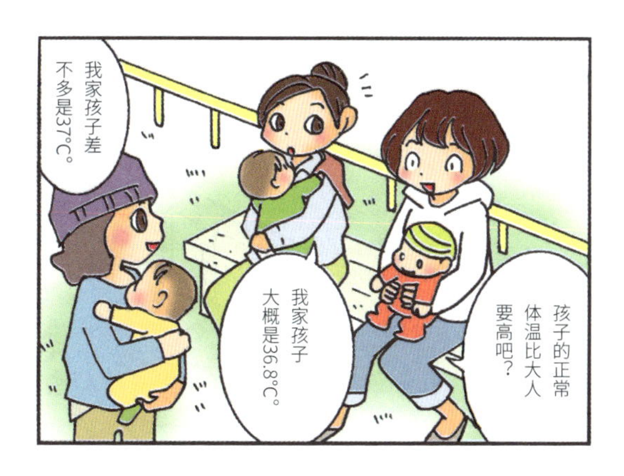

发热 什么样的发热应该带孩子去医院？

体温高不等于病情重

如果情绪较稳定，不妨再做观察

孩子发热时，家长总会非常担心着急，想着要尽快送去医院诊治。虽说“如果症状只有发热，不妨看看情况再说”，可是看到孩子发热满脸通红，做妈妈的怎么能不担心呢！

其实，孩子发热到 38~39℃，情绪却比较稳定的情况相当常见。当然，发热时不可能“与平常别无二致”，但如果孩子的症状只有发热，喝母乳、奶粉的情况与平常差不多，不妨注意多为孩子补充水分，并继续观察情况。体温高不等于病情重。

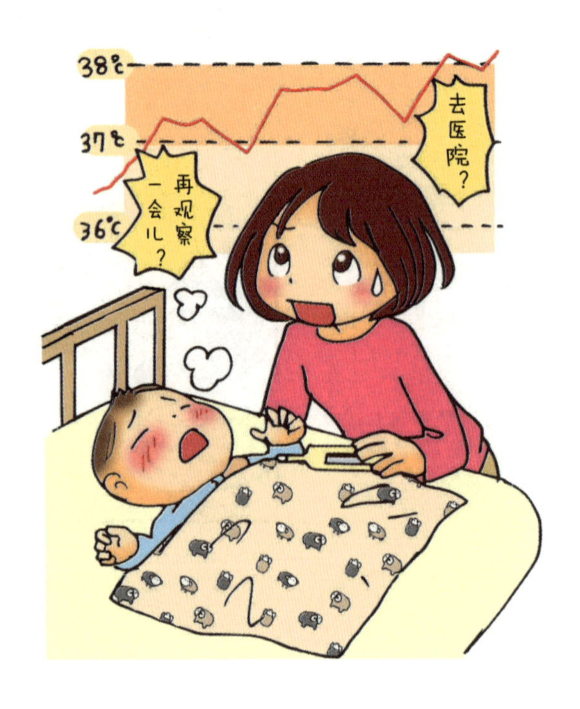

不要小瞧父母的直觉！

那么，什么情况下应该带孩子去医院就诊呢？如果出现以下情况，请参考下面的“脱水危险度自测”。

①出现发热以外的症状。如果孩子出现剧烈咳嗽或呕吐、皮疹等发热以外的症状时，建议就医。

②孩子情绪不佳。如果孩子一反平时活泼好动的状态，一直萎靡不振，建议就医。

③孩子不喝水，明显没有食欲。发热会消耗身体内的水分，不及时补充水分就会有脱水的危险。建议就医。

④如果总觉得孩子有些不对劲，请带孩子前往医院就诊。父母的直觉是非常灵敏的，如果平时一直看护宝宝的妈妈或爸爸觉得哪儿不对劲，请千万不要无视这种不自然的感觉。

发热可能会引发脱水症状

轻度脱水只会表现为嘴唇干燥，随着症状的加重，孩子小便的量和次数均会减少，也会渐渐变得没有精神。如果出现皮肤变皱、8小时以上不排尿、精神萎靡不振等症状，就是非常危险的重度脱水了。请立刻送孩子去医院！

脱水危险度自测

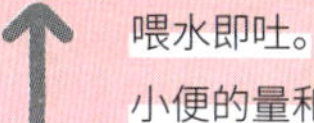

轻度

嘴唇干燥，不流口水。

喂水即吐。

小便的量和次数均减少。

无精打采，昏昏欲睡。

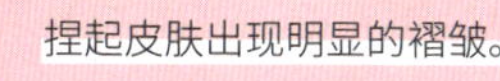

捏起皮肤出现明显的褶皱。

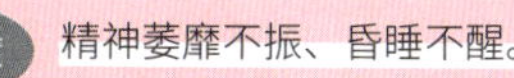

精神萎靡不振、昏睡不醒。

重度

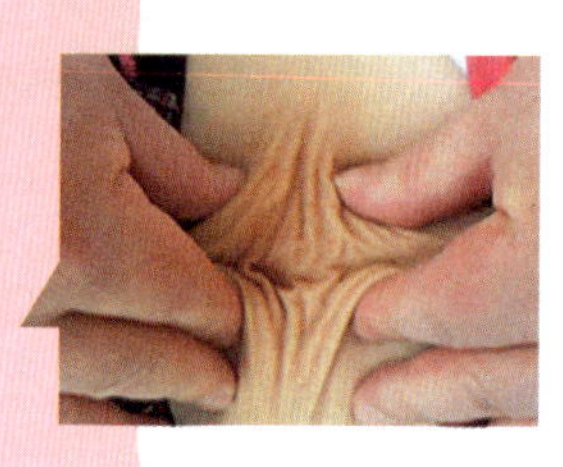

发热后请密切关注孩子的食欲与情绪

这里要注意！

要特别注意孩子虽然体温不高，但明显情绪不佳或没有食欲的情况。最好在医院就诊时间内带孩子前去就诊。

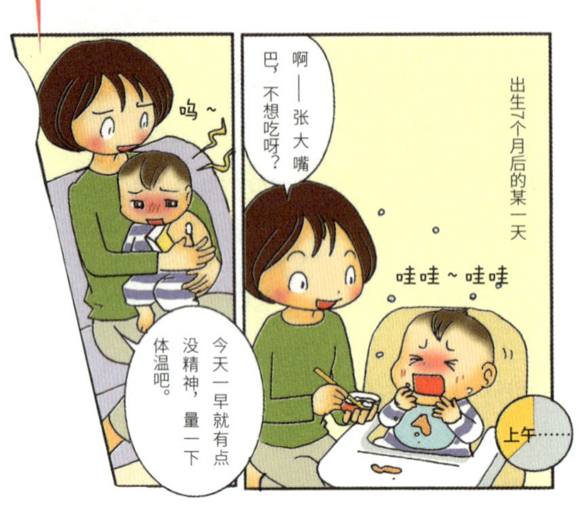

出生7个月后的某一天
上午……
啊——张大嘴巴，不想吃呀？
哇哇~哇哇
今天一早就有点没精神，量一下体温吧。
呜~

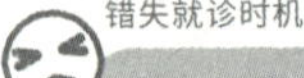

错失就诊时机！

虽然觉得不对劲，最终带孩子去了医院，但已是傍晚时分。诊疗时间已经结束了。

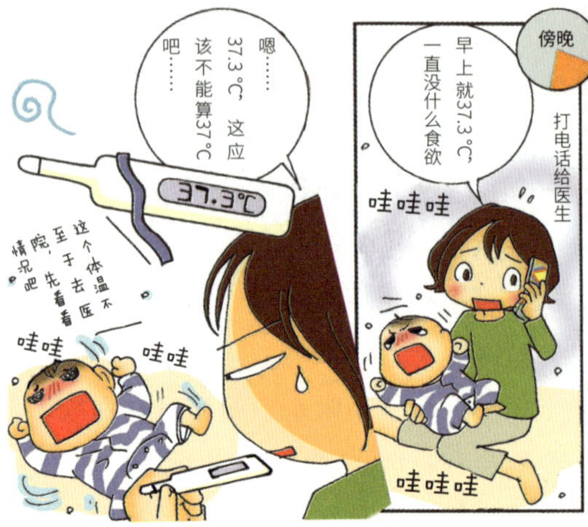

傍晚
打电话给医生
早上就37.3℃，一直没什么食欲
哇哇哇
哇哇哇
嗯……37.3℃，这应该不能算37℃吧……
37.3℃
这个体温不至于去医院，先看看情况吧。
哇哇
哇哇

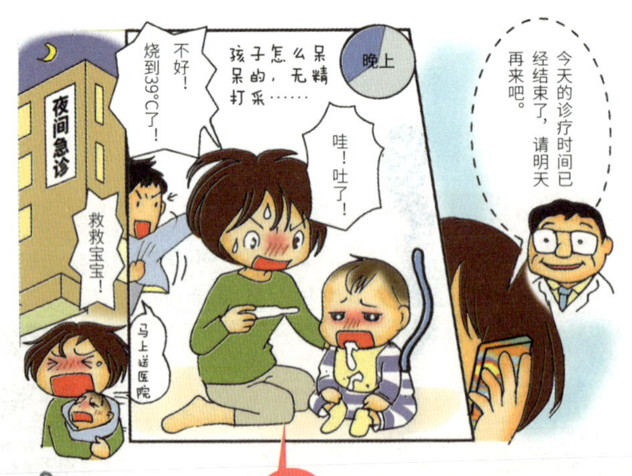

今天的诊疗时间已经结束了，请明天再来吧。
晚上
孩子怎么呆呆的，无精打采……
哇！吐了！
不好！烧到39℃了！
夜间急诊
救救宝宝！
马上送医院

判断得对！

马上前往医院是正确的判断。父母"感觉不太对劲"的直觉是分辨孩子异常情况的"高敏感度探测器"。

这里要注意！

孩子反应迟钝、呕吐等症状是病情加重的信号。如果在半夜出现这些情况，不要等到第二天一早，请马上带孩子前往医院。

如果孩子出现以下症状，即便深夜也请马上送医！

出生不满3个月出现38℃以上的高烧

发热时出现持续5分钟以上全身颤抖的“痉挛”症状

呼吸困难，耸肩喘大气

小便次数大幅减少，精神萎靡

发热的同时，反复出现腹泻或呕吐等症状

不论体温高不高，一旦发现上述症状，即便在深夜也一定要马上带孩子就医。5分钟以上的痉挛很可能不是偶发症状。

发热

孩子发热时的家庭护理要点

注意保持舒适的室温、补充水分，让孩子静养

多喂孩子喝得下的饮品，让孩子静养

发热时，身体发烫、出汗，呼吸也会变得急促，水分会通过皮肤的蒸腾和呼吸两种方式快速流失。为了预防脱水，需要及时、充分地给孩子补充水分。

可喂母乳、奶粉、温开水、大麦茶等，孩子能喝得下的任何饮品都可以。婴幼儿电解质饮料或经口补液盐可以有效补充水分与电解质，但大可不必特意准备这类专用饮品。请少量多次地给孩子喂任意他能喝得下的饮品。

还有一点很重要，那就是尽可能创造舒适的环境让孩子静养。发热时，身体正在与病原体作斗争。应尽量让孩子保持安静或让孩子多睡觉，减少体力消耗，让身体有更多的体力对抗疾病。不过，如果孩子睡不着，就说明他的身体有多余的体力用来活动，不需要强行让孩子睡觉。当然，最好别让孩子太过兴奋，安静养病。

室温可设为成人感觉舒适的温度，在发热体温上升的阶段，需要注意保暖。但是当孩子体温不再上升且满脸通红时，就要注意别给孩子穿太多。睡觉时可以减少一些被子或垫被，不要让热量闷在体内。

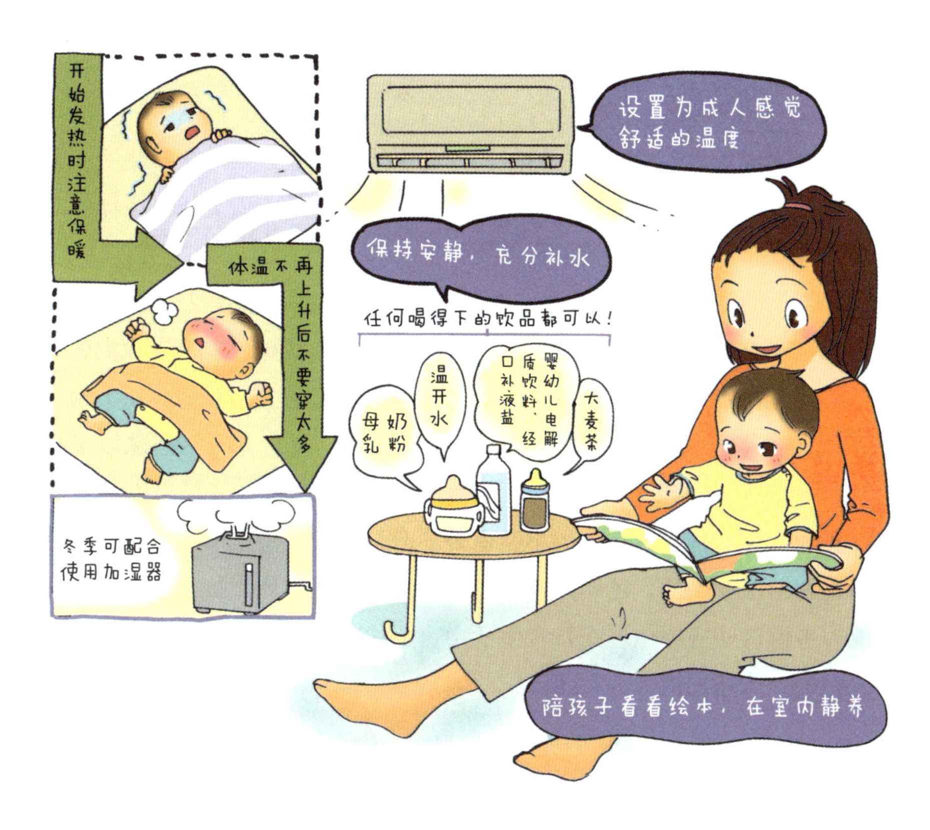
开始发热时注意保暖
体温不再上升后不要穿太多
冬季可配合使用加湿器
设置为成人感觉舒适的温度
保持安静，充分补水
任何喝得下的饮品都可以！
母乳奶粉
温开水
婴幼儿电解质饮料、经口补液盐
大麦茶
陪孩子看看绘本，在室内静养

补充水分

这是发热时家庭护理中最重要的环节。不用准备特殊的饮品，少量多次喂孩子喝得下的任何饮品即可。

静养

没必要让孩子一直躺着。可以让他安静地看看绘本，或躺着和妈妈说说话，注意避免让孩子过于兴奋，保持情绪平静很重要。

注意别穿太多

穿得太多，热量闷在体内，反而会引发危险。如果孩子脸色较红看起来比较热，请注意给孩子减少衣物，不要穿太多。

发热不会造成大脑损伤

罪魁祸首是侵入大脑的病毒与细菌

当孩子持续出现 39~40℃的高热时，很多家长会担心，这样的高热会不会造成大脑的损伤。其实，高热本身并不会伤害大脑。发热是身体为了与病原体作斗争而引发的必要的体温上升，不需要强行退烧降温。

不过，我们也常听到“高热后，大脑会留下后遗症”的说法。这种损伤并不是发热引起的，而是病毒或细菌侵入大脑，引发脑炎、脑病和脑膜炎等疾病而造成的。这类疾病大多伴随着高热的症状，因此不少人误以为“高热会损伤大脑”。

对大脑造成伤害的不是热度，而是病毒和细菌。而且，并不是说体温越高，病原体就越容易侵入大脑。

要保护大脑免受损伤，重要的不是退烧，而是要防止感染那些可能引发脑炎、脑病的病毒和细菌。另外，还要让孩子增强免疫力，这样即便孩子受到感染，他自身也有能力击退这些病原体。在日常生活中，要注意少带孩子去人群密集的场所，以免给他们的身体增加额外的负担。

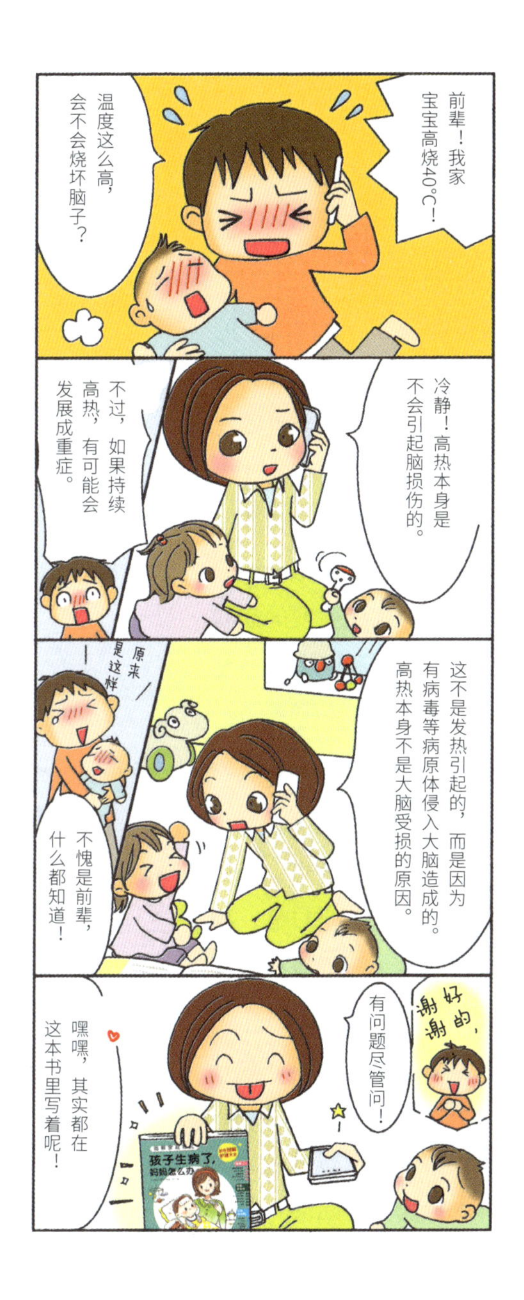
前辈！我家宝宝高烧40℃！
温度这么高，会不会烧坏脑子？
冷静！高热本身是不会引起脑损伤的。
不过，如果持续高热，有可能会发展成重症。
这不是发热引起的，而是因为有病毒等病原体侵入大脑造成的。高热本身不是大脑受损的原因。
原来是这样
不愧是前辈，什么都知道！
好的，谢谢
有问题尽管问！
嘿嘿，其实都在这本书里写着呢！
孩子生病了，妈妈怎么办

发热时应该服用退烧药吗？

如果孩子高热但有食欲也睡得着，就不需要服用退烧药。如果精神不振也喝不进水，则有必要用药物暂时退烧。虽说之后体温会再次上升，但服药能为身体创造与病原体斗争的中场休息时间。一般服用退烧药后，体温平均会下降1℃。

发生高烧惊厥怎么办？

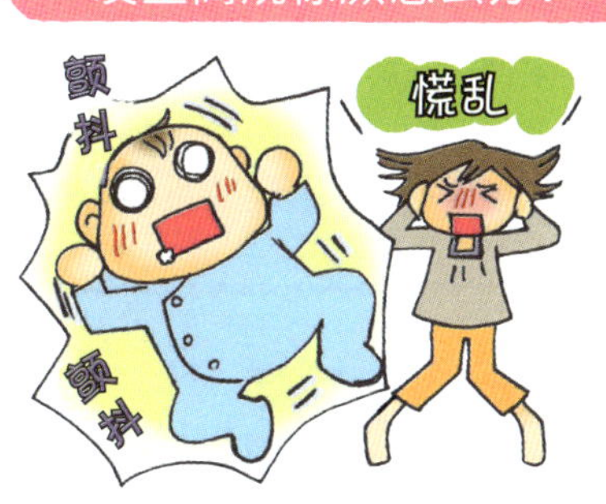
颤抖
慌乱
颤抖

马上为孩子解开衣物，让孩子的脸朝向侧面。为停止颤抖而往孩子嘴里塞东西是非常危险的，千万不要这样做。一边记录持续痉挛的时间，一边观察孩子的状态。一般来说，3~5分钟痉挛就会平息，待平息后请带孩子就医。如果痉挛持续时间超过5分钟，请马上叫救护车将孩子送往医院。

发热 不同季节，哪些疾病会引起发热？

秋～冬 寒冷季节

出现高热、剧烈呕吐和腹泻等症状

很多病毒都十分耐寒，在气温较低时活性更强。其中，比较有代表性的有流感病毒和 RS 病毒。而且冬季干燥的空气也增强了病毒的活跃性。

感染这些病毒后，一般表现为“重症感冒”的症状，会出现高热，继而全身状况恶化。成人大多只会出现轻症，但婴儿感染这些病毒后，会引发支气管到肺的下呼吸道炎症，有时还会引发细支气管炎、肺炎和呼吸困难。

另外，还有冬季具有代表性的轮状病毒和诺如病毒引发的病毒性胃肠炎。这两种病毒引发的症状均为体温不高，但会出现持续性呕吐和腹泻，一定要注意防止孩子脱水。

特别注意

- 病毒性胃肠炎
- 瑞氏综合征（RS）
- 流感

春～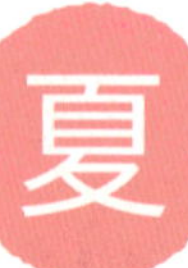夏 温暖季节

发热伴随皮疹的夏季感冒

随着气温的升高，腺病毒、柯萨奇病毒、肠病毒等病毒开始活跃。这些病毒会引发手足口病、疱疹性咽峡炎、咽结膜热（游泳池热）等夏季感冒。由于致病病毒种类较多，有时病情会反反复复。

夏季感冒的共同特点是发热的同时，身体会冒出许多皮疹或小疙瘩。皮疹不仅会发在手、足、腹部等处，有时还会发在口中。口中的疱疹破裂后会引发疼痛，甚至吞咽唾液都十分痛苦。这时，虽然天气炎热，但孩子会不愿意进食或饮水，需要特别注意预防脱水。

要注意

- 咽结膜热（游泳池热）
- 疱疹性咽峡炎
- 手足口病

冬季疾病随着病情加重，有时会变成重症

流感和瑞氏综合征有时会引发肺炎、支气管炎和呼吸困难等并发症。另外，病毒性胃肠炎引发的呕吐和腹泻可能会导致脱水。在这类疾病的高发期，应避免让孩子去人群密集场所，外出回家后要立即给孩子洗手。流感和轮状病毒还可通过疫苗来预防。

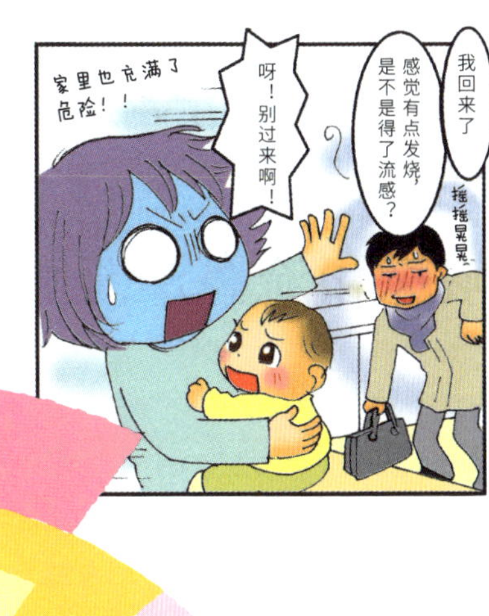

我回来了
感觉有点发烧，是不是得了流感？
摇摇晃晃
呀！别过来啊！
家里也充满了危险！！

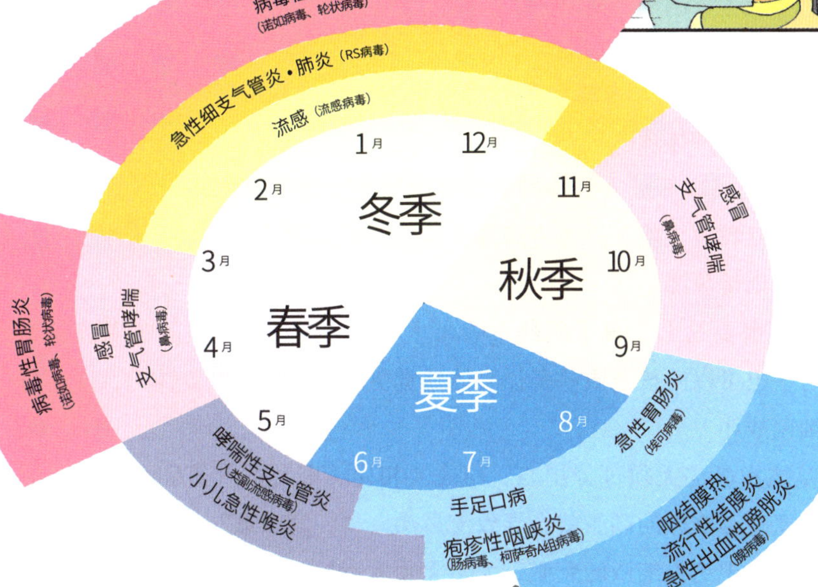

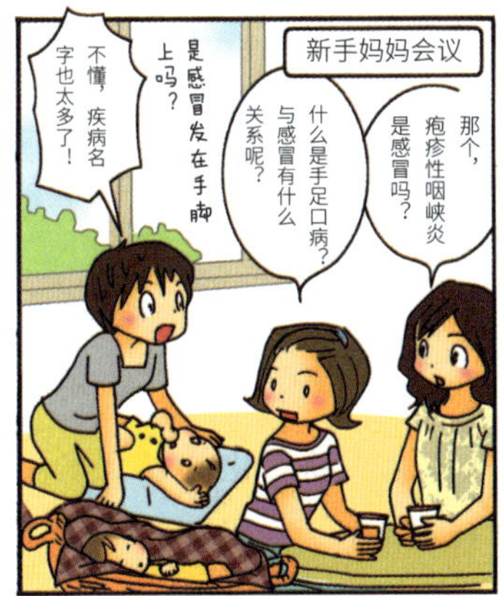

新手妈妈会议
那个，疱疹性咽峡炎是感冒吗？
什么是手足口病？与感冒有什么关系呢？
是感冒发在手脚上吗？
不懂，疾病名字也太多了！

夏季疾病多表现为发热+皮疹

通常被称为“夏季感冒”的手足口病、疱疹性咽峡炎具有发热伴随皮疹的共同特点。口中的疱疹破裂引发疼痛，可能会导致孩子不愿喝水。可选择营养丰富、口感顺滑的汤等食物，少量多次给孩子喂食。

孩子为什么会咳嗽和流鼻涕？

咳嗽和流鼻涕能够保护身体免受异物侵扰

大多数咳嗽和流鼻涕无须担心

当异物进入身体时，人体会条件反射地想要将异物排出体外，咳嗽和流鼻涕就是这种反应的一种体现。

空气由鼻腔或口部进入身体的通道称为气管。为了抵御进入气管的细菌和病毒，身体会分泌黏液（痰），而将痰排出体外的反应就是咳嗽。为了排出侵入鼻子的异物分泌的则是鼻涕。

因此，不需要马上让孩子服药止咳或止鼻涕。不过，剧烈的咳嗽以及流鼻涕会消耗体力，也可以给孩子服些药让身体感觉更轻松，帮助恢复体力，以便更好地与病毒和细菌战斗。

有些咳嗽和鼻涕无须过分担心。与成人相比，婴儿的气管和鼻腔更加敏感。空气干燥、寒冷等细微的刺激就会导致流鼻涕。“一直咳嗽”“鼻涕流个不停”有时是因为持续出现这类细微的刺激，大多无须太过担心。

需要注意的是“湿咳”

虽然一直有声音干脆的咳嗽，鼻涕也流不停，但孩子情绪较好，那大多是普通的感冒，不妨在家观察情况。

需要特别留心的是重症信号的咳嗽。有时，这类咳嗽会快速恶化成百日咳、小儿急性喉炎、细支气管炎、肺炎等重症。如果发现 P18~19 图示中提到的特殊咳嗽声，请立刻带孩子就医。

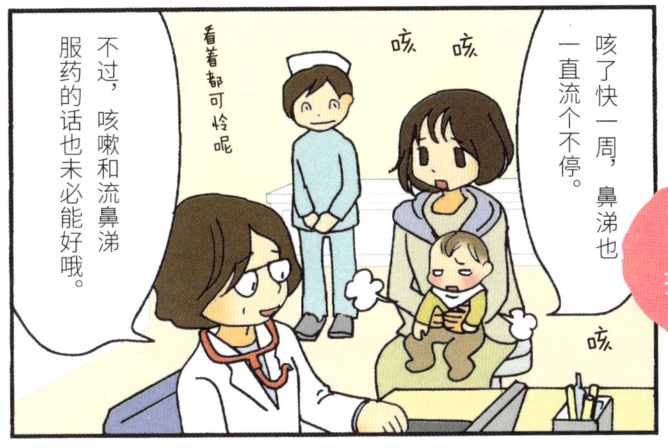

把“有害身体的异物”排出体外的防御反应。

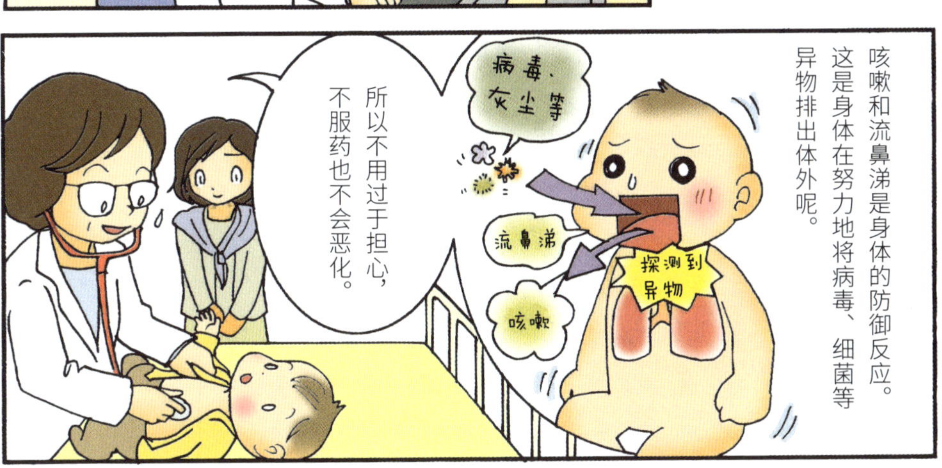
咳嗽和流鼻涕是身体的防御反应。这是身体在努力地将病毒、细菌等异物排出体外呢。
病毒、灰尘等
探测到异物
流鼻涕
咳嗽
所以不用过于担心，不服药也不会恶化。

一般来说，如果出现伴随痰声的“湿咳”，就要特别注意。这类咳嗽是支气管和肺部等呼吸器官出现病毒感染的征兆，湿咳需要服药治疗。这时的首要目标就是让孩子将痰咳出来，所以要尽快去医院让医生开具处方药。

听咳嗽声来分辨病情的轻重

发生炎症的部位不同，病情的轻重也会有所不同。当咳嗽声较清脆时，一般多为轻症。

★为病情严重程度

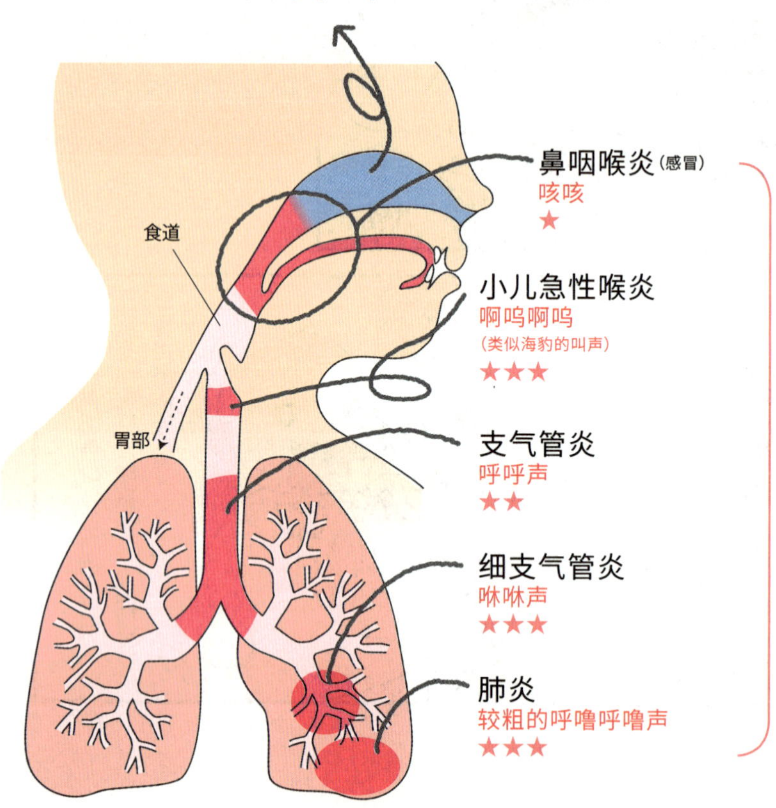

咳嗽持续不断的“支气管哮喘”与“哮喘性支气管炎”是一样的疾病吗？

支气管哮喘是过敏性疾病，而哮喘性支气管炎是感染性疾病，这是两种不同的疾病。两者的致病原理都是支气管变窄，哮喘是因为过敏反应导致支气管的肌肉收缩，而哮喘性支气管炎则是因为痰等分泌物积聚在气管里导致的。这两种疾病较难分辨，反复患哮喘性支气管炎的孩子有很多都是过敏体质。到了幼儿期，常会被诊断为支气管哮喘。

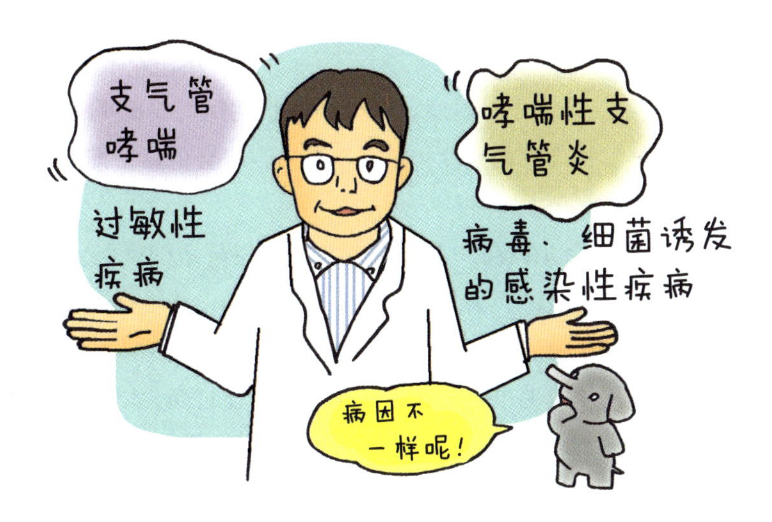
支气管
哮喘
过敏性
疾病
哮喘性支
气管炎
病毒、细菌诱发
的感染性疾病
病因不
一样呢！

长期流鼻涕会得中耳炎吗？

急性中耳炎是耳朵深处的中耳出现炎症，致病的细菌和病毒不是从耳部，而是从鼻子或咽喉侵入，感染了咽喉与耳部连接的耳管造成的。

虽说鼻涕和鼻塞不是直接致病的原因，但长期流鼻涕也会增加病毒和细菌通过耳管侵入中耳的可能性。如果一直流鼻涕，可观察一周后去医院就诊。

孩子咳嗽或流鼻涕时的家庭护理要点

保持空气清洁、增加湿度、充分补水

洗澡时吸入水蒸气能缓解症状

家庭护理的要点是水分与温度。在出现症状期间，要比平时更勤加喂水。冬季可以打开加湿器，提高室内湿度，摄入水分后，痰会更容易排出。气管的黏膜湿润后，咳嗽也会有所缓解。

室内温度不要一会儿调高一会儿调低，请保持舒适的室温。如果使用暖气或取暖器，为了保持空气清洁，请每隔几小时开窗换气，并给孩子穿上宽松柔软的衣物，在室内静养。孩子没有发热时，可在洗澡时吸入一些水蒸气缓解症状，还可以在孩子的鼻根处敷一块热毛巾。注意毛巾的温度不能过高，以防烫伤孩子。

当症状严重时，请带孩子去医院就医。有些处方药可以缓解咳嗽，避免孩子过度消耗体力。如帮助排痰的“化痰药”（羧甲司坦等）、镇静引发咳嗽的神经的“中枢性非麻醉性镇咳药”（阿斯威林等）和扩张支气管的“支气管扩张剂”（妥洛特罗贴剂等），但用药时请遵医嘱。

不要强行给孩子止咳，护理要注意加湿和低刺激

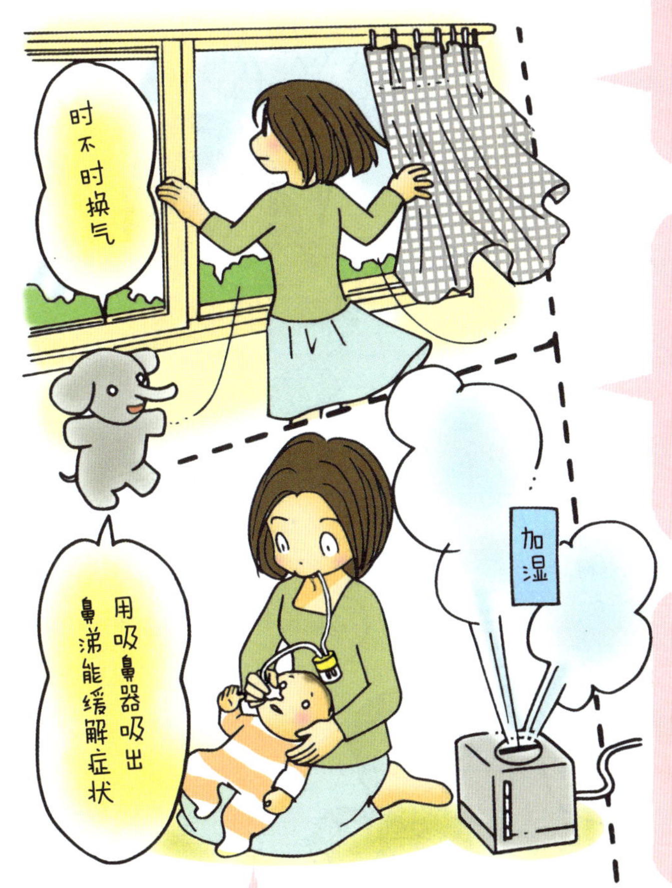

时不时换气
用吸鼻器吸出鼻涕能缓解症状
加湿

保持室内空气清洁

每天应多次开窗换气。要注意大人若在换气扇下吸烟，微粒会刺激孩子的咽喉和鼻腔。

注意加湿，保持气管湿润

气管的黏膜干燥后，防御力会减弱。在空气干燥的季节，可以打开加湿器或挂些湿毛巾，将室内湿度保持在50%~60%。

垫高孩子的上半身，让呼吸更轻松

仰卧时，内脏会顶住横膈膜，压迫肺部。可以垫高孩子的上半身，保持头部与背部伸直，让呼吸更轻松。

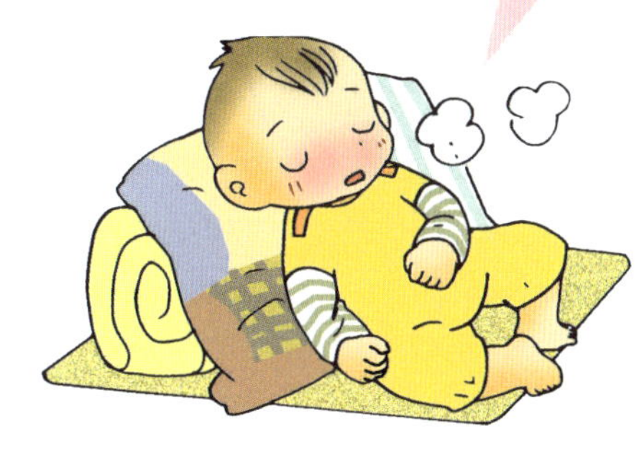

尽可能去除鼻涕，让呼吸更通畅

去除鼻涕能让呼吸更通畅。可以使用市售的吸鼻器将鼻涕吸出。不过不要勉强使用，如果不会，请去医院让医生帮忙处理。

轻拍后背，帮助孩子更好地排出痰液

将孩子竖抱，轻拍后背，能更好地传导振动，帮助附着在气管上的痰液排出。诀窍是将手拢成小碗状。

喂刺激性小且富含水分的食物

孩子咳嗽时，应注意比平时更重视补水。请避免喂食有粉末、会产生碎屑的食物，以及酸味食物和较硬的食物。

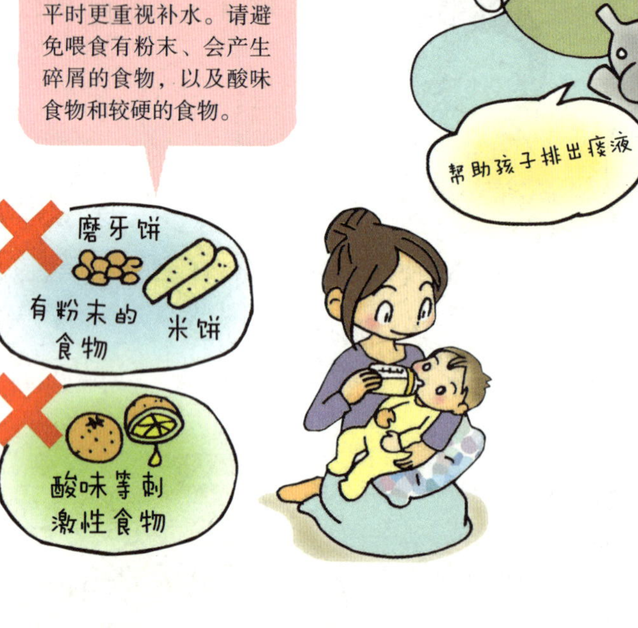

应该服用止咳药吗?

大多数处方药用于帮助痰液排出

针对咳嗽开出的处方药，其实大多不是用来“止咳”的。这些药能减少痰液的黏性，促进气管的活动等，以帮助痰液排出。病原体随着痰液排出后，呼吸不畅的症状也会得到缓解。

不要服用非处方药

有的家长可能会认为不至于去医院就医，可以给孩子吃一些市售的非处方药缓解症状。但如果孩子看起来没必要就医，就没必要让孩子服药。相反，如果孩子病情加重，看起来很不舒服，非处方药也不会有明显效果。

听到奇怪的咳嗽，请确认异物!

突然咳嗽可能是“误咽”

“误咽”是指吞下的东西没有进入胃部，却进入气管，突然引发咳嗽。其中需要特别注意的是花生碎屑。误咽花生碎屑可能会堵住支气管，引发呼吸困难。

取出气管内的异物必须全身麻醉

疑似误咽时，要通过X光确认异物的位置，再全身麻醉通过专用器具伸入气管取出异物。一定要注意纽扣、小珠子等小物件的存放，4岁前不要给孩子吃花生。

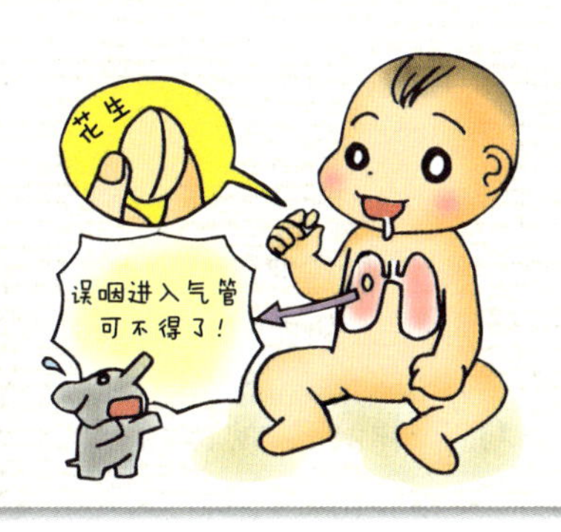

孩子发热、咳嗽、流鼻涕Q&A

发热

Q 孩子发热后，应该间隔多久量一次体温呢？

A 一天 3~4 次，每隔固定的时间测量。

护理方法不会因体温的高低而出现较大变化，所以不需要频繁地给孩子测量体温。可在早、中、晚等时间测量，一天 3~4 次，在大致固定的时间测量并记录，就医时请将相关记录告诉医生。

Q 室温应调到多少摄氏度？夏季与冬季有什么不同的注意事项吗？

A 室温请调至大人觉得舒适的温度。

室温按照家长感觉舒适的温度设定即可。如果这一温度下孩子看起来发冷，就调高 1℃；如果孩子小脸红彤彤的则可以给他脱掉一件衣服，像这样进行细微调节。注意不要让空调的出风口直接对着孩子。冬季空气比较干燥，建议可以为室内加湿。理想的状态是保持 50%~60% 的湿度。

Q 发热时应该多穿衣服捂汗吗？

A 捂汗退烧是错误的做法。

婴儿的体温调节机能发育不完全，如果穿太多会让热量闷在体内，有引发脱水的危险。在发热初期，会出现恶寒、手脚冰冷的现象，如果看到孩子脸色苍白、畏寒怕冷，请注意给孩子保暖。待体温不再上升后，可以给孩子减少一件衣服，避免穿得太多。

Q 宝宝不喜欢在额头贴退热贴，担心不贴会让体温降不下来。

A 退热贴没有退烧作用，不用勉强使用。

贴上退热贴只能物理降温，不能帮助退烧。退热贴会让皮肤表面温度下降约 4℃，如果贴上后孩子看起来很舒服，可以使用。如果孩子不喜欢，则无须勉强。因为发热是身体与病原体做斗争的表现，请尽量为孩子提供舒适的环境。

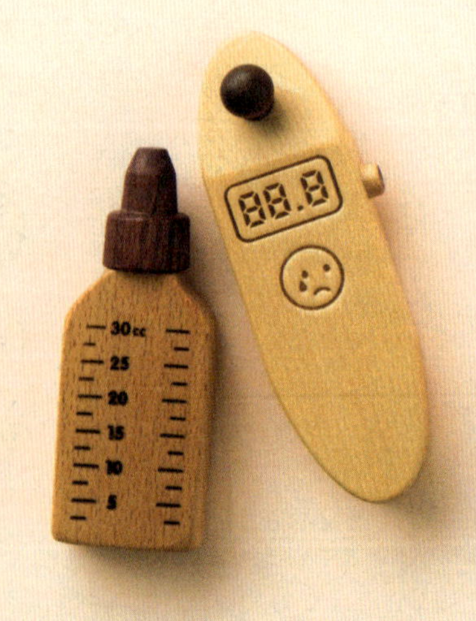

Q 为什么已经退烧了，到了傍晚又再次发热？

A 这种情况与抑制炎症的激素分泌量有关。

这与体内激素的分泌有关。对炎症有抑制作用的副肾皮质激素在早晨和上午分泌最多，中午和晚上则分泌减少。因此会出现中午退烧，到了傍晚又发热的情况。

Q 医生要求静养，但孩子不肯乖乖在被窝里睡觉。

A 在室内平静休息即可。

听到静养可能认为要让孩子在被窝里睡觉，但孩子往往不愿乖乖睡觉。其实不用强迫孩子平躺，完全可以让他看看动画片，读读绘本或玩一玩喜欢的玩具。所谓静养可以理解为在室内平静地休养。

Q 不吃药，热度也会消退吗？

A 能降低体温的“退烧药”大多是栓剂。

退烧药能降低体温，而这类药剂大多是栓剂。感冒时医生开具的糖浆、药粉多用于抑制炎症、缓解咳嗽和痰的症状。这些药不能直接退烧，而是用来缓解症状，帮助身体更容易战胜疾病。

Q 听说冷却腋下或大腿根部等地方能帮助退烧，是真的吗？

A 这些部位都有大血管通过，冷却确实会有退烧效果。

发热后，人们常会为额头降温，但其实为额头降温没有退烧效果。想要降温，可以为大血管通过的腋下、腹股沟、脖子等处降温，能有效降低体温。不过，发热是身体判断有必要才出现的反应，如果不能查明病因，如此退烧后，可能还会再次发热。

Q 可以像平时那样给孩子喂母乳或奶粉吗？

A 如果喝得下，不妨多喂一些。

当然可以，完全可以像平时那样喂奶。发热时注意补充水分很重要，如果孩子喝得下，可以比平时多喂一些。相比一口气喂很多，更推荐少量多次地喂。但不用为了多喂一些水而将奶粉冲淡。

Q 为了预防脱水，可以将成人的电解质饮料冲淡喂给宝宝吗？

A 电解质饮料请务必选择婴幼儿专用的。

如果孩子与往常一样能喝母乳或奶粉，并正常进食，就不用担心会脱水。如果要喂孩子电解质饮料，一定要选择婴幼儿专用的产品。成人的电解质饮料含糖量高，经过稀释后依然会对肠胃造成负担，还有可能引发腹泻，请不要喂给孩子。

Q 在辅食方面，有需要特别注意的地方吗？

A 可以按照平常那样喂食，孩子没有食欲则无须勉强。

如果孩子有食欲，完全可以按照平常那样喂辅食。孩子不愿吃则无须勉强，注意补充水分即可。发热一般只会持续几天，这期间即便孩子没怎么摄入辅食也不用担心会出现营养不良的情况。

Q 什么样的情况可以认为"热度退了"呢？

A 恢复正常体温一整天，且没有再次发热。

如果孩子恢复正常体温后一整天体温都没有再升高，就可以认为"热度退了"。不过发热期间体力会有所消耗，恢复正常体温后的2~3天里，要避免让孩子外出，应尽量在家中静养。

Q 发热时，什么情况下可以洗澡？

A 孩子有精神且喝了足够的水，就能放心洗澡。

如果孩子情绪较好，也补充了充足的水分，可以快速给孩子洗个澡。需要注意的是，洗澡会消耗体力，不要用太热的水洗或泡得太久。夏天可只用淋浴冲去汗水。不洗澡时，可以用盆浴等方式来保持屁股及周围部位的清洁。

咳嗽

Q 白天都很正常，晚上要睡觉了却开始咳嗽。

A 可能不是疾病，而是受了声音、光线等的刺激。

婴幼儿受到声音、光线等刺激时也会咳嗽。回想一下是不是突然开了卧室的荧光灯？有时调暗室内光线，关掉电视声音可能咳嗽就会好转。鼻涕流入咽喉（后鼻漏）也可能引发咳嗽。

Q 症状只有咳嗽，可以洗澡吗？

A 在洗澡时吸入水蒸气能让呼吸更顺畅。

如果症状只有咳嗽，孩子有精神、食欲也好，那不妨让孩子多洗澡。因为洗澡时有大量的水蒸气，浴室内的湿度较高，可以帮助缓解咳嗽。另外，如果孩子鼻塞，洗澡时的水蒸气也能帮助通鼻，让呼吸更顺畅。

Q 久咳不止，入夜症状加剧，可以在家观察情况吗？

A 可能是支原体肺炎，请及时就医。

如果干咳就无须太过担心，但如果夜间咳嗽加剧，久咳不止但精神尚可，有可能是得了支原体肺炎。这是需要就医治疗的疾病。支原体肺炎是小儿常见病，大多无须住院就可自愈。

Q 家中养宠物会让孩子的咳嗽恶化吗？

A 确实会使孩子更容易咳嗽。

小猫、小狗、小鸟、仓鼠等宠物会掉毛，吸尘器工作时引起的气流会让落毛飘散在房间中。另外，宠物排泄物的成分有时也会飘散在室内，引发孩子咳嗽。特别是过敏体质的孩子，家中养宠物会引起其咳嗽恶化。

流鼻涕

Q 绿色或黄色的鼻涕比透明较稀的鼻涕病情重，是真的吗？

A 鼻涕颜色变化是因为感染源不同。

感染病毒时会流出透明的、较稀的鼻涕，如果感染的不是病毒而是细菌，就会流出绿色或黄色的鼻涕，也就是俗称的“黄浓鼻涕”。像这样，不同的感染源会导致鼻涕的颜色不同，感染病毒后又感染了细菌，鼻涕就会从透明变成黄色，相反的情况也时有发生。

Q 精神不错，但流鼻涕持续超过一周，可以在家观察吗？

A 尽量止住鼻涕并观察状态。

婴幼儿鼻腔狭窄，黏膜敏感，因此他们比成人更容易流鼻涕和鼻塞，且容易久拖不愈。为了预防中耳炎，要尽量去除鼻涕并观察孩子的状态，如果出现不愿喝母乳、呼吸困难等情况时应及时就医。

Q 孩子到了几岁才能学会自己擤鼻涕呢？

A 3 岁后也有超过半数的儿童不会正确擤鼻涕。

正确的擤鼻涕方法是吸一口气，按住一侧鼻孔慢慢推出鼻涕。不满 3 岁的婴幼儿基本不会擤鼻涕，3 岁后也只有约四成的孩子能较成功地擤鼻涕。一般情况下，孩子在进入小学前，擤鼻涕都需要父母的指导。

Part 2

婴幼儿四大常见病家庭护理宝典

感冒
病毒性胃肠炎
中耳炎
便秘

感冒

感冒是一种什么病？

引发感冒的病毒数量繁多，并有多次复发的特点

一年中随时发病的病毒感染症

感冒是指鼻子到咽喉的“上呼吸道”受病毒感染，引起炎症的状态。主要症状为咳嗽、流鼻涕和发热。很多人觉得感冒是一种“冬季疾病”。其实，人一年四季都会患感冒，只是致病的病毒在气温、湿度都较低的环境下活性更强，因此冬天是感冒的高发期。

同样是病毒感染引发的疾病，但像麻疹这类疾病只要得过一次就不会再患病。因为体内已经形成了对抗麻疹病毒的系统，再次接触病毒后，这一系统就能很快发挥作用，防止被再次感染（这就是免疫）。

可引发上呼吸道轻度炎症的病毒种类繁多，人不可能感染全部病毒，而且感染过一次病毒后，也无法获得足够的免疫力。因此，人会反复感冒。

新生儿期间为什么不容易感冒？

婴儿在出生时，从妈妈身上获得了对抗各种疾病的抗体（发挥免疫力的武器），因此婴儿在出生后的数月内很少患病。然而，这些抗体会随着婴儿不断长大而逐渐减少，随着抗体的减少，婴儿也会开始变得容易感冒。出生后不久的新生儿时期，孩子被从妈妈那里获得的抗体保护着，之后就要靠自己产生抗体来保护自己了。

婴儿体内对抗病毒的抗体种类少，常会连续感染不同的病毒，因此可能会导致感冒久治不愈。

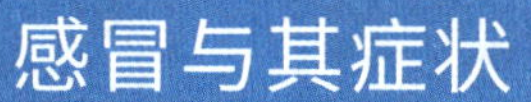
感冒与其症状

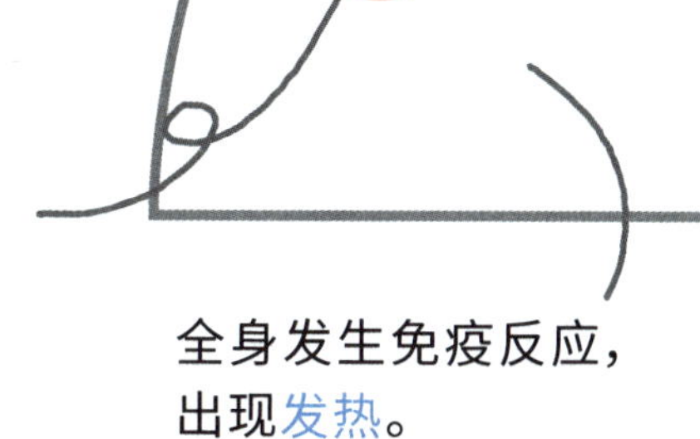
鼻黏膜发生免疫反应，开始流鼻涕。
病毒感染引发上呼吸道出现炎症，即感冒。
咽喉、气管等部位产生免疫反应，引发咳嗽与痰。
全身发生免疫反应，出现发热。

孩子身边全是病毒

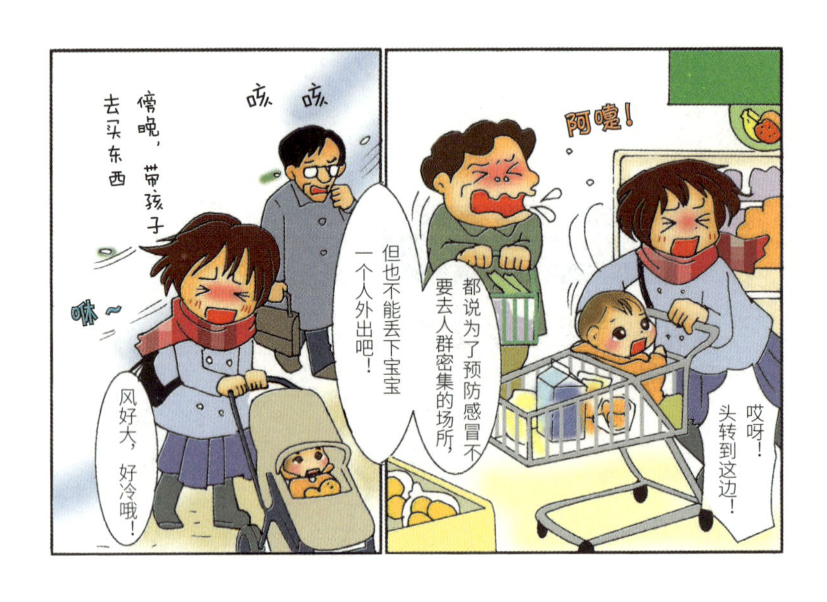

傍晚，带孩子去买东西
咳
咳
咻~
风好大，好冷哦！
阿嚏！
都说为了预防感冒不要去人群密集的场所，
但也不能丢下宝宝一个人外出吧！
哎呀！头转到这边！

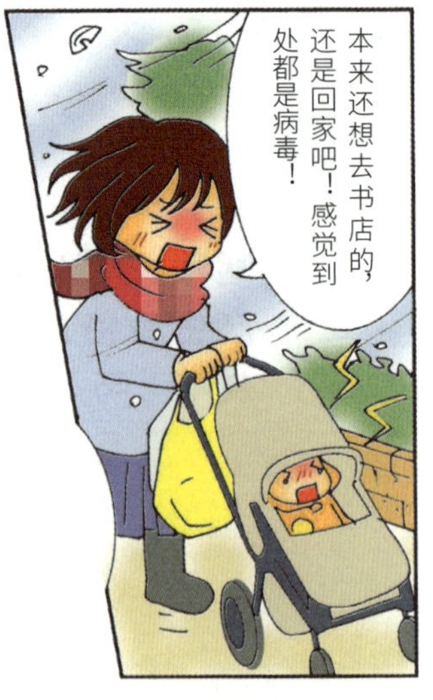

本来还想去书店的，还是回家吧！感觉到处都是病毒！

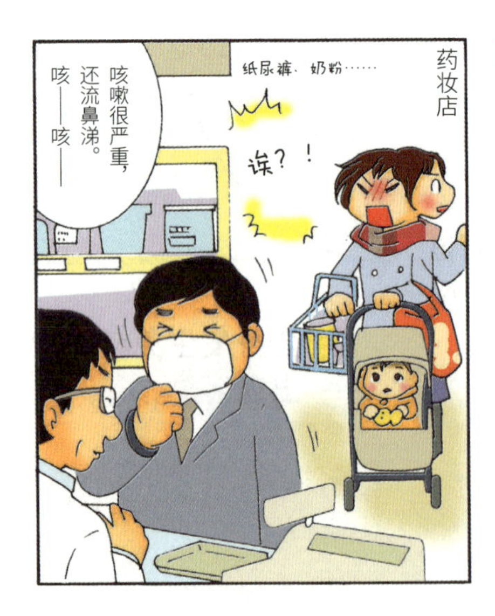

药妆店
纸尿裤、奶粉……
诶？！
咳嗽很严重，还流鼻涕。
咳——咳——

婴幼儿的免疫力比成人弱，去人群密集的场所时，请尽快办完事迅速带孩子离开。

不可轻视!感冒的重症化

不同的病毒与身体情况有时会导致感冒发展为重症。
如果发现以下症状,千万不要只当是“普通的感冒”!

嘴唇干燥	感冒引起的发热让体内水分流失,引发脱水,使嘴唇变干。
小便次数减少	与平时相比,小便次数明显减少是身体脱水的信号。
体重明显减轻	食欲受影响是不可避免的,但体重出现明显减轻是病情加重的信号。
表情与平时不同	发现孩子眼皮抬不起来、皮肤变干、表情也不对劲,请马上就医!

引发下呼吸道感染的RS病毒就是“肺部感冒”

得了瑞氏综合征(RS),有些医生可能会诊断为“感冒”。感冒多为病毒感染上呼吸道,而RS病毒感染的是支气管与肺部的下呼吸道。多数情况下,症状为流鼻涕和发热,但恶化后会引发伴有呼吸困难的细支气管炎,可能危及生命。婴儿不满6个月罹患这种疾病需要特别警惕。

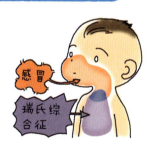

流感与感冒一样吗?

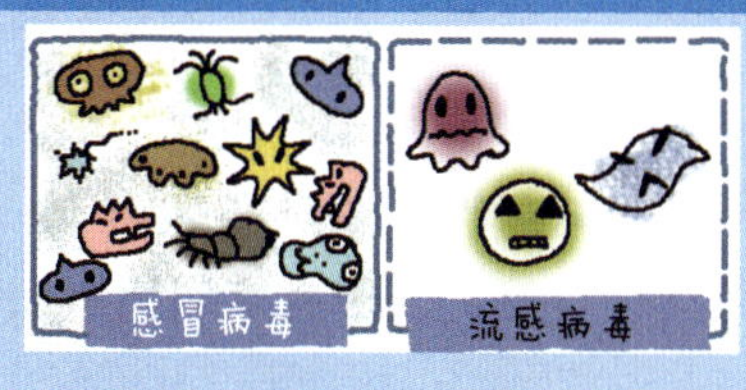

流感与感冒都在冬季高发。因此,很多人认为流感就是一种“重症感冒”,其实感冒和流感是由不同的病毒引起的。感冒病毒有数百种之多,而流感病毒目前只查明了三种。流感的特点是会引发比感冒更严重的高热,还会并发支气管炎和肺炎,常会出现重症化的情况。

感冒

夏季感冒与普通感冒有何不同？

发热与长小疙瘩是夏季感冒的特征

夏季特定的病毒活性增强

南方的夏季高温高湿，这一时期，相比气温较低的冬季，不同类型的病毒均会出现活性增强的情况。比如肠病毒与腺病毒等，这些病毒会引发手足口病、疱疹性咽峡炎、咽结膜热（游泳池热）等疾病。这些疾病就是所谓的夏季感冒，不仅更容易引起发热，还会致使咽喉、口腔中等黏膜处长出疱疹，皮肤上长出皮疹等。

孩子从 1 岁起，会更容易患夏季感冒，而且还有年龄越小患病时病情越重的倾向。夏季天气炎热，体力减弱。婴幼儿的免疫系统不像成人那样发育完全，所以要特别注意预防与护理。

可能引发脑膜炎，请仔细观察状态

出现发热和皮疹后，应一边护理、安抚孩子，一边观察孩子的情况。肠病毒和腺病毒的感染症中，有较小概率会引发脑膜炎。这是病毒入侵了包裹大脑的软脑膜与脊髓膜引发炎症导致的。

患脑膜炎时，除了高热，还会出现头痛、反复呕吐、后颈僵直等症状。有时，在抱起孩子为其换尿布时，孩子会反抗，似有疼痛感。如果发现这些症状，请立刻带孩子就医。

不过，病毒性的脑膜炎相较于肺炎球菌和 Hib[①] 等细菌性脑膜炎症状较轻，几乎不会留下后遗症。请不要慌张，先仔细观察孩子的状态，并遵循医嘱进行看护。

注：① 全称 Haemophilus influenzae type b，即侵袭性 b 型流感嗜血杆菌。——译者注

可能会出现39°C以上的高热

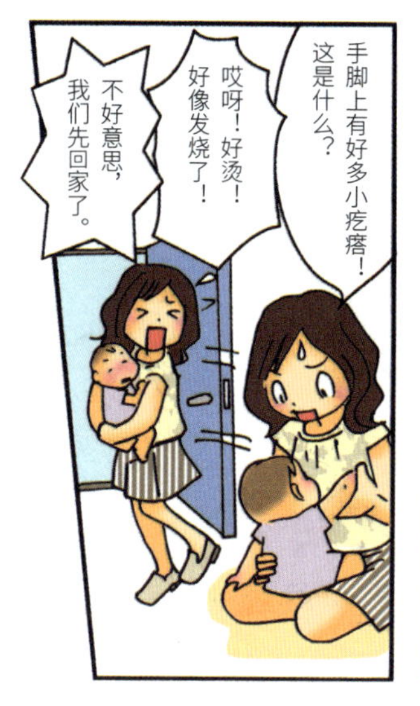

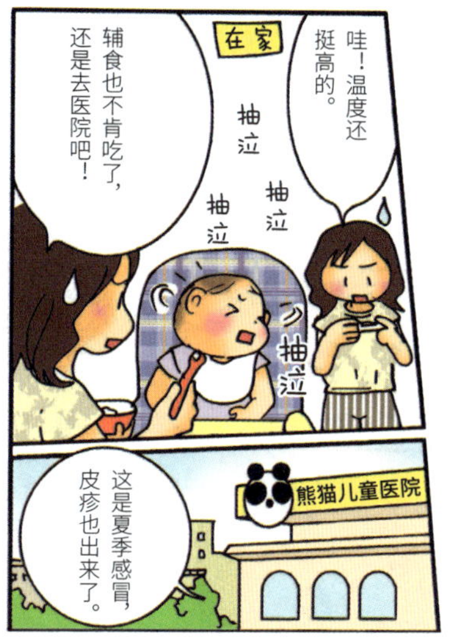

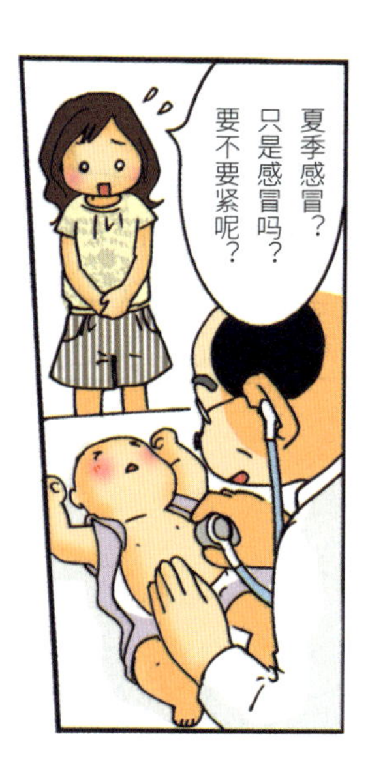

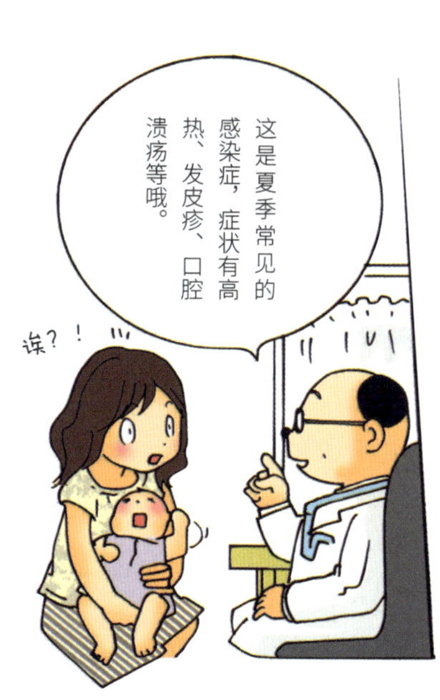

有时，口腔中会长水泡或溃疡。辅食应选择顺滑且口感较好的食物，并在充分冷却后喂给孩子。对于口腔内的炎症，还可涂一些外用药缓解疼痛。用药前，请向医生咨询。

最危险的是脱水症，一定要充分补水

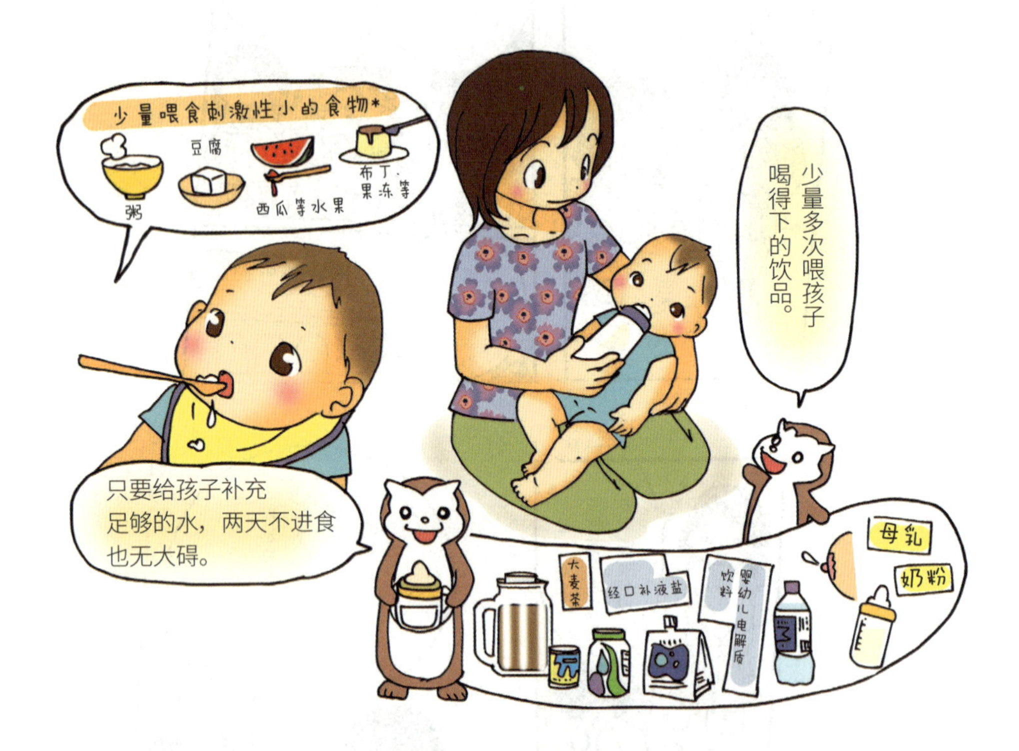
少量喂食刺激性小的食物*
粥
豆腐
西瓜等水果
布丁、果冻等
只要给孩子补充足够的水，两天不进食也无大碍。
少量多次喂孩子喝得下的饮品。
母乳
奶粉
大麦茶
经口补液盐
婴幼儿电解质饮料

※ 热粥等流食需要冷却后再给孩子喂食。豆腐、布丁、果冻等食品口感凉爽、比较顺滑，方便孩子入口。但喂食时请注意提前捣碎，避免呛到孩子。

夏季感冒速查表

＊本表列举了具有代表性的症状，但实际症状不一定完全吻合。

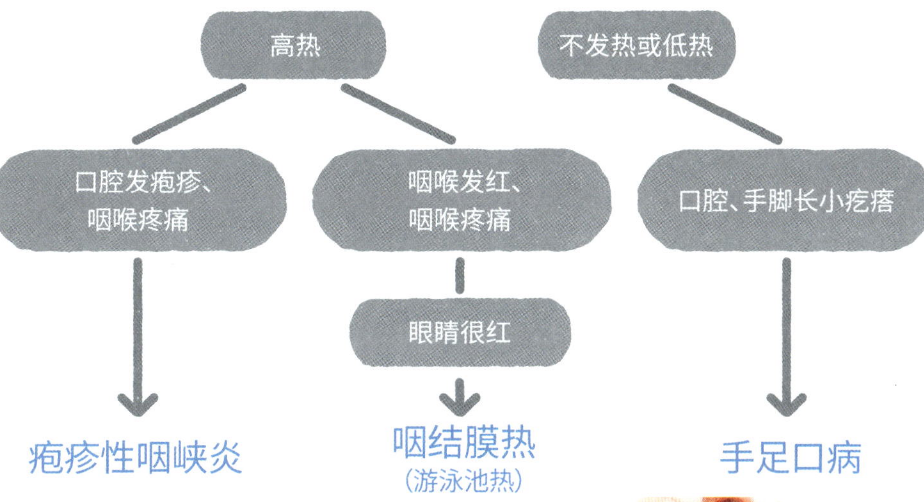

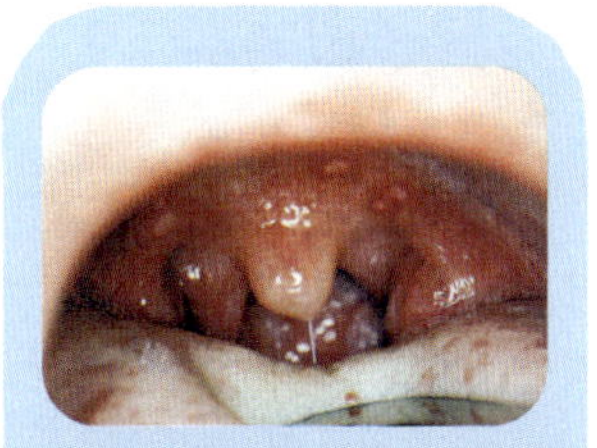

高热、并发咽喉长水泡且疼痛

这是婴幼儿期，特别是不满两岁婴儿的常见病。发病时会突然出现39℃左右的高热，同时以咽喉的悬雍垂（小舌头）上部为中心，在口腔中长出大量疱疹，并伴随剧烈疼痛。一般发热会持续2~3天，而口腔中的疱疹则需要一周左右才能痊愈。

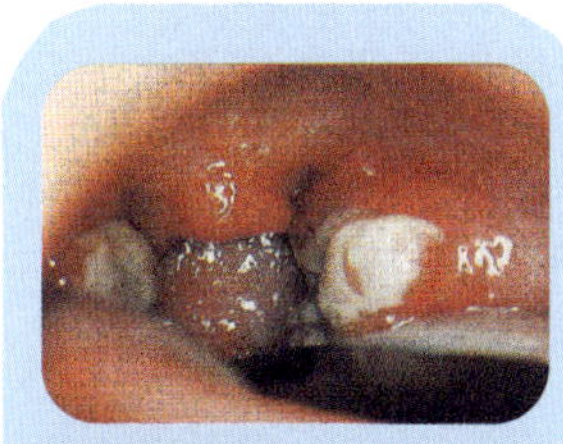

突发高热，咽喉变得通红

发病时，突发39℃左右的高热，并伴随咽喉疼痛。眼白充血，持续3~5天眼白通红。另外，颈部淋巴结肿大，有时还会伴有腹泻与腹痛。发热在2~3天达到最高体温，并且一般会持续5天左右。如果孩子眼屎多或眼部充血严重，请带孩子去眼科就诊。

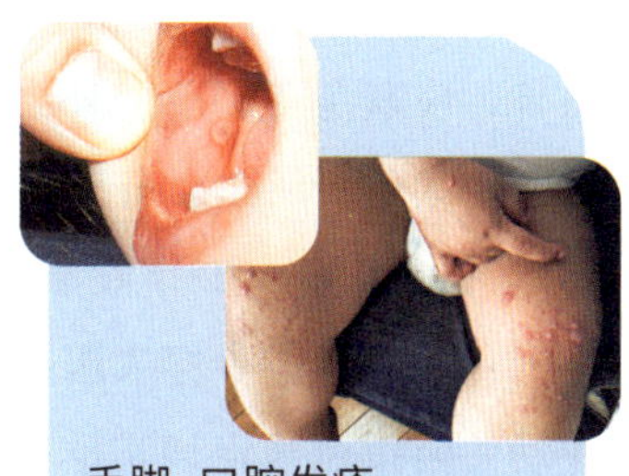

手脚、口腔发疹，一般病症较轻

不发热或出现37℃左右的低热，手掌、足底、两颊内侧等处长出疱疹并溃烂。症状较轻，手脚上的皮疹不痛不痒，但口腔中的疱疹容易破裂而引发疼痛。身上和口腔中的疱疹一般会持续一周左右。

感冒的预防与家庭护理要点

< 预防 >

感冒预防的三大要点：常洗手、生活规律、避免带孩子去人群密集的地方

少穿衣服与干布摩擦有时会带来相反效果

最有效的日常预防方法是常洗手。擦手毛巾应每天更换，确保清洁。

有规律的生活能提高免疫力，不容易得感冒。另外，应避免不必要的外出，尽量不要带孩子去人群密集的场所也十分重要。

另一方面，少穿衣服与干布摩擦都是不推荐的预防法。像少穿衣服这种做法，如果托儿所或幼儿园按照规定切实推行，可能会有一定的效果。可如果家长在家中凭自己的感觉实践在孩子身上，往往会造成相反效果。而干布摩擦会损伤婴幼儿娇嫩的皮肤，反而会让病毒更容易入侵。

\ 基本中的基本 /

好好洗手

Best
用肥皂洗手

如果做不到 ↓

Better
用流水洗手

如果做不到 ↓

Good
用湿毛巾擦手

洗手是预防感冒的基础。回家后不仅大人要洗手，也要给孩子洗洗手。如果无法使用肥皂，仅用流水清洗也有效果。无法使用流水时，也可用湿毛巾将孩子的手指一根一根地仔细擦干净，免洗消毒液也有一定的效果，不过婴儿皮肤娇嫩，这类产品仅限成人使用。

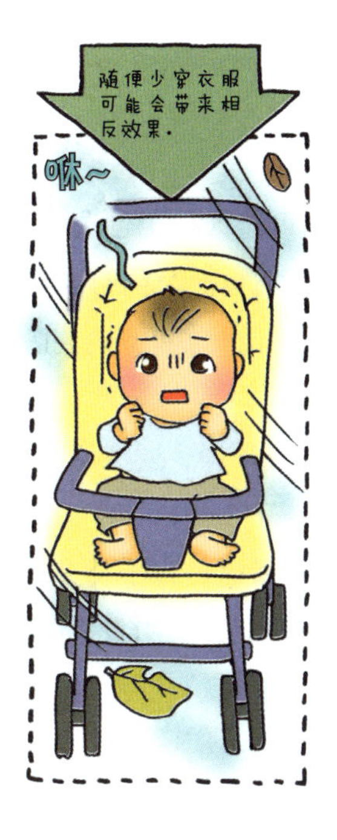

感冒预防效果有效度自查表

- [ ] 外出回家后给孩子洗手 ★★
- [ ] 外出回家后大人自己洗手 ★★
- [ ] 外出回家后大人漱口 ★★
- [ ] 规定孩子的就寝时间和起床时间，尽量让孩子生活规律 ★★
- [ ] 确保孩子充足的睡眠 ★★
- [ ] 不带孩子去人群密集的场所 ★
- [ ] 在室内放加湿器，不让空气过于干燥 ★
- [ ] 使用空气净化器 ★
- [ ] 让孩子充分摄入营养丰富的食物 ★
- [ ] 天气好的时候带孩子去户外玩耍 ★
- [ ] 尽量给孩子少穿几件衣服
- [ ] 用干布摩擦

从两颗星到没有星，看星星数量就能知道这种行为的预防效果。请优先实践预防效果较好的项目。

< 护理 >

创造舒适环境，增强孩子的自愈力

调整环境，减少体力消耗

感冒没有特效药，在孩子的身体战胜感冒病毒前，请尽可能为孩子创造一个舒适的环境，帮助他们减少体力消耗，这是居家护理的一大要点。如果症状仅为较轻的咳嗽和流鼻涕，就不用做特别的治疗，等待身体自愈即可。相比急匆匆地去医院，这样对婴幼儿的身体负担会更小。

室温可调整为大人觉得舒适的温度。冬季应避免室内空气干燥，要注意加湿。在室内晾晒衣服或挂几块湿毛巾也有一定的加湿效果。

孩子因发热而小脸通红时，注意不要给他穿太多衣服。应及时给孩子补充水分，不论冬夏，“捂汗退烧”都是错误的。将热量闷在体内，有时反而会引发危险。

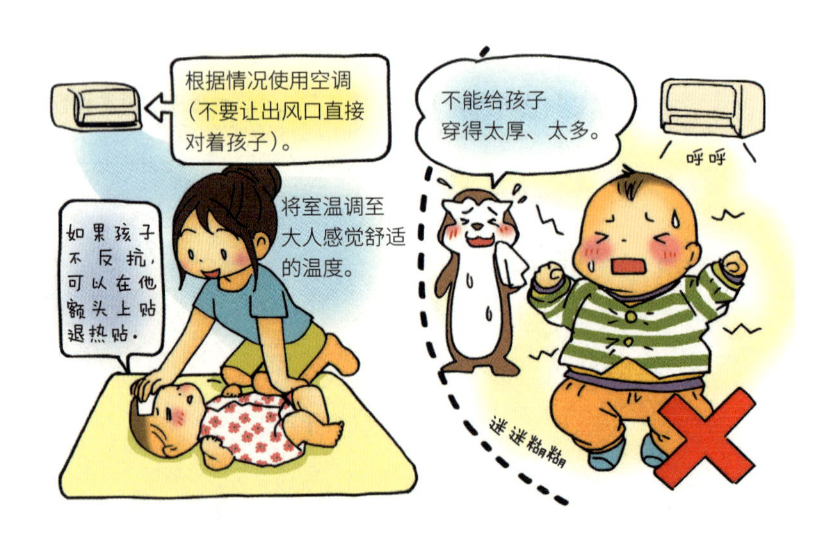
根据情况使用空调（不要让出风口直接对着孩子）。
将室温调至大人感觉舒适的温度。
如果孩子不反抗，可以在他额头上贴退热贴。
不能给孩子穿得太厚、太多。
呼呼
迷迷糊糊

孩子感冒时家庭护理的4个诀窍

1 不用强制喂食，充分补充水分

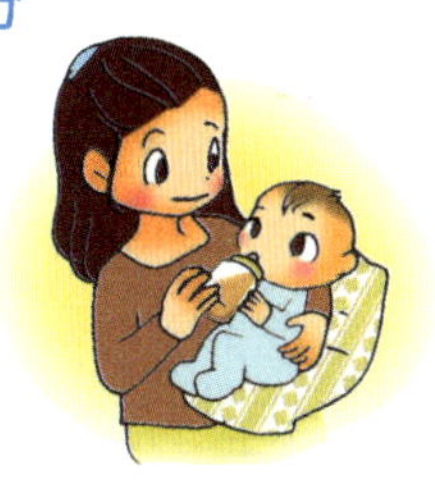

如果孩子有食欲，可以像平时那样喂辅食。如果没有食欲则无须勉强，只吃一些吃得下的食物即可。不过要注意不能让孩子脱水，要多给孩子补充水分。除了母乳和奶粉，温开水、大麦茶、婴幼儿电解质饮料等都可以。

2 将室温调至大人觉得舒适的温度，并注意加湿

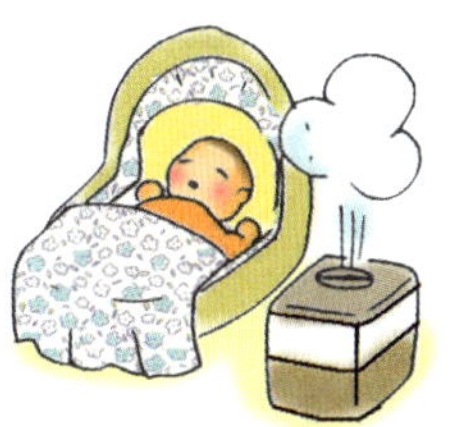

将室温调至大人感觉舒适的温度，再摸摸孩子的手脚，感觉偏凉或孩子脸色不佳看起来发冷，可以加盖被子或添加衣服，进行调节。多穿捂汗反而会消耗体力。如果孩子小脸通红发烫就别穿太多。冬季空气干燥，注意给房间加湿。

3 退烧后再洗澡，多擦汗

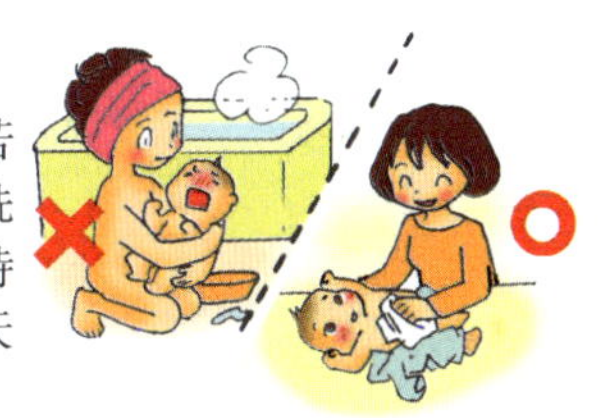

若孩子热度消退，只是流鼻涕或轻度咳嗽，且精神较好，就能放心地给孩子洗澡了。若孩子还在发热，为了不浪费体力，请减少洗澡的次数。可用热毛巾多为孩子擦汗，保持干爽舒适。退烧后再观察一天，如果一整天都没有复发，就可以洗澡了。

4 谨遵医嘱，按时服药

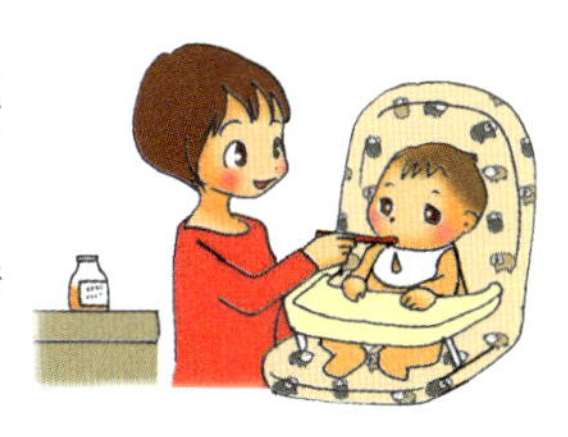

服药应谨遵医嘱，定时定量服用才会见效。即便症状已经缓解，如果医生开出了“○天份”的药，也请按医嘱全部服用。中途擅自停药可能造成症状反复，家长请勿随便依据自己的判断给孩子停药。

经验谈

感冒有哪些症状？会经历哪些过程？

感冒

6个月

给医生打电话咨询后，送夜间急诊

散步回家后孩子开始流鼻涕，到了晚上出现带痰的咳嗽。孩子一直在哭，给医生打电话咨询后，到夜间急诊中心就医。请医生吸除痰和鼻涕。发热38℃，第2天去社区医院处理痰液和鼻涕，热度消退，第3天恢复健康。

发热	其他症状	痊愈耗时
38°C	咳嗽、流鼻涕	3天

感冒

10个月

因疏于补水，只是低烧却引发了脱水症状

一早出现38℃左右的体温，在家观察情况。但孩子不怎么喝母乳，也没有什么食欲。到了晚上，孩子开始意识模糊，紧急送往医院。被诊断为脱水，接受输液治疗后意识逐渐恢复。发热持续2天后退烧，鼻涕大约持续1周。深切体会到了补充水分的重要性。

发热	其他症状	痊愈耗时
38°C	流鼻涕	约1周

感冒

1岁4个月

定期去耳鼻喉科——吸除鼻涕的日子

开始是打喷嚏，第2天就流鼻涕、鼻塞，孩子看起来很痛苦。去耳鼻喉科吸除鼻涕后再去儿科就诊。没有发热，诊断为感冒。第4天到第7天，夜间持续出现鼻塞，看起来很不舒服。多次前往耳鼻喉科吸除鼻涕，病程历时2周左右，期间慢慢好转。

发热：无

其他症状：流鼻涕、鼻塞

痊愈耗时：约2周

瑞氏综合征

1岁

一天之内，症状不断变化

最初只是流鼻涕，随后轻度咳嗽发展为带痰的咳嗽，呼吸时出现耸肩喘大气，夜里出现39℃的高热，这一系列的症状变化都在一天之内发生。第2天一早就医，当天热度未退，呼吸也比较急促。热度在第3天消退，咳嗽则持续了一周左右。

发热：39℃

其他症状：咳嗽、流鼻涕、呼吸困难

痊愈耗时：约1周

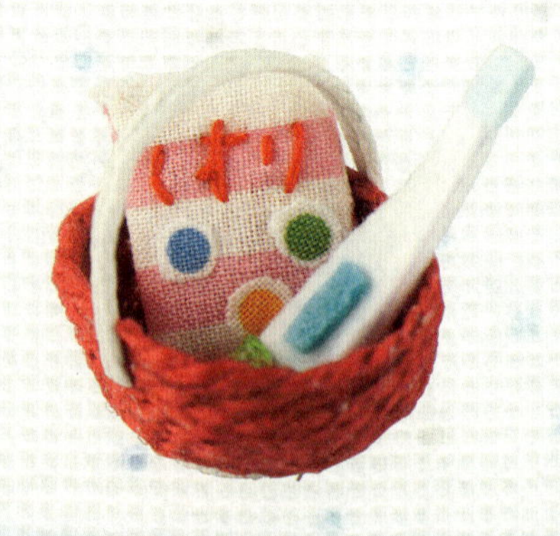

疱疹性咽峡炎

1岁11个月

不愿喝东西，只吃了果冻

傍晚突然出现39℃的高热，去儿科被诊断为感冒。第2天不愿吃东西，观察孩子口腔中出现了疱疹，再次就医被诊断为疱疹性咽峡炎。喂水会因疼痛而哭闹，只吃得下果冻。第3天热度消退，同时口腔中的疼痛也得到缓解。

发热	其他症状	痊愈耗时
39℃	咽喉部出现疱疹	5天

手足口病

8个月

居住街区大流行，症状较轻

手上、脚上长出了两三个小红疙瘩，去儿科就医，被诊断为手足口病。后来得知居住的街区正在流行这种病。在家中静养，全程没有发烧，口腔中也没有长疱疹，手脚上的疱疹之后没有增加，第3天手脚上的疱疹消失，痊愈。

发热	其他症状	痊愈耗时
无	手脚上长疱疹	3天

咽结膜热

（游泳池热）

1岁1个月

持续高热，出现高烧惊厥，住院后才确诊

第1~3天出现39~40℃的高热，完全丧失食欲只能喝水。同时伴有流鼻涕、咳嗽、眼睛充血，还有眼垢。第4天夜间出现高烧惊厥后住院治疗，第6天终于退烧出院。到恢复正常共耗时近2周。

发热	其他症状	痊愈耗时
40°C	咳嗽、流鼻涕、眼睛充血	约2周

手足口病

2岁6个月

最初手脚长疙瘩，之后发热

手上、脚上长了小疙瘩，说“嘴里很痛”，不愿进食。晚上出现38℃的发热。第2天一早就医，被诊断为手足口病。一直注意多给孩子喂水补充水分，不愿进食持续一天，第2天开始进食，热度也在几天内消退。

发热	其他症状	痊愈耗时
38°C	手脚、口腔长疱疹	4天

病毒性胃肠炎是一种什么病？

婴幼儿感染轮状病毒，几乎都会持续腹泻和呕吐

轮状病毒是不满 5 岁婴幼儿非常容易感染的病毒

能引发胃肠炎的病毒很多，在婴幼儿容易感染的病毒中，轮状病毒和诺如病毒最为常见。病毒经口进入身体，在肠道内繁殖。

轮状病毒的特点是传染性强，即便只有少量病毒进入体内也会诱发疾病。几乎所有的儿童都会在 5 岁前感染这一病毒。因为在幼年期就产生了免疫力，所以 5 岁以上的儿童和成人很少会感染轮状病毒。

感染轮状病毒后，会出现反复腹泻和呕吐的症状。腹泻排出的大便一般会呈白色或奶油色，但大便颜色不发生变化的情况也很常见。感染诺如病毒，主要症状也是腹泻和呕吐。

这两种病毒的症状孰轻孰重很难断言，不过一般认为儿童感染轮状病毒时症状会更严重。诺如病毒很少会引发 38℃以上的高热，而轮状病毒则会引发持续多日 38℃以上的高热。呕吐方面，诺如病毒引发的激烈呕吐一般最多持续半天，腹泻大多持续 2~4 天就会缓解。但若感染了轮状病毒，有时腹泻会持续长达 1 周的时间。

另外还有一个较大的区别，即有无疫苗。目前还没有疫苗可以预防诺如病毒引发的胃肠炎，但有疫苗可以预防轮状病毒引发的胃肠炎。

病毒性胃肠炎没有特效药，治疗方法为缓解症状并等待身体自愈的“对症治疗”。腹泻与呕吐容易引发脱水，请多观察孩子的状态，给予恰当的护理。

出现以下症状请及时就医

- ☐ 反复呕吐
- ☐ 多次腹泻（水样便）
- ☐ 情绪不佳，无精神
- ☐ 呕吐物中有黄、绿或血色、咖啡渣状物质
- ☐ 便血或大便形似草莓果酱

在肠道内繁殖的病毒引发腹泻和呕吐

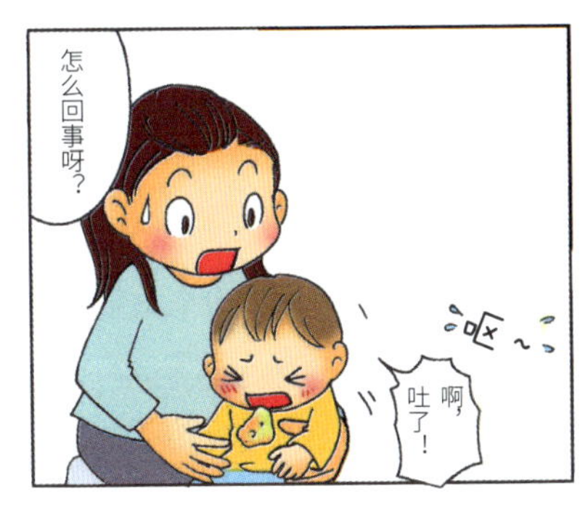
怎么回事呀？
呕～
啊，吐了！

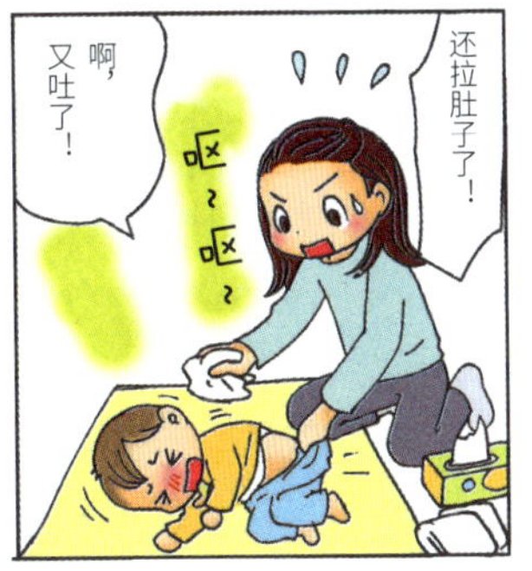
还拉肚子了！
呕～呕～
啊，又吐了！

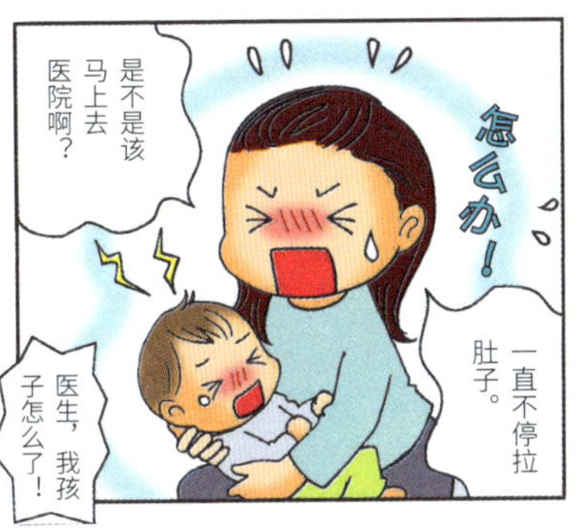
怎么办！
是不是该马上去医院啊？
一直不停拉肚子。
医生，我孩子怎么了！

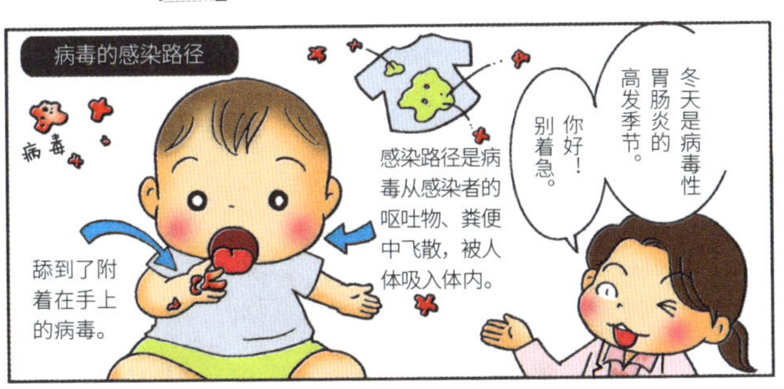
病毒的感染路径
冬天是病毒性胃肠炎的高发季节。
你好！别着急。
病毒
感染路径是病毒从感染者的呕吐物、粪便中飞散，被人体吸入体内。
舔到了附着在手上的病毒。

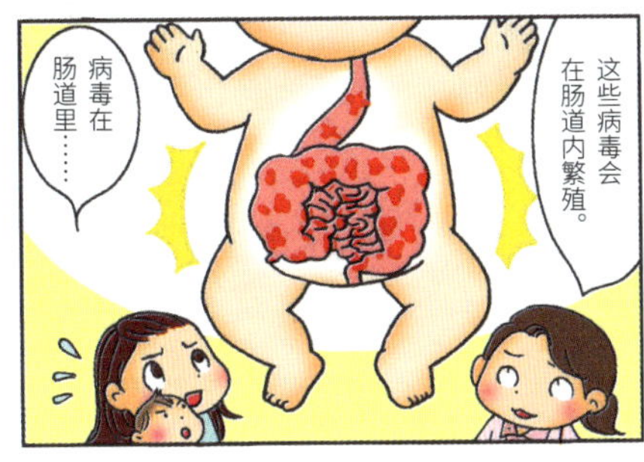

发热、咳嗽、流鼻涕
四大常见病
常见皮肤病
就医知识

诺如病毒和轮状病毒有哪些不同?

诺如病毒与轮状病毒症状相似，一般来说儿童感染轮状病毒的症状会更为严重。另外，两种病毒高发的时间段也有所不同。诺如病毒可通过生蚝（贝类）等食物感染，高发期在秋冬季节。而轮状病毒的高发期更靠后，冬季到初春感染的患者较多。

	诺如病毒感染性腹泻	轮状病毒性肠炎
易感人群	从婴儿到成人，全年龄段	婴幼儿为主
症状	●呕吐、腹泻、腹痛持续1~2天，其中半天会出现强烈的恶心呕吐感 ●会发热但热度不高	●反复呕吐，出现水样便且粪便发白，常持续数日 ●会发热 ●有时会出现高烧惊厥，急性肾衰竭等并发症
高发期	全年均有发病，其中11月到次年1月为高发期	年初到5月为高发期

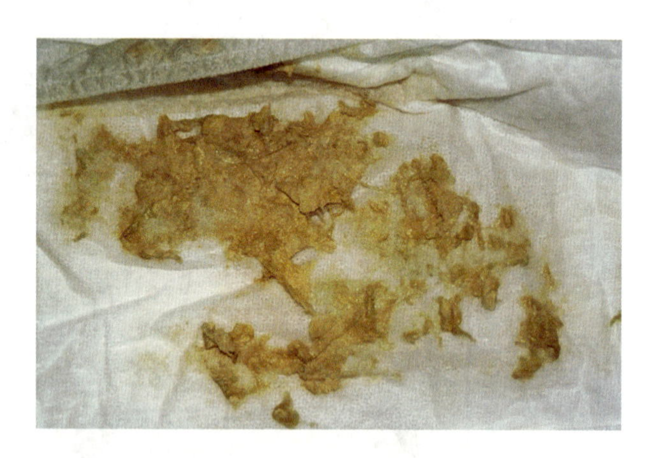

秋冬季节是诺如病毒的高发期，冬春季节是轮状病毒的高发期

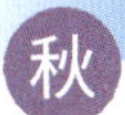

诺如病毒感染性腹泻

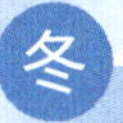

轮状病毒性肠炎

预防措施与感冒相同，轮状病毒可以接种疫苗预防

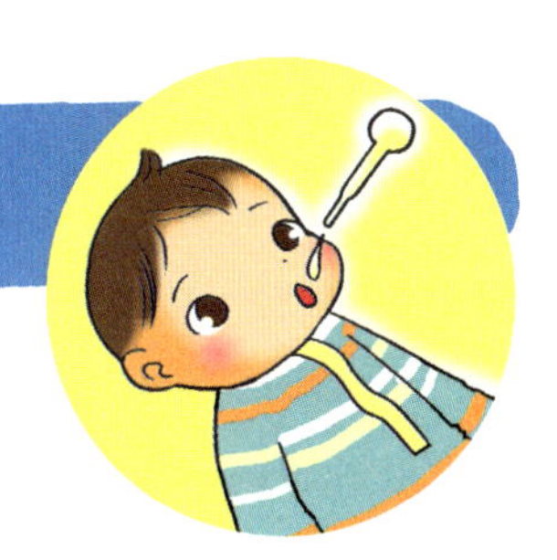

轮状病毒可进行预防接种，有接种2次的罗特威（Rotarix）疫苗和接种3次的乐儿德（RotaTeq）疫苗。可任选一种接种，疫苗非注射剂，而是通过口服接种。

何时接种？

出生6周后就可以接种了。建议与其他疫苗一起，在出生后2个月开始接种。接种2次的罗特威需要在出生后24周内，而接种3次的乐儿德需要在出生后32周内完成接种。超过这一时间，会增加肠套叠的风险，无法再进行接种。两种疫苗可接种的时间较短，请注意不要错过接种时间。

接种几次？

罗特威疫苗需接种2次，乐儿德疫苗需接种3次，两者次数不同。可任选一种，效果差异不大，一般根据家长的意愿选择，具体请咨询社区医生。

接种费用？

不同医疗机构的费用不同，两种疫苗的总价几乎没有差别。有的地方政府会提供补助津贴，请自行确认。

病毒性胃肠炎的家庭护理要点

警惕呕吐和腹泻引发的脱水症状

给孩子少量多次喂任意喝得下的饮品

没有药物可以杀灭致病的病毒，病毒性胃肠炎的基本护理与感冒的护理要点相同，主要以缓解不适为主，从而帮助身体更好地与病毒做斗争。

孩子感冒时，要注意多补充水分，这一重要性在病毒性胃肠炎的护理中尤为突显。呕吐和腹泻会带走身体中大量的水分，很容易引发脱水症状。在家庭护理中，应最优先考虑如何给孩子补充水分。同时，可对照第 52 页的脱水症自查表。

不过，当孩子恶心反胃感较强时，请不要勉强喂水。有时呕吐物的气味也会诱发恶心感，请及时为孩子换掉弄脏的衣服，并将口鼻周围擦拭干净。有恶心感时，请让孩子侧卧，以防呕吐物堵住喉咙。

待恶心感得到缓解后，先喂孩子 1 小勺水，然后每隔 5~10 分钟喂 1 勺水。如果不再呕吐，可用小茶杯等小容量容器少量喂水，如果孩子在 30 分钟内喝下 100 毫升而不呕吐，就可以开始少量多次给孩子补充水分了。

可以给孩子喂温水、大麦茶、母乳、奶粉，也可以选择婴幼儿电解质饮料或经口补液盐。但含糖量较高的果汁和柑橘类饮料会加剧腹泻，请避免喂食。

病毒性胃肠炎的家庭护理诀窍

1 优先补充水分，孩子恶心感较强时不要勉强喂水

孩子在持续呕吐时不要勉强喂水，应多观察孩子的状态。如果保持1小时都不再呕吐，可先喂1小勺水，之后再少量多次喂孩子喝得下的饮品。

2 保持孩子的屁股清洁

一直腹泻容易让屁股长时间潮湿，再加上排泄物的刺激，屁股上容易得尿布皮炎。请用盆浴或淋浴为孩子清洗污垢，但不要使用婴儿爽身粉。

3 给孩子喂易消化的食物

在呕吐期间，请避免给孩子喂水。待呕吐停止后，要优先补充水分。在此基础上，如果孩子看起来有食欲，可喂一些米粥等脂肪含量较少的碳水化合物。也可将胡萝卜、白萝卜煮烂，喂给孩子吃。

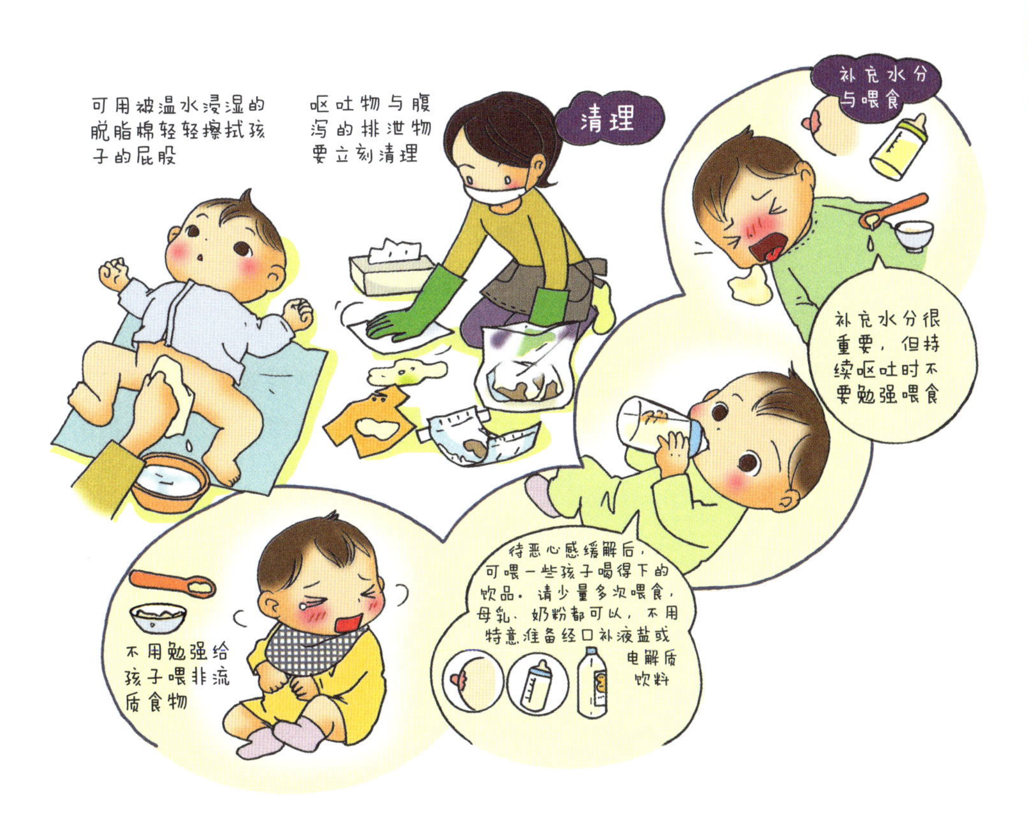

可用被温水浸湿的脱脂棉轻轻擦拭孩子的屁股
呕吐物与腹泻的排泄物要立刻清理
清理
补充水分与喂食
补充水分很重要，但持续呕吐时不要勉强喂食
待恶心感缓解后，可喂一些孩子喝得下的饮品。请少量多次喂食，母乳、奶粉都可以，不用特意准备经口补液盐或电解质饮料
不用勉强给孩子喂非流质食物

病毒很难对付！处理呕吐物和清洗衣服要特别注意

酒精喷雾无法杀菌消毒

诺如病毒和轮状病毒传染性强，大多都是因为接触了粪便或呕吐物中的病毒而感染的。因此要特别注意这些排泄物的处理。

●在处理呕吐物的过程中，请一定要戴好口罩、手套。

●使用过的纸尿裤、口罩与手套请装入塑料袋中密封后再丢弃。

●病患的衣物与床单请单独清洗。

●日晒消毒没有效果，但85℃以上的热水能有效灭活。

●次氯酸钠也有消毒效果。接触过粪便与呕吐物的物品可以用稀释后的次氯酸钠溶液擦拭消毒。

●处理后请用肥皂洗手。

请在处理时注意以上要点。另外，酒精类的消毒水对诺如病毒和轮状病毒几乎没有任何效果。除菌湿巾与除菌啫喱也收效甚微。

脱水症状自查表

- □ 呕吐
- □ 一天10~20次较稀的大便
- □ 有热度，出汗

★这一阶段还在腹泻，没有出现脱水症状。此时若能注意预防，充分补水，就无须太过担心。

↓ 如果未能充分补水

- □ 一直昏昏欲睡
- □ 不爱喝母乳
- □ 没有精神

★开始出现脱水症状，特别是“昏昏欲睡”，这是典型的脱水症状。千万不要认为孩子在乖乖睡觉，请提高警惕！

↓ 继续发展为重症

- □ 手脚冰冷
- □ 脸色不佳
- □ 与平时相比小便量减少，尿布上没有尿
- □ 皮肤失去弹性，出现褶皱
- □ 大泉门凹陷

★发展为严重脱水，进入危险状态。轮状病毒容易诱发水泻，有时大小便混在一起，不容易发现小便量减少。

重症

呕吐物的处理

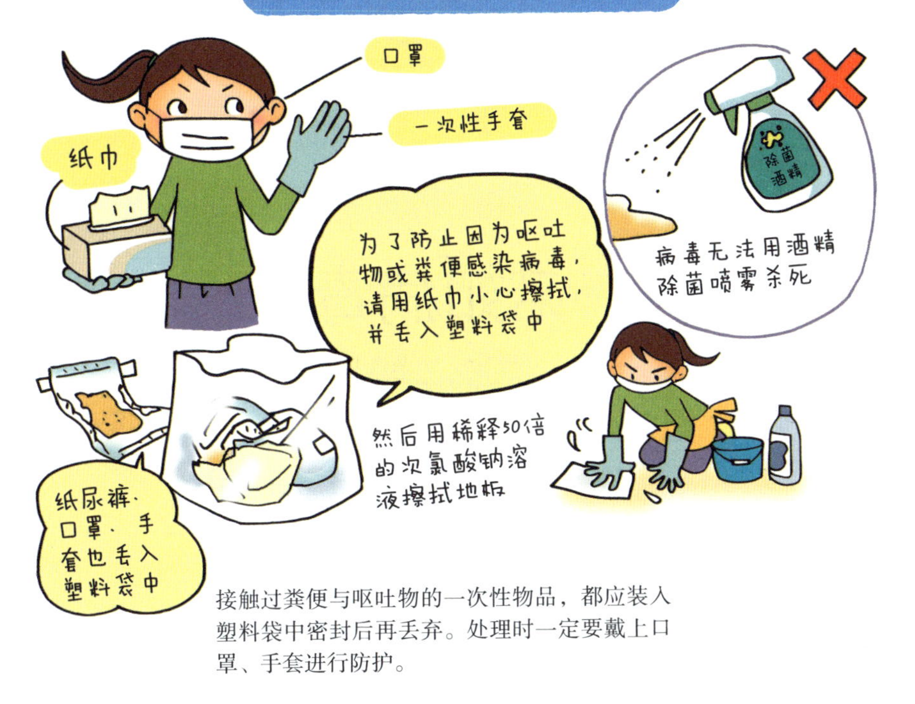

口罩
一次性手套
纸巾
为了防止因为呕吐物或粪便感染病毒，请用纸巾小心擦拭，并丢入塑料袋中
除菌酒精
病毒无法用酒精除菌喷雾杀死
然后用稀释50倍的次氯酸钠溶液擦拭地板
纸尿裤、口罩、手套也丢入塑料袋中

接触过粪便与呕吐物的一次性物品，都应装入塑料袋中密封后再丢弃。处理时一定要戴上口罩、手套进行防护。

洗涤

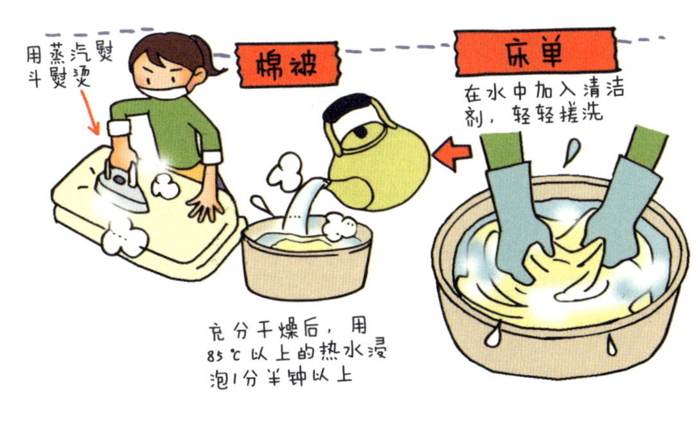

用蒸汽熨斗熨烫
棉被
床单
在水中加入清洁剂，轻轻搓洗
充分干燥后，用85℃以上的热水浸泡1分半钟以上

其他接触过粪便与呕吐物的物品请单独清洗。轮状病毒与诺如病毒在干燥的环境下也能存活。用手甩动衣物会让病毒飞散。请用85℃以上的热水浸泡，或用蒸汽熨斗熨烫。

经验谈

病毒性胃肠炎有哪些症状？会经历哪些过程？

诺如病毒

7个月

按照大儿子→小儿子→妈妈的顺序发病。大人的病情更重，十分痛苦

大儿子2岁8个月时夜里突然呕吐，后被诊断为诺如病毒感染。然后7个月的小儿子也被传染，但没有呕吐，只是大便偏软，次数偏多。食欲也基本没有受到影响。之后妈妈被感染，病情最为严重。万幸的是妈妈发病时孩子们都已痊愈了。

大儿子半夜突然呕吐。半夜送去医院急诊就医，接受输液治疗。

第2天

从急诊转入门诊，再次呕吐。被诊断为诺如病毒感染。

大儿子的腹泻开始好转，而小儿子开始出现软便。

小儿子腹泻好转。妈妈出现剧烈的呕吐和腹泻，持续 2 天。

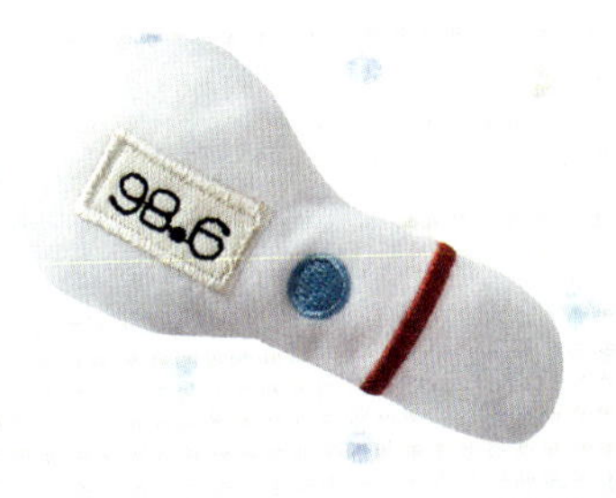

诺如病毒

1岁6个月

多次呕吐，但吐完精神较好。看起来也没有腹痛

孩子上托儿所后的那年冬天，收到托儿所“最近流行诺如病毒”的通知单。有一天，孩子突然呕吐，而且短时间内多次呕吐，令人十分担心。虽然喝水会呕吐，不过孩子吐完精神依然较好。虽然也有腹泻症状，但看起来并没有腹痛。

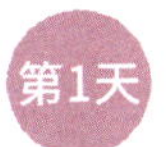

第1天 孩子起床后突然呕吐，向托儿所请假后带孩子去儿科就医。

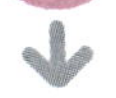

第2天 进食就吐，还伴有腹泻。用婴幼儿电解质饮料给孩子补充水分。

第3天 呕吐缓解，但持续腹泻。孩子能够进食少量米粥。

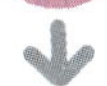

第5天 停止腹泻。能正常进食。

轮状病毒

7~9个月

两个孩子都感染，小儿子一个冬天多次感染，一直腹泻

感染是在冬末春初发生的。大儿子呕吐、腹泻后，小儿子也开始腹泻。就诊后，被确诊为轮状病毒性肠炎。症状一度好转，但3个月内共患病3次。一整个冬天都在拉肚子，孩子难受，父母也不好受。

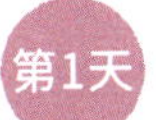

第1天 大儿子出现呕吐和腹泻。腹泻持续 1 周后痊愈。

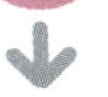

第3天 小儿子出现腹泻，因为症状只有腹泻，所以暂时在家观察。

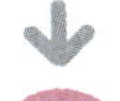

第4天 小儿子呕吐，就医后被确诊为轮状病毒感染。

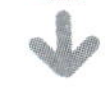

第7天 少量多次喂水，但一喝就拉的状态持续。

轮状病毒

9个月

未能顺利补充水分，导致出现脱水症状

在早春感染，医生开具调理肠胃的药并要求在家观察状态，服药后腹泻毫无改善。又去别的医院就诊，被确诊为轮状病毒感染。孩子不愿喝奶粉，出现脱水症状。同时妈妈也出现腹泻、低热和食欲不振，后也确诊为轮状病毒感染。

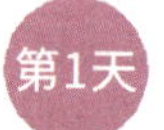

第1天 呕吐伴随39℃高热，前往儿科就诊。回家严重腹泻，再次就医。

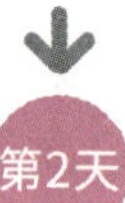

第2天 持续腹泻，每隔1小时就换一次纸尿裤的情况持续到第3天。

第4天 去综合医院挂急诊就医。因为脱水接受输液治疗。妈妈开始发病。

第9天 回娘家休养，两个孩子终于都康复了。

轮状病毒

1岁1个月

被腹泻、呕吐、高烧等症状搞得筋疲力尽

突然腹泻和呕吐，最初两天伴有39℃的高热，孩子看起来十分痛苦。严重腹泻，屁股通红发炎。前四天毫无精神，到了第5天才逐渐恢复。患病与好转的过程中，孩子的状态瞬息万变，令人吃惊。

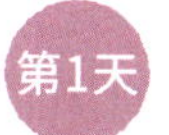

呕吐伴随39°C高热。多次出现白色水样便。

第3天

一天腹泻7~8次。屁股发炎，但热度消退。

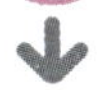

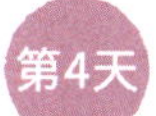

依然是水样便，但次数减少到4~5次。

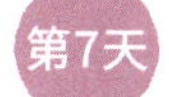

腹泻次数减少，食欲也恢复了。

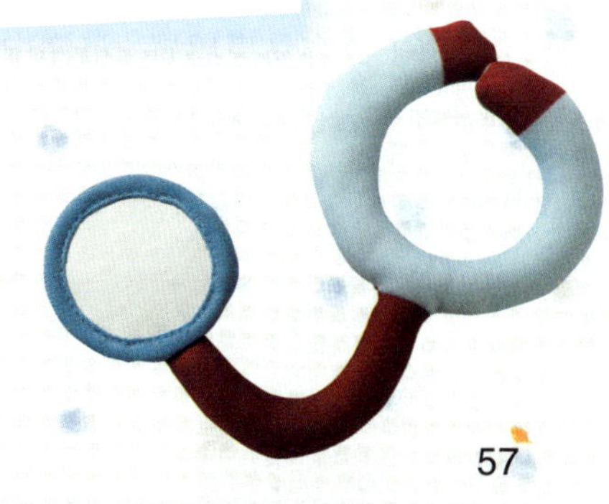

中耳炎

中耳炎是一种什么病？

中耳炎的病因不是从耳朵而是从鼻子侵入的病毒和细菌

病毒细菌侵入短而水平的“耳管”

中耳炎是因鼓膜的“中耳”部分发炎引起的疾病。病因是感冒的病毒或肺炎球菌等细菌。因为中耳发炎，会引起发热，而且一般热度较高。脓液积在中耳里压迫鼓膜会引发耳痛，有时鼓膜破裂，还会有脓液从耳道流出。

人们常误以为中耳炎是游泳池的水或洗澡水流入耳孔引发的。其实，流入耳孔的水不会引发中耳炎。

中耳炎的病因是从鼻子和咽喉深处侵入耳部的病毒和细菌。这些在鼻子和咽喉大量繁殖的病原体会通过耳管进入耳部，引发中耳炎。

请看 P60~61 的示意图。成人的耳管较长，且呈一定的角度倾斜。婴幼儿的耳管短而接近水平，再加上免疫力低下，因此特别容易引起炎症。而且，2 岁前的婴儿很容易患中耳炎。根据某调查数据，1 岁前有 60% 的婴儿会患中耳炎。

中耳炎是冬季常见病。寒冷季节，致病菌活性变强，孩子更容易患感冒。鼻涕中含有大量病毒和细菌，因此在感冒的高发季节，中耳炎也会高发。

是中耳炎吗？
症状自查表

- [ ] 发热
- [ ] 情绪不佳
- [ ] 与平时相比哭个不停
- [ ] 用手捂耳朵
- [ ] 不愿让人摸耳朵
- [ ] 流浓稠的鼻涕

因中耳发炎，症状多伴有发热，且热度较高。脓压迫鼓膜会引发疼痛，会发现孩子有想摸耳朵的动作。婴儿就算感到疼痛也不会用语言表达，只能大哭或一直抽泣。有时鼓膜破裂，还会有脓水从耳道流出。

致病菌从鼻子或咽喉侵入鼓膜引发炎症

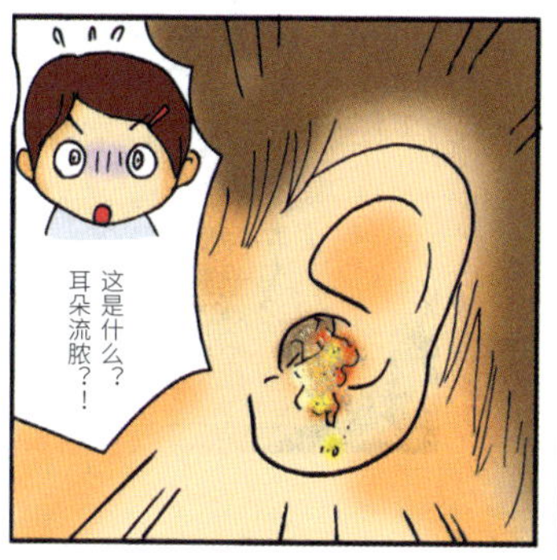

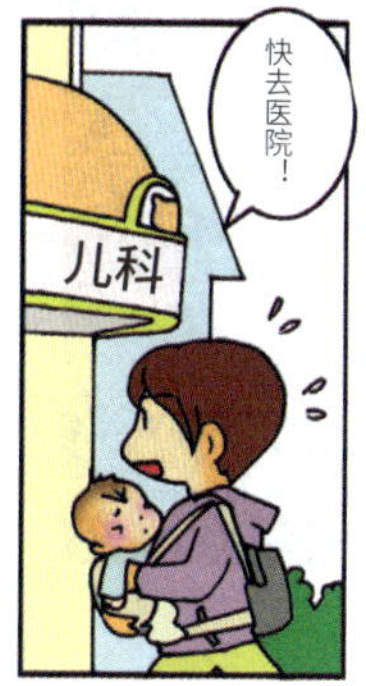

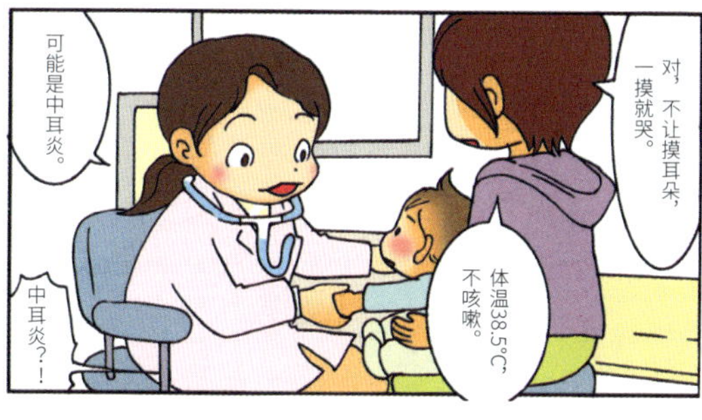

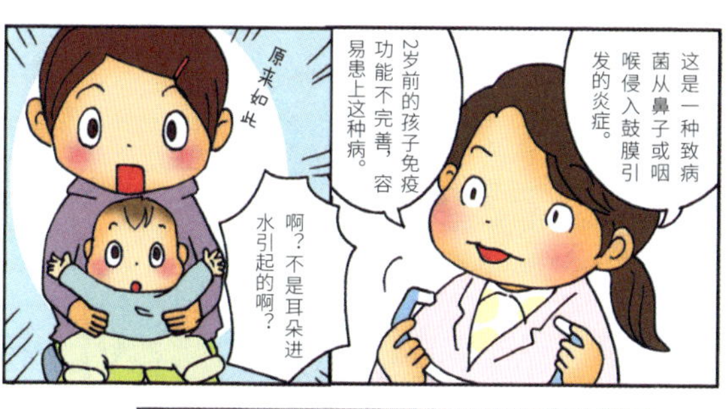

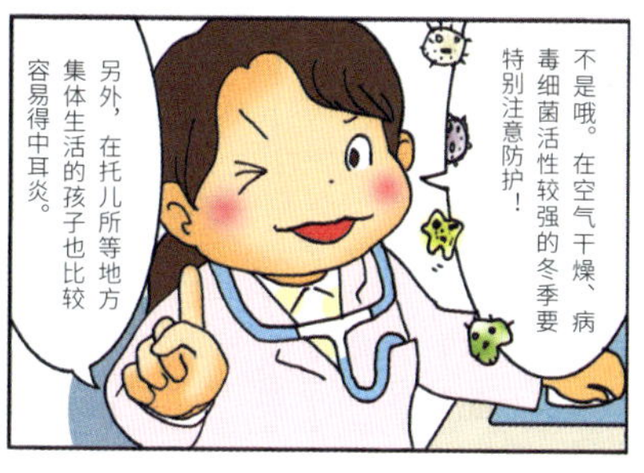

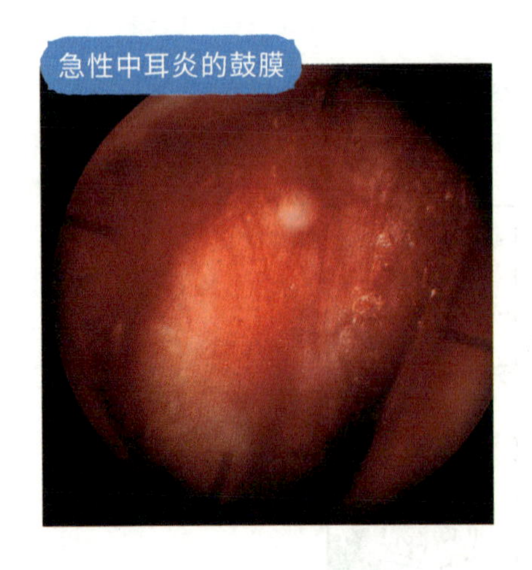

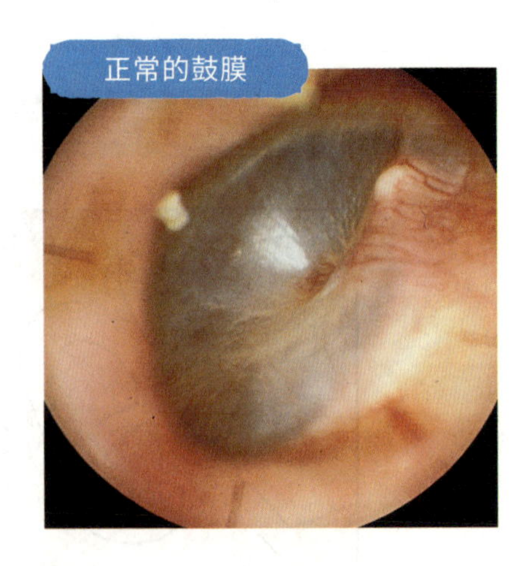

健康的鼓膜透明且表面平滑。发炎后的鼓膜会发红肿胀，因为内侧的脓而鼓起。脓液会强力压迫鼓膜引发耳痛。

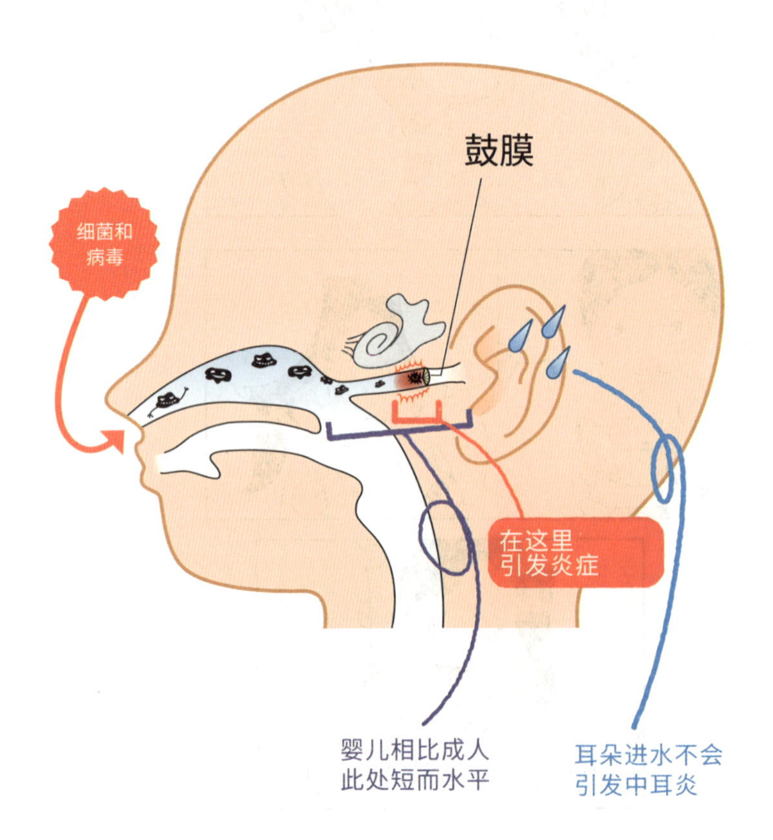

成人的耳管

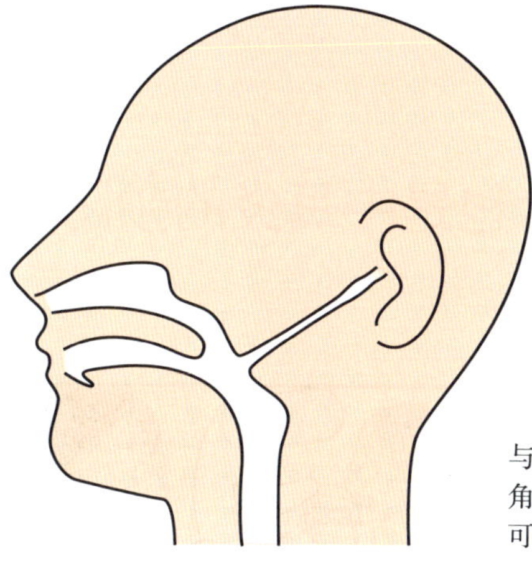

与婴幼儿相比，成人的耳管较长，倾斜角度也更大。致病菌难以进入中耳，且可通过咳嗽和喷嚏排出体外。

反复罹患急性中耳炎可能会发展为分泌性中耳炎

反复患急性中耳炎，容易发展为分泌性中耳炎。这种疾病不会感觉疼痛，耳朵也不流脓，但耳管和中耳黏膜流出的鼓室积液会积在中耳引发听力障碍。如果从鼻腔吹入空气的“耳管通气”治疗不成功，就要在鼓膜上开洞，装一根小管子引流，以保持鼓膜内外的空气流通，以达到内外压平衡。

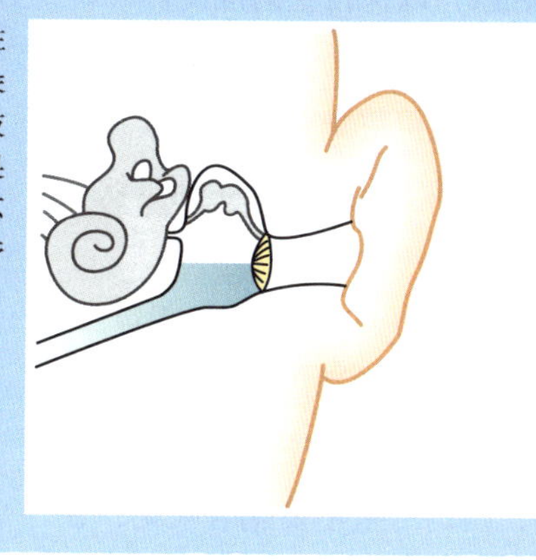

中耳炎

中耳炎的预防与家庭护理要点

< 预防 >

基本的“预防感冒策略”也是中耳炎的预防策略

妈妈躺着喂奶，孩子容易得中耳炎

中耳炎多为感冒发展而来，其预防方法与感冒的预防相同。基本方法是注意洗手和漱口。婴幼儿不会漱口，可在外出回家后为孩子洗手，并用温开水湿润孩子的咽喉。可在室内使用加湿器，或晾些湿衣服，以保持室内湿度。

让孩子保持好的体力，不仅不容易得中耳炎，也能更好地预防其他疾病。平时要注意让孩子有规律地生活，饮食也要注意营养均衡。

一般来说，孩子在3岁后才会擤鼻涕。而鼻塞也是中耳炎的诱因之一。请勤为孩子擦鼻涕，也可使用市售的吸鼻器具。

另外，妈妈尽量不要躺着喂奶，在喂奶时请抱起孩子保持上半身竖直。因为孩子在躺着喝奶时，奶水容易通过耳管进入中耳。有一种说法叫作“奶水性中耳炎”，可见这样做其实非常容易引发中耳炎。

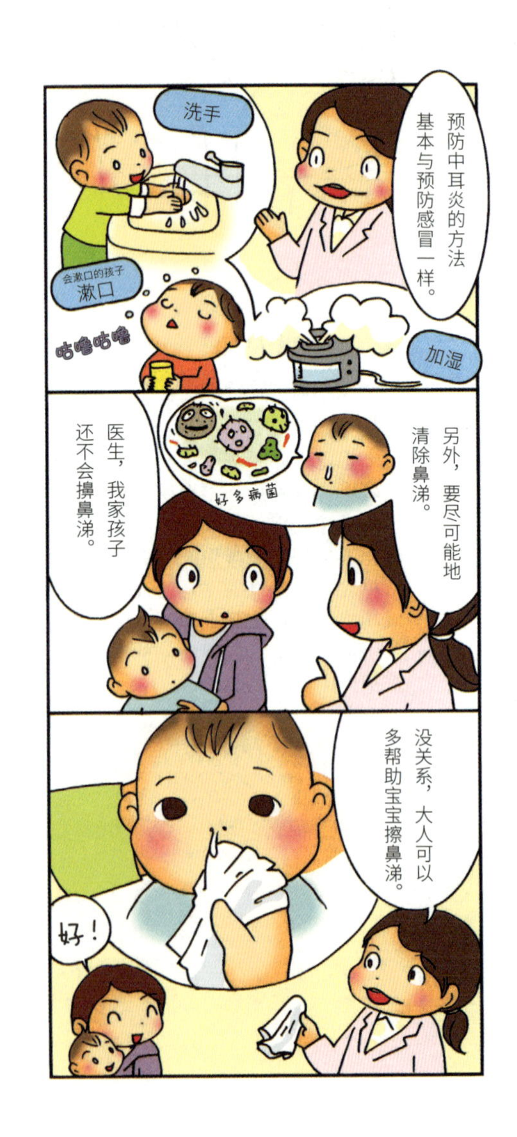
预防中耳炎的方法基本与预防感冒一样。
洗手
会漱口的孩子
漱口
咕噜咕噜
加湿
另外，要尽可能地清除鼻涕。
好多病菌
医生，我家孩子还不会擤鼻涕。
没关系，大人可以多帮助宝宝擦鼻涕。
好！

< 护理 >

遵医嘱服药，可去医院吸除鼻涕

药不全部吃完，病情可能会反复

一般来说，为了杀灭中耳炎的致病菌，医生会开一些抗菌药物，需要服用 5~7 天。开始服药后，病情通常会快速出现好转，但原则上一定要遵照医生的要求吃完全部药品。即便症状有所缓解，致病菌也有可能残存。如果不彻底消灭病菌，很可能会导致病情反复，或留下抗药性强的病菌。因此擅自停药是非常危险的。

不积聚鼻涕也是家庭护理的要点之一。如果无法在家很好地吸除鼻涕，请去医院处理。

当耳朵因为积脓导致剧痛时，可切开鼓膜排脓。这种治疗听起来很吓人，其实是用极小的柳叶刀在鼓膜上开个小口。脓液排出后疼痛感会立马消失，症状也会得到缓解，从而加快痊愈。鼓膜几天后就能自愈，不会对听力产生影响。

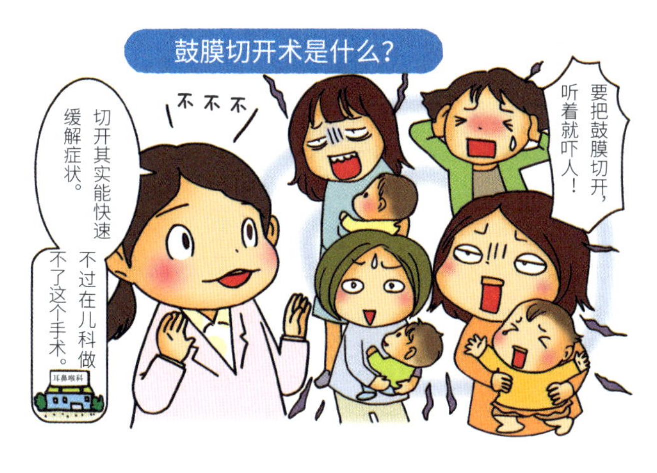
鼓膜切开术是什么?
要把鼓膜切开，听着就吓人！
不不不
切开其实能快速缓解症状。
不过在儿科做不了这个手术。

用柳叶刀在鼓膜上开个小孔，能够帮助积脓排出。脓液流出后症状大多都能得到缓解。一般儿科不做这种手术，请去耳鼻喉科接受治疗。

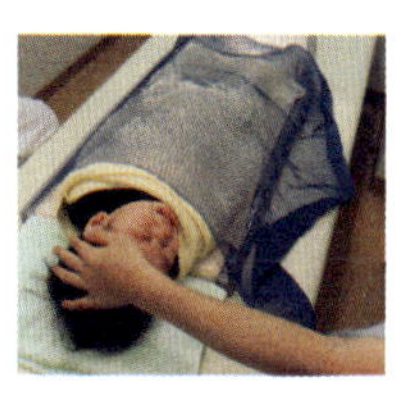

手术时孩子乱动很危险，所以术前会先将孩子的身体固定住。

请使用市售的吸鼻器轻柔清除

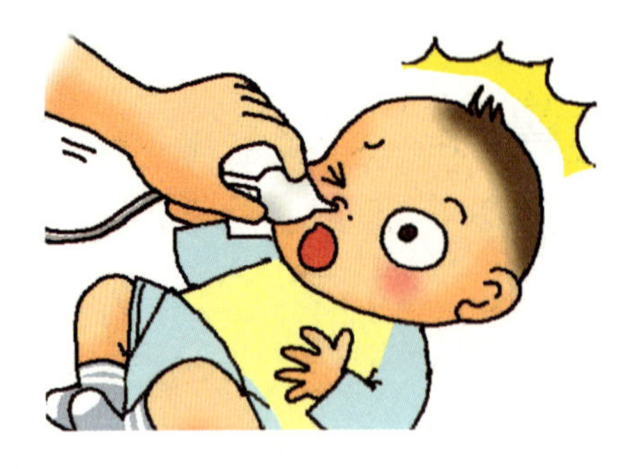

最近，家用电动吸鼻器逐渐普及。但有些家长因为想要彻底给孩子清除鼻涕，使用时容易探入过深或吸得太用力，反而会造成孩子鼻腔损伤。如果吸不出鼻涕，请带孩子去医院接受治疗。

急性中耳炎的治疗过程

5~7天

为了对抗致病菌服用抗菌药物

服用能杀灭致病菌的抗菌药物5~7天。药物起效后，炎症引发的红肿就会消退。

1~2周

炎症缓解后检查有无积脓

药物起效消除炎症后，中耳内会残留积脓。在之后的1~2周内，需要复查积脓是否消失。

直至积脓消失

在积脓完全消失前需定期复诊

如有积脓，需要定期带孩子去复诊，将耳内的积脓清理干净。待医生确认痊愈，中耳炎才算完全治好。

分泌性中耳炎的治疗过程

服用抗炎药物

服用止鼻涕的药物

服用抗炎药物，能够舒缓咽喉与鼻子的炎症，减少鼻涕。有时也会同时服用促进鼓室积液排出的药物。

一个月左右

在鼓室积液完全消失前定期复诊

一边服药治疗，一边定期复诊。请医生检查孩子耳内的情况，一般需要一个月左右。待鼓室积液完全消失就痊愈了。

中耳炎有哪些症状？会经历哪些过程？

急性中耳炎

11个月

本以为只是流鼻涕，却发引发了中耳炎

最初拉了几天肚子，之后一直流鼻涕。因鼻涕不见好转，便去医院就诊检查，结果发现鼓膜肿胀，是急性中耳炎。期间孩子情绪不佳，但并没有发热。为了清洁耳朵，每周复诊一次。

主要症状：流鼻涕、情绪不佳、食欲减退

痊愈耗时：3周

急性中耳炎

1岁

孩子高热、情绪不佳，妈妈也身心俱疲

本以为孩子得了感冒,结果出现39℃的高热。孩子情绪不佳也没有食欲，匆忙送去医院。医生诊断说是因感冒引发的中耳炎，要求按时服药。但孩子完全不配合，每次喂药都是一场硬仗。共服药10天，把人累得够呛。

主要症状：发热、流鼻涕、咳嗽、情绪不佳

痊愈耗时：2周

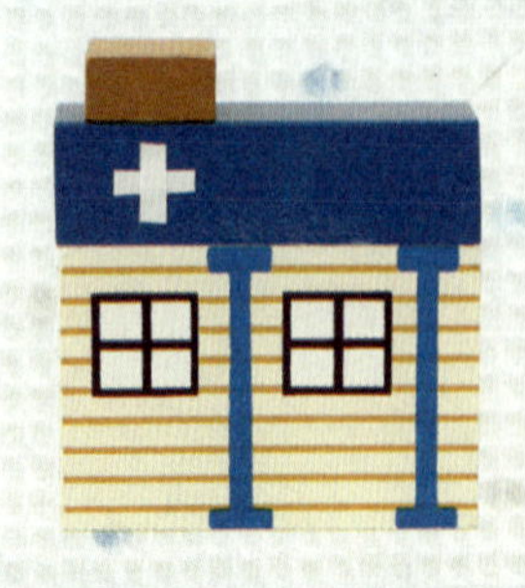

急性中耳炎

1岁2个月

左耳刚治好，右耳又开始流脓

某日发现孩子左耳流脓，去耳鼻喉科就诊，被诊断为急性中耳炎。按时服药1个月，每周复诊1次。好不容易治好了，结果右耳又开始流脓。于是继续吃药、跑医院。

主要症状　耳朵流脓、发热、流鼻涕

痊愈耗时　1个月（左耳）

急性中耳炎

1岁6个月

做了鼓膜切开术后，热度马上消退

感冒发展为中耳炎。孩子情绪不佳，也没什么食欲，为孩子补充水分十分困难。高热接近40℃，孩子看起来很痛苦，所以接受了鼓膜切开术。孩子大哭大闹，但实际手术只有一瞬间。脓液流出来后症状立马有所缓解，热度也很快消退，终于得以放心。共服药约2周，直至痊愈耗时约1个月。

主要症状　发热、流鼻涕、情绪不佳

痊愈耗时　1个月

急性中耳炎

1岁10个月

急性中耳炎发展为分泌性中耳炎

发热38℃并伴有流鼻涕，被诊断为感冒，但服药后流鼻涕的症状并未缓解，前去耳鼻喉科就诊。当时孩子会时常摸耳朵，医生诊断说是急性中耳炎正在发展为分泌性中耳炎。吃了医生开出的处方药后，大约2周痊愈。

主要症状 发热、流鼻涕、摸耳朵

痊愈耗时 2周

分泌性中耳炎

9个月

流出黏稠的绿色鼻涕

没有特别的症状，平时经常流鼻涕。但有一天鼻涕忽然变成浓稠的绿色，便去耳鼻喉科吸除。医生检查后诊断为分泌性中耳炎。因为孩子并未出现听不清等症状，诊断结果令人吃惊。按医嘱服药并每周复诊1次，大约过了3个月鼓室积液才彻底消失。

主要症状 流绿色鼻涕

痊愈耗时 3个月

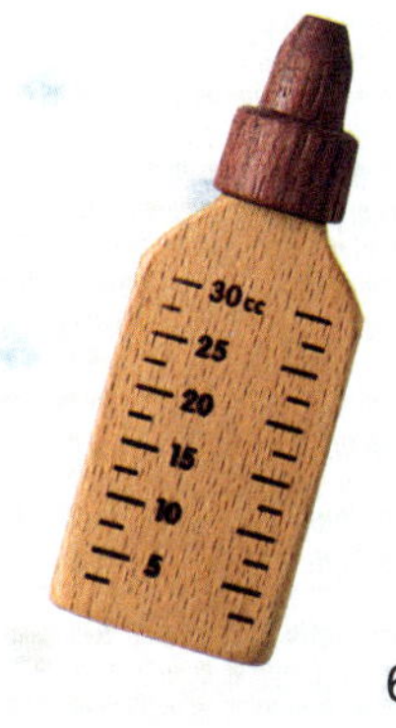

分泌性中耳炎

1岁3个月

至今累计患过6次分泌性中耳炎

第一次得分泌性中耳炎是在孩子1岁3个月时。起因是感冒，鼻涕一直流个不停，还摸耳朵，就诊后确诊。从出生到2岁3个月为止，累计患该病6次，每次都做鼓膜切开术，还为了吸除鼻涕去医院复诊。

主要症状 流鼻涕、摸耳朵

痊愈耗时 每次约1周

分泌性中耳炎

11个月

反复发作，做留管处理

感冒→急性中耳炎→分泌性中耳炎。做了鼓膜切开术，为了给中耳通气，还做了留管处理。那之后，一流鼻涕就容易中招。患分泌性中耳炎超过10次，也多次接受鼓膜切开术和留管治疗。可能是体质上更容易得这种疾病？

主要症状 流鼻涕

痊愈耗时 留管半年

便秘是一种什么病？

与次数无关，无法顺畅排泄就是便秘

不每天排便未必是便秘

便秘是指大便积聚在肠道内无法排出的状态。排便的规律人各有异，因此排便次数少未必就是便秘。不每天排便不一定是便秘。如果两天排便一次，但排便非常轻松，情绪较好，有食欲，有精神，那不妨认为两天一次就是这个孩子的排便频率，再多观察一下情况。

可如果好几天都拉不出大便，那就有问题了。要判断是不是便秘，不妨以“每周排便少于 2 次”“5 天以上没有排便”“虽然有排便，但排便引发疼痛、哭闹或肛门破裂”等作为参考基准。

另外，如果每次给孩子换纸尿裤时，都发现上面沾有少量大便，也要注意，这其实也有可能是便秘引起的。可能是比较柔软的大便从在肠道积聚已久的大便与肠道的缝隙间漏了出来。

可能是便秘?判断参考

- □ 每周排便少于2次
- □ 超过5天没有排便
- □ 排便引发疼痛、哭闹
- □ 排便致使肛门破裂

即使排便也有便秘的可能

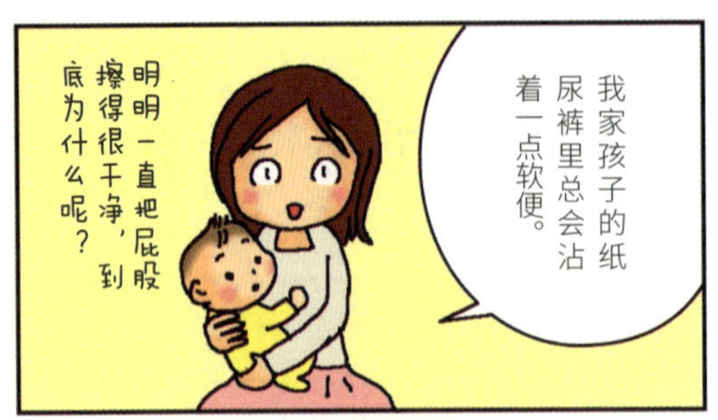
我家孩子的纸尿裤里总会沾着一点软便。
明明一直把屁股擦得很干净，到底为什么呢？

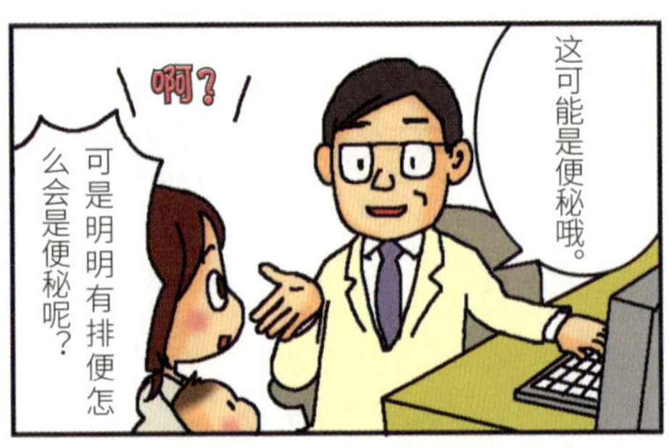
这可能是便秘哦。
啊？
可是明明有排便怎么会是便秘呢？

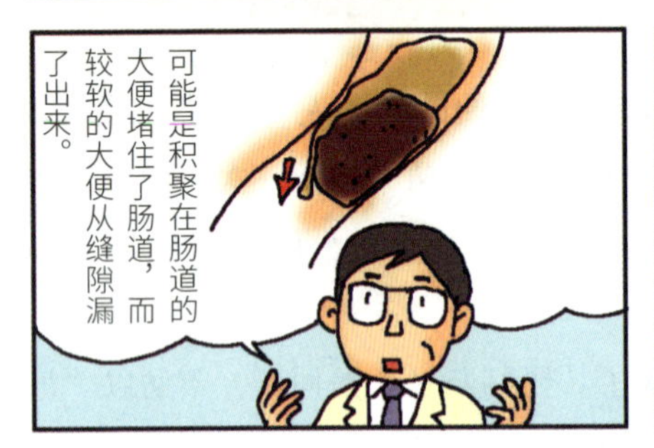

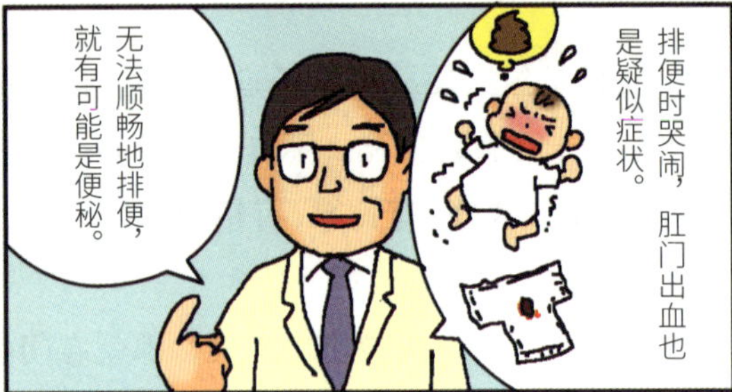
排便时哭闹，肛门出血也是疑似症状。
无法顺畅地排便，就有可能是便秘。

在孩子长大前让肠道益生菌好好工作吧！

人体的肠道内存在肠道菌群这一原籍菌群。如果其中的益生菌较多，就能帮助我们维持较好的肠道平衡。婴幼儿时期是帮助益生菌在肠道内扎根的重要时期。在这一时期扎根下来的肠道菌群会一直在肠道内工作，直至我们成年。

但是婴幼儿无法像成人那样用力排便，又有添加辅食等饮食变化，很容易出现便秘。因此，千万不要轻视便秘，努力让更多的益生菌在孩子的肠道中扎根吧。

大便的形成

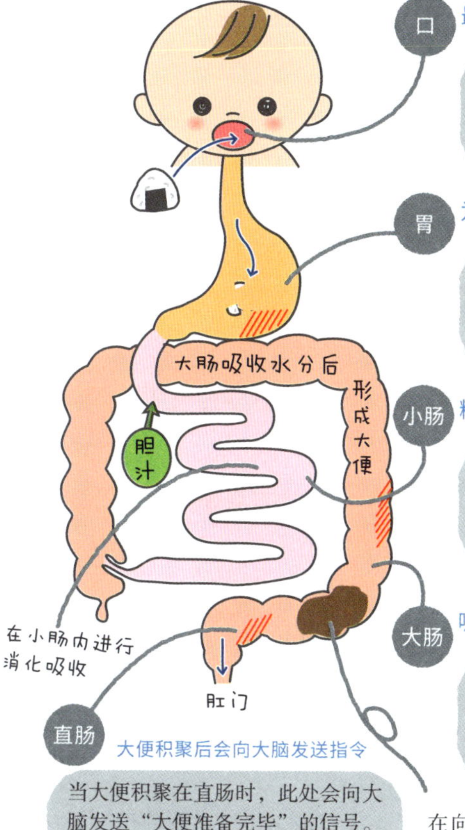

口 最初的消化器官，咬碎食物送入食道

大便源自食物，嘴里吸入的母乳、奶粉和咬碎的辅食，与唾液混合变得更细腻后流向胃部。

胃 为了更便于吸收，加入胃液溶解

进入胃部的食物，在胃肠蠕动及胃液的作用下变得更加软烂，转化成更易于吸收的状态。胃部会暂时保存食物，并少量多次向小肠输送。

小肠 精细分解，营养被身体吸收

这是一个长管状的器官，用于吸收食物中的营养素。消化酶会分解营养素，然后经黏膜吸收。剩余物质会进入大肠。

大肠 吸收未被消化的食物残渣中含有的水分

小肠未能消化的食物残渣在通过大肠的过程中会被吸走水分，最终形成固体的大便。

直肠 大便积聚后会向大脑发送指令

当大便积聚在直肠时，此处会向大脑发送“大便准备完毕”的信号。大脑接收到指令后就会排便。食物漫长的体内之旅到此结束。

在向直肠转移的这一部位最容易积聚大便，如果长期积聚，有可能撑开肠道，更容易发生积聚，从而形成恶性循环。

还有这些情况！

开始吃辅食后便秘

进食量增加后，大便也增加，形成便秘

婴儿在成长的过程中，大肠逐渐能够积聚大便，排便次数会从一天5次逐渐减少到一天3次或2次。与此同时，辅食的摄入量增加，膳食纤维摄入增多，大便也会增多。当产生的大便量超过了大肠运量的极限就会产生便秘。一旦便秘，就会让肠道蠕动更加困难，导致大便不断积聚，便秘恶化。

低月龄却出现便秘

月龄2个月内的孩子便秘并不罕见

很多人会觉得不可思议，明明只摄入了母乳或奶粉，怎么会便秘呢？其实出生不久后的婴儿便秘也是常见情况。有人认为这是因为肠道蠕动迟缓导致的。其实目前这一现象的原因还不明确。但放任不管会让孩子养成“积聚大便”的坏习惯。如果发现孩子肚子胀鼓鼓的，情绪不佳，请及时就医。

体质上容易便秘

有的孩子体质天生不容易排便，注意避免恶性循环

有些孩子天生体质就不容易排便。他们需要大便稍稍积聚一些后才能排出。可积聚过多后排便就会困难，从而形成便秘。有时生活规律稍被打破就会引发便秘。如果觉得自家孩子是不容易排便的体质，就要在日常生活中多加注意，避免引发便秘的恶性循环。

便秘　便秘的预防要点

调整饮食和生活习惯，不要让大便积聚在体内

婴幼儿很容易便秘

便秘的预防要点是不让大便积聚在体内。听起来似乎理所当然，但其实很多婴幼儿都无法做到。

婴幼儿还不知道如何在排便时发力，进食与生活的规律也会随着发育成长不断发生变化。很多时候，细微的环境变化就会让大便不易排出，而后引发便秘。开始摄入辅食后，便秘倾向往往会发展为真正的便秘。在日常生活中，要特别注意让孩子多吃蔬菜水果，通过有意识地散步和运动，促进排便。

一旦便秘就很难通过饮食和运动帮助排便

在饮食中需要注意的是充分摄入水分。另外就是通过体重的增加情况确认摄入的食物是否足够。在此基础上，为了预防便秘，应积极地让孩子摄入膳食纤维和发酵食物。

另外，还推荐孩子做一些有助于肠道蠕动的运动。这类方法容易被当作缓解便秘的方法，其实这些做法只能预防便秘。一旦出现便秘，想要通过上述方法通便，往往收效甚微。

市售的麦芽糖也有预防便秘的效果

麦芽糖中的糖分会在肠道菌群的作用下发酵，给予肠道温和的刺激。在渗透压的作用下，帮助吸收水分，因此还具有软化大便的效果。

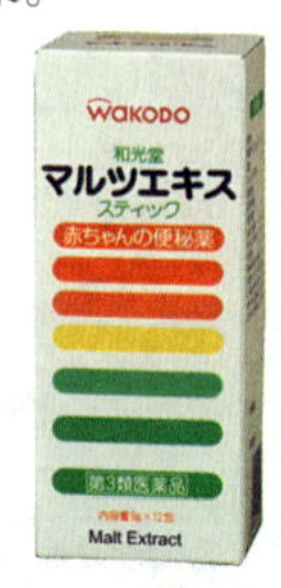

糖浆剂型，方便喂食。
麦芽提取物、条装（和光堂）

每天注意预防便秘

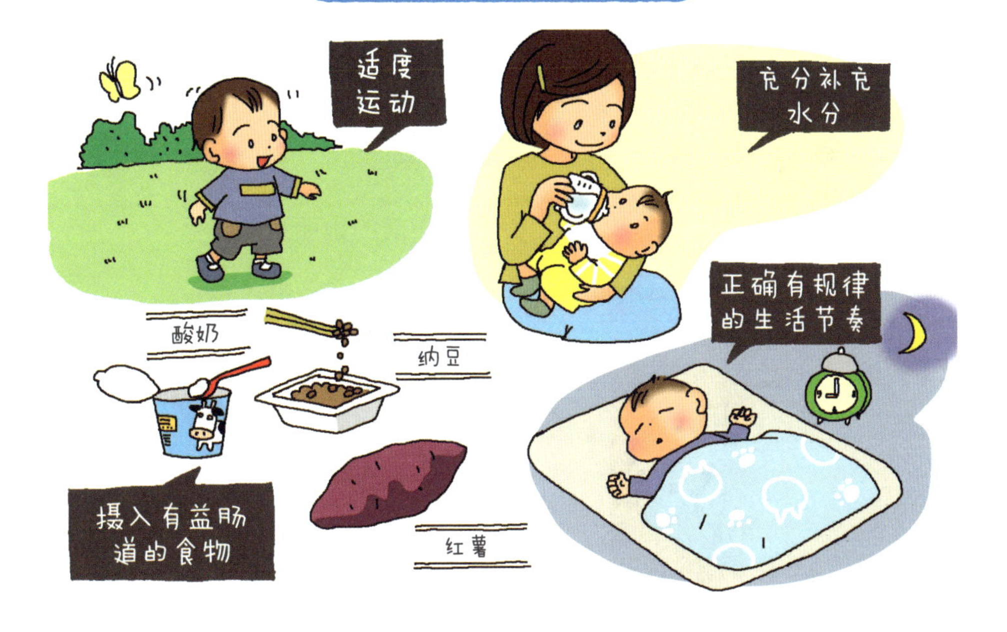
适度
运动
充分补充
水分
正确有规律
的生活节奏
酸奶
纳豆
红薯
摄入有益肠
道的食物

通过饮食预防

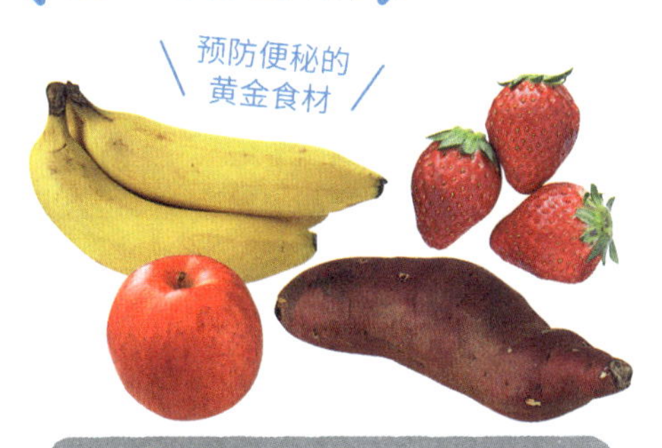
预防便秘的
黄金食材

软化大便

番茄、橘子等水果或它们的果汁

增加大便粗糙度、刺激肠道

西蓝花、燕麦等

有益肠道健康

纳豆、低聚糖、酸奶等

● 充分补水

饮水不足，大便容易堆积。如果排便时感到疼痛，孩子容易形成“大便会痛”的错误观念。

● 参照成长曲线检查体重增长

有的孩子胖，有的孩子瘦，各有各的特点。如果体重能按孩子特有的节奏增加就无须担心，可对照成长曲线，看看孩子的体重是否正常增长。

● 摄入能预防便秘的食物

摄入太多的脂肪和蛋白质，可膳食纤维却摄入不足，就容易引发便秘。可以多摄入的食物：①能软化大便的；②能增加大便粗糙度、刺激肠道的；③有益肠道健康的。

通过运动预防

进食后画圈按摩

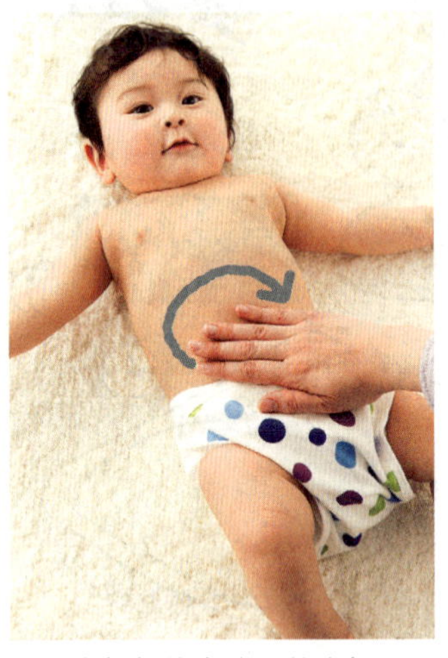

用手掌轻轻按摩孩子的腹部，以画圈的形式进行顺时针按摩。进食后，肠道更容易蠕动，但刚吃完时不要按摩，建议在进食后30分钟进行。

抬头前的蹬腿运动

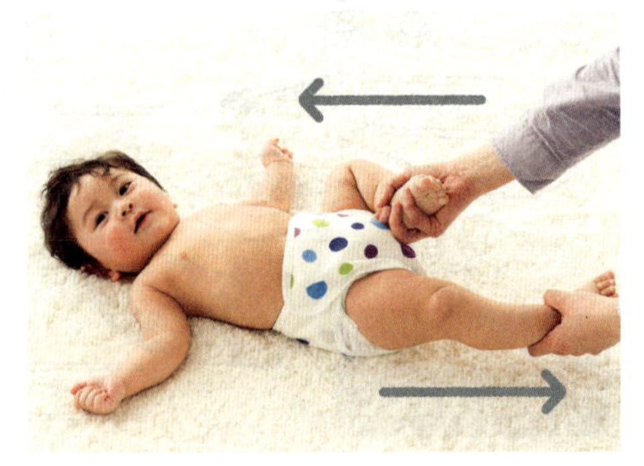

握住孩子的双腿，前后轻轻拉动。当腿部按压身体时会刺激肠道蠕动。注意不要压得太用力，配合音乐一起，还能变成愉快的亲子游戏。

抬头后的趴趴体态

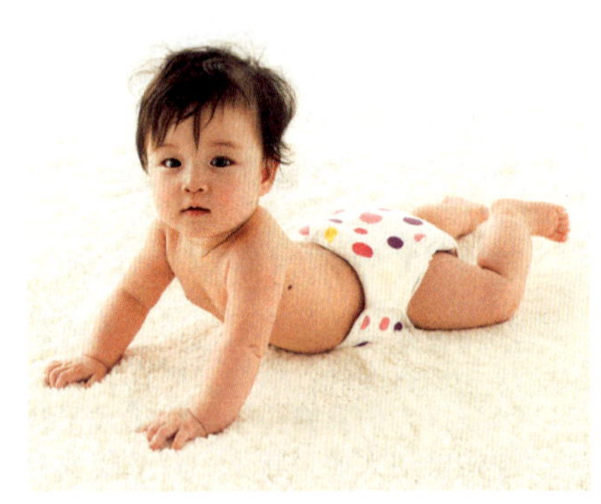

趴着的姿势会压迫腹部，可通过自重刺激肠道，让大便更容易排出。保持这一姿势时，一定要有大人看护，在不勉强孩子的情况下尝试。

孩子便秘时的家庭护理要点

尝试用棉签通便。尽早判断就诊时机也很重要

使用棉签通便，轻柔刺激肛门

一旦发生便秘，即便注意饮食和运动也很有可能无法顺利排便。能较有效地促进排便的家庭护理是棉签通便，用棉签直接刺激肛门，能够帮助大便排出。

用棉签刺激后可能不会立刻排便，但不要勉强插入太深，也不要持续几分钟不断刺激。插入棉签前端约 1cm 深，沿着肛门壁轻轻转动 2~3 圈。这样做不会产生依赖性，不会出现以后不用棉签就无法自主排便的情况。

尽早就诊，增加顺畅排便的体验

大便一旦积聚就会变硬，更不容易排出，从而形成恶性循环。如果形成了排便痛苦、疼痛的观念，孩子可能会对排便产生恐惧心理。这种恐惧心理形成后再想克服是非常困难的，会让便秘的治疗更加艰难。

如果孩子通过家庭护理，也无法正常排便，总是便秘，则应尽早就医。通过使用药物，增加顺畅排便的体验，以此消除便秘。

排便好辛苦！便秘宝宝

1岁6个月

一天3次幼儿餐

1岁后不久的冬天，孩子出现持续的轻度感冒症状，之后就开始便秘。因为孩子一边排便一边哭，便带孩子去医院就诊。大便太硬引发了肛门出血。

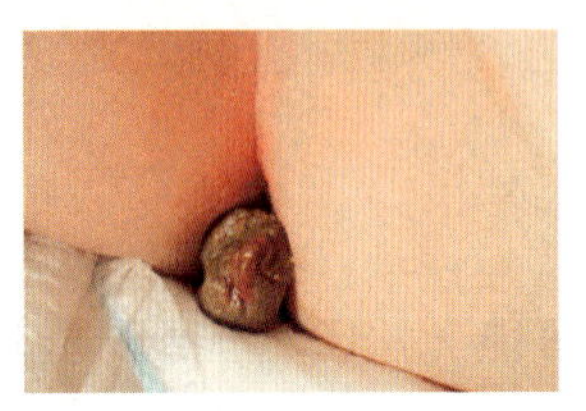

身体不适时，肠道蠕动减弱，容易引起便秘。如果只在身体不适时才有便秘症状则无须太过担心。

7个月

母乳、辅食各1次

可能因为孩子不喜欢吃蔬菜，排便不顺畅，每次都很辛苦。照片是5天1次的排便，看起来太过痛苦，所以使用市售的外用通便药后排出大便。

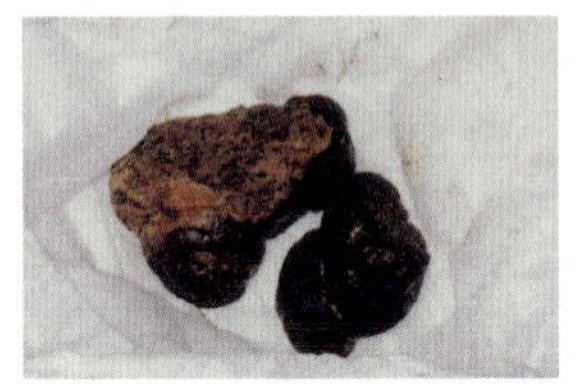

这个孩子可能因为肠道较长或肠道功能偏弱，是便秘体质。如果一直排出这样的大便，建议去医院就诊。

直接刺激肛门的棉签通便法

1 棉签头蘸取凡士林或乳霜等

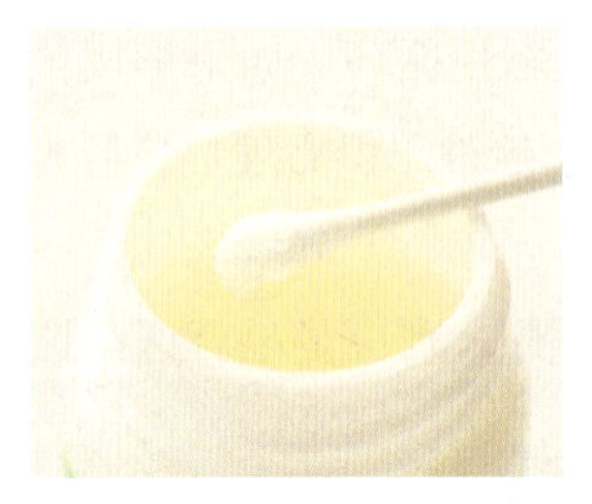

婴儿用的小棉签太细，请使用成人用的产品。用棉签头蘸取凡士林、乳霜或护肤油，增加润滑度。

2 将棉签头插入肛门

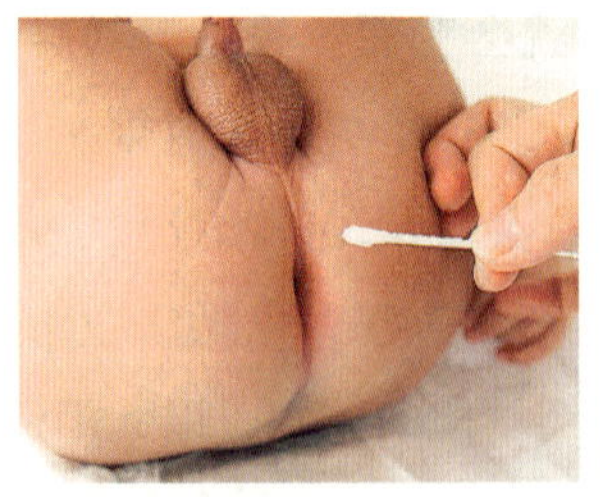

将棉签头轻轻插入孩子的肛门，孩子双腿乱蹬时操作会有危险，请勿勉强进行。

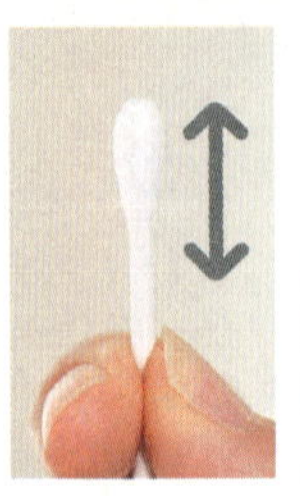

只需将棉签插到隐约能看见棉签头即可，如果继续深入，会引发危险。

3 转动棉签轻轻按摩肛门内壁

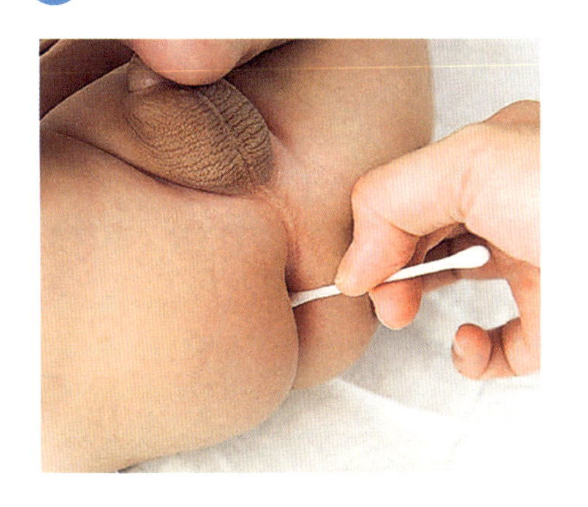

插入棉签后，将棉签头向着孩子的背部轻轻向下压，然后转动棉签头按摩肛门内壁。

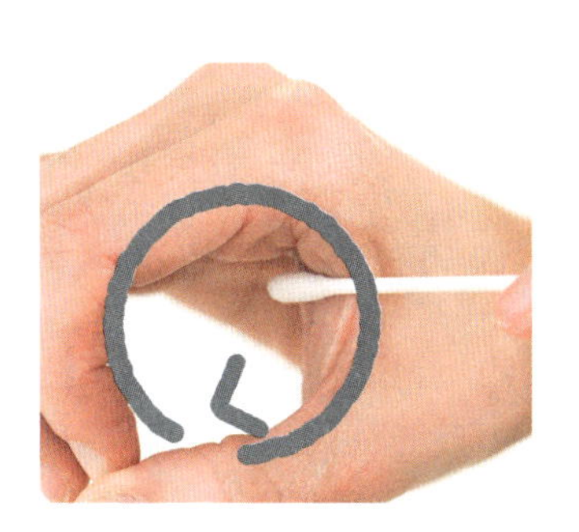

用棉签头的侧面轻轻刺激肛门内壁的神经。

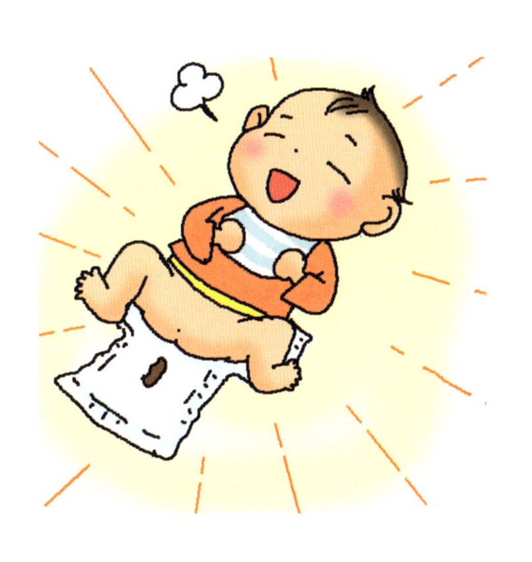

也可以用妈妈的手指

不用棉签也可以刺激肛门。可带上一次性护理用的橡胶手套，并在小手指上涂一些凡士林，用妈妈的小拇指轻轻按摩孩子的肛门。

反复便秘请去儿科就诊

容易便秘的孩子或经常被较硬的大便堵住肛门的孩子可以去儿科就诊治疗。通过通便帮助积聚的大便排出，之后注意预防便秘即可。不过对于那些严重便秘的孩子，一次顺畅排便后也不可掉以轻心。应在短时间内继续服药，确立良好的排便习惯。如果不让孩子建立排便很舒服的观念，便秘就很容易复发。

经验谈

便秘有哪些症状？会经历哪些过程？

11个月

孩子开始吃辅食后出现顽固性便秘，学会走路后缓解

之前从来没有排便问题，每天都排得很顺畅，可开始吃辅食后，孩子有时一周都不会排便。腹部按摩和棉签通便均收效甚微。每次排便都憋得满脸通红，非常担心。不过后来孩子学会了走路，便秘问题也自然消失了。

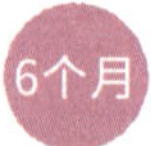

开始吃辅食后便秘，有时一周也不排便，十分担心。

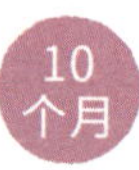

每天喂苹果、香蕉，稍有改善。

孩子开始能独立行走后，可能因为运动量大增，便秘自然消失。现在每天排便2次，非常畅快。

1岁

用力20分钟，只拉出巧克力球大小的大便。目前正在使用药物控制排便

孩子大便干硬，排便困难，于是去看了医生。医生开了处方药Laxoberon（硫代磷酸钠）滴剂滴剂，说是能够软化大便。我希望能尽快减少服药量，但医生说“重要的不是减少服药量，而是让大便不要积聚在肠内，让孩子顺畅地排泄”。于是一边服药一边观察情况。

一天进食2次，大便中水分减少，出现便秘。每天排便不规律，有时是小颗粒状，有时是正常大便。

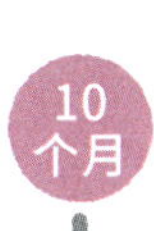

排便很用力，有时会哭闹。排出的大便都是又干又硬的小颗粒，于是带孩子去医院就诊。

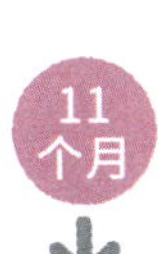

用力20分钟，只拉出巧克力球大小的大便。当天带孩子去医院就诊，接受通便治疗后，排出满满一纸尿裤的大便。

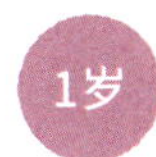

正在服药，有时因身体状况会排便不畅，每次都会进行调节，以防大便积聚在体内。

1岁6个月

出生2个月时突然出现便秘，增加喂食量后情况有所改善

2个月时突然开始便秘，喂辅食后也没有改善，去儿科开药后一直服用。断奶后进食量增加，有一定好转。听医生说一下子停药可能会复发，目前正注意饮食，观察情况。

突发便秘，如果放任不管一周都不会排便。虽然孩子没有痛苦的表情，但还是带去儿科就诊。

开始吃辅食后便秘没有改善。用棉签通便也没有效果，再次去儿科就诊，开始服药。

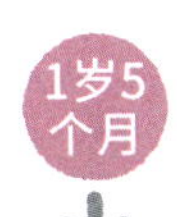

持续便秘，服了药，但不一定每天排便，开始一天2次服药。

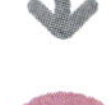

1岁6个月

断奶，进食与饮水量增加，还在服药，但便秘已经开始好转。

2岁8个月

有精神压力就会便秘，通过各种尝试改善中

可能因为本身体质比较敏感，饮食或环境发生细微的变化，就会引发便秘。通过棉签通便和改善饮食，每次都能好转。小儿子出生前，大儿子可能因为压力较大，出现了痛苦的便秘，去医院就诊。

之前纯母乳喂养，增加奶粉后出现便秘，用棉签帮助排便，成功排出。

开始喂辅食后再次便秘，在食物中添加膳食纤维较多的蔬菜和有益肠道的酸奶，通过改善饮食，便秘好转。

小儿子出生前，大儿子出现了3天不排便的状况，再次便秘。去医院就医后，服用处方药得到改善。现在使用市售的外用通便药和麦芽糖，日常生活中则注意不让大便积聚。

10岁

顽固性便秘体质，正在逐渐好转。曾经有一次差点引发肠梗阻！

1岁左右开始便秘，每次排便都憋得满脸通红，可能还有痛感，常常会在排便时哭泣。多次去医院就医，并进行通便治疗。长大后逐渐改善，但8岁时大便积聚在体内，差点引发肠梗阻。

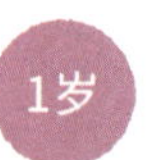

近一周没有排便，去医院通便后排出。长大后逐渐好转，但依旧很容易便秘，多次去医院，并使用市售的外用通便药。

突然呕吐，并大哭着喊肚子疼，马上挂急诊就医。医生认为是便秘差点要引发肠梗阻，后接受通便治疗排出大便。医生说：“慢性便秘需要通过药物治疗。”

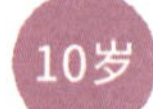

使用药物控制排便，不再出现严重的便秘。

婴幼儿四大常见病Q&A

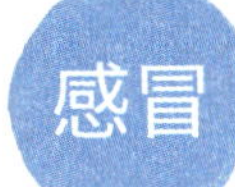

Q 半夜会踢掉被子，很担心孩子会因此着凉感冒。

A 蹬被子是没有办法的，请注意为躯干部位保暖。

冷不一定会引发感冒。婴幼儿在睡眠中经常活动手脚，蹬被子是没有办法避免的。为了不让身体彻底变凉，请注意为躯干部位（以腹部为中心的胸部到腰部）保暖，可以用护腰带或睡袋。

Q 常说感冒不是因为寒冷，那为什么冬天容易感冒呢？

A 引起感冒的是病毒，单单只是寒冷不会导致感冒。

感冒是因为受到病毒的感染，只是寒冷是不会感冒的。不过身体着凉后免疫力会下降，更容易感染病原体。另外，感冒病毒在干燥的环境下活性更强，因此在空气干燥的冬季更容易感冒。

Q 为预防感冒，如果孩子不反抗，是不是戴上口罩更好？

A 会有一定效果，但不需要勉强。

最近市面上有很多婴幼儿用的口罩。如果孩子不反抗或戴得住，戴口罩确实有一定的预防效果。不过口罩的材料并不能完全防止病毒入侵。如果孩子很反感，也不需要勉强他戴口罩。

Q 想让孩子漱口，但他还不会。

A 可以喂孩子喝些温水或茶，无须勉强让孩子漱口。

漱口的目的不是将病毒排出体外，而是保持喉咙湿润。一般儿童要 3~4 岁才能学会漱口，婴幼儿是不会漱口的。请在外出回家后让孩子喝一些温水或茶。病毒的活动部位是固定的，如上呼吸道，因此不用担心病毒进入胃部引发感染。

Q 据说护肤有预防感冒的效果，是真的吗？

A 护肤能提高皮肤的屏障功能，从而预防感冒。

在洗澡后清洁的皮肤上涂抹护肤霜进行保湿，可以预防感冒。进行保湿后，皮肤能保持屏障功能，从而更好地防止病毒和致病菌侵入体内。

Q 听说在婴幼儿期带孩子去动物园能提高免疫力。

A 带孩子去动物园玩没有提高免疫力的效果。

过去流行一种卫生学说，认为“无菌环境下无法培养免疫力，要适应杂菌较多的环境，这样不容易生病。”这种传言可能源自这一学说。但偶尔带孩子去动物园无法有效提高免疫力。

Q 听说生病才是最根本的预防方法，这是为什么呢？

A 因为患病后会形成免疫力。

虽说预防疾病很重要，但其实完全不得病也不利于孩子的健康。孩子会在患病中慢慢形成免疫力，身体逐渐变得强健。患病后请进行适当护理，在防止重症化的同时，帮助孩子形成免疫力。

Q 想让孩子好好吃饭，恢复体力，可孩子没有食欲。

A 没有食欲时，不用勉强孩子吃。

没有食欲时，不要勉强孩子吃这吃那，应优先给孩子补充水分。口感好又能补充营养的食物有香蕉和鸡蛋羹等。另外，羊羹①也是非常不错的选择。如果有食欲，请选择能为孩子高效补充水分与糖分的食物。

Q 酸奶和纳豆能预防感冒，是真的吗？

A 两者都能提升免疫力，对预防感冒有一定的效果。

发酵食品能提升身体的免疫力，推荐摄入，以预防感冒。而且酸奶和纳豆都不用加热，可以直接食用，非常方便。可作为辅食积极让孩子摄入。不过含糖的酸奶有时不含有活性乳酸菌，请选择无糖的原味酸奶。

Q 经常使用除菌喷雾有助于预防感冒吗？

A 只靠除菌喷雾没有预防感冒的效果。

市面上有很多除菌产品，但效果并不明显。这类产品就算对细菌有效，也往往对病毒无效。所以只用除菌喷雾是不能预防感冒的。可以在贯彻洗手、规律生活等预防方法后，使用除菌喷雾作为辅助。

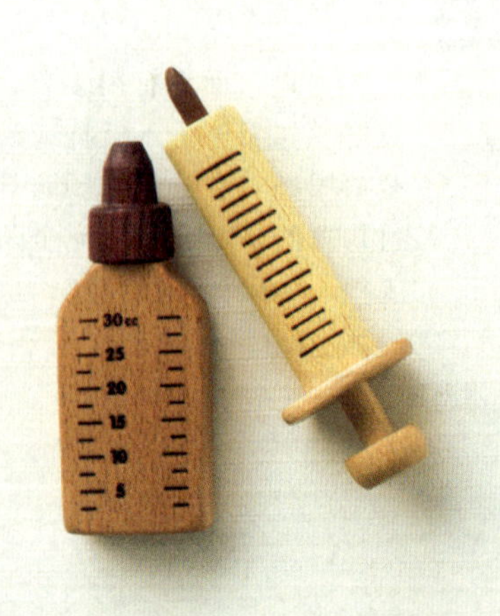

注：① 日本的一种甜点。主要以红豆与面粉或者葛粉蒸制而成的一种果冻状食品。喂食时，一定要捣碎，以防呛到孩子。——译者注

Q 鼻涕应尽可能吸除吗？还是可以放任不管？

A 为了预防中耳炎，请尽量帮孩子吸除鼻涕。

鼻涕应尽可能地吸除，如果积在鼻腔中，鼻涕里的病毒和细菌有可能从鼻腔深处和咽喉侵入耳部，引发副鼻腔炎或中耳炎。可用市售的吸鼻器，如果在家吸不好，请去儿科或耳鼻喉科让医生帮忙吸除。

Q 以防万一，想在家中准备一些非处方药，有什么推荐的常备药吗？

A 婴幼儿用药，最好还是吃医生开的处方药。

不满 1 岁的婴儿一般不能吃市售的非处方药。而且，自行用药可能还会加重病情。如果孩子身体情况不佳，请带孩子去医院就诊并让医生开处方药。家里备用一些以前开的处方药自行给孩子服用也很危险，请不要这样做。

Q 感冒时医生开的都是什么处方药呢？

A 是为了缓解症状，进行对症治疗的药物。

没有药物能够杀灭病毒。感冒时开的药是为了缓解感冒引发的不适症状。主要有止咳药、祛痰药和退烧药。另外，为了防止感冒引发中耳炎、副鼻腔炎等疾病，还会开抗菌药物。

病毒性胃肠炎

Q 犹豫要不要接受轮状病毒的预防接种。

A 可以预防并发症，但接种有一定的条件，请咨询医生。

婴幼儿罹患轮状病毒很可能引发重症，虽然比较罕见，但有时会引发急性肾功能衰竭和脑炎等并发症。虽说进行预防接种比较放心，但接种会产生费用，而且可进行接种的时间段有一定的条件限制。请向医生咨询后再做决定。

Q 感染过一次轮状病毒和诺如病毒后，是否还会再次感染？

A 病毒种类较多，可能会多次感染。

病毒并不只有一种，如流感病毒就分好几种。这次感染了这一病毒后，可能又会接触还没有形成免疫力的其他型病毒而引发感染，出现反复感染的状况。不过轮状病毒在成年后感染大多症状较轻。

Q 听说病毒性胃肠炎也会引起惊厥，是真的吗？

A 引起惊厥比较罕见，一旦出现这种症状，请务必就医。

婴幼儿罹患病毒性胃肠炎后，极少数情况下会出现惊厥症状（失去意识、翻白眼或身体僵直并颤抖）。这一症状可能会反复出现，一旦缓解请立即送医。虽然现在还不知道引发惊厥的原因，但这一症状一般不会留下后遗症。

Q 轮状病毒和诺如病毒无法通过日晒杀灭，是真的吗？

A 日晒无法杀灭轮状病毒和诺如病毒，85°C以上的热水才有效。

两种病毒传染性都很强，不仅除菌湿巾和除菌啫喱无效，酒精类的消毒产品也都没有效果。能杀灭这些病毒的是次氯酸钠。日晒消毒不能杀灭病毒，但浸泡在85℃以上的热水中可以有效杀菌。

Q 如果怀疑孩子感染了轮状病毒，是不是需要带一些大便样本去医院？

A 可事先咨询医院，还可用手机拍照以便医生诊断。

是否检查粪便样本，不同的医疗机构有不同的对应标准。含有高传染性病毒的粪便可能会引发院内感染，就医时是否需要携带沾有大便的纸尿裤可在就医前咨询医院。最近，日本有的医院为了防止院内感染，会要求用手机拍照即可。

Q 用除菌湿巾擦拭家具，手上涂抹除菌啫喱能预防感染吗？

A 除菌湿巾和除菌啫喱无法预防感染。

除菌湿巾和啫喱中含有的是酒精类的消毒剂。这类产品对一些细菌和病毒能产生杀灭效果，但无法作用于轮状病毒和诺如病毒。次氯酸钠可以杀灭这两种病毒。在预防方面，请注意勤洗手。

Q 感染轮状病毒后，一定会出现白色的水样便吗？

A 大便的颜色因胆汁的分泌量而改变。

决定大便颜色的是含有色素（胆红素）的消化液胆汁。轮状病毒在大肠中繁殖会阻碍胆汁分泌，使得大便发白，不过，肠道中繁殖的轮状病毒数量会影响胆汁的分泌量，因此大便不一定是白色的。

Q 虽有呕吐和腹泻，但次数较少，也没有发热，可以给孩子洗澡吗？

A 为避免传染家人，请让孩子最后洗澡。

如果孩子精神尚可，不妨给孩子洗澡。腹泻时屁股会沾染污渍，正好可以通过洗澡清洁干净。如果屁股发红，除了洗澡时，其他时候也要注意多清洁屁股。不过，在痊愈前，有可能会传染给家人，请让孩子最后洗澡。

Q 应该从什么时候开始让孩子恢复正常饮食？

A 等孩子腹泻停止后，从碳水化合物类的食物开始慢慢恢复正常饮食。

孩子能喝水、腹泻次数减少后，就可以慢慢恢复正常饮食了。不过对于吃辅食的孩子，辅食最好倒退一个阶段，避免喂食柑橘类水果、蛋白质和脂肪较多的食物。推荐喂一些白粥、菜粥或煮烂的面条。

Q 要请医生开具止泻药吗？

A 除非是非常严重的腹泻，一般不推荐给孩子服用止泻药。

腹泻是身体排出病原体的反应，一般来说不推荐使用药物强行止泻。服用止泻药后，病毒就无法排出体外。只有在剧烈腹痛等严重情况时，才会酌情使用止泻药。即便在这种情况下，也不会用到非常强力的止泻药。

Q 医生会开具什么处方药？

A 一般会开具用于缓解症状的肠胃药。

病毒性胃肠炎没有特效药，主要采用缓解症状、等待自愈的“对症疗法”。医院开具的药多为调整肠道功能的肠胃药；用于补充因病毒而活性减弱的消化酶，如乳糖酶；以及用于补充因腹泻和呕吐而流失的电解质，如口服补盐液。

中耳炎

Q 怎么才能知道孩子的耳朵痛不痛呢?

A 多表现为情绪不佳和常摸耳朵。

当耳部疼痛加重时，孩子会变得情绪不佳，容易哭闹。除此之外，还有想去摸耳朵等在意耳部的表现。另外，当妈妈想去摸孩子的耳朵时，孩子不让触碰也是表现之一。还有的孩子会因为耳痛不停地左右摇头。

Q 带婴幼儿去游泳会更容易患中耳炎吗?

A 婴幼儿流鼻涕时带他去游泳会更容易得中耳炎，请注意。

婴幼儿健康时游泳没有问题，但如果有些流鼻涕时去游泳，有可能会发展为急性中耳炎。流鼻涕意味着鼻子和咽喉有炎症，此时病毒更容易侵入，从而引发中耳炎。

Q 中耳炎就医时应挂儿科还是耳鼻喉科?

A 如果确诊是中耳炎，推荐去耳鼻喉科。

如果不知道是中耳炎还是感冒，可以挂儿科。如果耳朵流脓，非常怀疑是中耳炎，则推荐去耳鼻喉科。很多医院的儿科没有专门清洁耳朵的全套器具。

Q 在洗澡后用棉签将耳朵清洁干净是否能预防中耳炎?

A 与耳孔的状态无关，掏耳朵不能预防中耳炎。

中耳炎的致病菌不是从耳孔侵入的，因此掏耳朵无法预防中耳炎。过度清洁耳朵反而有弄伤耳朵的危险。如果一定要掏耳朵，可只将耳孔入口处清洁干净即可。

Q 洗澡时水流进耳朵里了！担心孩子会得中耳炎。

A 耳朵进水不会得中耳炎。

中耳炎是因为进入鼻子或咽喉的病原体通过耳管侵入中耳引发的。耳朵进水不会得中耳炎。进入耳朵的水一般会自然流出，但感觉并不舒服，因此耳朵进水后请轻轻为孩子擦干即可。

Q 会有容易得中耳炎的孩子吗?

A 因为环境和生活节奏的不同，有的孩子会更容易得中耳炎。

像上托儿所，接触病原体机会比较多的孩子更容易患中耳炎。另外，生活节奏不规律等引发身体状况不佳，免疫力和基础体力较差的孩子也更容易得病。

Q 听说接种肺炎球菌的疫苗有预防中耳炎的效果，是真的吗？

A 可能感染疫苗所不能抵御的其他病毒而引发的疾病。

急性中耳炎的主要致病菌肺炎球菌是一种种类繁多的细菌。就像流感病毒那样，如果型号对得上，接种确实具有预防效果。但如果接触了不包含在疫苗里的肺炎球菌，还是有可能引发感染的。

Q 耳朵流脓了，应该擦干净吗？

A 轻轻将耳孔入口处擦干净即可。

轻轻擦干净，宝宝也会感觉清爽。不用将棉签深入耳孔内清理，只需把流出耳外的和耳孔入口处的脓液清理干净即可。

Q 中耳炎的症状缓解了，孩子可以洗澡或洗头吗？

A 孩子恢复精神了就可以洗澡洗头。

症状缓解、热度消退的同时，孩子精神状态良好，这时就可以洗澡洗头了。不过如果接受过鼓膜切开术等外科手术，请咨询医生并遵医嘱。

Q 想喂孩子吃些止鼻涕的药，可以吗？

A 使用止鼻涕的药物可能会导致症状恶化。

如果服药强行止鼻涕，有可能会将其中的病原体留在体内，反而引起病情恶化。有时根据情况也会用止鼻涕的药物，但需由医生做出判断，请不要随便喂孩子吃市售的非处方止鼻涕药物。

Q 症状消失，药也吃完了，是不是就不需要再去复诊了？

A 在还未得到医生的康复确认前，请一定要再去复诊一次。

除非医生说“药吃完后就不需要再复诊了”，不然还是应该去复诊一次。为了确保不再复发，请医生确认是否已经痊愈是非常重要的。

便秘

Q 开始吃辅食前的时期，明明只有母乳喂养，也会便秘吗？

A 开始吃辅食前也可能会便秘。

大便中含有身体无法全部吸收的母乳或奶粉中的脂肪残渣、肠道分泌物与身体不再需要的废物。除了固体食物，其他物质也会形成大便，因此开始吃辅食前是有可能出现便秘的。

Q 多次出现超过 3 天不排便的情况，这是便秘吗？

A 极少情况是患了其他疾病，以防万一请去就医。

虽然是非常罕见的例子，不过这类排便困难有可能是肠道过长的“先天性长结肠（乙状结肠冗长症）”，或是天生缺少、缺失促进排便的神经引发的。如果持续出现超过 3 天不排便的情况，还是去儿科就诊更放心。

Q 孩子纸尿裤中一直有小块大便，可能是便秘？

A 如果孩子的屁股总是擦不干净，说不定是便秘。

一般来说，婴儿的大便次数较多，一天多次排便是很常见的。但如果纸尿裤里总沾着少量大便，那可能是出现了便秘。这是因为肠道内可能积聚了大便，而较柔软的大便从积聚的大便与肠道的缝隙间漏了出来。

Q 可以对婴幼儿使用市售的外用通便药吗？

A 在使用市售的外用通便药前请先咨询医生。

可以使用市售的外用通便药，但请先咨询医生。如果按照家长的判断擅自给孩子用药，可能会有忽视其他肠道疾病的风险。在使用时，也请严格遵照用法和用量。

Q 更换奶粉的品牌有可能缓解便秘吗？

A 有的品牌可能会让宝宝更好地排便。

有这种可能。不同厂家的奶粉在成分上有细微的不同。虽说没有哪一款奶粉能“消除所有宝宝的便秘”，不过不同的孩子都有各自适合的奶粉。

Q 妈妈的饮食问题可能会引发哺乳期宝宝的便秘吗？

A 不会，但妈妈也请注意预防便秘。

不会出现妈妈的饮食影响母乳，导致宝宝便秘的情况。不过如果妈妈容易便秘，孩子有可能会遗传这一体质，更容易便秘。另外，便秘与精神压力的关系也很大。日常生活中，妈妈也要注意为孩子创造不容易便秘的环境。

Q 父母容易便秘，孩子也会容易便秘吗？

A 父母的便秘体质容易遗传给孩子。

有统计表明，便秘的妈妈生出的宝宝便秘的可能性更高。这很可能是因为肠道长度与功能遗传给孩子导致的。如果父母容易便秘，那么全家都应该更加重视调整生活节奏，改善饮食。

Q 孩子会对棉签通便和市售的外用通便药形成依赖吗？

A 这些都是有效缓解便秘的方法，不会形成依赖。

在治疗便秘的过程中，排出积聚在肠道中的大便是最重要的。而棉签通便和外用通便药都是很有效的方法，也不用担心会产生依赖。有时在通便后孩子的便秘不会马上见效，但在成功排便前一定要每天积极尝试，最重要的是让孩子尽快排出大便。

Q 妈妈在使用市售的便秘药，会影响哺乳吗？

A 药物不会影响哺乳，如果实在担心可在哺乳后再服药。

市售的便秘药所含的大多都是身体无法吸收的成分，这些成分基本不可能出现在母乳中。如果妈妈实在担心，可在哺完乳后再服药。

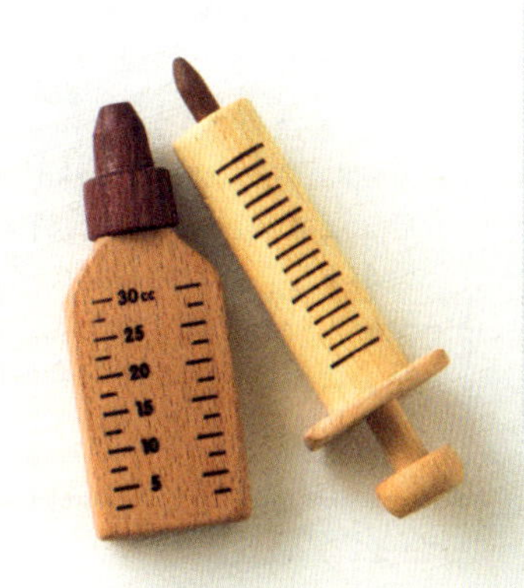

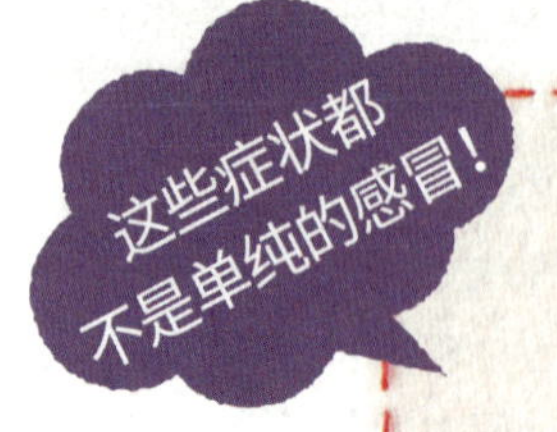

其他常见疾病的初始症状

吉兰-巴雷综合征(GBS)

通过夜啼和身体动作的细微变化察觉

突然开始夜啼，白天也哭个不停

▼

情况持续2周，前去就诊

▼

换尿布时发现抬腿姿势异常

走路姿势异常

▼

去其他医院就诊，检查后住院

发病时1岁8个月，发热38℃的2周后，突然开始夜啼，而且白天也哭个不停。本以为只是夜啼，但换尿布时发现孩子抬腿无力，走路也摇摇摆摆的。去综合医院就诊，共住院19天才痊愈。

小儿急性喉炎

出现咳嗽后没多久病情急剧恶化

流鼻涕

▼

咳嗽声音好像狗在嚎叫

发热超过38°C

呼吸急促

▼

叫救护车送医院

发病时7个月大。一开始只是流鼻涕，到了晚上突然开始咳嗽。“咳咳”的咳嗽声很快变成了“呜嗯呜嗯”，听起来就像狗在嚎叫，而且满脸通红喘大气。热度超过38℃，病情在短时间内恶化。叫救护车送医院治疗，吸氧后症状缓解，医生开了3天处方药。

细支气管炎

开始是发热，后来呼吸状态逐渐恶化

出现感冒症状与发热

▼

第3天时呼吸状态异常

▼

半夜去急诊就医后住院

发病时10个月大，孩子出现流鼻涕的症状，第2天发热38℃。第3天平卧时胸口起伏，呼吸有声音且呼吸困难。去夜间急诊就医，医生让直接住院。最初2天送入24小时看护的氧气箱中，一共住院10天。

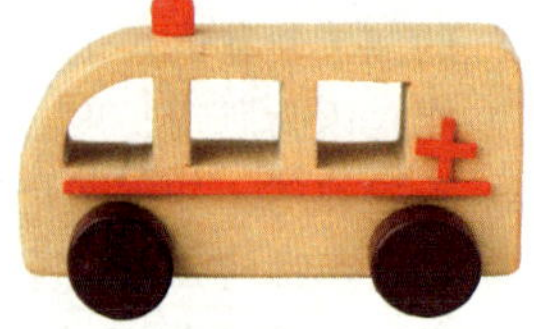

Part 3

婴幼儿常见皮肤病

小儿湿疹
痱子
尿布皮炎
脓疱疮
特应性皮炎
念珠菌性皮炎

婴幼儿为什么会出现皮肤问题？

婴幼儿皮肤很薄，抵御刺激能力弱，容易引发皮肤问题

婴幼儿的皮肤厚度只有成人的一半，容易干燥，不耐刺激

成人很少会受痱子之苦，但这种皮肤问题在婴幼儿身上却很常见。这是为什么呢？

原因之一是婴幼儿皮肤很薄，其厚度只有成人的二分之一。因为皮肤薄，外界刺激很容易侵扰皮肤。另外，皮肤中的水分也更容易流失，所以很容易干燥。而干燥就会让外界刺激更容易入侵，皮肤问题便愈演愈烈，从而形成恶性循环。

原因之二是覆盖在婴幼儿皮肤表面的皮脂较少。皮脂在新生儿期会比较多，从 3 个月开始就大幅减少。皮脂就如同凡士林一样，能覆盖在皮肤上减少水分蒸发。皮脂减少后，皮肤对刺激的耐受度自然大幅降低。

婴幼儿容易出汗的体质诱发皮肤问题

不仅如此，婴幼儿的汗腺（排出汗液的小孔）数与成人相同，这也是容易发生皮肤问题的原因。因此相对于成人来说，婴幼儿的皮肤含水量较大，皮肤表层微血管分布也较多，并且活动量又大，新陈代谢旺盛，由皮肤蒸发的水分也多。通常，婴幼儿的出汗量是成人的 2~3 倍。特别是颈部、手脚弯折处，汗水容易积聚其中，皮肤问题也会更加严重。

特别容易发生皮肤问题的部位

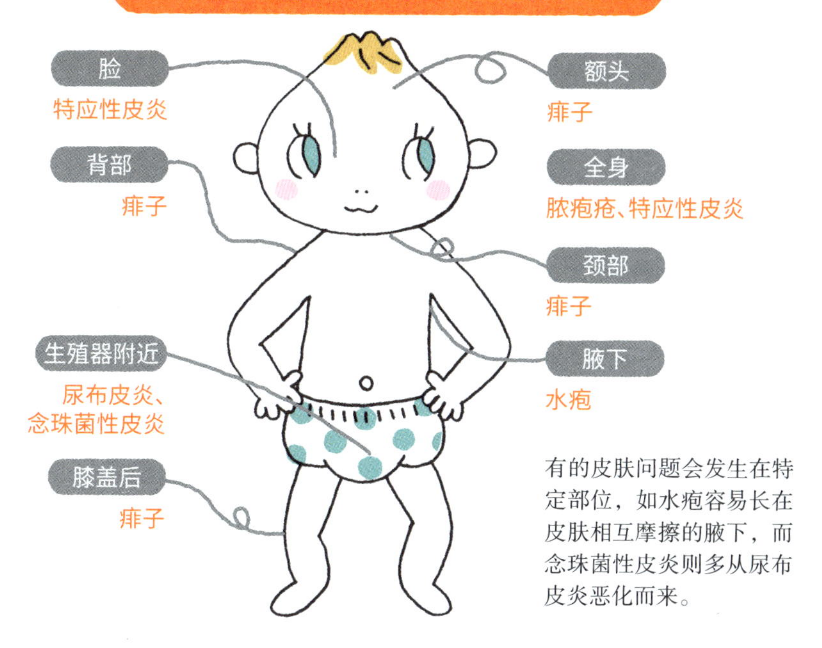

有的皮肤问题会发生在特定部位，如水疱容易长在皮肤相互摩擦的腋下，而念珠菌性皮炎则多从尿布皮炎恶化而来。

婴幼儿的皮肤与成人不同！

皮脂量少，容易干燥起皮

出生1~2个月时，受激素的影响，孩子的皮脂分泌量较多。从3个月到10岁期间，孩子的皮脂分泌量只有成人的三分之一。而皮脂的作用是减缓水分蒸发。所以，皮脂较少的婴幼儿皮肤容易干燥起皮。

皮肤干燥

特应性皮炎

……

出汗比成人多，容易藏污纳垢

婴幼儿的身体面积不大，但汗液的排出口——汗腺的数量却与成人相当。因此，一般认为婴幼儿的出汗量是成人的数倍。大量出汗后，皮肤会胀开，导致汗腺堵塞，汗液失去出口积聚在皮下引发皮炎，这就是痱子。

痱子

念珠菌性皮炎

……

皮肤屏障功能发育不全，容易受伤

保护皮肤的是表皮下面的“角质层”。婴幼儿的角质层容易剥落，因此相比成人，他们保护皮肤的能力——屏障功能较弱。一旦皮肤出现损伤，细菌和病毒就容易从表皮乘虚而入，引发皮肤问题。

- 尿布皮炎
- 脓疱疮
- 特应性皮炎
- 念珠菌性皮炎
- ……

皮肤薄，不耐刺激

人的皮肤本来就很薄，而婴幼儿的皮肤厚度只有成人的二分之一。为此，他们对汗和污垢等刺激非常敏感。有时在饭后，只是用毛巾给孩子重重地擦一下嘴，可能就会弄伤皮肤。

表皮
角质层
皮下组织
婴幼儿
角质层
皮下组织
成人

- 尿布皮炎
- 痱子
- 脓疱疮
- 特应性皮炎
- ……

体质&低屏障、高刺激引发特应性皮炎

引发特应性皮炎的原因不仅仅是过敏。一般认为，主要病因是角质层的屏障功能太弱。因为干燥，角质层出现大量缝隙，这时很多外部刺激就会侵害皮肤，引发皮疹。

皮脂大量分泌时也容易发病

出生2个月内，受胎内残留的激素影响，婴儿的皮脂分泌量较大，即皮肤偏油性。因此，头皮、额头、鼻子和腋下等皮脂较多的部位容易引发湿疹，还会出现皮脂和头屑状的物质结成一块的情况。

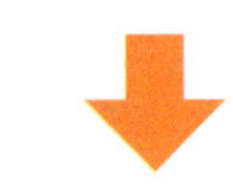

- 脂溢性湿疹
- ……

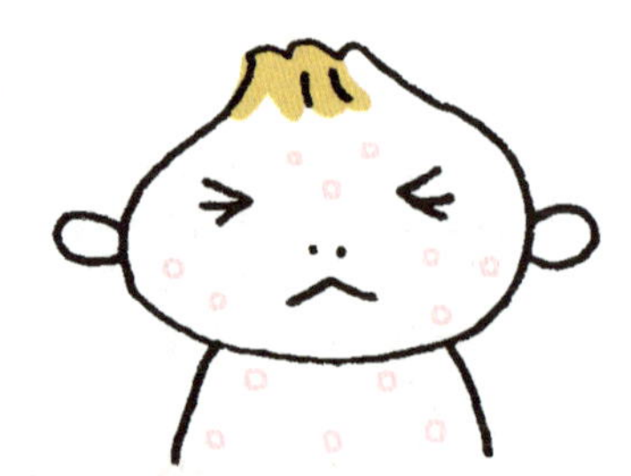

婴幼儿常见皮肤病病例

小儿湿疹

多发于出生后1~3个月，症状为红色湿疹。有时发际线处还会附着偏黄色、类似脂肪粒的皮垢。

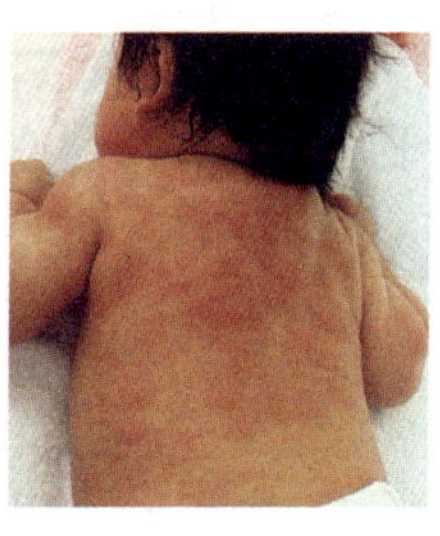

孩子3个月时，不仅脸和头部，背上也会长出湿疹。涂抹医生开具的处方药后很快痊愈。

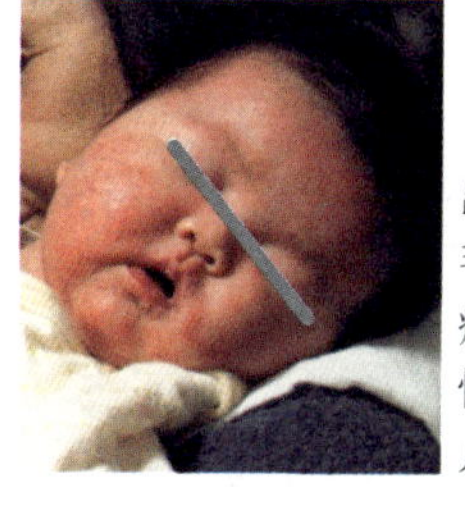

出生后3周左右，眉毛周围长出黄色皮痂，被诊断为脂溢性湿疹，出生后1个月基本痊愈。

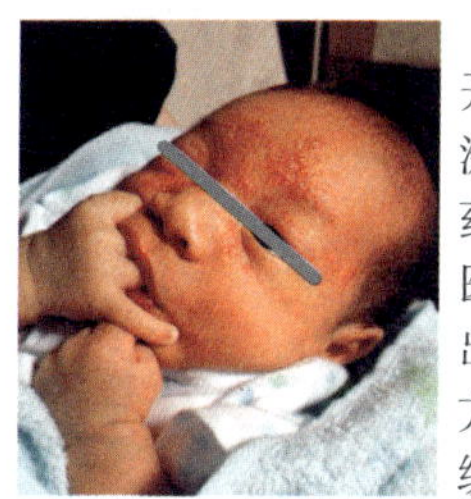

开始以为是痱子，涂了市售的非处方药却不断恶化。去医院就诊后医生开出类固醇制剂的处方药，几天就大为缓解。

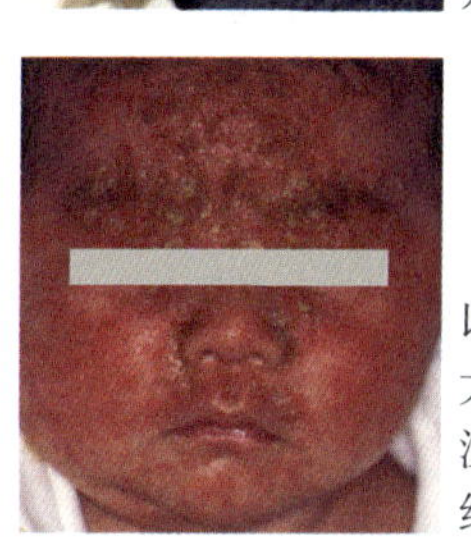

以额头为中心长出大片脂溢性湿疹，注意保持清洁，大约2个月后痊愈。

痱子

在颈部、额头、手脚弯折处等汗液容易积聚的地方长出的红色湿疹。感觉瘙痒，抓破后可能恶化为脓疱疮。

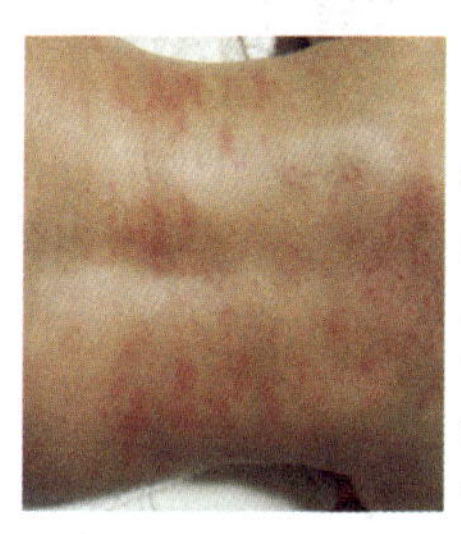

6个月时，可能是穿太多了，背上长出好多痱子。最初只是隐约发红，之后恶化变深。

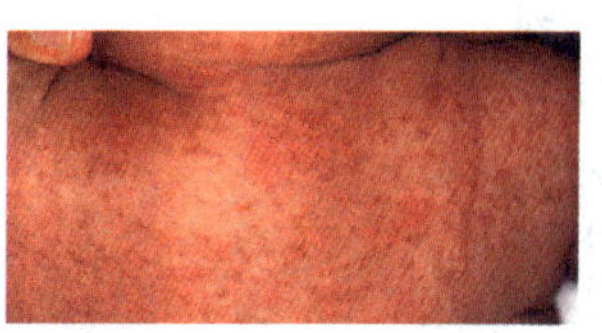

颈部相互摩擦的地方长出好多小疙瘩状的痱子。脖子、前胸、后颈到领口处也是容易长痱子的部位。

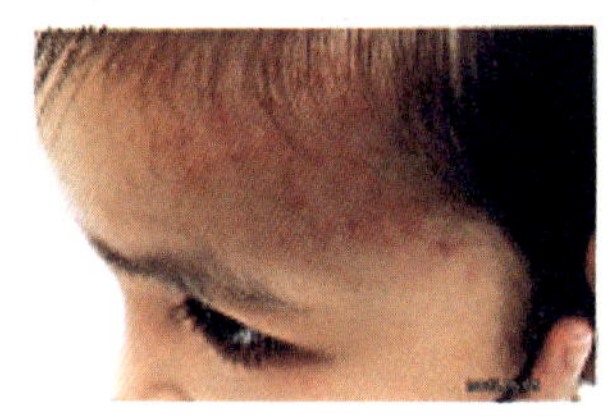

额头上长出痱子，因为额头处容易出汗，发际线附近常会长痱子。

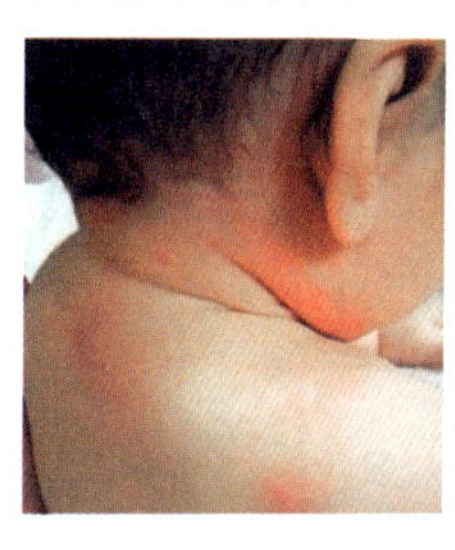

盛夏时脖子到后背长出痱子，早晚都为孩子淋浴清洁，涂抹市售的非处方药后痊愈。

尿布皮炎

尿布闷住皮肤，再加上大小便的刺激，让娇嫩的皮肤发炎。重症还会出现溃烂，看着就令人心疼不已。

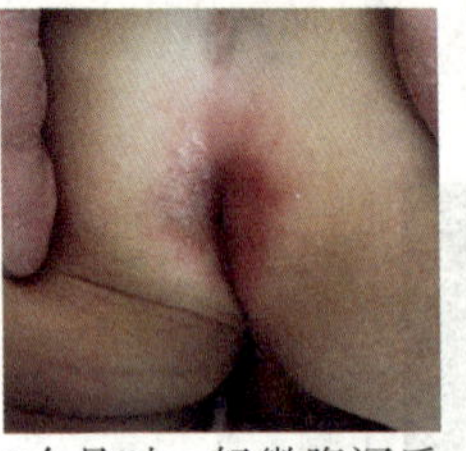

9个月时，轻微腹泻后出现尿布皮炎，症状较轻，涂抹3天处方药就痊愈了。

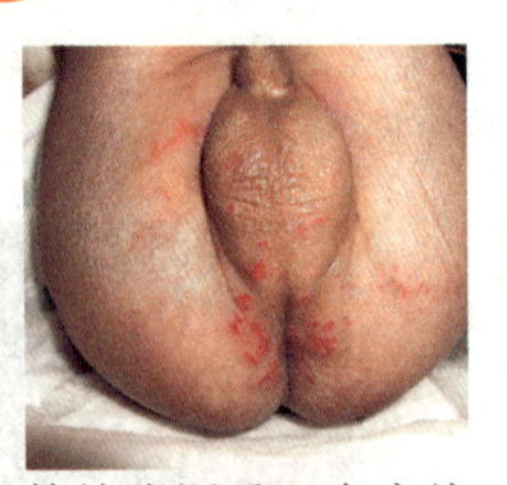

持续腹泻后，炎症从肛门周围开始扩散，长出很多小红疙瘩，而且非常痒。

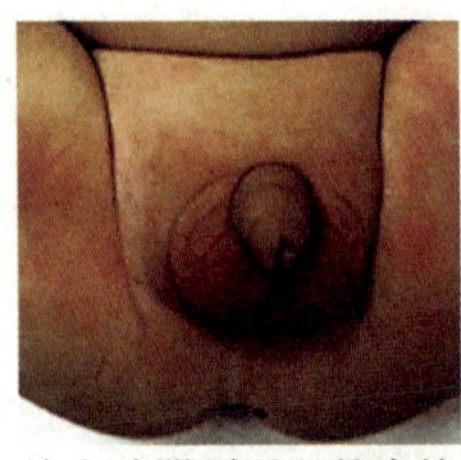

从生殖器到屁股的大块皮肤溃烂发红。就诊后医生开具了处方药，涂抹几天就痊愈了。

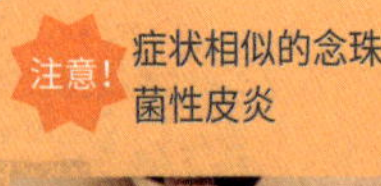

症状相似的念珠菌性皮炎

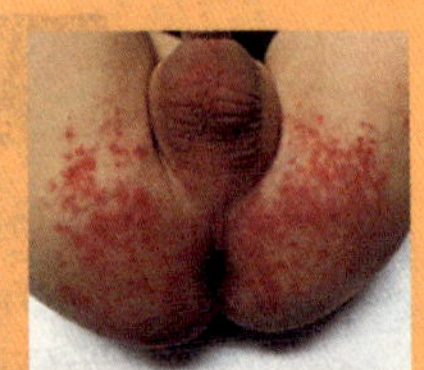

这种皮炎是由念珠菌引发的。多发于生殖器周围，很容易与尿布皮炎混淆。两种皮炎用药不同，请勿自行诊断，建议到医院就诊。

脓疱疮

挠破痱子或蚊虫叮咬的包块后感染细菌，长出瘙痒感极强的水泡，水泡被挠破后不断扩散。

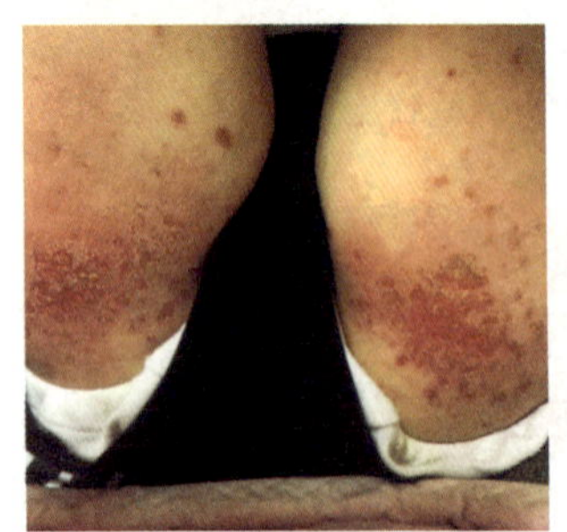

5岁时，发现孩子长出了一些小水疱，没想到一下子扩散到全身。医生开具了口服药与外用药，2周左右后痊愈。

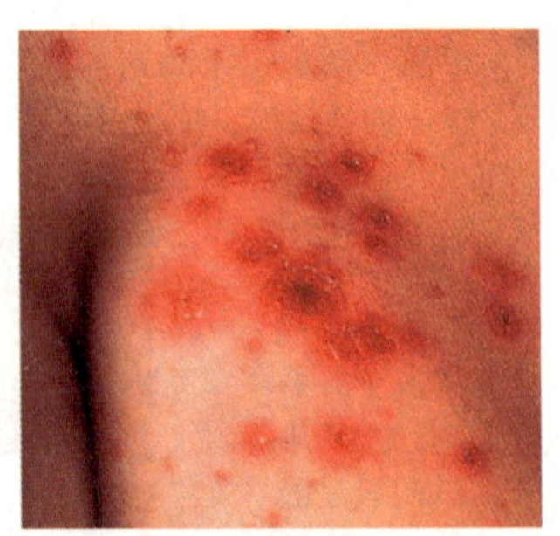

长出大小各异的水疱，涂了处方药，但看起来依然很痒。

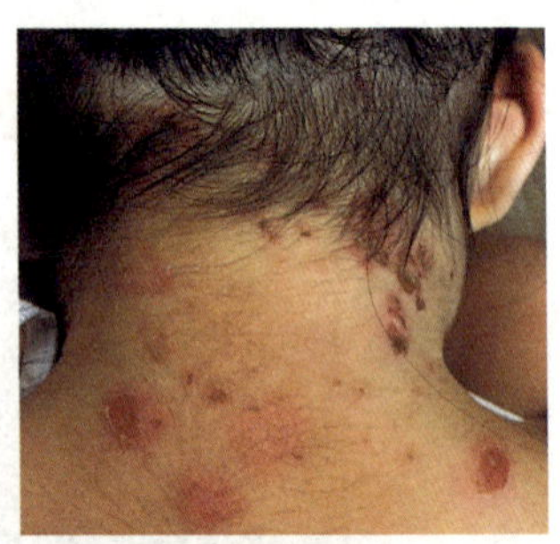

从颈部到肩部不断长出水泡并结痂，瘙痒感很强，孩子看起来很不舒服。

特应性皮炎

瘙痒感较强的湿疹时好时坏，还反复发作。表皮潮湿的湿疹逐渐变为干燥起皮的皮疹。

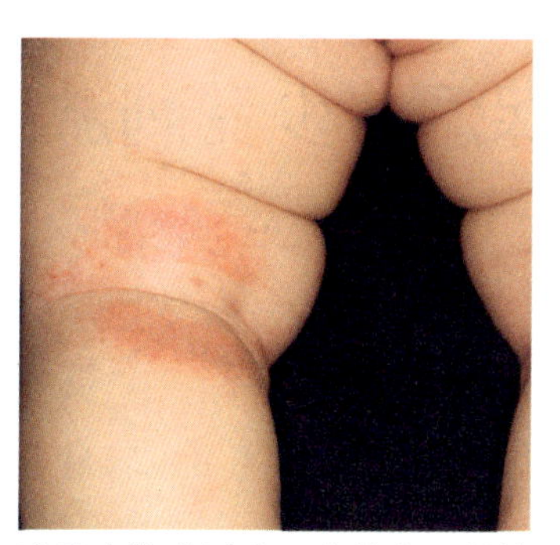

这种皮肤病还有一个特点，那就是容易出现在膝后和脚踝等皮肤相互摩擦或褶皱的部位。

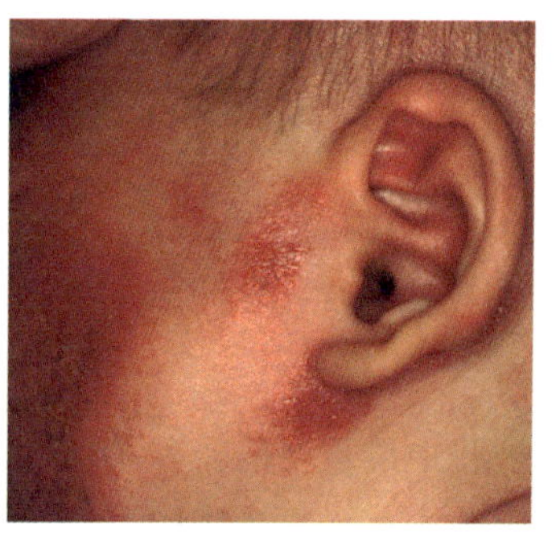

耳根皴裂是特应性皮炎的典型症状。皮炎发在耳根处，有时会导致耳根开裂。

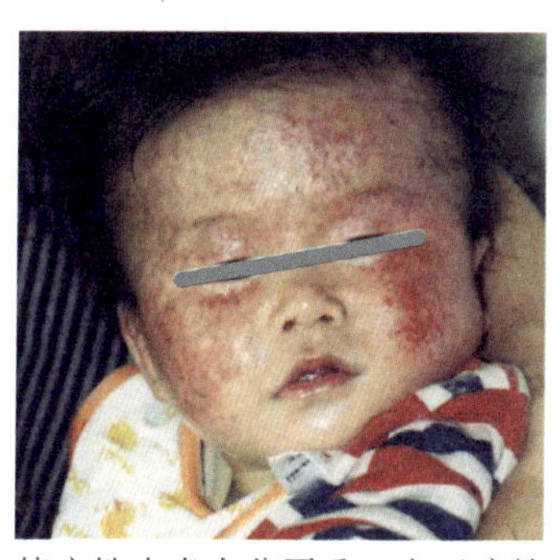

特应性皮炎十分严重，去医院就诊。脸部小块的潮湿皮疹快速扩散，看起来很痒。

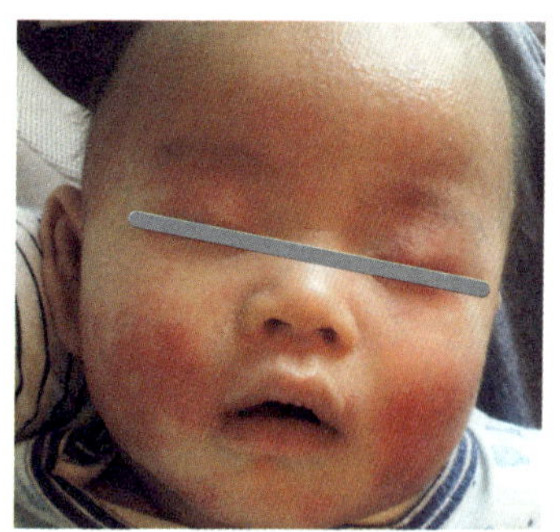

小儿湿疹久治不愈，后被诊断为特应性皮炎。图为减少类固醇制剂的用量导致恶化时的样子。

婴幼儿常见皮肤病的预防与家庭护理要点

预防和护理都要注意清洁、保湿、少受刺激

保湿很重要，但不能“湿漉漉”！

护肤中最重要的是保持清洁。婴幼儿新陈代谢旺盛，在寒冷季节也容易出汗，因此皮肤更容易附着污垢。

婴幼儿的皮肤看起来干净，其实很容易藏污纳垢。请每天为孩子洗一次澡，彻底洗去污垢，也可以每天多给孩子洗几次淋浴冲去汗水。不过在洗澡时一定要用肥皂洗去皮脂污垢，肥皂不要直接涂在身上，请在手上充分打出泡沫后再为宝宝清洗。

另外，清洁后的保湿也十分重要。这样做能为皮肤补充水分和油脂，提供必要的保护。请在洗完澡后的 5 分钟内为孩子涂上护肤品，起床时和喂辅食后注意勤加保湿就更好了！

夏季给孩子洗完澡后，可在孩子干净的皮肤上涂抹清爽水润的护肤品保护皮肤。不过，不可以为了保湿而让皮肤一直保持潮湿。这样会造成表皮起皱，屏障功能低下，从而引发各种皮肤问题。

用力擦拭会损伤皮肤

另外，保持低刺激也很重要。婴幼儿的皮肤不耐刺激，稍稍用力就可能引起损伤。注意给孩子擦屁股时不要太用力，请轻柔地擦拭。

已经出现皮肤问题时，更要特别注意。抓挠会让病情恶化，可为孩子剪短指甲，调低洗澡水的温度，给孩子换上手感更好的天然面料衣物，尽可能地减少刺激。

错误的护肤会引发皮肤问题

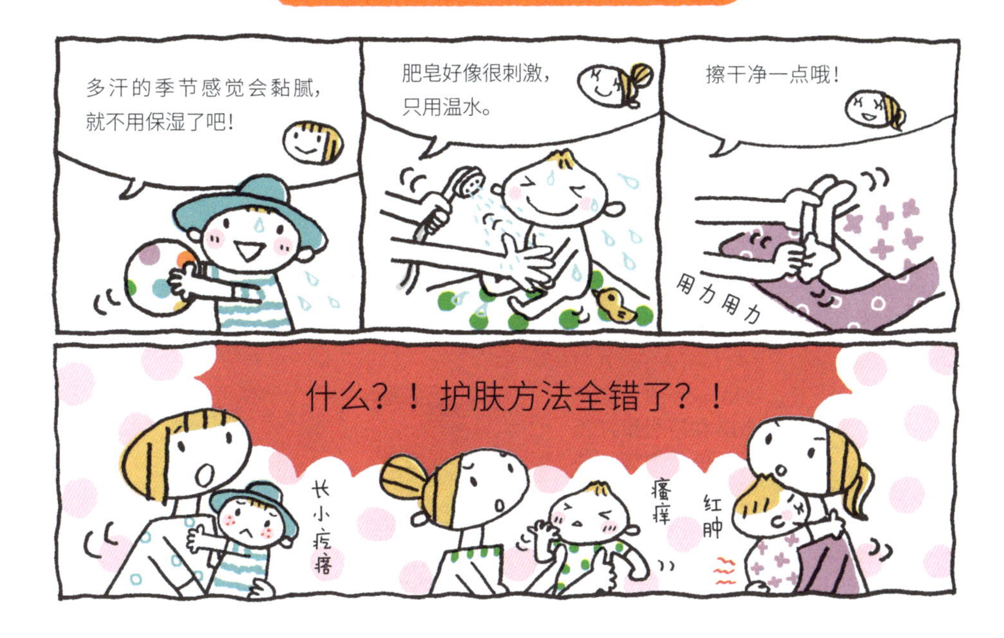

多汗的季节感觉会黏腻，就不用保湿了吧！
肥皂好像很刺激，只用温水。
擦干净一点哦！
用力用力
什么？！护肤方法全错了？！
长小疙瘩
瘙痒
红肿

〈护理&预防〉

Step 1 清洁

皮肤沾上了汗液、灰尘和大小便后，会因刺激引发皮肤问题，或导致皮肤问题恶化。应尽快清除污垢，请每天给孩子洗澡，以保持皮肤清洁。

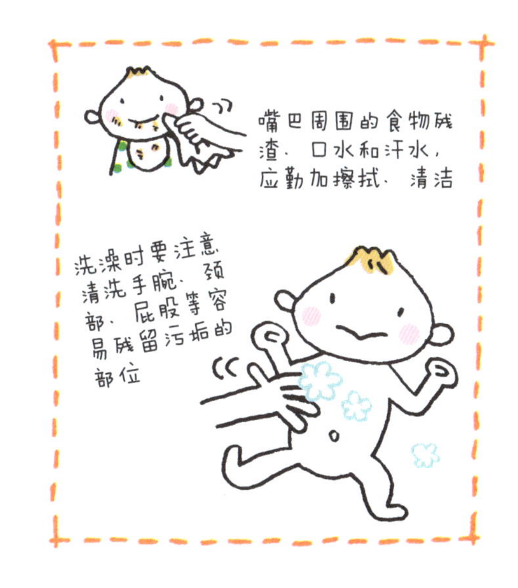

嘴巴周围的食物残渣、口水和汗水，应勤加擦拭、清洁
洗澡时要注意清洗手腕、颈部、屁股等容易残留污垢的部位

洗澡时彻底清洁污垢

不要用力搓，打出泡沫再轻轻洗

清洁婴幼儿皮肤的基础手法是用泡沫包裹清洗。请用固体肥皂充分打出泡沫。1岁前的婴儿，妈妈可以用手轻轻给他们搓洗；1岁后的婴幼儿，可用柔软的毛巾清洗。

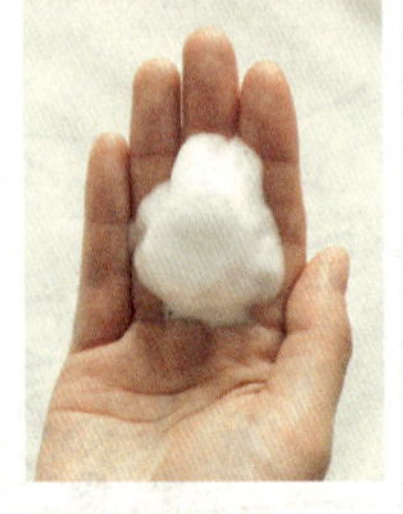

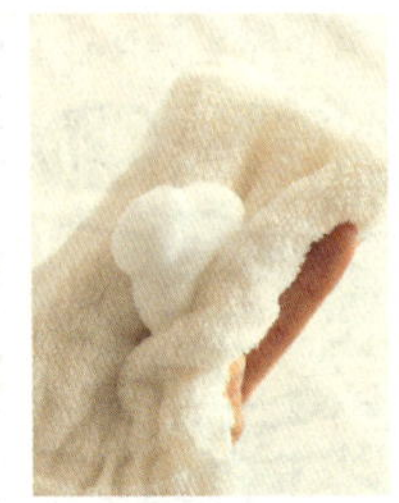

弯折处的褶皱也要撑开洗干净

腋下、手臂与手腕、腿部等弯折部位容易积聚汗液和污垢，请拉开褶皱，将角角落落都清洗干净。

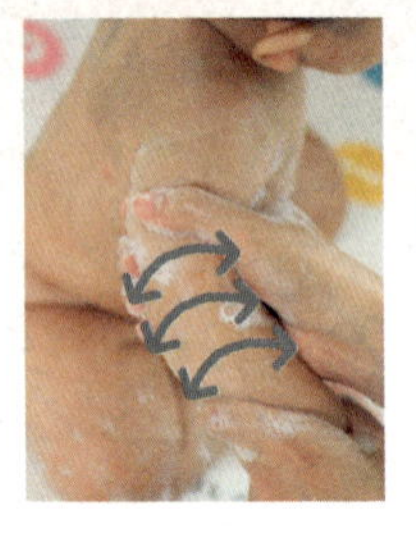

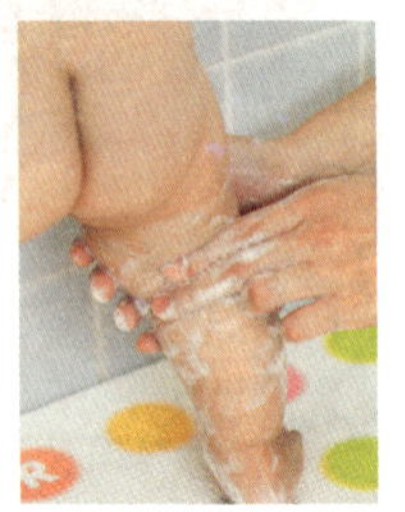

仔细清洁容易遗漏的部位

容易漏洗的部位也要仔细清洁，手部要伸开五指清洁指缝，下巴下面也是容易遗漏的部位。还应注意冲洗干净不要残留泡沫。

耳后

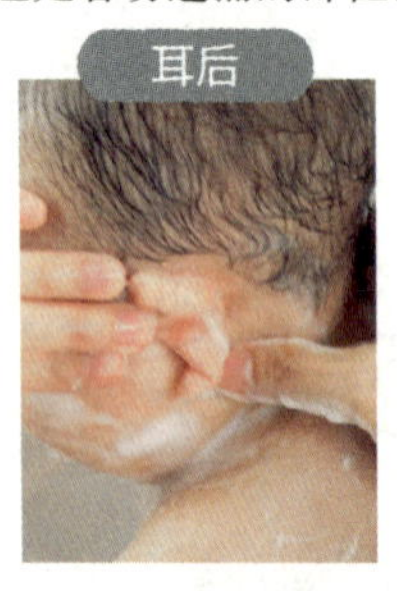

下巴底下

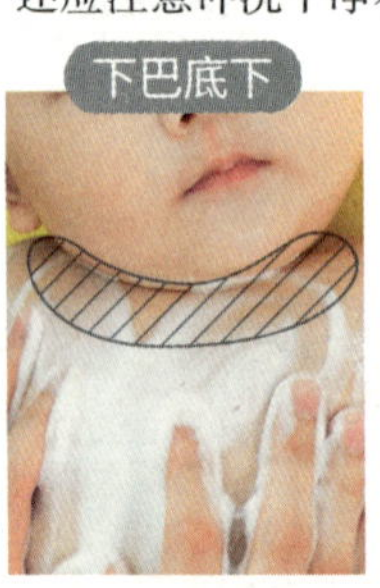

手掌

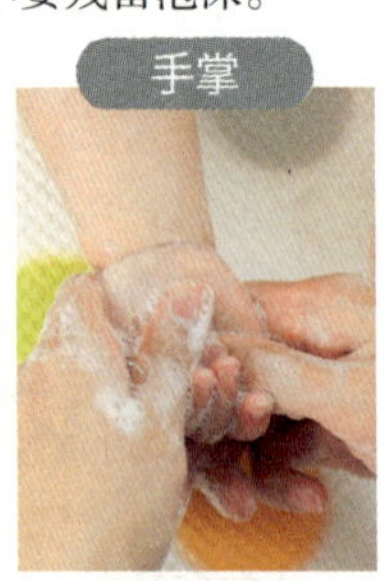

将肥皂冲洗干净，别让孩子身体湿漉漉的，请尽快擦干

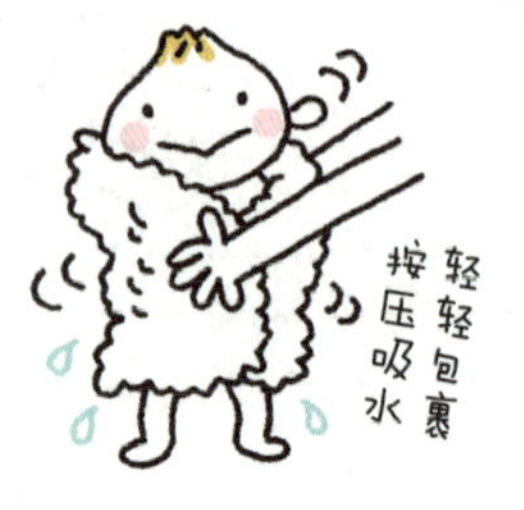

残留泡沫也会引发皮肤病，请充分为孩子冲洗干净。洗完澡后，请马上为孩子擦干身体，尽量使用柔软的毛巾，轻轻按压吸干水分，不要来回用力擦拭。

〈护理&预防〉

Step 2 保湿

充分滋润皮肤能增强屏障功能，帮助皮肤抵御刺激和感染。冬季要特别注意不要让皮肤直接暴露在干燥的空气中。应经常为孩子涂抹护肤品，室内可使用加湿器保持适宜湿度。

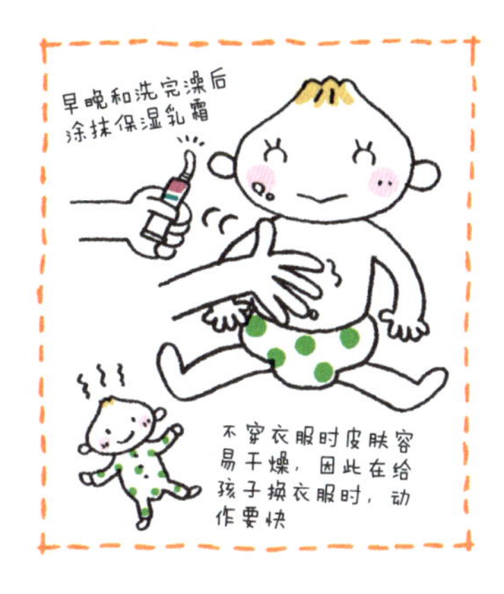
早晚和洗完澡后涂抹保湿乳霜
不穿衣服时皮肤容易干燥，因此在给孩子换衣服时，动作要快

夏季也应注意保湿

5角硬币大小的乳液涂抹成人两个手掌大的范围

在清洁后的皮肤上，涂抹婴幼儿用的乳液。使用乳液或护肤露的用量为用5角硬币大小的量涂抹成人两个手掌大的范围。

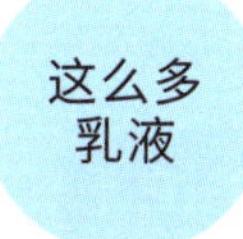
这么多
乳液

5角硬币大

涂

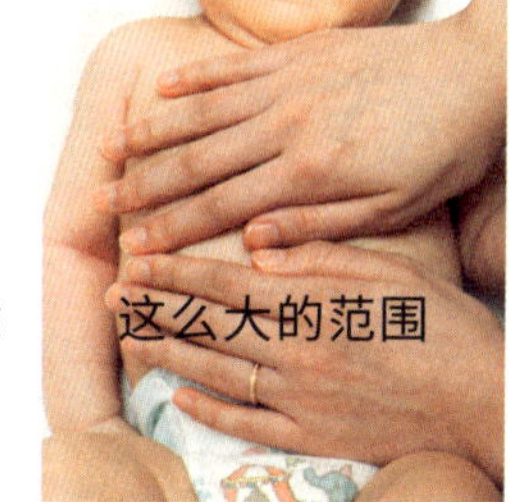

※照片为3个月大的宝宝

等距点涂在想涂抹的皮肤上，均匀抹开

基础护肤后，等距点涂在需要涂抹的皮肤上，均匀地抹开。请注意别忘了眼部周围和褶皱缝隙等容易遗漏的部位。

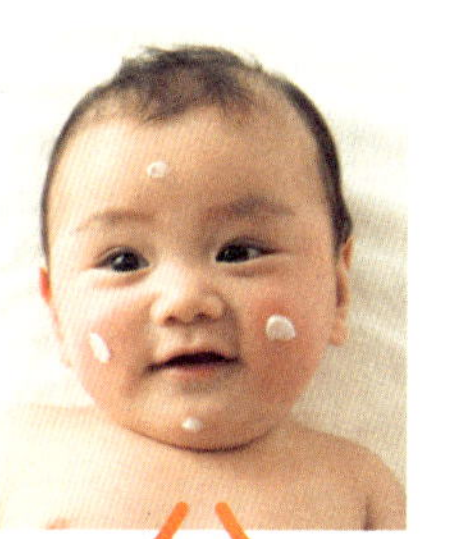

等距点涂

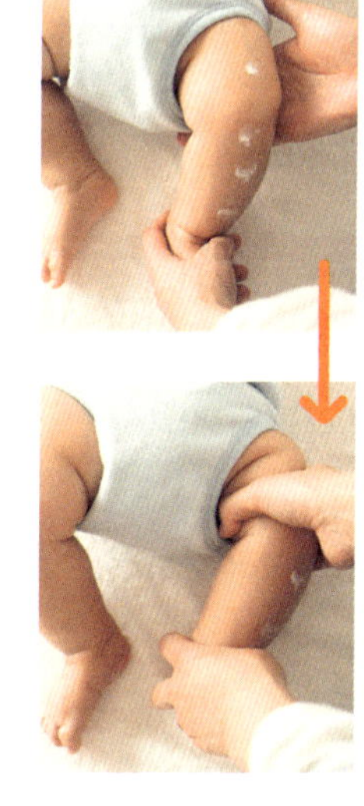

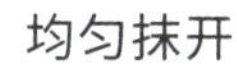

均匀抹开

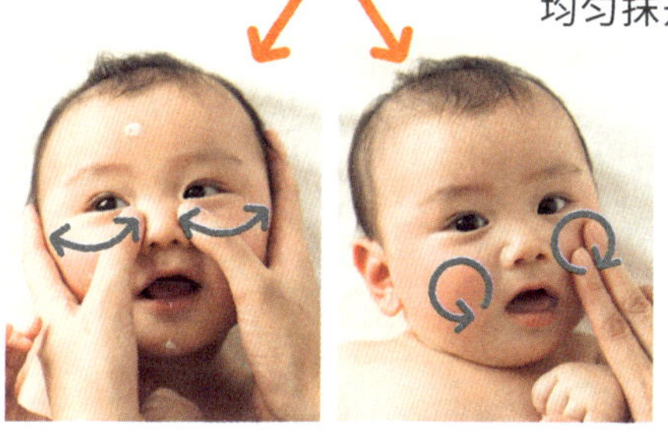

一天内多次涂抹，注意保湿

早上起来

孩子在睡眠中会大量出汗，起床后容易皮肤干燥，可在脸部和身上涂抹护肤品。

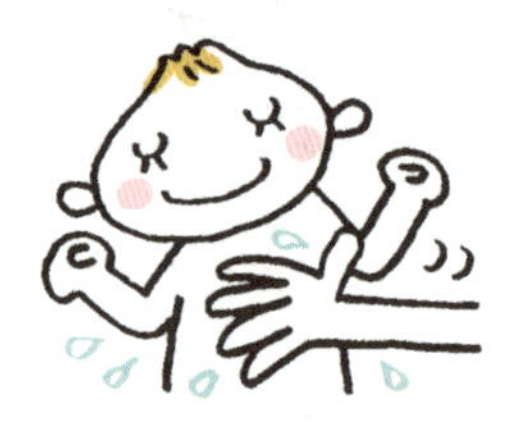

出汗后

为预防因汗液刺激引发的痱子和湿疹，可将皮肤上的汗液擦干净后再涂抹护肤品。

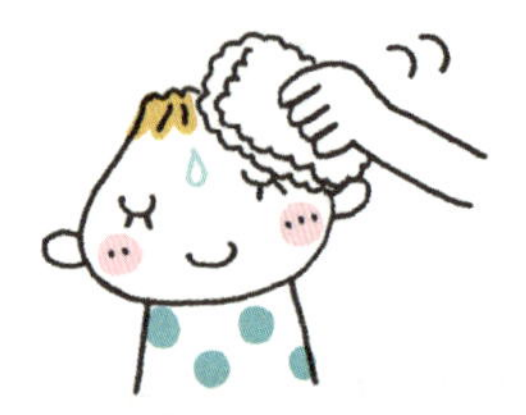

进食后

进食前后在口部周围涂一些凡士林，可隔离污垢。

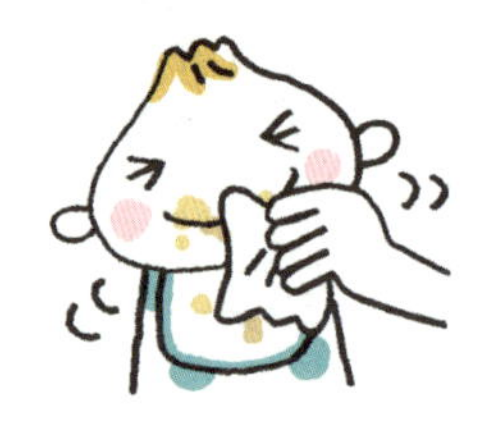

〈护理&预防〉

Step3 低刺激

婴幼儿的皮肤很薄，细微的刺激就可能引发各种皮肤问题。平时要注意尽可能地减少刺激，应为孩子选择100%纯棉面料的衣服，同时还要注意衣服的设计，不要刺激孩子的脸部和脖子。洗澡时也要用肥皂充分打出泡沫后轻柔清洗。

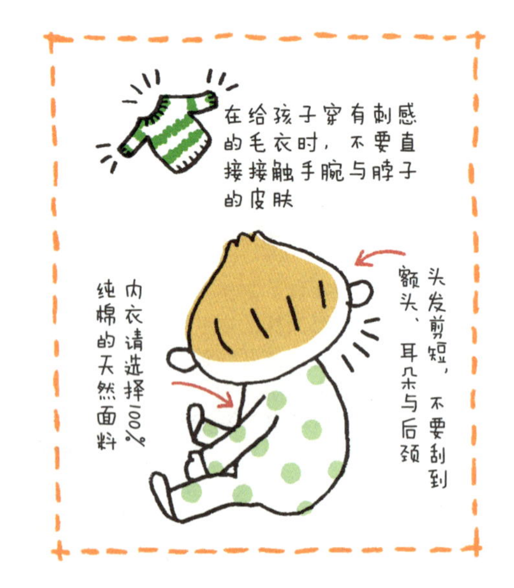
在给孩子穿有刺感的毛衣时，不要直接接触手腕与脖子的皮肤
头发剪短，不要刮到额头、耳朵与后颈
内衣请选择100%纯棉的天然面料

不要用纱布，请用毛巾擦干

其实纱布对皮肤的刺激反而更强，有时甚至会损伤皮肤。为孩子擦拭身体时，推荐使用100%纯棉的软毛巾。

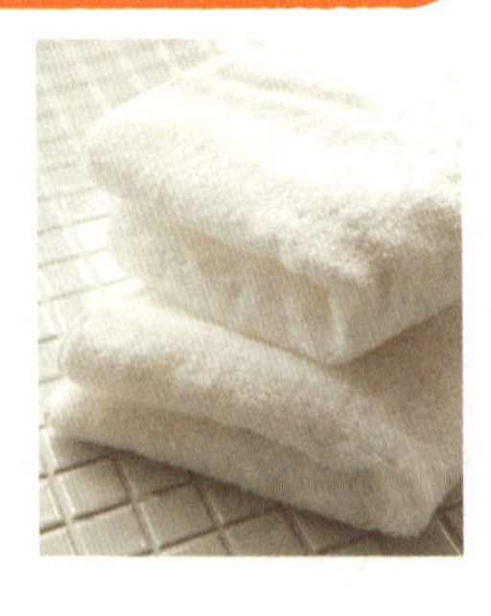

不同皮肤问题的预防&护理诀窍

脂溢性湿疹

- [ ] 将沐浴产品打出泡沫后轻柔地将皮脂洗干净。
- [ ] 结痂的皮脂可用指腹沾少量沐浴露搓掉。如果无法清除请去皮肤科就诊。
- [ ] 注意沐浴露要彻底洗净，不要残留，清洗后要进行保湿护理。

痱子

- [ ] 注意冬天时室内温度不要太高，不要穿太多，有时冬季也会长痱子。
- [ ] 出汗后不要任由汗液留在身上，请用湿毛巾擦拭等方式勤给孩子擦汗。
- [ ] 注意清洁和保湿。

尿布皮炎

- [ ] 出现尿布皮炎时，请避免使用市售湿巾，待淋浴冲洗后用柔软的毛巾按压吸水即可。
- [ ] 屁股洗干净后，在换纸尿裤前应彻底干燥。
- [ ] 给孩子勤换纸尿裤。
- [ ] 进行保湿护理后再给孩子穿上纸尿裤。

脓疱疮

- [ ] 避免让皮肤问题恶化，要将孩子的指甲剪短。
- [ ] 出现脓疱疮后尽快带孩子去儿科或皮肤科就医，并遵医嘱涂抹医生开具的处方药。
- [ ] 不要使用创可贴，以免细菌大量繁殖。

念珠菌性皮炎

- [ ] 容易与尿布皮炎混淆。两者用药不同，不要自行判断，请及时带孩子去医院就诊。

特应性皮炎

- [ ] 每天充分保湿护理，至少早晚各做1次。
- [ ] 在给孩子擦拭皮肤时，用软毛巾轻柔按压吸水。
- [ ] 医生开具类固醇制剂后，不要自行减量或停药，应遵医嘱涂药。

类固醇制剂是什么药？

是镇静皮肤炎症的药。
是一种对婴幼儿温和的制剂，可短期使用

人工合成肾上腺皮质激素的药

在针对皮肤问题的处方外用药中，有时会用到类固醇制剂。类固醇是肾上腺生成的肾上腺皮质激素，这一激素有抑制炎症、提升血压等作用。类固醇制剂是由人工合成的肾上腺皮质激素制成的。外用类固醇制剂可作用于引发炎症的物质，缓解瘙痒和红肿。但有人会担心药物的副作用问题。

众所周知，内服药或输液用的类固醇制剂有引发高血压、白内障等副作用。局部使用的外用药没有上述副作用，但如果长期大量使用，可能会产生令皮肤变薄的副作用。

正确使用能在短期内改善症状

类固醇制剂是将原本在体内生成的激素用于医疗，正确使用则效果显著。其安全性已被科学证实。不论什么药物多少都会有些副作用，使用类固醇制剂时无须特别担心。

如果医生开具了类固醇制剂，请遵医嘱使用，先缓解症状。等症状缓解后停药，改为皮肤护理，逐渐恢复皮肤的屏障功能。

如果用药剂量太小或停药太早，有可能会导致病情反复，家长请勿自行判断，应谨遵医嘱。

类固醇制剂是可怕的药吗？

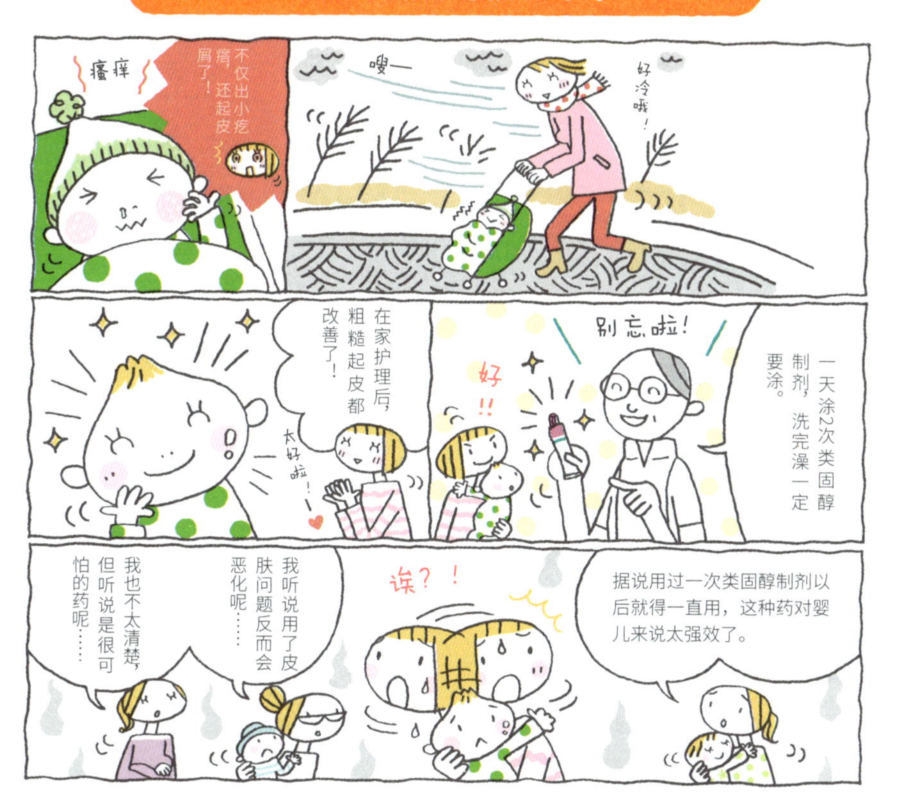

瘙痒
不仅出小疙瘩，还起皮屑了！
嗖—
好冷哦！
在家护理后，粗糙起皮都改善了！
太好啦！
一天涂2次类固醇制剂，洗完澡一定要涂。
别忘啦！
好!!
据说用过一次类固醇制剂以后就得一直用，这种药对婴儿来说太强效了。
诶？！
我听说用了皮肤问题反而会恶化呢……
我也不太清楚，但听说是很可怕的药呢……

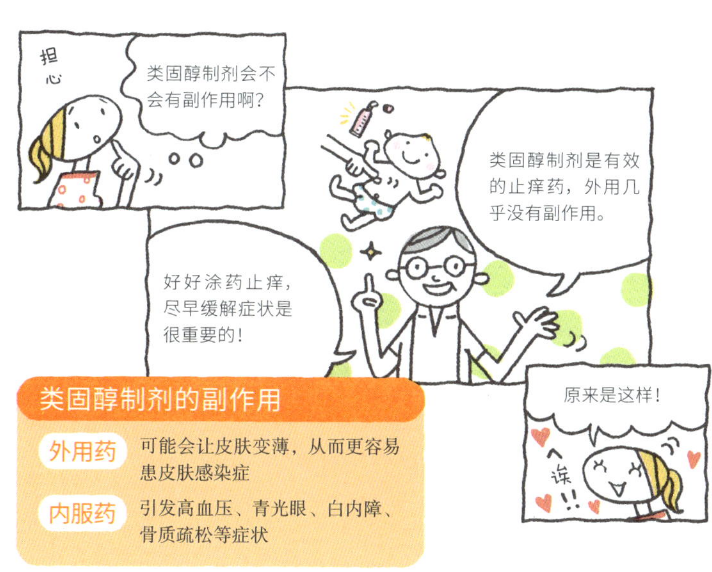

担心
类固醇制剂会不会有副作用啊？
类固醇制剂是有效的止痒药，外用几乎没有副作用。
好好涂药止痒，尽早缓解症状是很重要的！
原来是这样！
诶!!

类固醇制剂的副作用

外用药 可能会让皮肤变薄，从而更容易患皮肤感染症

内服药 引发高血压、青光眼、白内障、骨质疏松等症状

开给婴幼儿的类固醇制剂基本要求是“温和”

外用类固醇制剂根据其抑制炎症的强弱程度可分为5个等级。给婴儿开具的一般是药性温和（mild）的药品。

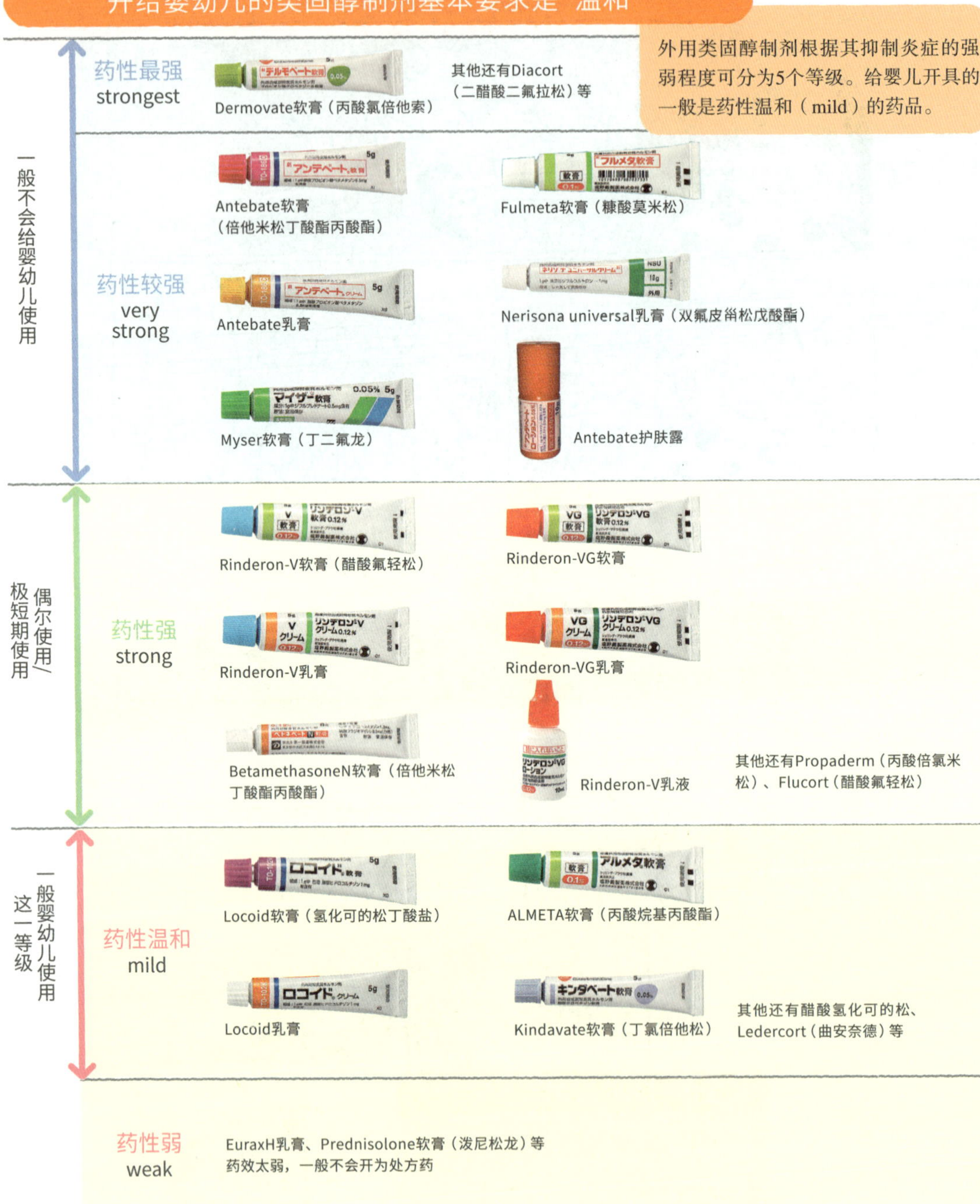

类固醇制剂的正确使用方法

涂药时断时续或擅自停药反而会拖延病程

使用必要用量，在短时间内快速治愈

就诊后医生开具了类固醇制剂的处方药，请不用担心，遵医嘱给孩子使用即可。类固醇制剂的使用时间和用量根据症状有所不同，请务必遵医嘱使用。

- 使用时间一般为 1~2 周。
- 成人手指第一关节长的药膏，涂满成人 2 个手掌大的范围。
- 不要揉搓，轻轻涂在皮肤表层即可。

以上是基本的使用方法，但也仅为基础。医生有时会提出“将药效稍强的产品与乳液混合使用”“不同的身体部位使用不同的类固醇制剂”等指示。如果没有听明白，千万不要含糊过去，一定要和医生确认清楚。

只要能正确使用类固醇制剂，就能在短时间内缓解瘙痒和红肿。如果因为担心副作用而只用极少量，或未达到医生要求的使用时间就擅自停药，不仅药效不明显，还会拖延皮肤问题的病程。使用类固醇制剂的原则是遵医嘱，用足必要用量，在短时间内快速治愈。

类固醇制剂 开始使用到停药的流程

抓挠皮肤会让炎症恶化。类固醇制剂是这种情况下的紧急处理用药，为了抑制伴有剧烈瘙痒的炎症，请谨遵医嘱使用。待症状改善后，请注意“清洁、保湿、低刺激”，继续保持较好的皮肤状态。

伴有瘙痒的炎症应遵医嘱涂药1~2周 → 炎症缓解，瘙痒消失 → 停用类固醇制剂，通过日常皮肤护理保持较好的皮肤状态

何时涂药?

●基本是一天2次，早晚各1次

●洗完澡一定要涂药

不仅是类固醇制剂，皮肤护理的基本原则就是在清洁完皮肤后涂上药和护肤品。洗完澡后一定要涂抹，起床后请先擦拭身体再涂药。

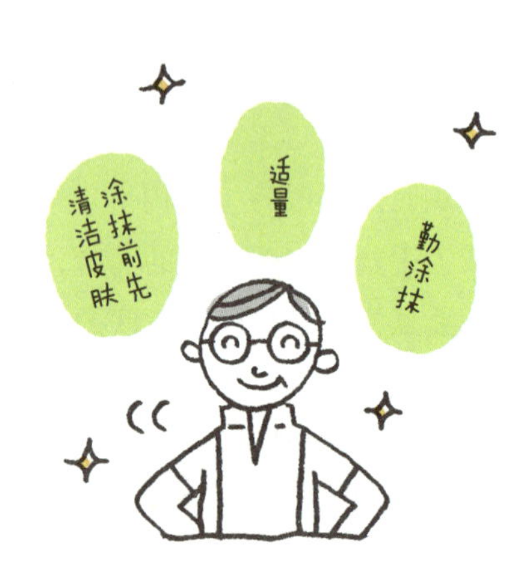

如何涂药?

●挤出食指第一关节长的药膏

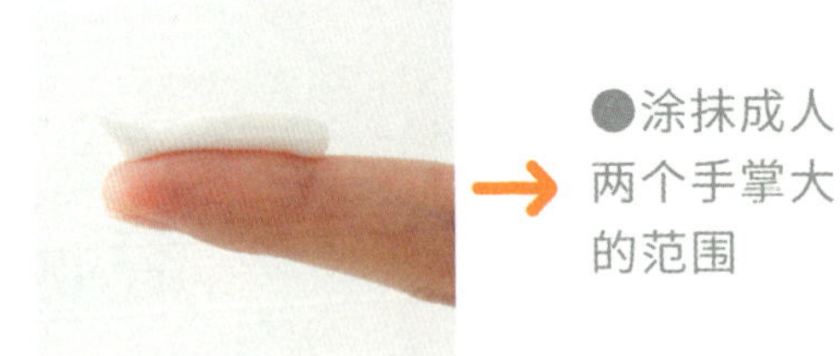

→ ●涂抹成人两个手掌大的范围

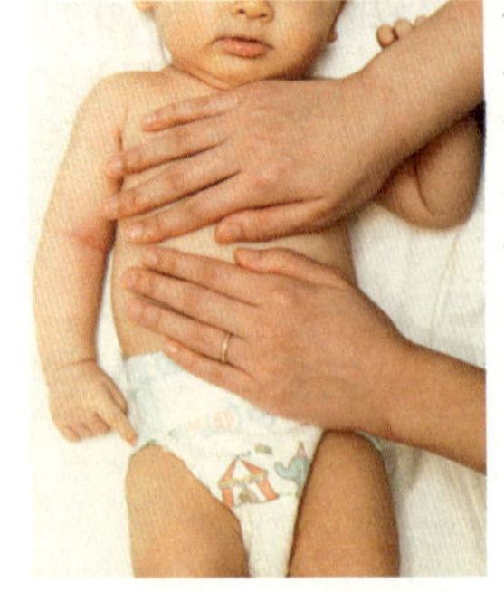

图片为3个月大的婴儿，成人的两个手掌几乎覆盖孩子的上半身。

请按照医生要求的用量使用，如果减少涂药次数或用量，反而会拖延病程。涂药时请不要揉搓，在皮肤表层薄薄地涂上一层药膏即可。

正确使用，彻底治愈！

类固醇制剂只要遵医嘱使用，是效果非常显著的药品。请尽快治愈皮肤问题，然后通过护理维持良好的皮肤状态。

跑了多家医院，使用类固醇制剂与氧化锌软膏后症状得以改善

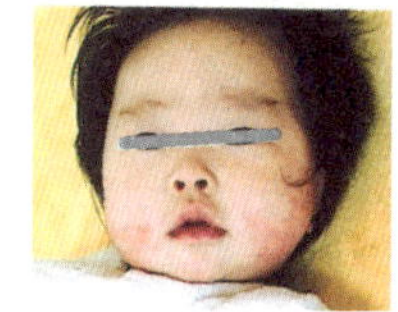

- Rinderon（倍他米松二丙酸酯）（类固醇制剂）
- 氧化锌软膏（消炎药）
- 凡士林（保湿、防护剂）等

11个月

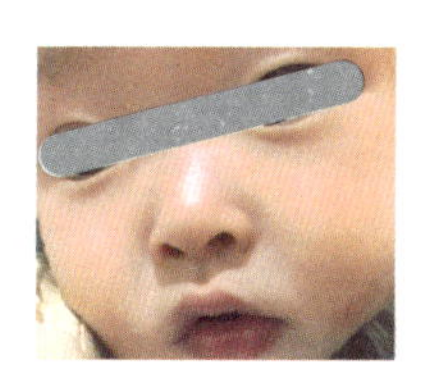

出生后1个月开始出现皮肤问题，换了好几家医院的皮肤科，得到了各种诊断。7个月时又去皮肤科，在医生的指导下使用类固醇制剂，到了9个月，皮肤问题一下子好转。

学会使用类固醇制剂和乳液后，皮肤变光滑了

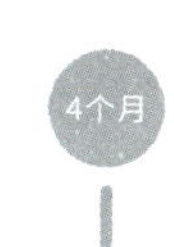

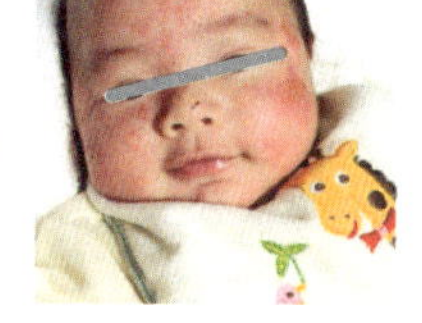

- Locoid软膏（氢化可的松丁酸盐）（类固醇制剂）
- Lidomex（泼尼松龙戊酸酯乙酸酯）（类固醇制剂）与凡士林（保湿、防护剂）的合剂
- 类肝素霜剂（保湿剂）等

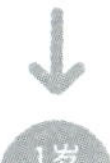
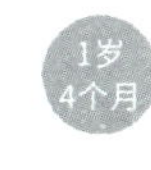

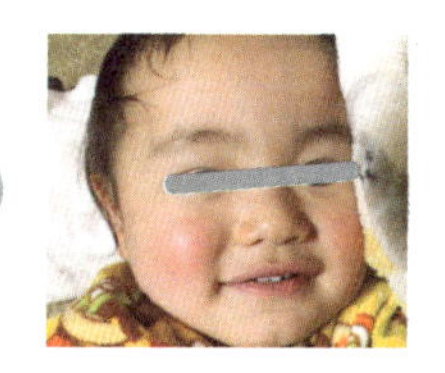

严重的特应性皮炎，抓挠得满脸是血。在医生的指导下正确使用类固醇制剂和保湿剂后，1年内皮肤恢复健康。现在已经没有继续使用类固醇制剂了。

使用类固醇制剂后7天就大为改善

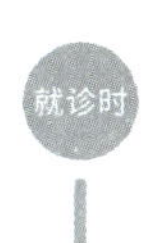

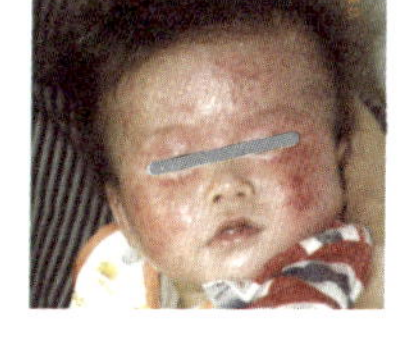

- ALMETA（丙酸烷基丙酸酯）（类固醇制剂）

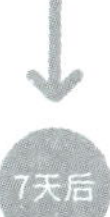
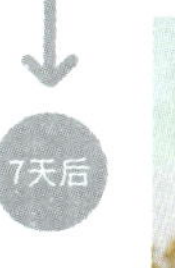

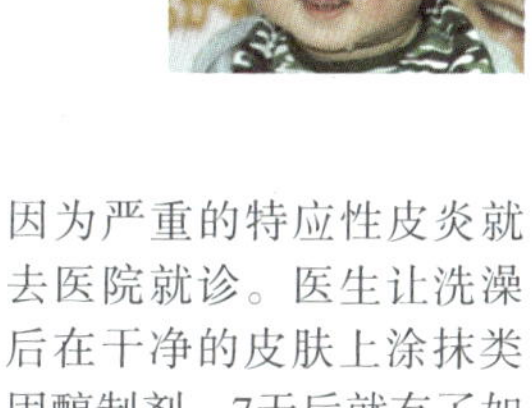

因为严重的特应性皮炎就去医院就诊。医生让洗澡后在干净的皮肤上涂抹类固醇制剂，7天后就有了如照片中的大幅改善。此后转为基础护肤，一直保持较好的皮肤状态。

※ 请在医生的指导下用药。

婴幼儿常见皮肤病Q&A

预防与护理

Q 洗完澡后给孩子擦干身体有什么诀窍吗？

A 不能用力来回擦，请轻柔地按压吸水。

刚洗完澡时，皮肤很柔嫩，用力来回擦拭很容易损伤皮肤。为了不加重皮肤的负担，请使用柔软的毛巾，轻柔地按压擦干水。诀窍是用毛巾包裹孩子的身体，轻轻按压吸干。请注意检查颈部是否有漏擦的部位。

Q 婴幼儿肥皂有液体和固体的，用哪种比较好呢？

A 两种都可以，请选择起泡性好的产品。

给婴幼儿洗澡的关键在于用大量泡沫轻柔地洗净。液体和固体产品都可以使用，建议选择起泡性更好的。因为如果不能很好地起泡，洗涤剂有可能会残留在皮肤上，从而引发皮肤问题。

Q 给孩子选用什么护肤品好呢？

A 请根据季节选择不同类型的产品。

请选择妈妈用起来更顺手的产品。夏季可以选用清爽的乳液，而冬季则可用更滋润的乳霜类产品，根据季节区分使用。如果出现湿疹等皮肤问题，请去皮肤科就诊，向医生咨询后选择医生推荐的产品，这样更放心。

Q 比较在意护肤品中的香味和添加剂。

A 请选择没有多余成分、温和而不刺激的护肤产品。

婴幼儿的皮肤不耐刺激，请为他们选择没有多余成分、温和而不刺激的产品。一般婴幼儿产品是不会加入刺激性添加剂的。能选择那些包装上标注弱酸性、无香料、无色素、通过过敏性测试的产品就更好了。

Q 可以不用肥皂，只用热水洗澡吗？

A 不用肥皂无法彻底洗去污垢。

头部、额头、屁股周围这些容易藏污纳垢的部位，只用热水清洗无法彻底洗去污垢，请用起泡性好的婴幼儿专用洗护产品，彻底清洁。

Q 为了预防皮肤问题，必须要每天洗澡吗？

A 婴幼儿容易出汗，建议每天至少洗 1 次澡。

婴幼儿新陈代谢旺盛，很容易出汗。即便是冬季，他们的出汗量也往往超乎大人的想象，身上很容易积聚污垢。因此不论什么季节，都应该每天给孩子洗澡，彻底洗去污垢。

Q 容易发生皮肤问题的孩子，去游泳池是不是会让肌肤问题更加严重？

A 氯会和神经酰胺发生反应，有可能引发皮肤问题的恶化。

游泳有可能会引发皮肤问题的恶化。泳池的水为了消毒会使用氯，这种化学物质会和维持皮肤屏障功能的神经酰胺发生反应。因此在孩子湿疹时带他去游泳，有可能会使瘙痒变得更严重。

Q 可以叠涂护肤品吗？

A 可以叠涂，以皮肤油润为宜。

护肤品主要用于保护皮肤，可以大量使用，用量以皮肤滋润为宜。涂抹时还可与孩子说说话，享受亲子肌肤亲密接触的时光。

Q 用干布擦身能强健皮肤提高抵抗力吗？

A 这样会损伤婴幼儿娇嫩的皮肤，请不要这样做！

皮肤本身具有屏障功能，能抵御污垢和病毒等入侵，同时还能防止身体中的水分流失。但婴幼儿的皮肤很薄，屏障功能也不完善。用干布来回擦拭很可能会破坏皮肤原本的屏障功能，不建议这样做。

Q 为了预防痱子，可以用爽身粉吗？

A 有可能引发感染，不特别推荐。

爽身粉（婴儿热痱粉）能帮助保持皮肤干燥爽滑。但出汗后涂上爽身粉可能会堵塞毛孔，或是积聚在身体弯折的褶皱中变为污垢，从而引发感染，其实没必要使用。

Q 长痱子的部位可以用肥皂清洗会引发刺激吗？

A 不会引发刺激，请用肥皂清洁干净吧。

要预防痱子，最好的办法就是保持皮肤清洁。因此，用肥皂彻底清洁很重要。但请选择低刺激或婴幼儿专用的肥皂，充分打出泡沫再清洗。每天 1 次，在洗澡时用肥皂好好清洗干净吧。

Q 夏季室温多少摄氏度不容易诱发痱子？

A 大人觉得舒适的温度即可，请以室外气温减 5°C为参考。

一般以大人觉得舒适的温度为宜。夏季当大人觉得有些热时，不妨打开空调。与外界气温温差太大也会对身体造成负担。设定温度以室外气温减 5℃为宜。

Q 是不是穿无袖衫更容易长痱子？

A 推荐能吸去腋下汗液的有袖衣服。

炎热季节，露出很多皮肤的衣服感觉很凉快。但无袖衫无法吸除腋下的汗液，很容易引发痱子。推荐穿有袖子、可以吸汗的棉质 T 恤。

Q 为了预防尿布皮炎，需要每次小便都更换纸尿裤吗？

A 如果能做到是最好的，特别是夏季要注意勤换。

就理想情况而言，确实应该如此。如果可能的话，最好每次小便都更换纸尿裤，但在实际操作中，这其实是很难做到的。不过可以在更容易出汗的夏季多注意，要比平时更频繁地更换纸尿裤。

Q 是不是用尿布会比较不容易得尿布皮炎？

A 作为预防，不论是尿布还是纸尿裤都应注意勤换。

这与本人的肤质有关。不过近年来，纸尿裤功能提升，越来越不容易引发尿布皮炎。另外，旧尿布会出现布料特有的用久后变硬变粗糙的情况，有时也会因此引发尿布皮炎。无论如何，尿布与纸尿裤如果长时间不更换，都会引发尿布皮炎，尿布脏了请尽快更换。

Q 如果只是小便，能不能不擦屁股，直接换尿布？

A 尽管只是小便，但皮肤上已经沾上污渍，请先擦拭干净吧。

小便中含有尿素和氨等物质，会刺激孩子的皮肤。因为穿上尿布很闷，夏季还会出汗，所以不要忽视尿液，轻轻擦干净后再换尿布。

Q 孩子患尿布皮炎时，是不是应该避免使用市售的清洁湿巾？

A 如果含有酒精，可能会引发刺激。

市售的清洁湿巾有的纤维比较粗糙，有的含有酒精，这都会对皮肤产生刺激。孩子的屁股出现皮肤问题时，可用浸湿的脱脂棉清洁，这样做比较温和。注意不要来回擦拭，用温水冲洗清除污垢即可。

Q 停止使用类固醇制剂后症状出现反复，这是药物使用后产生依赖了吗？

A 请改善护肤方式，帮助皮肤保持较好的状态。

"类固醇制剂容易产生依赖性"的说法是不正确的。当症状复发时，请审视护肤是否做到了"清洁、保湿、低刺激"。另外，家长不要自行判断"已痊愈"而擅自给孩子停药，这点也十分重要。停药前请务必复诊，由医生确认。

Q 用茶水或盐卤洗屁股能治疗尿布皮炎吗？

A 可能会有预防效果，但不能治愈。

绿茶中含有儿茶素，具有抗菌作用，可以尝试作为预防手段，但没有治疗效果。盐卤的作用目前不明，如果症状严重，请务必去医院就诊。

皮肤用药、类固醇制剂

Q 可以用市售的外用药吗？

A 如果是婴幼儿专用或儿童专用的产品，不妨使用。

可以用婴幼儿专用或儿童专用的产品，如果是成人用药，请务必咨询药剂师。如果用了几天市售药后症状并无缓解或出现恶化，请尽早就医。

Q 软膏、乳霜、乳液有什么区别？

A 药的成分含量相同，但形态不同，特点也有所不同。

以上几种类型的有效成分是一样的，只有形态的区别。含水量少的软膏比较黏稠，但更容易附着在表皮上。而乳霜不会发黏，更容易渗透，可如果涂在伤口上可能会有刺痛感。水分含量最高的乳液起效快，但效果的持久性较弱。

Q 听说类固醇制剂只是强行将炎症压下来，治标不治本。

A 虽然不治本，但这是最适合用于缓解症状的药物。

人们常说“没有药能对感冒治本”，但有很多药可以缓解发热和咳嗽的症状。类固醇制剂的作用与此相似，它能帮助皮肤恢复原有的屏障功能，以改善皮肤问题。

Q 用了类固醇制剂后，其他药物会没有效果，是真的吗？

A 外用类固醇制剂无须有此担心。

内服的类固醇类药物与治疗糖尿病、高血压和感染症的药物一同服用时，有时会降低药效，而有时反而会增强药效。不过外用的用于治疗皮肤问题的类固醇类药物不存在这方面的问题。用药的同时也可接受预防接种。

Q 也有些皮肤病不能使用类固醇制剂？可以自行诊断吗？

A 因真菌或病毒引发的皮炎使用类固醇制剂反而会引起病情恶化。

念珠菌性皮炎、疱疹、水痘等因真菌（霉菌）等原因引发的皮炎，使用类固醇制剂反而会引起恶化。这些疾病不容易分辨，请不要随便给孩子使用以前用剩下的处方药，请务必带孩子去医院就诊。

Q 孩子不小心舔到了涂有类固醇制剂的部位，会对身体产生危害吗？

A 少量舔舐入口没有问题。

稍稍舔到一些涂在皮肤上的类固醇制剂，不用担心会对身体产生不良影响。外用药的味道很糟糕，孩子应该不会主动大量吞下。如果实在担心，可用绷带或衣服遮住涂过药的部位。

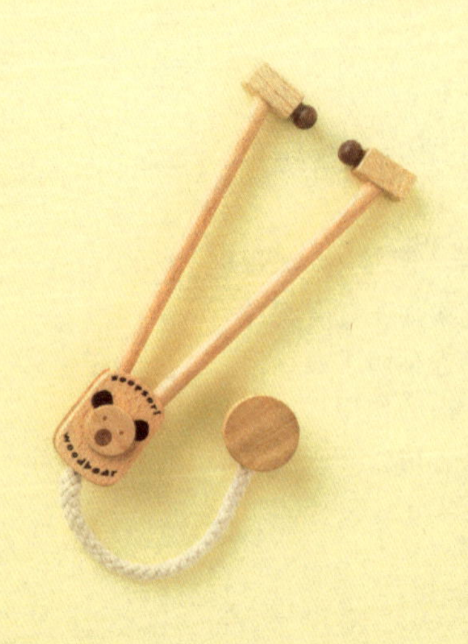

皮肤问题与过敏

Q 特应性皮炎会遗传吗？

A 体质虽然会遗传，但不一定会出现与父母相同的症状。

如果父母患有过敏类疾病，这一因素会遗传给孩子，但发病与多种基因有关。有时，兄弟姐妹也会出现不同的症状，孩子的症状不一定与父母相同。

Q 妈妈患有特应性皮炎，能母乳喂养吗？

A 母乳喂养与妈妈的症状无关，请放心进行母乳喂养。

母乳不会传播特应性皮炎，可以进行母乳喂养。另外，如果妈妈因过敏服药，也没有关系。只有非常微量的药物会进入母乳，完全可以进行母乳喂养。如果实在担心，可以先咨询医生。

Q 孩子皮肤干燥起皮，这是特应性皮炎吗？

A 干性皮肤不等于特应性皮炎，请观察皮肤的状态。

婴幼儿皮肤很薄，肌肤屏障功能也不完善，容易出现干燥、皮肤起皮的情况。而特应性皮炎的特征是反复出现伴有瘙痒的湿疹。因此一般来说，医生会观察皮肤状态 2 个月以后再做判断。

Q 容易患小儿湿疹的孩子会更容易患上特应性皮炎吗？

A 两者没有特别的关系，但为了预防请做好基础护理。

小儿的脂溢性湿疹与特应性皮炎没有特别关系，但也有脂溢性皮炎久治不愈发展成特应性皮炎的病例。平时要重视清洁皮肤，养成护理的习惯。比如用软毛巾吸干水分、一天中多次涂抹保湿剂等，这些都能预防特应性皮炎。

婴幼儿如何预防蚊虫叮咬

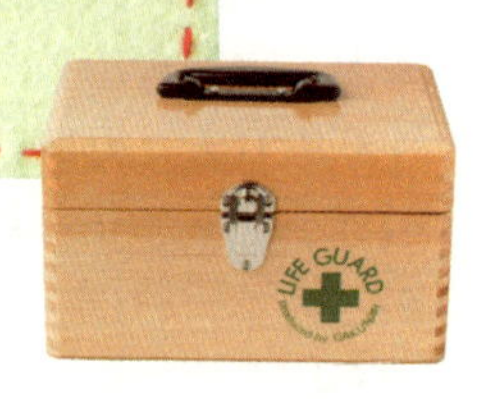

为什么婴幼儿更容易被叮咬？

蚊子喜欢体温高、出汗多的人。婴幼儿体温高、又容易出汗，当与成人在一起时，可能更容易成为蚊虫的目标。

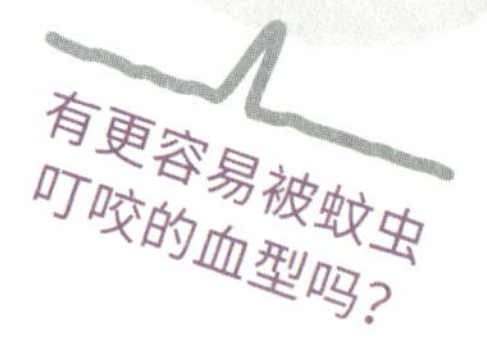

有很多传言，甚至有些文献会说某种血型更容易被蚊子叮咬。但这些说法并未得到证实，无须在意。

穿白色衣服不容易被叮咬？

蚊子只能看到黑色与白色，而更喜欢黑色的东西。因此蚊子确实更偏向于叮咬穿黑色衣服的人或肤色较黑的人。穿白色衣服不容易被叮咬是真的！

各种防蚊法

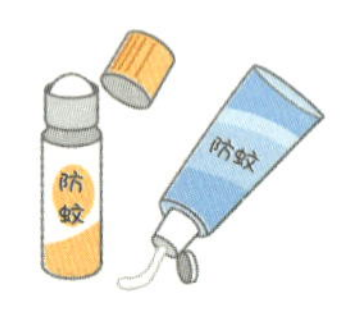

外涂型

与防晒霜一起使用时，先涂防晒再涂防蚊药。

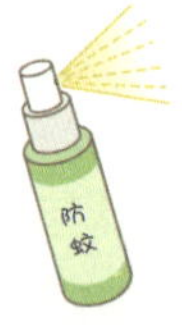

喷雾型

注意不要吸入体内，在涂抹脸部及脸部周围时，不要直接喷，先喷在妈妈的手上，然后再涂抹。

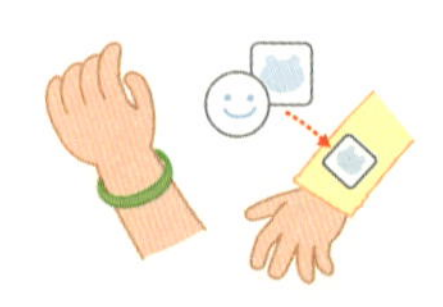

佩戴型

有手环，也有贴纸。贴纸注意不要直接贴在皮肤上，请贴于衣物上。

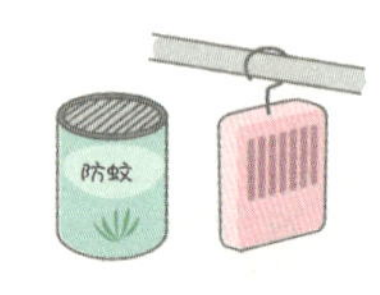

放置型

可以挂在婴儿车等婴幼儿周围的物件上。

Part 4

掌握正确的就医知识

预防接种
去医院就诊

孩子进行预防接种有什么意义？

保护孩子远离严重后遗症和致命疾病的威胁

针对 1 岁以内婴儿的预防接种疫苗共 10 种

预防接种，是把疫苗（用人工培育并经过处理的病菌、病毒等）接种在健康的人的体内使人在不发病的情况下，产生抗体，从而获得特异性免疫。例如，接种卡介苗可预防肺结核，接种水痘疫苗不仅能预防水痘，还能预防因水痘带状疱疹而引起的并发症。

可进行预防接种的疾病，都是可能会造成重症、严重后遗症或危及生命的疾病。另外，这也是为了在全社会中预防大型传染病的流行。现在，针对 1 岁以内婴儿的预防接种疫苗有 7 种，自选接种包括流感疫苗在内的有 3 种。有的疫苗会引起发热或局部红肿，但引发严重副作用的情况非常罕见。而且，有严重副作用的案例与预防接种的因果关系并不明确。考虑到自然感染的风险，还是应该积极进行预防接种，预防疾病。

只有严格按照合理的程序实施接种，才能充分发挥疫苗的免疫效果，才能使孩子获得和维持高度免疫水平，逐渐建立完善的免疫屏障，有效控制相应传染病的流行。

预防接种真的有效果吗？

根据1 预防接种普及后，疾病大幅减少

在预防接种制度尚不完善的20世纪50年代，有很多人因为以下疾病死亡。随着疫苗接种率的提升，患病人数大幅度减少，每年的死亡人数已降至数十人之内。

病名	1950年前后的年平均死亡人数	最近数年间的年平均死亡人数
百日咳	1万~1.7万人	0~5人
白喉	2000~3800人	0~5人
破伤风	2000人	10~15人
脊髓灰质炎	数百~1000人	0人
麻疹	数千~2万人	10~20人
流行性乙型脑炎	约2000人	0~2人

※引用自《日本国民卫生的动向》

根据2 实现定期强制接种后，Hib和肺炎球菌的感染症减少

在日本，Hib于2008年，肺炎球菌于2010年开始自费接种。当时，每10万人中不满5岁的年均死亡人数中，因Hib感染引发脑膜炎而死亡的约8人，因肺炎球菌感染引发脑膜炎死亡的约3人。此后，两种疫苗转为定期强制接种。随着接种人数的增加，死亡人数减少。到2012年，两个数据均降至1人以下。

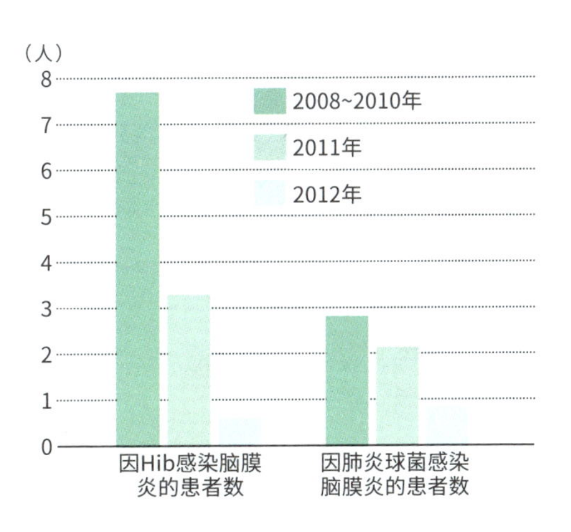

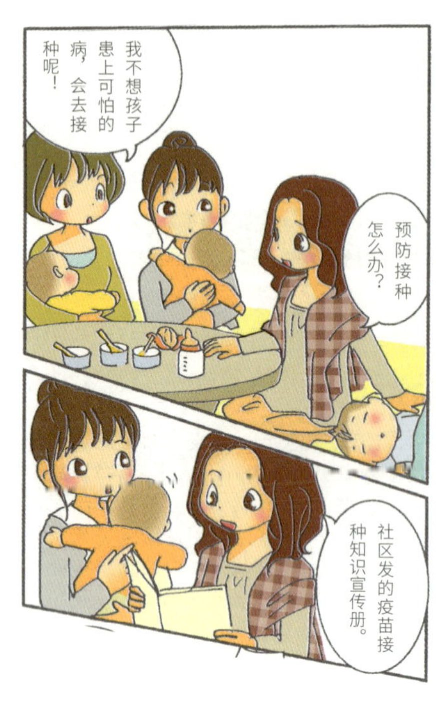
预防接种怎么办？
我不想孩子患上可怕的病，会去接种呢！
社区发的疫苗接种知识宣传册。

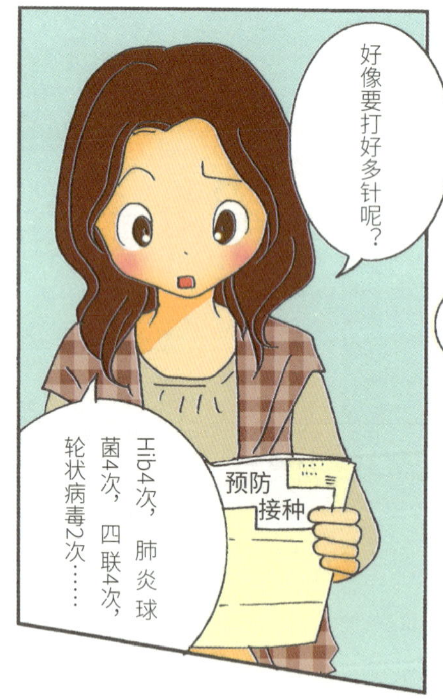
好像要打好多针呢？
预防接种
Hib4次，肺炎球菌4次，四联4次，轮状病毒2次……

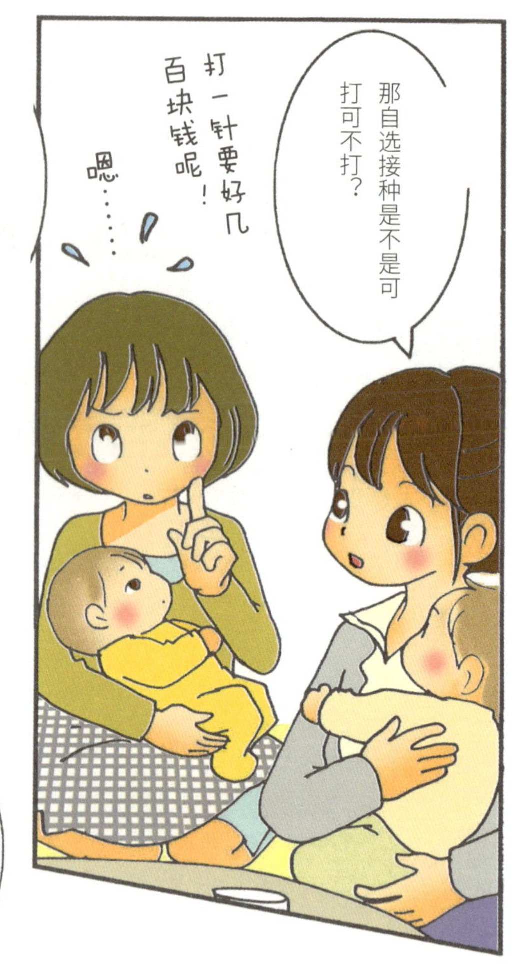
那自选接种是不是可打可不打？
打一针要好几百块钱呢！
嗯……

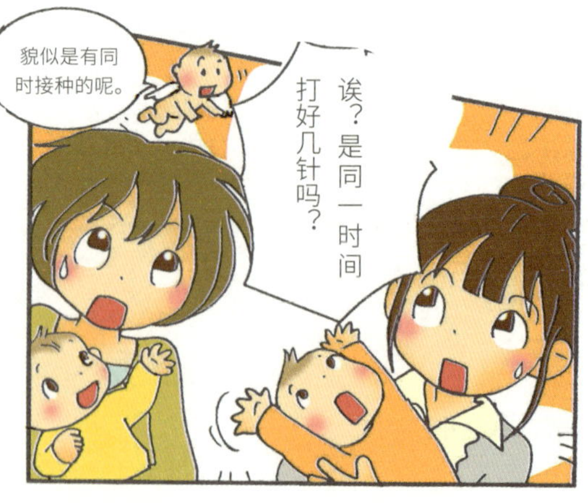
诶？是同一时间打好几针吗？
貌似是有同时接种的呢。

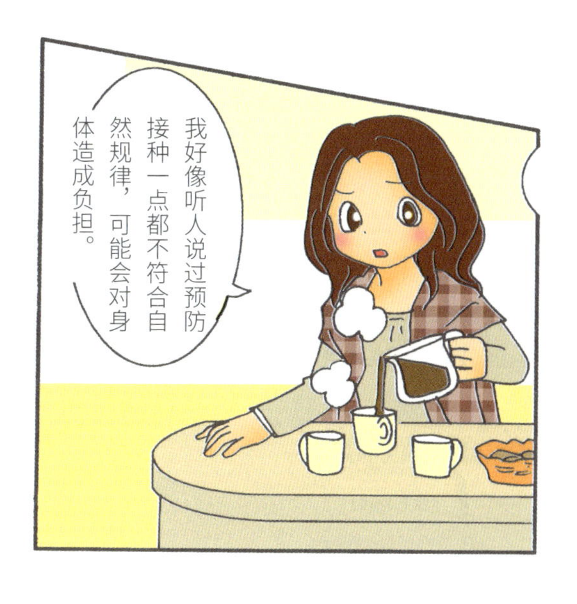
我好像听人说过预防接种一点都不符合自然规律，可能会对身体造成负担。

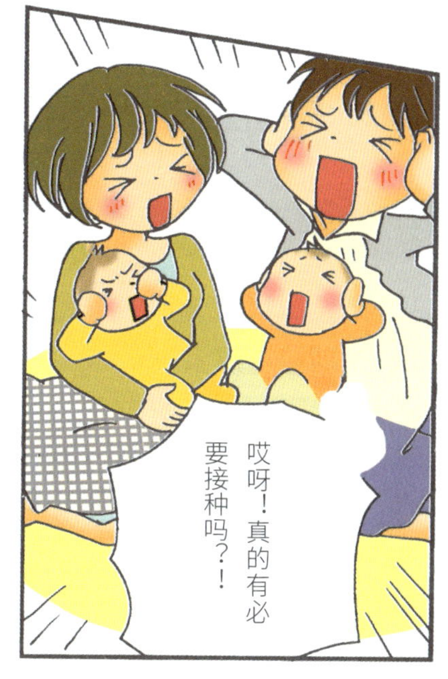
哎呀！真的有必要接种吗？！

注意不要错过接种时间

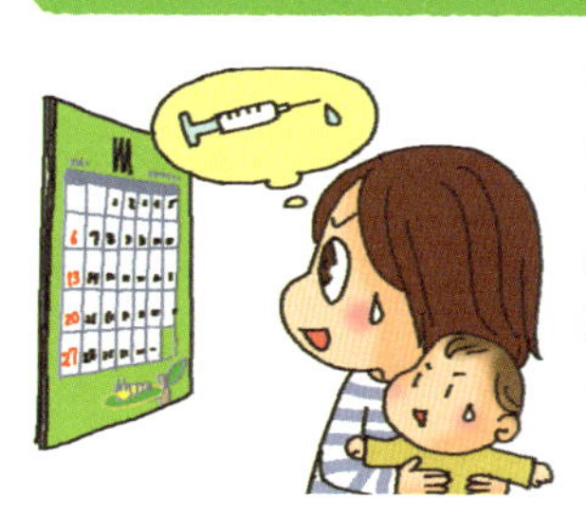

有时，因为孩子的身体原因等情况，可能无法按时接种。具体请咨询社区医生，按时给孩子接种疫苗。

如果中途终止接种会怎么样？

有人可能会认为，必须接种4次的疫苗虽然只打了3针就终止了，但肯定比完全没接种强。其实，中途终止是无法产生预防效果的。只有按要求全部按时接种，才能在体内形成可以抵御疾病的抗体。这是疫苗的工作原理。因此，即便时间有些间隔，还是应该按照要求，接受全部的疫苗接种。

预防接种

预防接种的日程安排

出生后的半年内与 1 岁后是疫苗集中接种时期

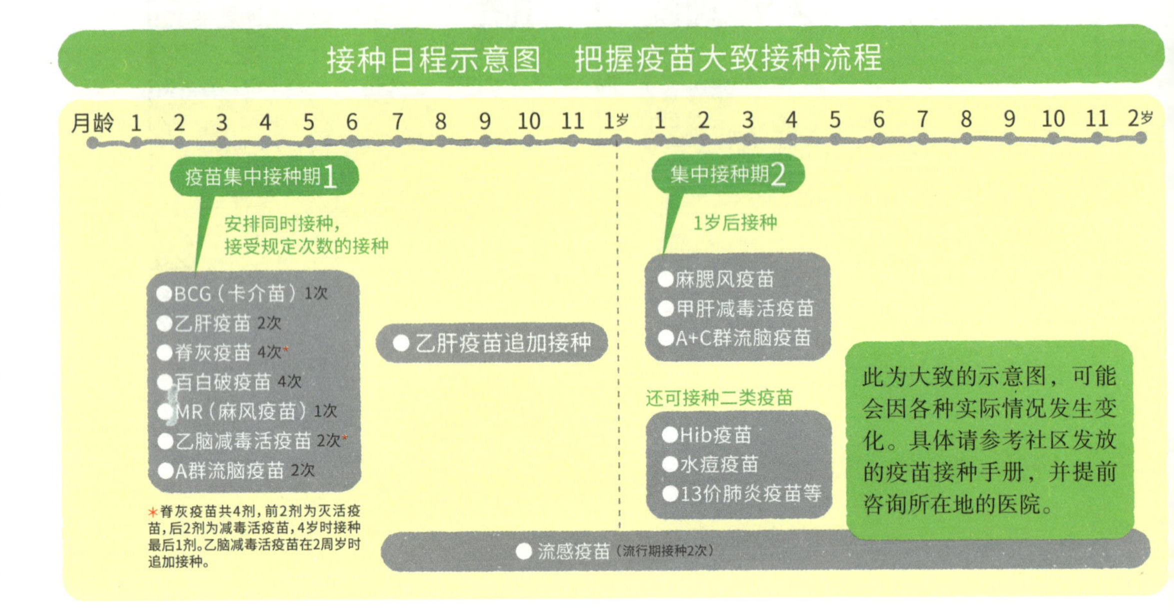

很多疫苗都需要多次接种

是否需要进行预防接种是由父母判断的。因为无法请别人代为思考，必须主动参与其中。不清楚的家长，不妨多咨询一下社区医院的医生，根据自身情况选择疫苗，制订接种计划。

针对 1 岁以内婴儿的国家一类疫苗有 7 种，且这些疫苗几乎都无法 1 次完成接种，如乙肝疫苗需要接种 3 次，脊灰疫苗需要 4 次，都需要多次接种。具体接种的时间请参考社区医院发放的疫苗本，以防错过接种时间。二类自费疫苗，可根据自身情况，咨询医生后决定。

1岁以内建议接种的疫苗共7种	
卡介苗	1次
乙肝疫苗	3次
脊灰疫苗	4次
百白破疫苗	4次
麻风疫苗	1次
乙脑减毒活疫苗	2次
A群流脑疫苗	2次
	共计17次 如果接种流感疫苗，共计18次

1岁之后建议接种的疫苗4种	
麻腮风疫苗	1次
甲肝减毒活疫苗	1次
A+C群流脑疫苗	2次
水痘疫苗	2次
	共计6次 如果接种流感疫苗，共计7次

接种，还是不接种？自费疫苗

在某些情况下，轮状病毒疫苗可酌情

请不要再认为“自费接种是可打可不打的疫苗”。很多疫苗在本国内是自费疫苗，但在其他国家可能就是强制需要接种的。也就是说，那些疾病被认为是会留下严重后遗症或导致死亡的疾病。

不过，因为是自由选择，很多人会因为各种原因最终选择放弃接种。如果一定要安排优先级，那么，可接种时间比较短的轮状病毒疫苗可酌情放弃。轮状病毒虽然可能引发激烈的呕吐和腹泻而导致住院，但不太会留下后遗症。不过，每个孩子的体质以及生活地区的气候环境等均存在差异，具体的接种计划可咨询社区医院的医生后再做决定。

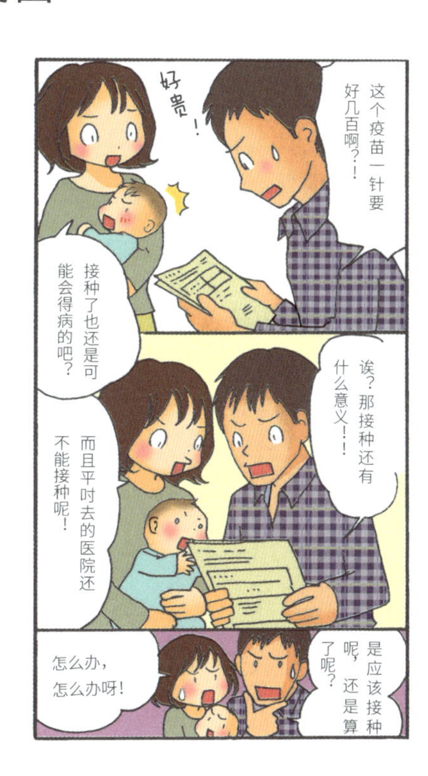
这个疫苗一针要好几百啊？！
好贵！
诶？那接种还有什么意义！！
接种了也还是可能会得病的吧？
而且平时去的医院还不能接种呢！
是应该接种呢，还是算了呢？
怎么办，怎么办呀！

自费疫苗是指?

国家计划内疫苗以外的疫苗。目前，轮状病毒疫苗、水痘疫苗、流感疫苗等都属于自费疫苗。

疫苗接种Q&A

Q 为什么轮状病毒疫苗有的接种2次，有的接种3次?

市面上主流的轮状病毒疫苗有两种，罗特威（Rotarix）可预防1种轮状病毒，需接种2次。乐儿德（RotaTeq）可预防5种轮状病毒，需接种3次。两者产生抗体所需的接种次数不同。两者的预防效果差不多，家长自行判断选择即可。

Q 为什么轮状病毒疫苗接种的时间这么短?

一般认为，如果高月龄接种，会增加肠套叠的风险。肠套叠是肠道纠缠引发堵塞的疾病。为了在肠套叠风险较低的低月龄完成接种，因此可接种时间较短。

Q 腮腺炎疫苗是不是最好接种2次?

腮腺炎疫苗只接种1次无法产生足够的抗体，有时会出现打过疫苗依然患病的情况。为了产生足够的抗体，一般最好接种2次。

Q 腮腺炎是不是自然感染一次会比较好?

腮腺炎的可怕之处在于并发症会引起耳聋。过去，人们认为腮腺炎很少引发耳聋，但近年的研究表明，几百人中就有一人因为腮腺炎耳聋。

Q 为什么流感疫苗必须在6月龄后接种?

6月龄前，婴儿有来自母体的免疫力保护，很少会罹患流感。即便感染也极少会出现重症，因此一般认为可以在6月龄后开始产生自体免疫力再接种。如果已满6个月且遇到流感爆发，可以考虑接种。

同时接种与不良反应

几种疫苗同时接种会对身体造成负担吗？

不会影响不良反应的出现概率

同时接种即一次接种几种疫苗，很多父母会担心，“一次打这么多疫苗，会不会对孩子的身体造成负担呢？”

目前，国内的疫苗接种数早已达到世界的基本标准，同时接种也是如此，这在国内外都是非常普遍的。

另外，在 1 岁之前想要完成近 20 次接种，不同时接种也是很难实现的。国家卫生部门指出，一次可以接种多种疫苗。家长在为孩子安排接种时，也可选择联合疫苗，其优点是减少疫苗注射次数的同时，预防更多种类的疾病。

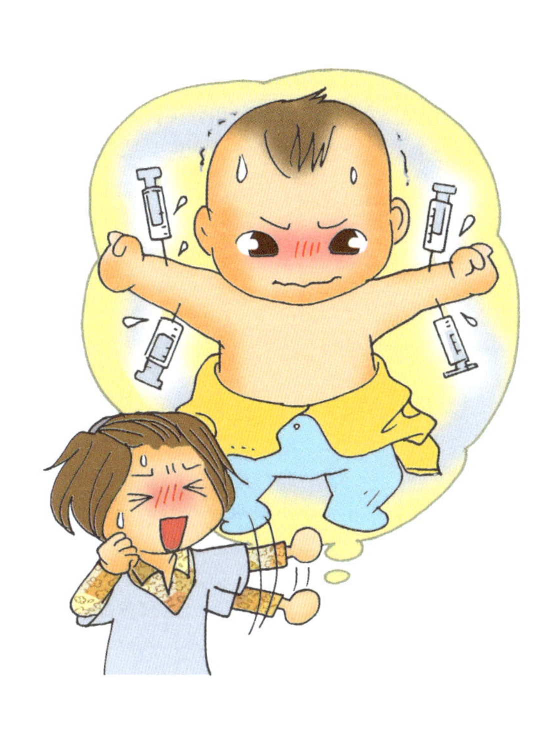

同时接种是指?

去一次医院同时接种两种及以上的疫苗。数量与疫苗的组合没有限制。这样做的好处是减少跑医院的次数，减轻家长的负担，同时还能防止接种遗漏。

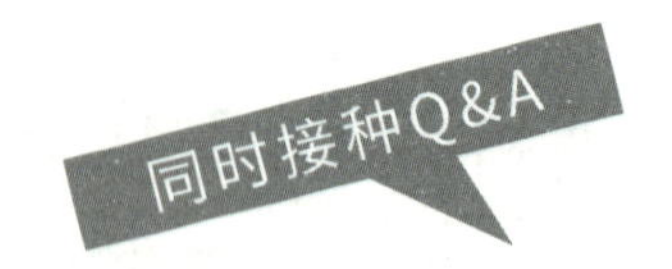

Q 为什么有的时候是左胳膊接种，而有的时候又是右胳膊接种?

同时接种时，规定接种部位必须间隔一定距离以上，分左右胳膊能确保足够的间隔。另外，这也是为了应对接种部位后续可能出现的局部红肿。不过，婴儿手臂上能用于注射的面积很小，有时也会有几种疫苗都打在同一侧胳膊上的情况。

Q 非活性疫苗是间隔一周再次接种，而活性疫苗要间隔一个月，那为什么两者可以同时接种?

注射疫苗到体内出现免疫反应，发生在接种后的数小时内。在几分钟内同时注射，疫苗之间不会相互影响，会在体内分别产生必要的抗体。能否同时接种与疫苗的种类和针数没有关系。

Q 什么是五联疫苗?

家长们在孩子出生后的第1个月会接触到一种二类疫苗，叫作五联疫苗，这个是需要自费的。五联疫苗全称五合一混合疫苗，能预防的疾病包含白喉、破伤风、百日咳、小儿麻痹、乙型流感嗜血杆菌（Hib）。从接种次数来说，五联疫苗大大减轻了儿童的接种痛苦。而接种次数的增加不但会增加医疗服务成本，还会增加疑似预防接种异常反应的风险。国家食品药品监督管理局已于2010年批准五联疫苗在中国上市。

会不会有严重的不良反应？

近年没有严重不良反应的案例

接种后的不良反应，最可怕的是过敏反应——过敏性休克。医生会要求在接种后留在医院观察一段时间，请遵照医生的指示。不过，近几年都未发生婴儿在预防接种后出现严重不良反应的案例。

在不怎么严重的不良反应中，比较常见的是接种部位红肿。而且相比第 1 次接种，第 2 次、第 3 次接种更容易出现红肿。如果红肿范围较大，如肿块扩大超过手肘一直肿到了前臂，请去接种医院就医。

另外，接种了 Hib 疫苗和肺炎球菌疫苗后，约有 10% 的概率会出现发热症状。如果预防接种后出现 38℃以上的高热并持续 2 天以上，请去接种医院就诊。如果接种后发热，但仍能正常喝母乳或奶粉，精神也比较好，可以在家观察。出现精神不振时请去医院就诊。

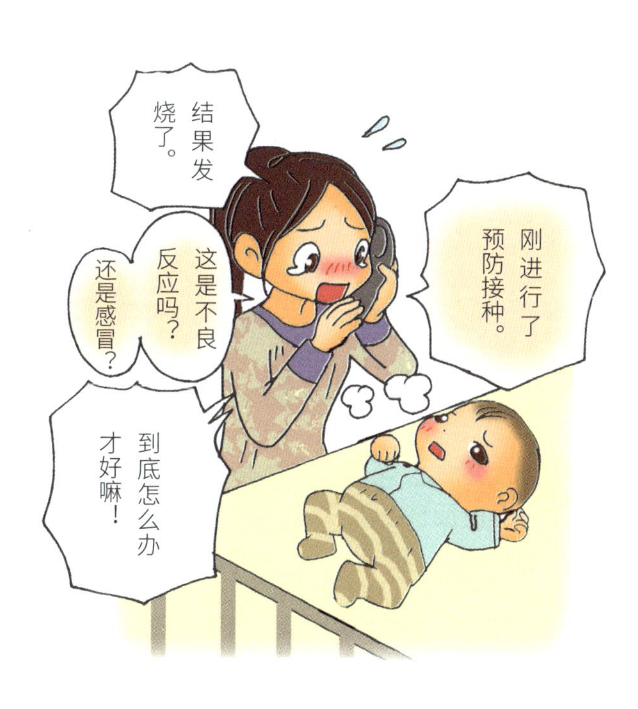

刚进行了预防接种。
结果发烧了。
这是不良反应吗？
还是感冒？
到底怎么办才好嘛！

不良反应是指？

因疫苗接种引起的身体反应，多为发热等。极少数情况下会出现强烈的过敏反应。药物引起的化学反应叫“副作用”，两者的意思基本相同。

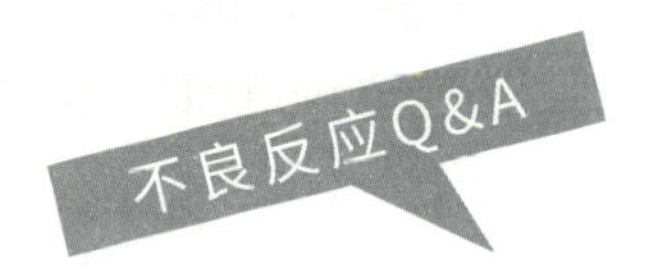

Q 接种当天洗澡要用偏温的水吗？出现红肿需要冷敷吗？

接种当天可与平常一样洗澡，没必要特意调低洗澡水的温度，但不要让接种部位接触到水。出现局部红肿时，冷敷会比较舒服，但不冷敷也没关系。

Q 感冒后，恢复到什么状态可以进行预防接种？

即便出现一些感冒症状，只要没有发热就可以接种。婴幼儿体温在37.5℃以上就需要警惕，即如果接种的话，要确保体温不能超过37.5℃。不过正常体温也存在个体差异，请与医生详细说明感冒的经过，并遵医嘱。

Q 听说相比手臂，打在腿上较不容易出现不良反应。

预防接种疫苗一般均为皮下注射剂，而不是用于腿部与屁股的肌肉注射剂。以前，因为给婴幼儿使用肌肉注射剂，曾引发大腿四头肌萎缩症，造成孩子步行困难。因此，之后医生对婴幼儿进行肌肉注射变得非常谨慎。

带孩子去医院就诊时的注意事项

医生的判断八成依据父母提供的信息

将孩子发热、食欲和情绪变化的过程整理成笔记

就诊时，医生希望得到什么样的信息呢？在诊疗时，医生会听取胸腔内的声音，有时还会做一些化验检查。但事实上，在诊断所需的信息中，通过诊疗和化验所获得的信息只有两成，剩下的八成信息是通过与父母的交流获得的。一直看护孩子的人提供的信息具有重大的价值。

医生具体想要了解的，是发热、食欲和情绪。上述方面与平时相比，从什么时候起发生了什么样的变化。如果出皮疹，则要清楚是从什么时候开始出现皮疹的。请在就医前将上述信息整理成简单的笔记，这样能让诊疗更顺利。

选择乐意倾听细节的医生

当孩子状态不对劲时，会带孩子去医院就诊。每个家长都希望能够遇上靠谱的医生。

医生是否可靠，一方面看医生的水平，另一方面则看“是否会仔细聆听家长的话”。能否关注到一些细微的变化，带给人的安心感是完全不同的。如果平时就注意常向医生咨询一些细节问题，这些信息就会逐渐积累，帮助医生做出正确的判断。

不过，医生每天会诊治很多孩子，真的能记住每个患儿吗？

“名字可能会记不住（笑）。但如果在身体方面有令人在意的地方，一定会记住。比如，几个月时来就诊的一个孩子有令人在意的问题。到了 3 岁再次来就诊时，也能想起，‘啊，就是那时的那个孩子’。”（土田医生）

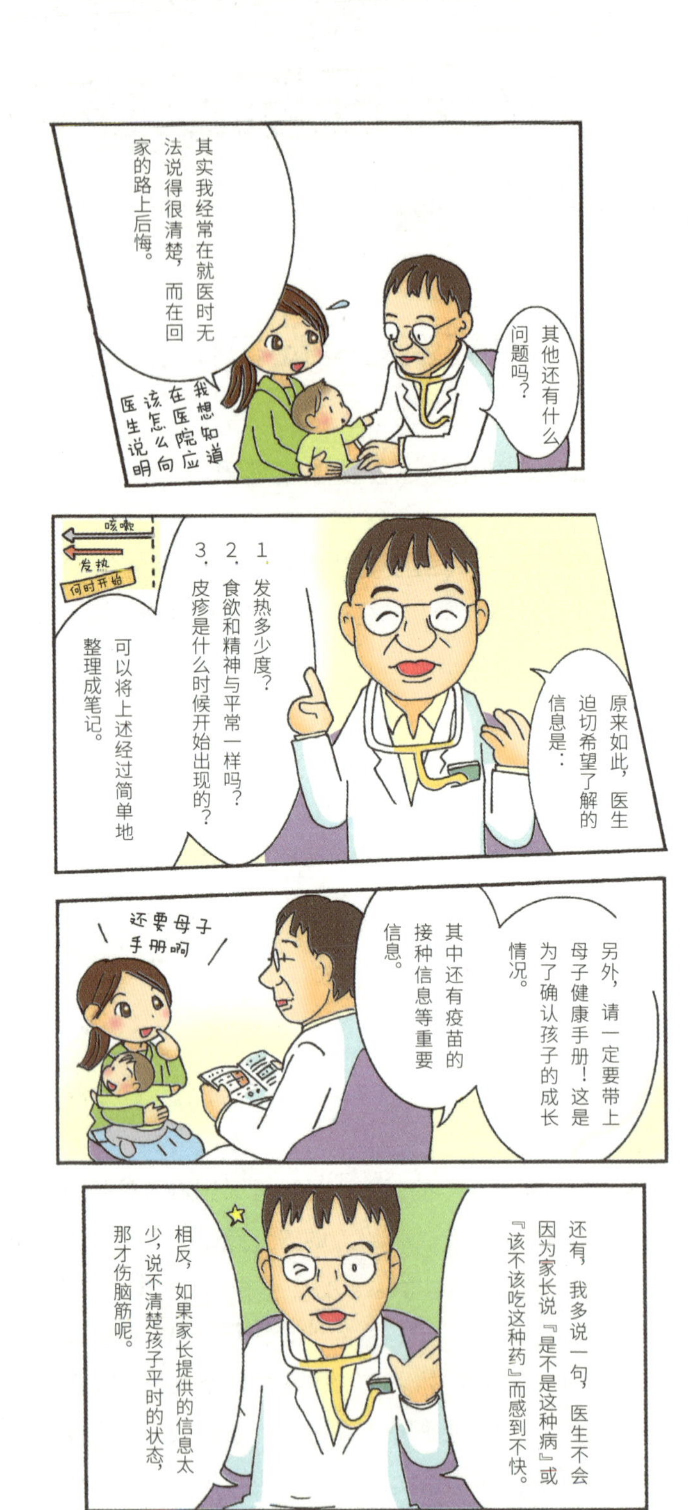
其他还有什么问题吗？
其实我经常在就医时无法说得很清楚，而在回家的路上后悔。
我想知道在医院应该怎么向医生说明
原来如此，医生迫切希望了解的信息是：
1.发热多少度？
2.食欲和精神与平常一样吗？
3.皮疹是什么时候开始出现的？
可以将上述经过简单地整理成笔记。
咳嗽
发热
何时开始
另外，请一定要带上母子健康手册！这是为了确认孩子的成长情况。
其中还有疫苗的接种信息等重要信息。
还要母子手册啊
还有，我多说一句，医生不会因为家长说『是不是这种病』或『该不该吃这种药』而感到不快。
相反，如果家长提供的信息太少，说不清楚孩子平时的状态，那才伤脑筋呢。

腹泻的粪便怎么办?

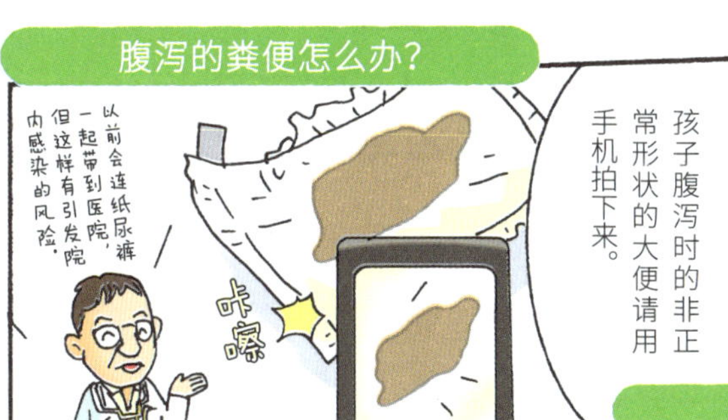

孩子腹泻时的非正常形状的大便请用手机拍下来。
以前会连纸尿裤一起带到医院，但这样有引发院内感染的风险。
咔嚓

出现惊厥怎么办?

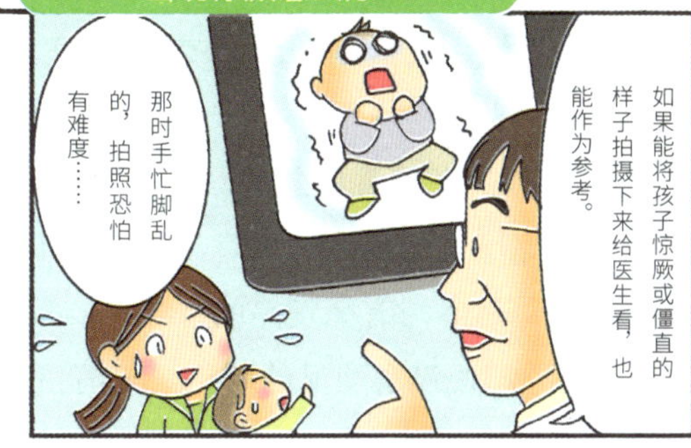

如果能将孩子惊厥或僵直的样子拍摄下来给医生看，也能作为参考。
那时手忙脚乱的，拍照恐怕有难度……

平时需多加注意的九大问题

发热

医学上认为，出现38℃以上热度的状态称为发热。请在健康时就注意测量孩子的正常体温。不满3个月出现发热有可能是重病，请马上带孩子去医院。

大便情况

注意大便颜色。出现红色（可能是下消化道出血、肠套叠）、黑色（可能是上消化道出血）、白色（可能是胆道闭塞症或乳糖不耐受）等颜色的大便，请马上去医院就诊。

睡眠情况

可通过孩子起床后的精神状态判断他的睡眠是否充足。请仔细观察孩子是否熟睡。如果睡眠不足，请帮孩子调整生活节奏。

情绪

情绪好不好是把握孩子健康状态的重要因素，如果孩子萎靡不振，或看起来怪怪的，请特别留意。请注意观察孩子的热度和食欲变化，并尽快就医。

小便情况

请把握孩子平时小便的量与次数。如果小便量明显少于平时，有可能是近乎脱水，请多喂母乳和经口补液盐等饮品。

皮肤状态

平时就应该仔细观察孩子有无湿疹或皮炎，一旦发现异样请尽早带孩子去医院就诊。如果腹部皮肤出现褶皱，甚至可以捏起，有可能是脱水，请立刻就医。

恶心感

轮状病毒或诺如病毒引发的急性胃肠炎，发病一般都以呕吐开始。如果长时间呕吐不止，则可能是脑膜炎。请尽快就医。

食欲

发热、口疮、咽痛、腹痛等，多种疾病都会影响食欲。如果与平时相比孩子明显食欲不振且无精打采，建议尽早就医。

口腔状态

有时生病会引发口疮或导致咽喉疼痛。如果唾液增多，已经开始吃辅食的孩子突然无法咽下固体食物，可能是咽喉肿痛。

就医的参考标准：这些情况应该去医院吗？

父母感觉“不对劲”是非常重要的就医标准

细微的“违和感”可能源自重大疾病

当症状没有非常紧急时，有时父母会犹豫该不该带孩子去医院，因为去医院会有交叉感染其他疾病的风险。如果孩子出现轻微感冒或拉肚子等婴幼儿常见的症状时，根据月龄与有无发热的情况，应对方式会有所不同。

而且，即便没有明显的发热或腹泻，但如果平时与孩子亲密接触的父母感觉“说不出的不对劲”或“与平时不一样”，也请父母不要忽视这些感觉，有可能是潜伏了重大疾病。请一定要去社区医院咨询医生。如果医生认为有必要，会建议转院到综合性大医院或儿童医院。

不过，即便孩子的状态有明显异常，去医院也需要等待化验的结果。而且不观察发病过程也无法准确诊断，请理解有时诊断需要一定的时间，并遵照医生的指示。

腹泻

腹泻时，根据有无发热，持续时间长短采取不同的应对措施。只要注意别让孩子脱水，腹泻症状不会出现像感冒那样的紧急情况。

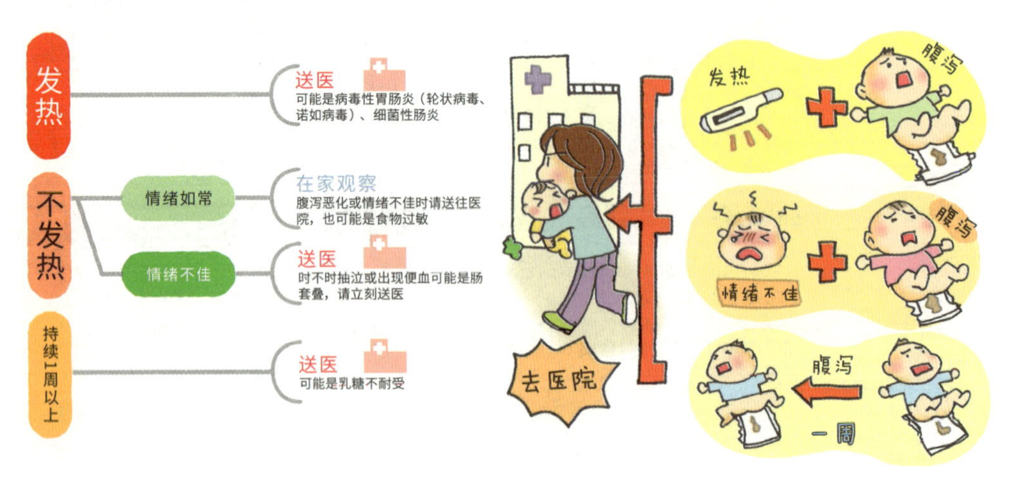

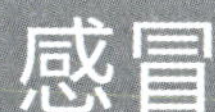

感冒

婴幼儿常见的发热、咳嗽、流鼻涕等症状，父母不容易判断应何时就医。如果出现发热，判断基准是月龄是否满3个月。

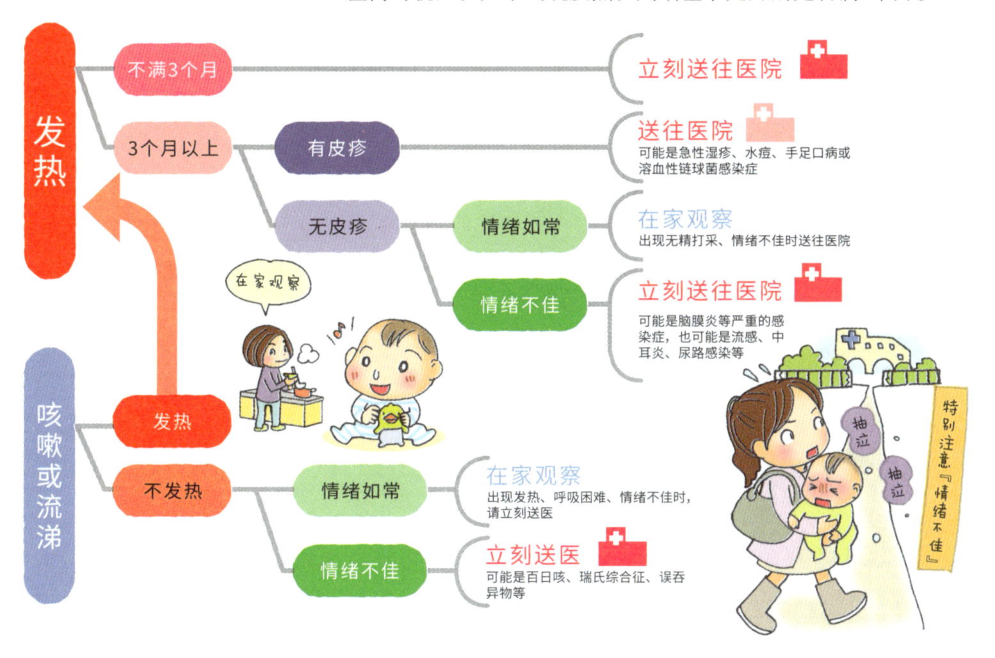

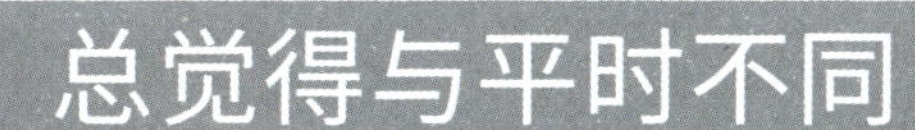

总觉得与平时不同

这种情况有可能潜伏意外疾病或重大疾病。不可轻视父母的直觉。

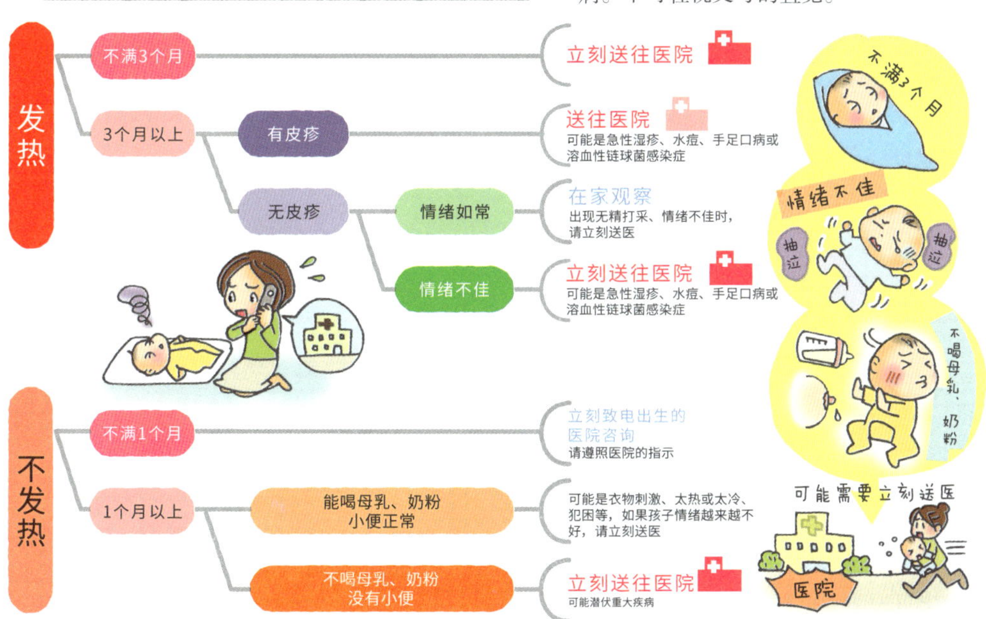

图书在版编目（CIP）数据

孩子生病了，妈妈怎么办 / 日本主妇之友社著；安忆译. -- 南昌：江西科学技术出版社，2021.4
（图解家庭育儿）
ISBN 978-7-5390-7394-1

Ⅰ. ①孩… Ⅱ. ①日… ②安… Ⅲ. ①小儿疾病－防治－图解 Ⅳ. ① R72-64

中国版本图书馆 CIP 数据核字 (2020) 第 112223 号

国际互联网（Internet）地址：http://www.jxkjcbs.com
选题序号：ZK2020146　图书代码：B20183-101
版权登记号：14-2020-0175
责任编辑 魏栋伟
项目创意/设计制作 快读慢活
特约编辑 周晓晗　王瑶
纠错热线 010-84766347

图解家庭育儿：孩子生病了，妈妈怎么办

日本主妇之友社 著　　安忆 译

出版发行　江西科学技术出版社
社　　址　南昌市蓼洲街2号附1号　邮编 330009
　　　　　电话:(0791) 86623491　86639342(传真)
印　　刷　天津联城印刷有限公司
经　　销　各地新华书店
开　　本　710mm × 1000mm　1/16
印　　张　10
字　　数　125千字
印　　数　1-10000册
版　　次　2021年4月第1版　2021年4月第1次印刷
书　　号　ISBN 978-7-5390-7394-1
定　　价　158.00元（全3册）

快读·慢活®

从出生到少女，到女人，再到成为妈妈，养育下一代，女性在每一个重要时期都需要知识、勇气与独立思考的能力。

“快读·慢活®”致力于陪伴女性终身成长，帮助新一代中国女性成长为更好的自己。从生活到职场，从美容护肤、运动健康到育儿、教育、婚姻等各个维度，为中国女性提供全方位的知识支持，让生活更有趣，让育儿更轻松，让家庭生活更美好。

快读慢活
陪伴女性终身成长

图解家庭育儿

孩子哭闹，妈妈怎么办

日本主妇之友社 著

李中芳 译

江西科学技术出版社

2021年·南昌

写给妈妈的话

不少女性在生孩子之前，听到周围有孩子哭闹不止就会烦躁不安。

“啊！真是吵死了！为什么要惹得孩子哭成那样啊！”

“真不知道孩子妈是怎么当的！快点哄哄孩子别让他再哭了！多影响别人啊！”

……

在万籁俱寂的深夜里，很多女性一想到等自己的孩子出生后，倘若他也动不动就哭闹，估计也会被周围人冷眼相待，心里不禁感到害怕和不安。等孩子出生后，果不其然，这样的场景时常上演——妈妈抱着孩子央求道：“求求你啦！快别哭啦！”急得眼泪都快出来了。而身旁的爸爸呢，则惊慌失措，毫无办法。

本书汇集了帮助孩子迅速止哭的各种小妙招，希望可以对各位爸爸妈妈，特别是新手爸妈有所帮助。

哭闹，是婴儿表达自身诉求的唯一方式。婴儿可以通过哭闹，表达自己“肚子饿了”“屁屁凉”“脸颊好痒”“还想玩一会儿”“这个人好可怕”等各种各样的需求和情绪。如果爸爸妈妈不明白孩子哭闹的原因，给“肚子饿了”的婴儿盖上被子，婴儿仍会啼哭不止；孩子还想和爸爸玩一会儿，爸爸却离开他去做别的事情，孩子就会哭得更凶。因此，要想迅速地让孩子停止哭泣，就要搞清楚孩子到底是“为何而哭”。

此外，有些婴儿想让爸爸妈妈多陪陪自己，还会假哭。别看那么个小人儿，还是不容小觑的。婴儿哭闹表明婴儿对自己所处的环境已经有所理解。这是婴儿心理发展的一个重要标志。想到这些，各位爸爸妈妈心情也会轻松一些吧。

爸爸妈妈哄孩子时可以采取和平时不同的轻晃方式，或者用小玩具逗孩子开心……让孩子停止哭闹的方式五花八门。本书囊括了各种迅速止哭的方法，爸爸妈妈们不妨一试。

等孩子会说话后，这种无法明白孩子的诉求、不知所措的情形就会少很多。到时我们就可以问问孩子：“宝贝怎么啦？”“要吃饭了吗？”一想到这样美好的日子指日可待，正为照顾小宝宝而忙得焦头烂额的宝妈们，也就更有动力了吧。

目录

Part

1 不同发育阶段孩子哭闹的原因

Part 2 妈妈们的止哭心得及对策

Part 4 一定要试试的止哭小道具

Part 5

各种情况下安抚孩子的注意事项

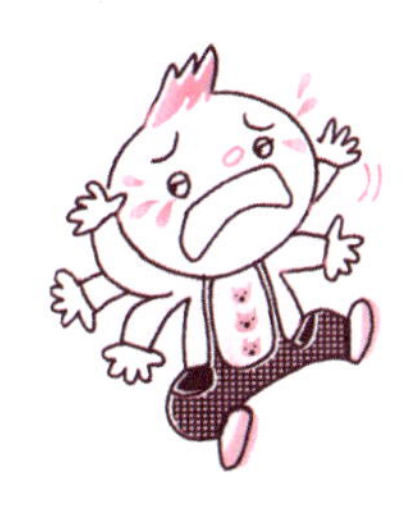

Part 1 不同发育阶段孩子哭闹的原因

对于还不会说话的婴儿而言，“哭闹”是他们表达自我诉求的重要方式。不同发育阶段婴儿哭闹的原因各种各样，如果爸爸妈妈弄清了孩子哭闹的原因，并且满足他们的诉求后，孩子自然就会停止哭闹。首先，让我们来了解一下孩子哭闹的各种原因吧。

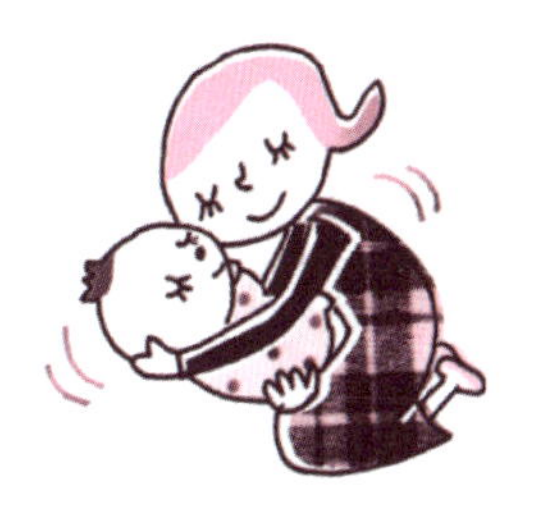

1 “哭闹”是婴儿与大人交流的方式，也是孩子心理发展的重要标志

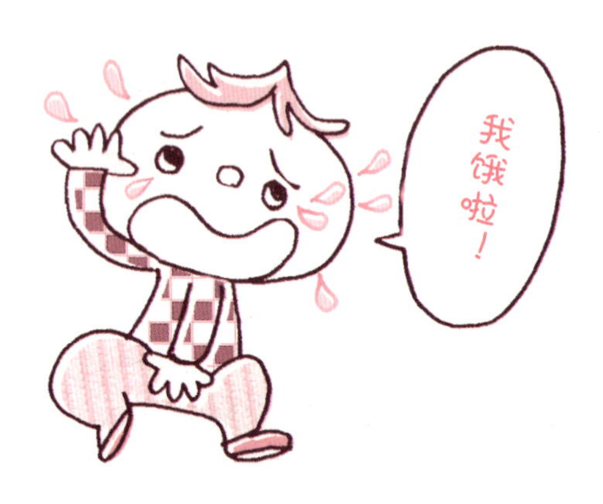

当有人踩了我们一脚时，我们会有什么样的反应呢？我们会说：“太疼了，你踩到我啦！快把你的脚挪开！”大人可以用语言来表达自己的不快和诉求。但还不会说话的婴儿却无法用语言表达自己的情绪。对于婴儿而言，“哭闹”是唯一能与大人交流的方式。

孩子一哭，妈妈就会想：“孩子到底为什么哭呢？”弄清楚原因后就会去安抚孩子。而当孩子的诉求得到满足后，就会很有安全感

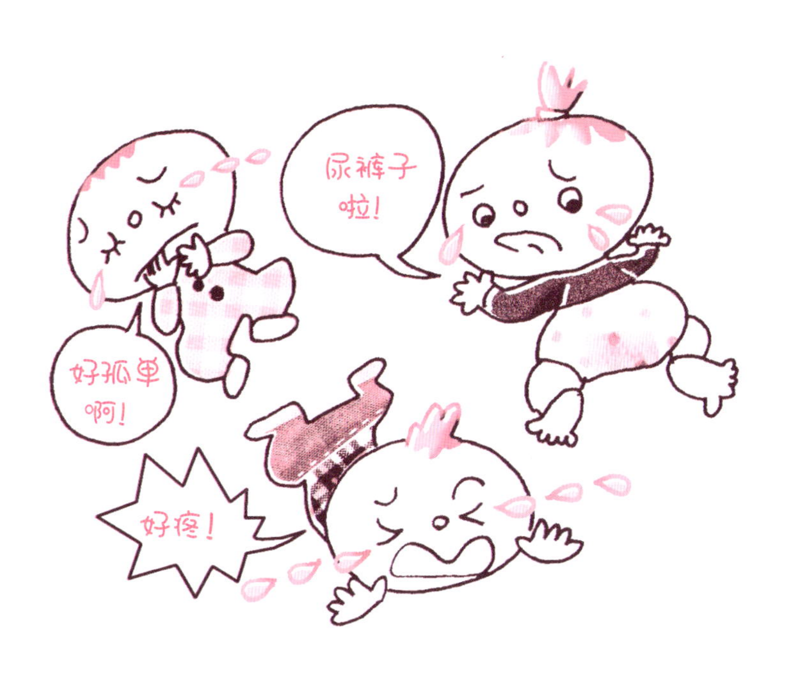

并停止哭泣。这样周而复始，孩子就会明白:“我一哭妈妈就会哄我啦。”

随着孩子的心理发展，他们的哭泣方式也会变得多种多样。孩子会观察自己哭泣时对方的反应，而且他们有不同的诉求时还会选择不一样的哭泣方式。

哭闹也是孩子心理发展的重要标志。想到这些，相信各位爸爸妈妈因孩子哭闹而心烦意乱的情绪也能平复不少吧。

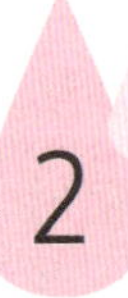

妈妈努力安抚哭闹的孩子，可以增进亲子关系

妈妈照顾婴儿的每一天，几乎都是在孩子哭妈妈哄、孩子又哭妈妈再哄中度过的。我们经常会听到已经在育儿方面得心应手的妈妈们讲述自己的育儿经历："每次孩子一哭，我就要绞尽脑汁地想办法让孩子安静下来。实在是太辛苦了！"

"哭闹"是孩子与大人交流的主要方式。而另一方面，妈妈在为安抚哭闹的孩子而做出种种努力的过程中，也将自己对孩子的关爱传达给了孩子。

每次孩子一哭，妈妈就会迅速冲过来安抚孩子。孩子就会慢慢意识到，"每次我一哭，妈妈就会过来哄我。她是我最重要的人。"于是，只要妈妈一来到身边，孩子便会很有安全感。也就是说，在孩子哭妈妈哄的过程中，妈妈和孩子也逐渐建立起不可割裂的信任关系。

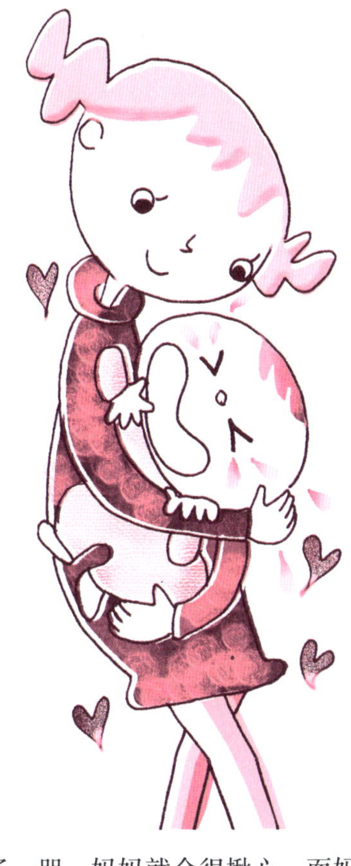

尽管每次孩子一哭，妈妈就会很揪心；而妈妈忙碌时，孩子的哭声也会惹得妈妈焦虑不已。但妈妈努力地安抚哭闹的孩子时与孩子共度的亲子时光，能够更好地增进彼此之间的感情。因此，听到孩子的哭闹声时，妈妈不管有多忙都应该停下手里的事情，用心地安抚孩子。

【各个发育阶段孩子哭闹的原因】

3 新生儿的“莫名哭闹”大多是因为对陌生环境缺少安全感

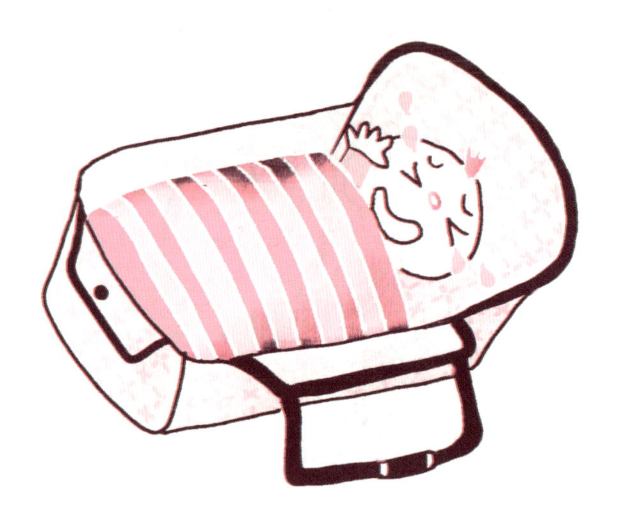

新生儿经常会不分昼夜地随意哭闹，而这时妈妈产后虚弱的身心还需要好好调理。安抚哭闹的孩子成了新手妈妈要面临的第一大考验。

对于新生儿而言，自己在妈妈舒适温暖的肚子里已经生活了大约 10 个月。但出生后，周围环境发生了巨大的变化，气温和各种声音与之前熟悉的环境完全不同。离开那个温柔地将自己紧紧包裹的

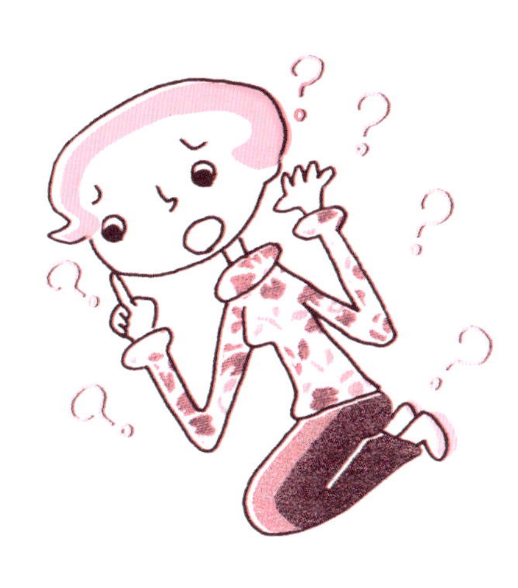

环境，新生儿会非常缺乏安全感。因此，只要周围稍微有点声响，孩子都会受到惊吓，开始哭闹。

另一方面，新生儿经常哭闹，也表明他们正在努力地想要适应妈妈肚子外的这个世界。这个时期，孩子哭闹时妈妈一定要多抱抱孩子，让孩子安静下来。孩子出生1个月后，这种“莫名哭闹”就会逐渐减少。但只靠妈妈一个人来哄孩子未免有些力不从心。家人应当做新手妈妈坚强的后盾。

此外，这时孩子的听觉和触觉非常敏锐，妈妈可以温柔地呢喃或唱歌给孩子听，还可以用舒适的布巾轻轻包裹孩子。这些方法在安抚孩子时非常有效。

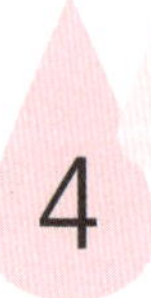

【各个发育阶段孩子哭闹的原因】

婴儿从 3 个月左右开始“黄昏哭”，是一天的疲劳所致？！

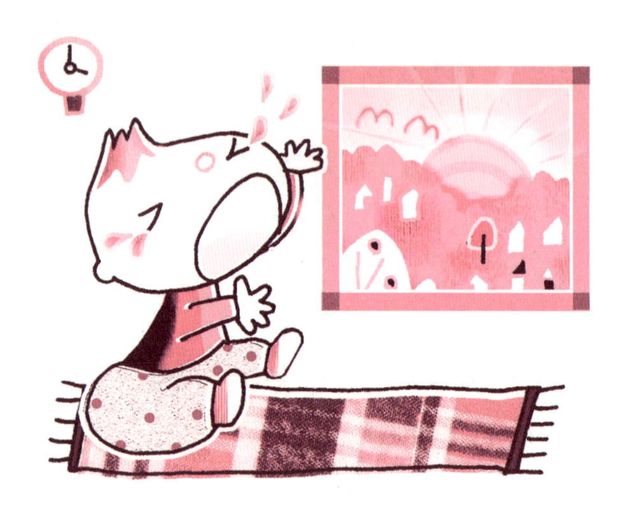

“莫名哭闹”告一段落后，不少婴儿又会进入一到黄昏时分便雷打不动地号啕大哭的阶段。妈妈正在忙着准备晚饭，偏偏孩子在这时“哇”的一声大哭起来！很多妈妈都很纳闷：孩子整个白天心情都很好，为什么一到黄昏就像定了闹钟一样开始“哇哇”大哭呢？

婴儿的这种哭闹被称为“黄昏哭”，也叫“成长哭”，这是很多国家都在关注的一个育儿话题。

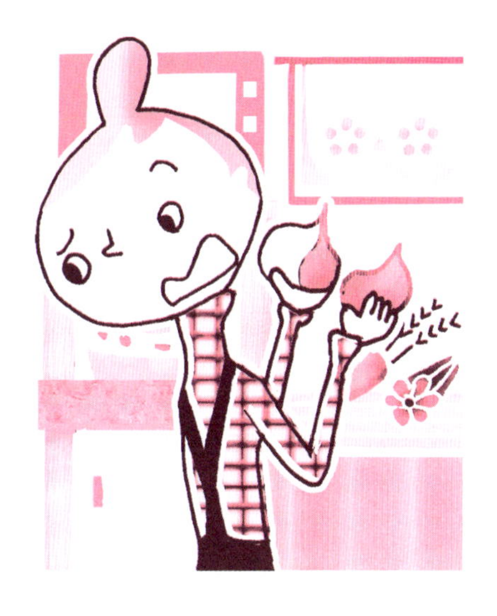

对于这种现象的成因，不少人说是婴儿一天的疲劳所致，但实际上至今仍无定论。而且并不是所有的婴儿都要经历“黄昏哭”这一过程。相对而言，对声音特别敏感的婴儿更容易出现“黄昏哭”。

不少妈妈都反映，这种从婴儿3个月左右开始的黄昏哭，到5个月左右时就会自然消退。不过也有从3个月前就开始或5个月后还在“黄昏哭”的婴儿。在孩子的这一特殊阶段，妈妈一定要有耐心。这一时期的孩子还不会因为妈妈时常抱着就养成一抱就不哭的习惯。因此，当孩子哭泣时，妈妈不妨紧紧地抱住孩子，给予孩子足够的安全感。

【各个发育阶段孩子哭闹的原因】

5 婴儿“认人期”哭闹，是孩子记忆力发展的标志

婴儿从 6 个月左右开始，哭闹的方式会和之前有所不同。其中最具代表性的就是“见到陌生人就哭”。孩子这时哭闹的原因，主要分为“不让妈妈之外的人抱”“看见陌生人就哭”“看见陌生大叔会放声大哭”等几类。

这一时期，婴儿的记忆力和视力飞速发育，能够逐渐辨别爸爸妈妈和其他人。不少孩子看到陌生人靠近，内心会感到非常不安，就开始哭闹了。这就是我们常说的婴儿的“认人期”哭闹。婴儿在“认人期”哭闹，说明他们已经能够记住自己的爸爸妈妈，知道他们是自己非常重要的人。不过也有不认生的婴儿，这只是孩子的一种性格特征。所以，孩子在“认人期”不哭闹，也并不代表孩子的发育就迟缓。

除看到陌生人会哭闹外，有些婴儿身处陌生环境时也会哭闹。婴儿身处自己家以外的地方，或是以前从未去过的地方时哭闹，是因为孩子已经知道，自己家是最有安全感的地方。等到孩子与外界环境接触久了，“认人期”的种种哭闹就会自然消失。

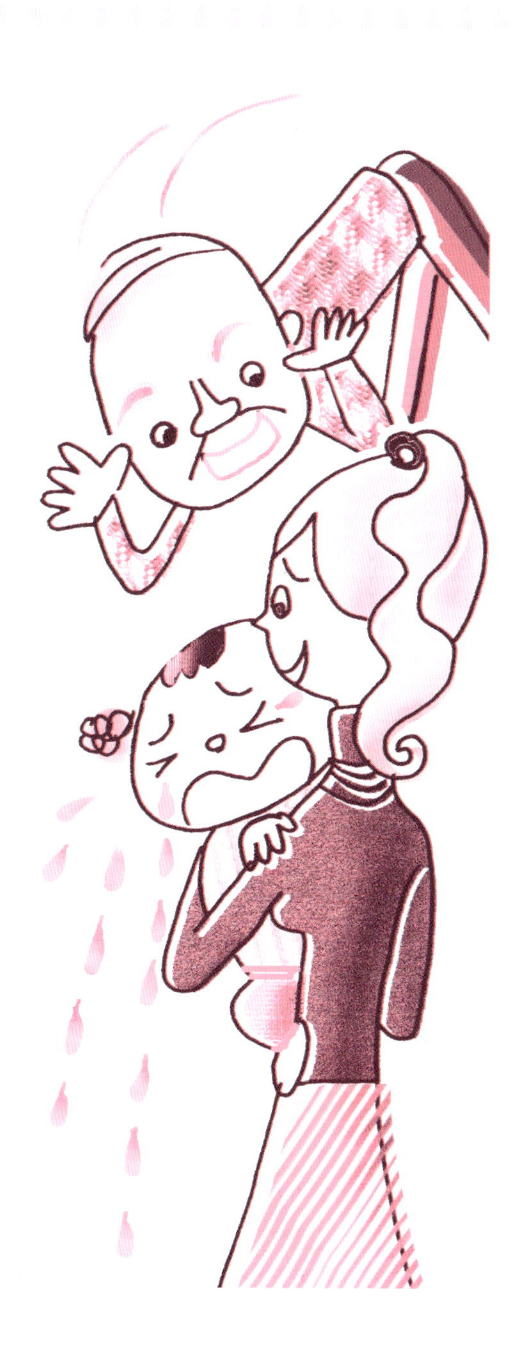

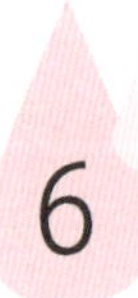

【各个发育阶段孩子哭闹的原因】

婴儿“黏人期”哭闹，表明孩子想要妈妈的陪伴

婴儿度过“认人期”后，又会开始进入“黏人期”。婴儿这两个时期的哭闹原因比较相似，都是因为已经知道妈妈是自己最重要的人。妈妈去趟厕所的工夫，孩子发现妈妈不在身边了，就会感到非常不安，类似的场景不胜枚举。“黏人期”的婴儿已经会到处爬动。妈妈哪怕一小会儿不在身边，都会哭着到处找妈妈，追着妈妈满屋子跑。

这一时期的婴儿恨不得一天二十四个小时都缠着妈妈，一刻都不想让妈妈离开自己的视线。这表明孩子在跟妈妈撒娇，想要妈妈的陪伴。妈妈此刻要理解孩子的心情，并用心地去安抚孩子。妈妈可以在用卫生间时将卫生间的门敞开；暂时离开孩子一下，也要记得跟孩子说“妈妈马上就回来”，让孩子听到自己的声音，缓解孩子见不到妈妈时的不安情绪。

“黏人期”哭闹与“认人期”哭闹一样，等到孩子与外界环境接触久了，自然就会消失。

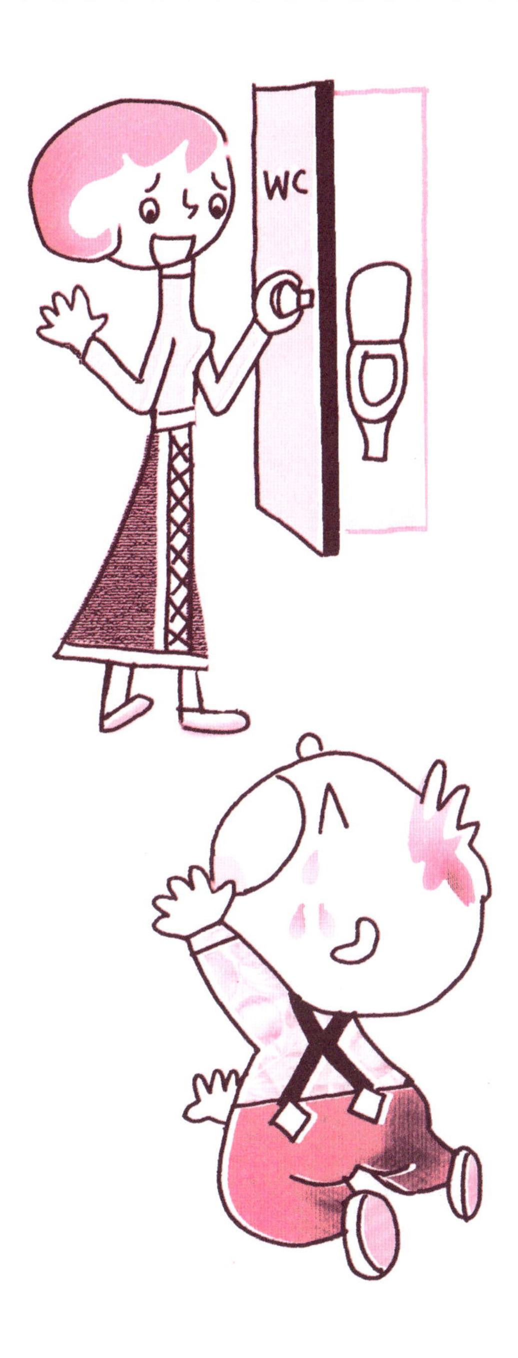
WC

【各个发育阶段孩子哭闹的原因】

7 让妈妈欲哭无泪的“夜啼”是婴儿时期的特有现象

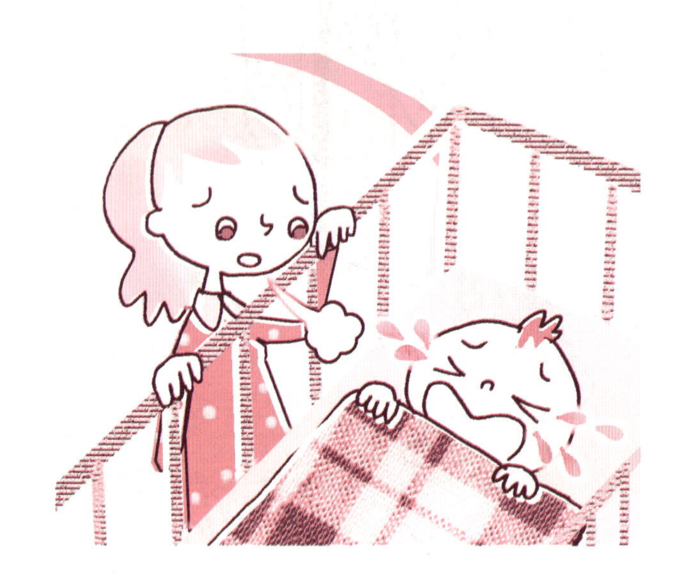

婴儿出生半年后，“夜啼”就会逐渐增多。正在熟睡的婴儿会突然啼哭，大哭一阵或夜间数次哭醒。妈妈会因为忙于安抚孩子，经常睡不安稳。

婴儿夜啼的原因，至今仍未有定论。不少人认为，婴儿在夜间的浅睡眠（也叫非快速眼动睡眠）时间相当于成人的数倍，稍遇刺激就会惊醒。而且，随着记忆力的提高，婴儿在夜间睡眠时大脑会

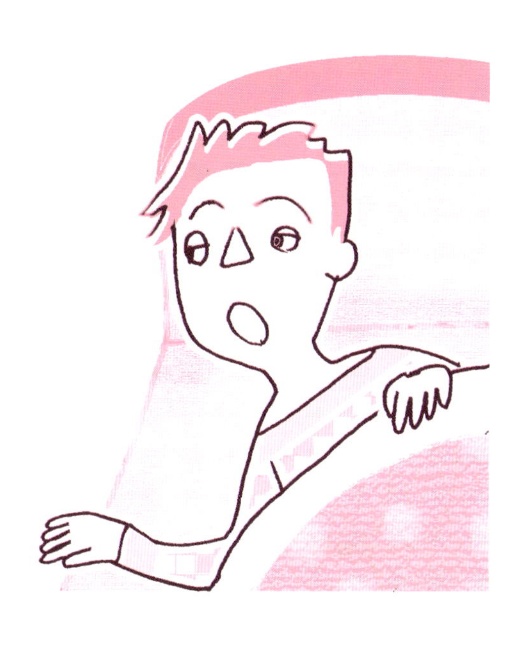

整理白天发生的事情。此时，大脑亢奋，就容易导致婴儿突然惊醒并啼哭。

夜深人静时孩子的啼哭声听上去会比白天大很多，妈妈就会想尽办法尽快地安抚哭闹的孩子。而最让妈妈欲哭无泪的是这样的场景几乎每天都会重复上演。但世上没有止住孩子夜啼的特效药，妈妈能做的就是营造一个能让孩子安心熟睡的环境。比如可以将婴儿房的灯光调暗一点；不要总是把电视或音乐开得很大声，或者打开了经常忘记关；还要看看孩子是不是因为燥热或寒冷而哭泣。

【各个发育阶段孩子哭闹的原因】

孩子假哭？！“假哭”表明孩子需要陪伴和关注

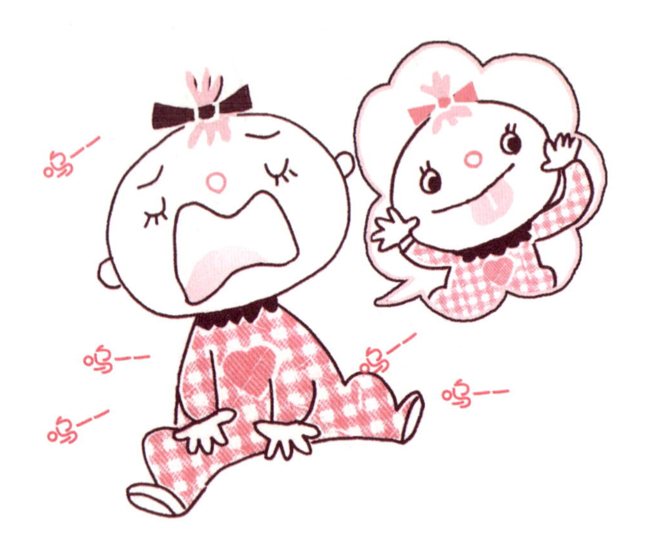

生活中经常会遇到这样的场景——孩子“哇”的一声哭了，但妈妈仔细一看：“咦？怎么连滴眼泪都没有？”孩子会这样“假哭”，表明孩子的身心在迅速发育，是智商高的表现。

婴儿快满周岁时，已经对周围的环境基本熟悉，也会开始仔细观察妈妈和周围人的表情和举动。这时孩子还会边哭边观察自己哭时对方有什么反应，也就是所谓的“假哭”。别看孩子这么小，还是

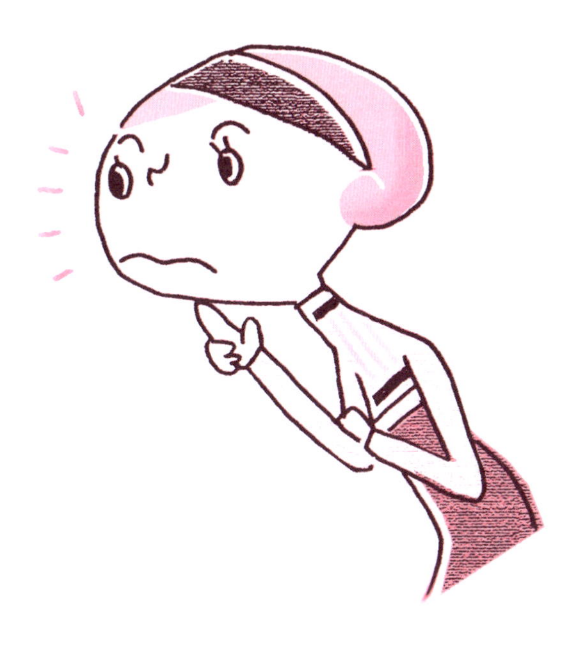

很聪明的。

当孩子看到妈妈忙于其他事情，或者和别人聊天时，就会觉得妈妈对自己不够关心，因此会通过大哭来吸引妈妈的注意力。这种行为与“快来陪陪我”“快来和我玩”“快回到我身边”等语言是一样的意思。

孩子假哭是向妈妈撒娇的表现。妈妈千万不要视而不见，好好安抚一下，孩子便会笑逐颜开了。

9 孩子能听懂话后歇斯底里的哭闹，是在表达自我诉求

学步期的婴儿随着活动范围逐渐扩大，也逐渐能够听懂大人说的话了。这一时期的孩子想要尝试新事物的愿望变得非常强烈。但很多时候他们会发现自己的能力还有限，很多事情他们还无法很好地完成，而且也无法很好地用语言表达自己的想法。因此，只要孩子稍不如意就会变得歇斯底里，继而放声大哭。

孩子会使出浑身力气来表达“不要”“不行”等情绪。这时妈妈难免会不知所措，不过仍要想尽办法温柔地去安抚孩子。话又说回来，很多时候因时间和地点的限制，无论妈妈怎么努力，孩子的要求也很难被满足。即便跟孩子解释无法如愿的原因，孩子也未必听得懂。因此，妈妈在束手无策时，不妨带着孩子到室外逛逛，换个环境，或者用玩具来分散孩子的注意力。这时妈妈切不可大声呵斥孩子，或是显露出焦虑不安的情绪，这样反而会起反作用。婴儿被妈妈责骂后会更加不知所措，进而变本加厉地哭闹。这一点要引起重视。

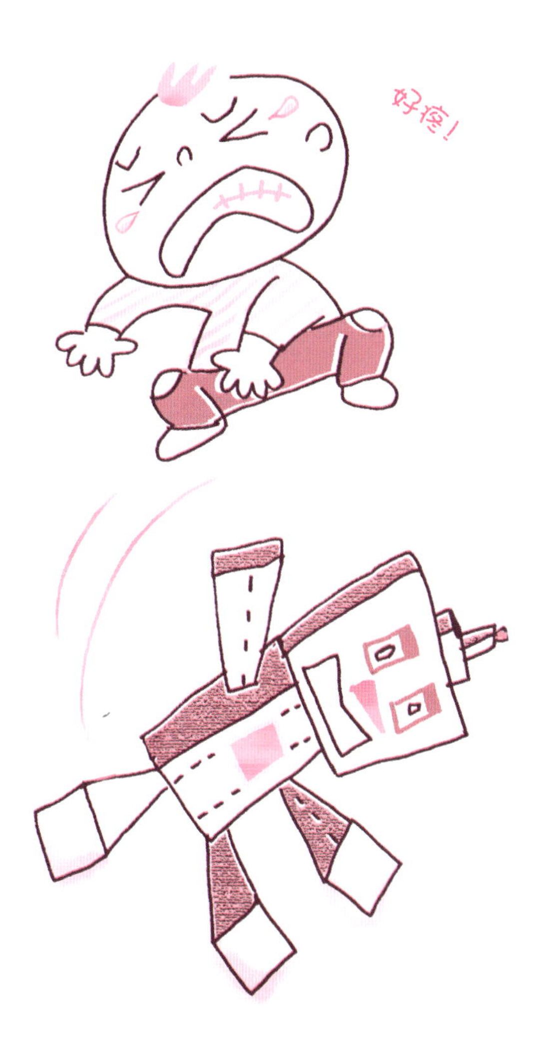
好疼！

【各个发育阶段孩子哭闹的原因】

10 除疼痛外，身体发痒也会导致婴儿哭闹

随着婴儿哭闹的次数增多，妈妈的经验也会越丰富。很多时候，妈妈都能根据孩子哭闹前后的模样、哭泣声的大小大致判断出孩子哭闹的原因。但有些时候妈妈还是会百思不得其解。比如，大人不会用眼泪来表达某些不适，可对于一个口不能言的婴儿来说，只能通过哭闹来表达自己的情绪。其中最具代表性的就是婴儿身体痒时也会哭闹。

婴儿在“长牙齿”“被蚊虫叮咬”“伤疤正愈合”“耳垢像虫子一样在耳朵里爬”时，都会感到痒。如果孩子是因为疼痛才哭，我们基本上能够推测出原因。但若是因为身体痒而哭，那我们多半发现不了。因此，当我们看到孩子频繁地抓挠身体的某个部位，那就一定要仔细查看。看看孩子的皮肤是不是变红或变粗糙，衣服标签是不是直接接触到孩子的皮肤让孩子感到不舒服等。总之，孩子身体痒是一个很容易被我们忽视的细节，应当多加注意。

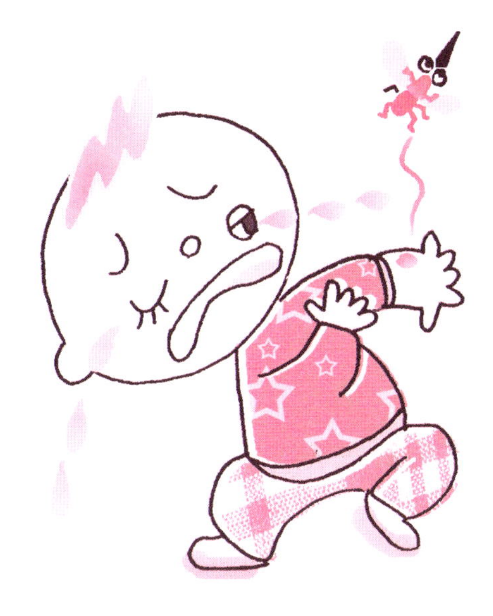

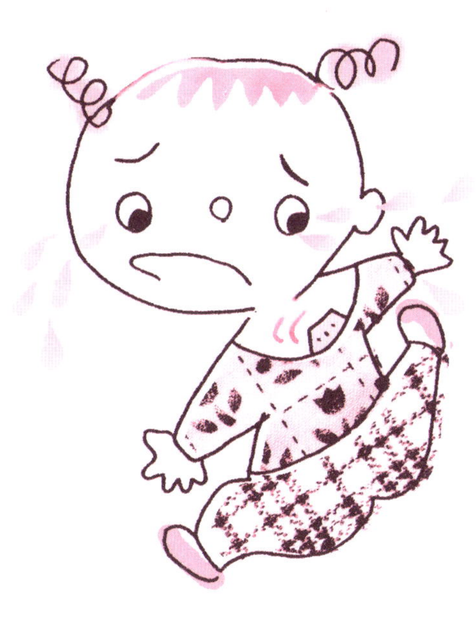

【各个发育阶段孩子哭闹的原因】

11 婴儿的感觉很敏锐，发现周围气氛不对也会哭闹

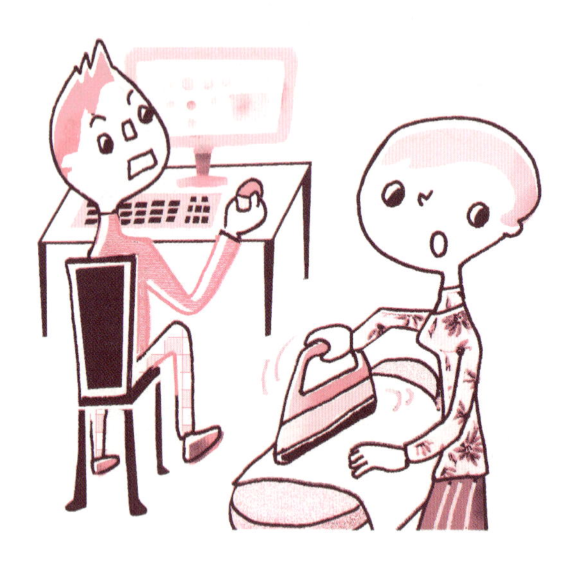

婴儿都是察言观色的高手，特别是善于观察爸爸妈妈的情绪。如果妈妈忙着干活，或是在孩子面前显露出焦虑的情绪，孩子就会感觉到周围的气氛与平时不同，可能会因此而哭泣。

比如，妈妈在早上忙于家务或准备晚餐时，孩子多半会开始哭闹。这是因为孩子敏锐地感觉到妈妈的关注点不在自己身上。另外，当妈妈焦虑时，孩子可能也会开始哭闹，这是因为孩子觉得

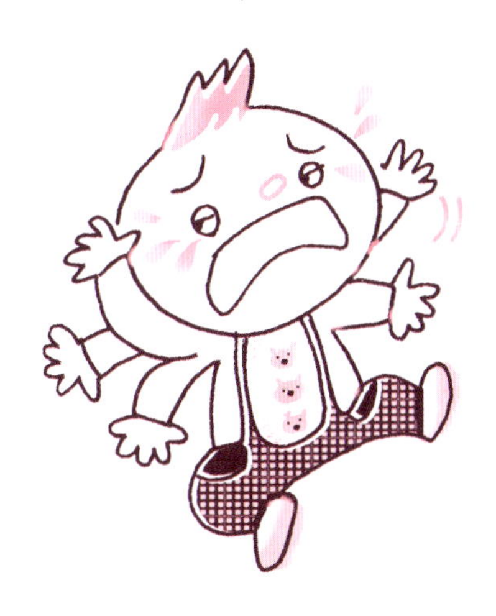

一向轻声细语、不慌不忙的妈妈突然间变得毛毛躁躁，仿佛变了个人，孩子会因此感到不安，从而哭闹。还有些孩子只要爸爸妈妈坐在一起吃饭必然会哭闹。这是因为孩子觉得自己被爸爸妈妈孤立了，会感到很难过。

此外，孩子会在周围环境骤变时因为惊吓而哭泣。孩子睡醒后马上号啕大哭或换尿布时哭泣，就属于这一类原因。正如有些成年人有起床气一样，我们也很难做到在环境骤然发生变化时淡定面对。这时就需要妈妈平心静气地安抚孩子。

【各个发育阶段孩子哭闹的原因】

12 警惕！婴儿哭闹不止可能是患病的征兆

当孩子哭闹不止，妈妈却始终找不到原因时，就要警惕孩子是不是生病了。尤其是当孩子的哭声或哭闹法与平时不太一样时，更要引起重视。如果孩子不光是哭闹，还出现不吃饭、不喝水、玩要时没精神等症状，状态与平时截然不同时，建议带孩子去医院检查。妈妈长期照看孩子，她们的直觉往往非常准。

未满周岁的孩子最容易得的一种病叫肠套叠。肠套叠是指一段肠管套入其他肠腔的疾病。得这种病的孩子会每隔十分钟左右便间歇性地哭泣，而且哭声剧烈。如治疗不及时，套入肠腔的肠管可能会坏死。因此，一旦孩子出现上述症状，即使是在深夜，也应该马上带孩子去医院检查。

如果触碰孩子的耳朵时，他表现得很烦躁，又有发热症状，可能是得了中耳炎。此外，当孩子患脑膜炎、腹股沟疝等疾病时也会哭闹不止。

因此，妈妈平时要多留心观察孩子的脸色和情绪。在孩子哭闹不止时，要仔细观察孩子的表现是否异于平常。

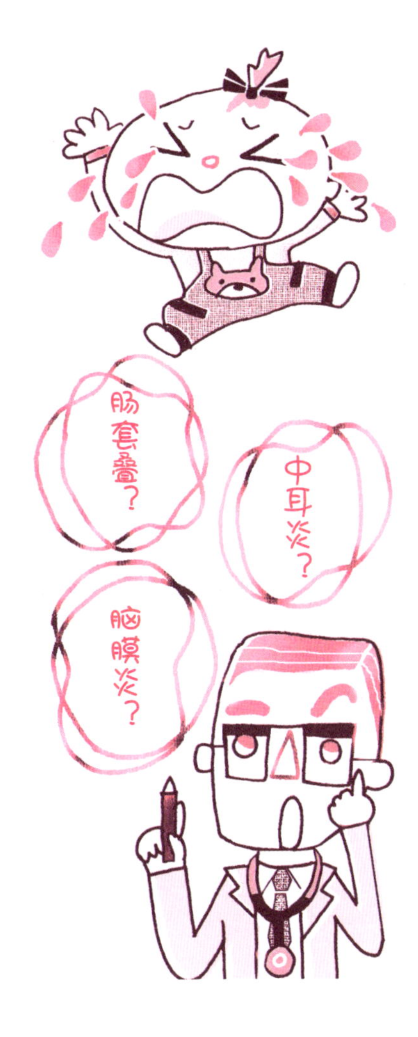
肠套叠？
中耳炎？
脑膜炎？

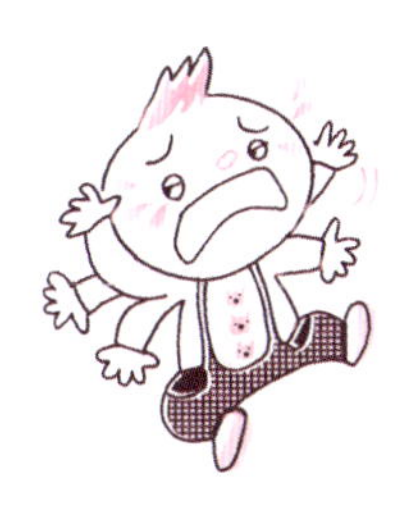

Part 2 妈妈们的止哭心得及对策

孩子哭闹时，妈妈要怎么做才能迅速止住孩子的哭闹？孩子哭闹的理由多种多样，安抚方式也千差万别。本章将介绍一些普遍适用的妈妈们的止哭心得。只要按照这些方法去做，就能更有效地安抚哭闹的孩子。

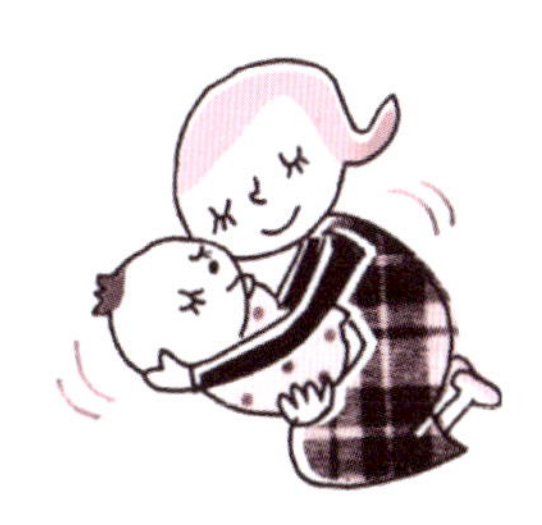

【最先确认事项】

13 是不是饿了？母乳或奶粉的添加量是否足够？

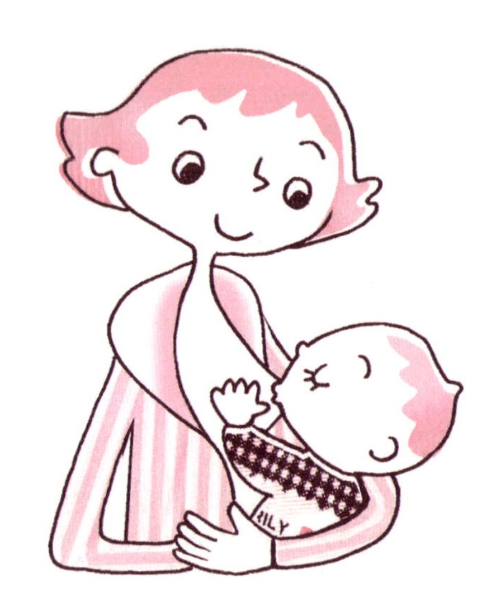

婴儿开始哭泣时，妈妈首先要看看孩子是不是饿了。特别是3个月月龄之前的孩子，他们的肠胃容量较小，每次喝的母乳或奶粉的量都有限，因此很容易感到饥饿。如果孩子哭闹，妈妈给孩子喂母乳或奶粉，孩子便会大口大口地吮吸，那就说明孩子是因为饥饿而哭闹的。

随着孩子渐渐长大，不少孩子会将脸蹭向妈妈的乳房哭泣，或嘴里含着手指哭泣，这些迹象也说明孩子饿了。

【最先确认事项】

14 尿布是不是湿了？是不是屁股不舒服所以才哭？

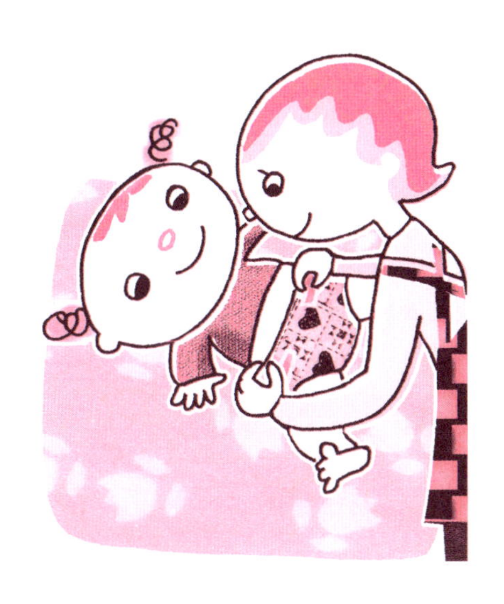

婴儿开始哭泣时，妈妈也不要忘记检查一下是不是尿布湿了。如果孩子用的是传统尿布，尿完后容易感到不舒服；如果孩子用的是纸尿裤，大便比较稀时孩子也会因屁股不舒服而哭泣。特别是月龄很小的婴儿，每天尿尿和大便比较频繁，只要孩子觉得屁股有点不舒服就会哭闹。而且，尿布使用时间过长还会导致孩子皮肤出现问题（因摩擦感到不适），因此妈妈要给孩子勤换尿布。

【最先确认事项】

15 是不是感到冷或热？婴儿的体温调节机能还不完善，要多注意

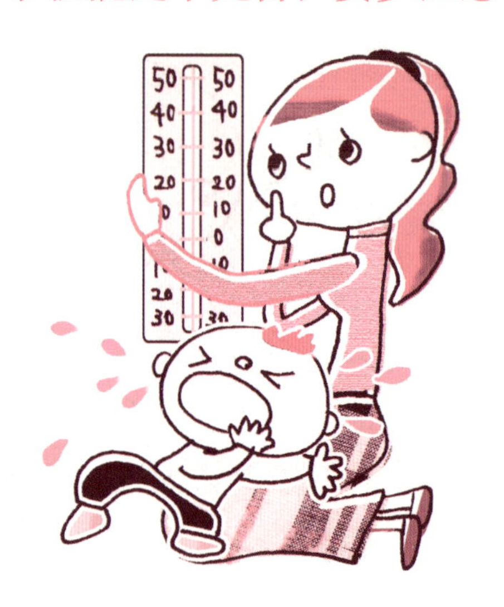

人体一般能够根据周围的环境调节自身的体温，让体温维持在一定范围之内。但婴儿的体温调节机能还不完善，无法像大人那样抵抗寒冷或炎热。因此，只要周围环境稍有变化，孩子无法适应就会感觉很不舒服。如果孩子背部等位置有汗、脸部发红且摸着有点热，就说明孩子太热了；如果孩子脸色发青、手脚冰凉则说明孩子太冷了。妈妈可以通过增减衣物或被子以及开空调等方法，确保孩子处在一个温度适宜的环境里。

【最先确认事项】

16 是不是犯困了？孩子是不是因犯困而哭闹很容易判断

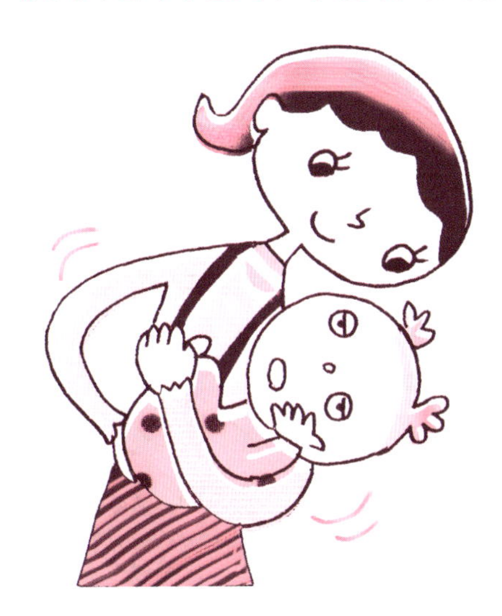

很多时候，婴儿明明困意十足了，却无法安然入睡。这是因为孩子自己睡不着，需要妈妈哄睡。于是就会通过哭闹来告诉妈妈自己已经很困了。孩子犯困时，一般会有揉眼睛、挠耳朵、抓脸、挠头等举动，妈妈很容易就能通过这些举动发现孩子是想睡觉了。这时妈妈可以把卧室的灯调暗一些，然后哄孩子入睡，孩子就会在放松的环境下酣然入睡。

【最先确认事项】

17 是不是哪里疼，或者哪里痒？

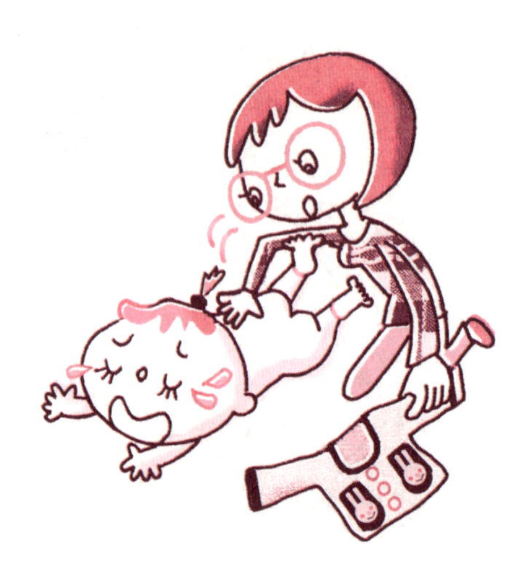

婴儿会爬以后，经常会撞到东西或者摔倒，磕磕碰碰总是难免。像轻微的割伤或是擦破点皮等小伤，妈妈不仔细检查是发现不了的。因此，当孩子哭闹时，妈妈应当将孩子全身都仔细检查一遍。

另外，妈妈还要看看孩子的衣服是不是没穿好。有时衣服的材质不好穿在身上扎人，孩子也会哭闹。除此以外还有很多意想不到的情况会让孩子感到痒。妈妈千万不要掉以轻心。

【最先确认事项】

18 是不是发烧了？情绪怎么样？孩子身体不适时也会哭闹

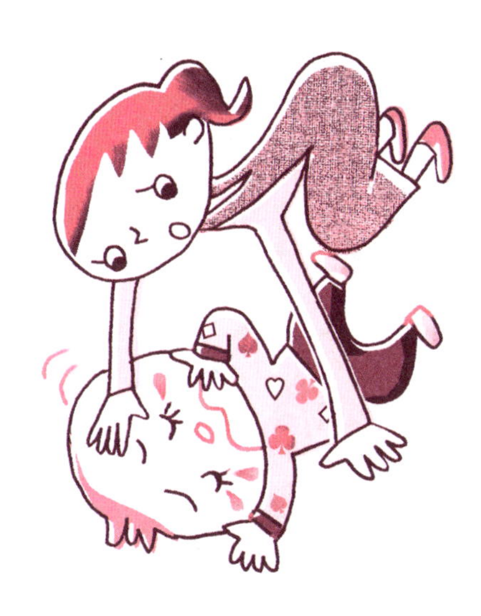

如果妈妈发现孩子和平常不太一样，哭闹得厉害，就要警惕孩子是不是身体哪里不舒服。如果孩子和平时相比没精打采、有气无力，妈妈应该立刻给孩子量一下体温，并仔细观察孩子的状况。如果孩子出现发烧或咳嗽等症状，应当马上带孩子去医院检查。如果置之不理，可能会导致病情加重或引发其他严重的疾病，应当尽早采取行动。

19 安抚孩子前妈妈首先要深呼吸

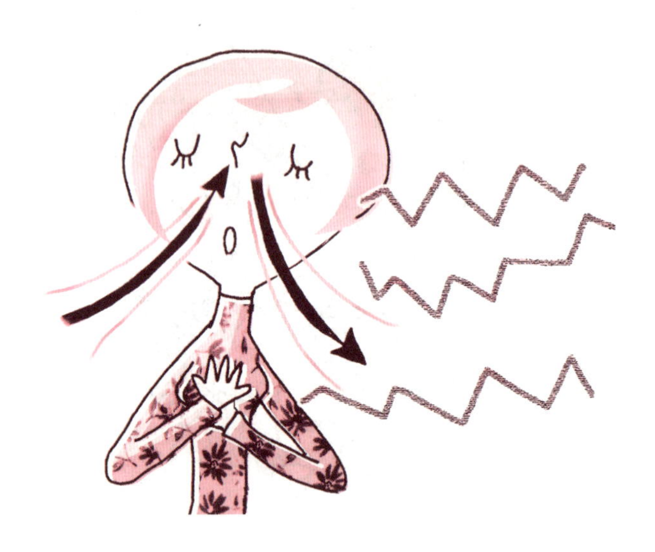

婴儿对妈妈的内心活动有着异常敏锐的感知。虽然他们无法用语言和妈妈交流，却能捕捉到妈妈细微的情绪波动，这远远超乎我们的想象。当孩子开始哭闹时，妈妈首先要做个深呼吸。或者在安抚孩子之前，先喝口茶缓一缓，收起自己所有不悦的表情，给孩子一个大大的笑脸。

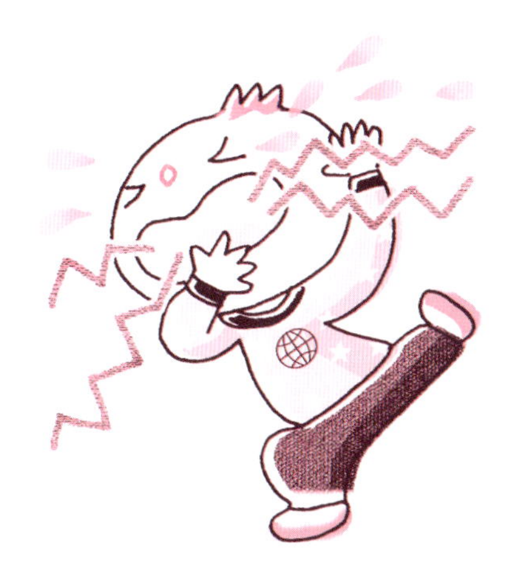

不少妈妈都有过这样的经历：孩子哭闹时，如果妈妈感到手足无措，那孩子就会哭得更凶。妈妈在安抚哭泣的孩子时，如果自己不够镇定，或者显出焦虑不安的情绪，那孩子就会越来越没有安全感。继而放声大哭，由此陷入一种恶性循环。

因此，妈妈的内心要足够强大，要永远做孩子的太阳，随时为孩子驱散阴霾。如果孩子一哭，妈妈就手忙脚乱："求求你了，别哭了！怎么还哭啊？！现在想哭的是我啊！"那么，孩子感受到妈妈这种负面情绪，就会变得更加不安，也就更难停止哭闹了。

20 面对哭闹的孩子时，妈妈要拿出奉陪到底的决心

面对哭闹的孩子，妈妈的内心有时会无比烦躁：“求求你了！别再哭了！”一旦孩子感受到来自妈妈的这种无言的压力，就会越来越没有安全感。因此，妈妈在哄哭闹的孩子时，内心一定要足够镇定，与其给孩子施加无形的压力，不如静下心来和孩子周旋到底。

曾听某位妈妈讲过一个她哄孩子的趣事：“有时候孩子左哄右哄都不管用，那我就会认真地跟孩子说，‘你要是实在还想哭的话，就痛快地哭一场吧。妈妈会一直陪着你的！’说来也怪，孩子马上就不哭不闹了。”孩子肯定是看到了妈妈要和自己奉陪到底的决心，也就不敢造次了。

有时候孩子会连着哭闹几个小时都不停歇。妈妈一想到“那件事还没做呢”“要是不早点出门就要迟到了”，可能会更加焦虑：“无论如何一定要让孩子尽快停止哭闹！”但其实安抚哭闹的孩子，最重要的就是要心无杂念，集中所有精力。

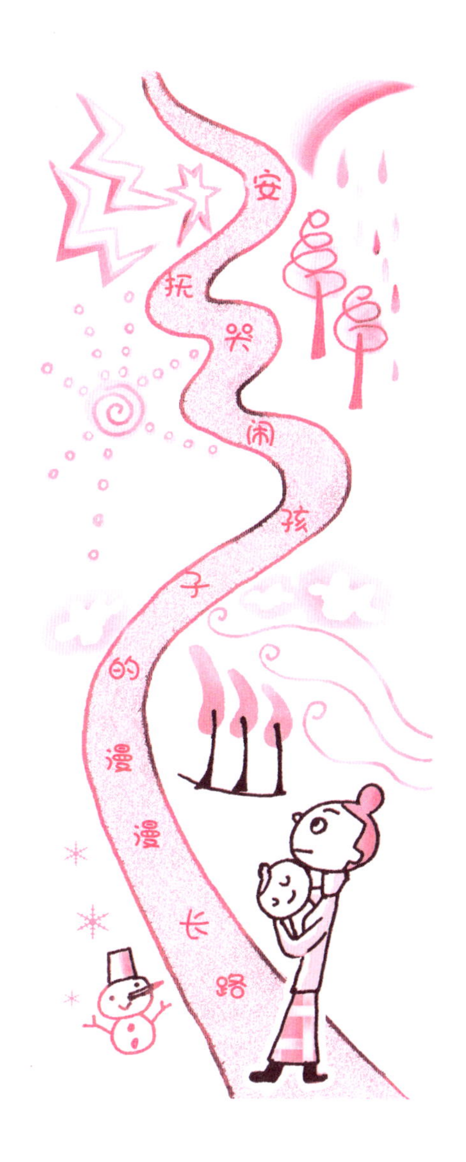
安
抚
哭
闹
孩
子
的
漫
漫
长
路

21 哭泣是肺部运动？实在腾不出手时才可以对孩子的哭闹置之不理

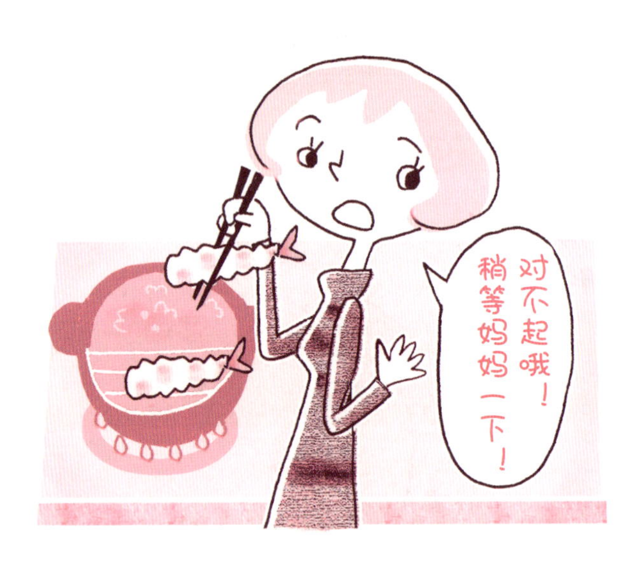

可能各位妈妈都听周围人说过这样的育儿心得：“婴儿哭泣也是一种肺部运动。孩子如果想哭，就让他哭个够吧！”尽管有这样的言论，但我们不妨替孩子设身处地地想一想。孩子哭泣时，是发自内心地想让妈妈哄哄自己，为自己赶走各种不快，而且也只有妈妈能够帮到孩子。有时孩子不是因为饿了或者哪里疼而哭，只是

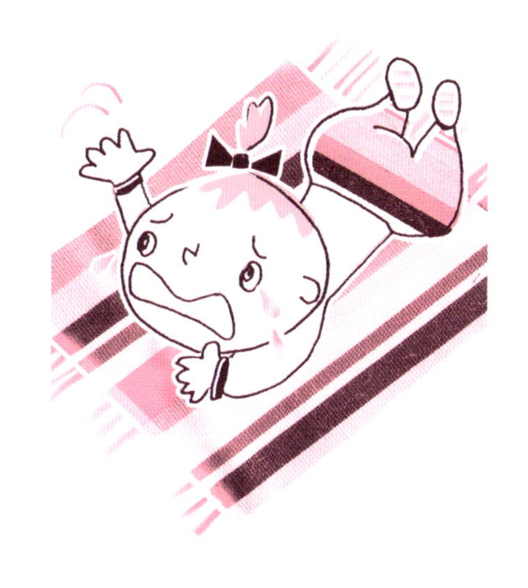

因为自己太孤单了，想让妈妈陪陪自己。当孩子因为这些负面情绪而哭闹时，妈妈哄哄孩子，孩子就能从坏情绪中走出来。以后孩子再遇到同样的问题，就能学会自我调节，不会再一味靠哭来解决问题了。

因此，只有当妈妈实在腾不出手时才可以对孩子的哭闹置之不理。比如，妈妈正在忙于家务，一时半会儿抽不出身，或正在照顾家里的其他孩子，实在无暇顾及时，可以跟孩子说："宝贝！稍等妈妈一下哦！"如果妈妈在其他房间，暂时看不到孩子，也要让孩子听到自己的声音，这样孩子就会稍微安心些。

22 妈妈不是超人！孩子哭闹时可以先将家务放一边

傍晚时分，妈妈正忙于家务，孩子却又开始哭闹。妈妈只好赶紧跑过去哄孩子。那妈妈们都是怎么处理这些问题的呢？

答案其实非常简单。一半以上的妈妈，只要孩子一哭，就会马上抛开手中的家务，集中全部精力去哄孩子。还有不少妈妈会趁着孩子午睡或者在前一天晚上就为第二天的家务做一些准备工作，比如提前处理好第二天要用的食材等。从某种程度上来说，如果提前做好了准备，那么即使哄孩子要哄很久，妈妈也不会那么焦虑。

如果孩子大哭不止，怎么哄都哄不好时，妈妈完全可以请家人帮忙准备饭菜或者些做点简单的速食饭菜，想必家里人也会表示理解或者主动帮忙。准备孩子的辅食时，也不一定顿顿都要亲手做，有时万不得已也可以吃点市面上的婴儿食品。

孩子还小的时候，妈妈要尽量放宽心陪伴孩子，这远比每天干好家务要重要得多。因为孩子也就是在某个阶段才会经常哭闹，不会永远是这种状态。另外，家里的其他成员也要多替妈妈分担，让妈妈有时间来调整自己的情绪。

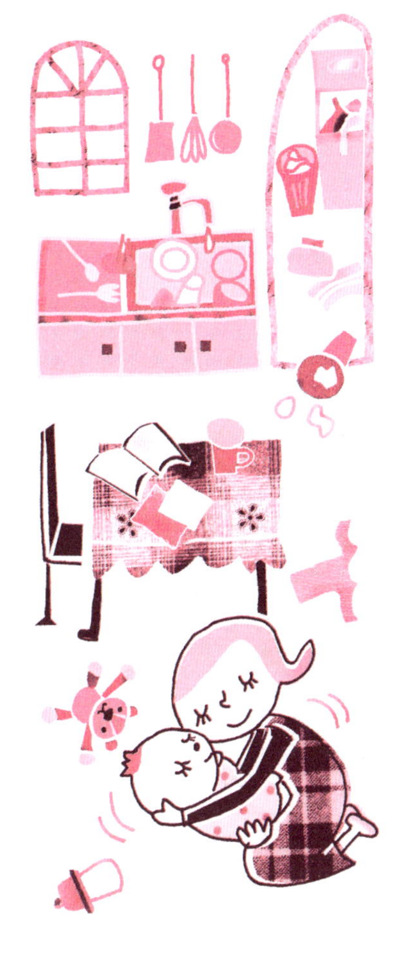

23 使用哄娃神器“零食”时，要注意时间和场合

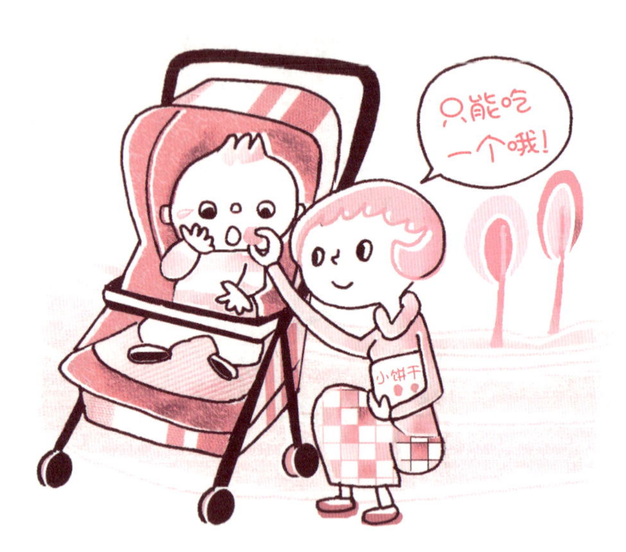

最让妈妈头疼的莫过于外出时孩子突然开始哭闹。孩子在公共场所哭闹时，不少妈妈都会给孩子吃点小饼干、小点心等孩子爱吃的零食，这一招屡试不爽。小零食的确是让孩子停止哭闹的神器。尤其是在孩子哭闹不止、妈妈束手无策时，更是神奇的哄娃妙方。比如孩子坐火车时大哭不止，吵到周围人时，妈妈绝对不能置之不理。这时候，可以适当给孩子吃点小点心，相信孩子的心情很快就

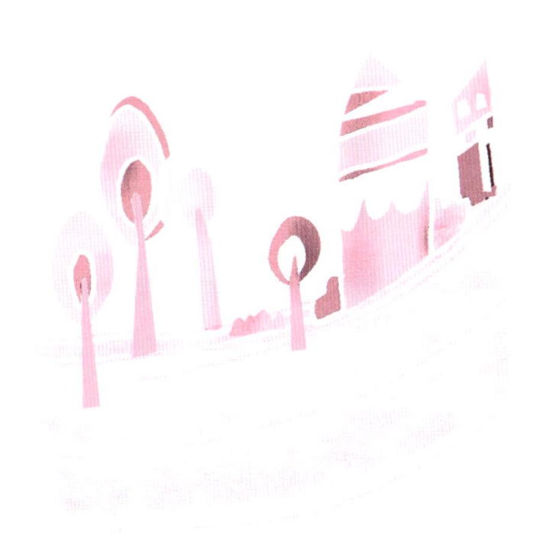

会好起来。

但需要注意的是，给孩子吃零食这招只能偶尔使用。如果每次孩子一哭，妈妈都如法炮制，用零食来解决问题，长此以往可能会带来很大的问题。小孩子有他们自己的小聪明，他们知道自己哭闹妈妈就会给自己小零食吃的话，以后每次想吃零食了，便会号啕大哭。

孩子每天吃小点心的时间基本上都比较固定。有时因为孩子哭闹，妈妈会不得不给孩子额外吃些小点心。在这之前，妈妈先要想想除了给孩子小点心以外，还有没有其他能哄得住孩子的方法。

24 孩子渐渐长大，喂母乳只是万不得已的哄娃手段

妈妈的母乳能够给孩子带来内心深处的安全感。相信不少妈妈在孩子开始哭闹时，都会想："不管怎么样，先让孩子吃口奶。"在孩子还很小需要频繁喂奶时，这个方法未尝不可。但等到孩子满半岁，开始添加辅食后，就不建议让孩子太过依赖母乳。孩子迟早都要断奶，建议妈妈可以慢慢尝试着在孩子哭闹时选择母乳以外的安抚方式，让孩子慢慢适应。

孩子哭闹时，妈妈不妨尝试一下"抱抱孩子""用玩具分散孩子的注意力""让孩子喝口水""带孩子出去玩会儿"等母乳之外的安抚方式。各种方式都尝试过后，妈妈就能慢慢摸索出最适合安抚自己孩子的方式了。如果所有的方法都试了个遍，孩子还不肯罢休，这时妈妈不妨再让孩子吃奶。另外，有些孩子戒掉夜奶后，夜啼就会自然消失。

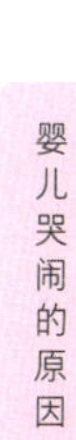
婴儿哭闹的原因

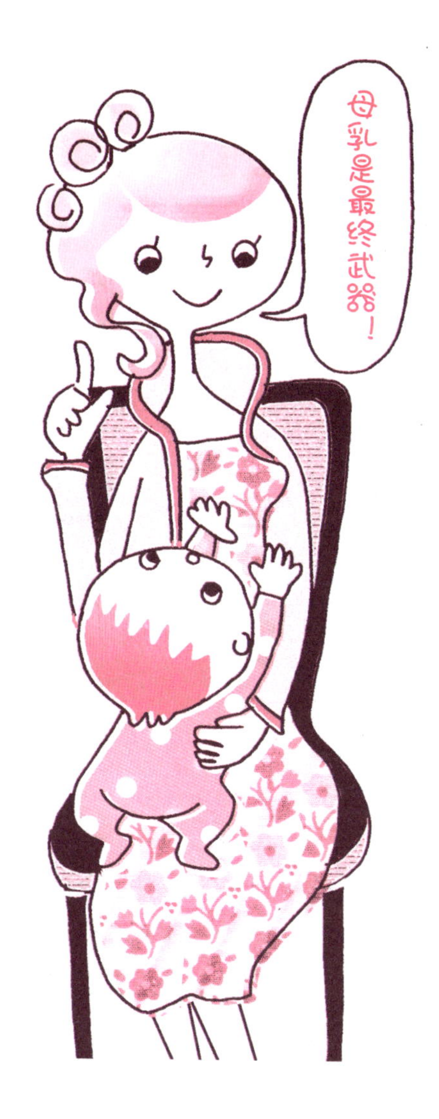
母乳是最终武器！

25 哄娃时过多使用安抚奶嘴，孩子可能会越来越难哄

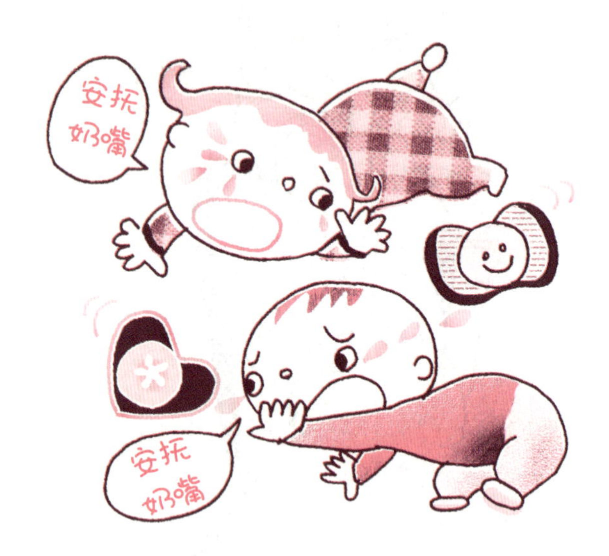

相信不少妈妈在哄哭闹的孩子时，都会用到除母乳外的超级杀手锏——安抚奶嘴。那么安抚奶嘴的哄娃效果到底怎么样呢？咨询儿科的医生或保育员时，他们大多会说："尽量还是少用安抚奶嘴为好。"倒不是说使用安抚奶嘴不好，而是因为一旦形成习惯，到时候要让孩子戒掉安抚奶嘴就很难了。

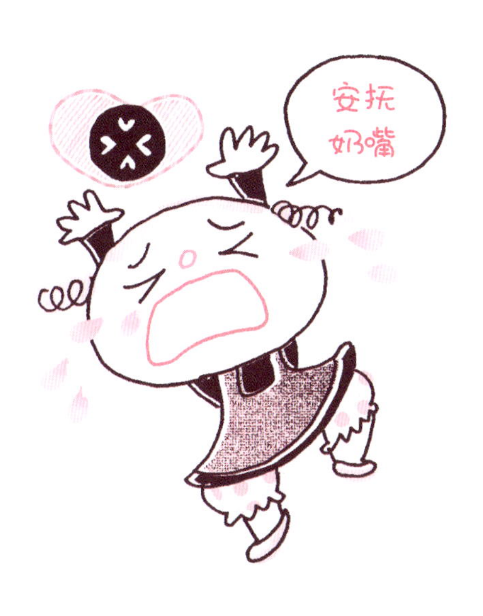

不少妈妈都反映，孩子对安抚奶嘴很容易上瘾，等到不需要安抚奶嘴时妈妈要花很大力气才能让孩子摆脱它。

当孩子开始哭闹时，妈妈只要把安抚奶嘴塞到孩子嘴里，孩子就会马上停止哭泣，“吧唧吧唧”地吸着安抚奶嘴安静下来。这对于每天疲于哄孩子的妈妈来说，简直如有神助。但是，就如孩子容易依赖母乳一样，一旦孩子对安抚奶嘴上瘾，其他所有的安抚方式都会派不上用场。将来，要让孩子脱离安抚奶嘴将会难上加难。总之，使用安抚奶嘴哄孩子，应当适可而止。

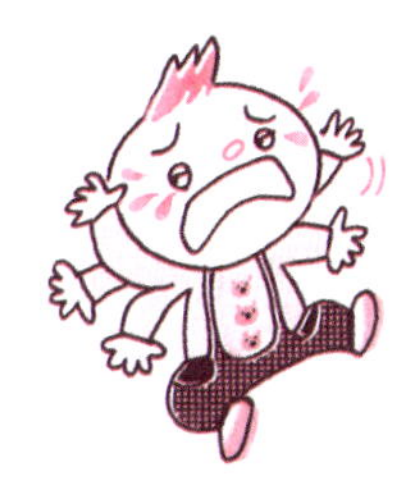

Part 3 让孩子破涕为笑的迅速止哭小妙招

接下来，让我们具体实践一下各种止哭小妙招吧！每个孩子的性格迥异，每个月龄段孩子的哭闹原因也各不相同，有效的哄娃方式也迥然不同。大家不妨把每一个妙招都尝试一遍，一定能找到最适合自家孩子的方式。

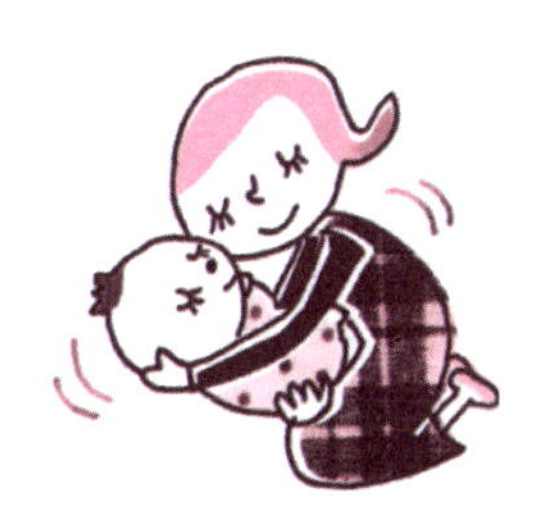

【让孩子破涕为笑的身体抚触】

26 抱紧哭闹的孩子，让孩子听到妈妈的心跳声

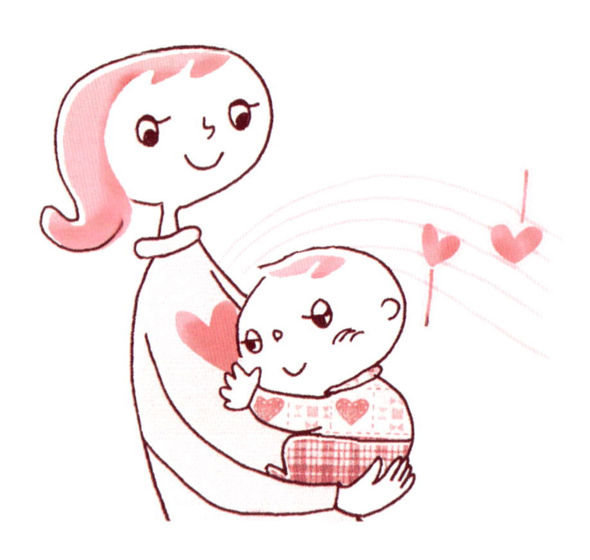

孩子哭了，就要抱起来——这是安抚孩子最基本的准则。对孩子而言，被妈妈抱在怀里所带来的安全感，是其他任何一种安抚方式都无法比拟的。诚然，抱孩子抱得多了，有时候妈妈难免会感到有些厌烦。但能够时常拥抱孩子，也是妈妈在这个阶段可以独享的特权。因此，妈妈不妨好好享受和孩子的每一次亲密接触，给孩子一个大大的拥抱。

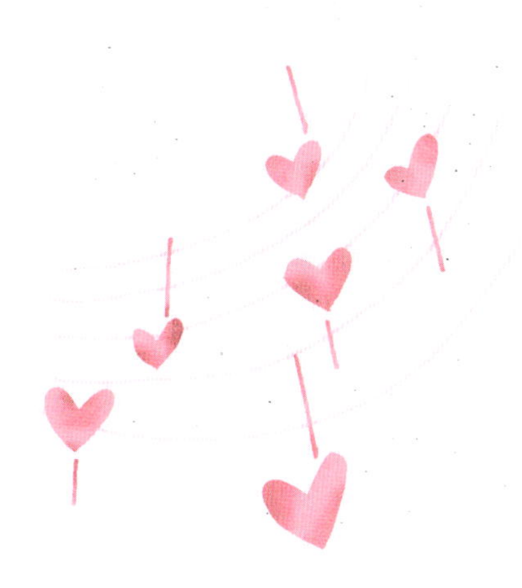

话说回来，妈妈安抚哭闹的孩子时，抱孩子还是有一定技巧的。那就是要让孩子尽量紧贴妈妈的身体。妈妈在抱着孩子时，可以让孩子的耳朵紧贴着妈妈的胸口，这样孩子就能清楚地听到妈妈的心跳声，会更容易平静下来。不少妈妈都反映："孩子在妈妈肚子里时，每天都能听到妈妈的心跳声。这会让孩子很有安全感。妈妈在抱孩子时，如果让孩子的头贴着妈妈的胸口，孩子就奇迹般地不哭了！"

有些人认为"孩子抱多了，以后不抱就会哭"，其实没必要担心。当孩子因不安而哭泣时，妈妈一定要多多拥抱孩子，给孩子足够的安全感。

【让孩子破涕为笑的身体抚触】

27 轮到爸爸出场了！“举高高”时注意不要猛烈摇晃孩子！

有时候，妈妈会被孩子的哭闹弄得筋疲力尽。这时妈妈不妨试试将孩子轻轻举起，也就是“举高高”。这会让妈妈和孩子的心情顿时舒畅。

“举高高”其实就是换一种方式抱孩子。孩子一般 5 个月左右就能将头竖稳了，妈妈就可以试着和孩子玩这个游戏。孩子从高处看东西时会有强烈的新鲜感，因而会变得非常开心。这是从古至今一直都广受欢迎的哄娃妙招。而且，左右轻轻晃动，有助于刺激孩子耳部的半规管①，还可以让睡眼惺忪的孩子完全清醒过来。

随着孩子渐渐长大，会喜欢更有力的“举高高”。这时就轮到爸爸出场啦！爸爸用男性特有的坚实有力的臂膀将孩子高高举起，孩子就会咯咯大笑。在玩这个游戏时，爸爸可以稍微离一下手，或者一边举起孩子，一边发出“嘿呦”的声音。终于又找到一个可以让孩子欣喜若狂的游戏了！有力的“举高高”关键在于收尾部分。玩过“举高高”后，爸爸要稳稳地接住孩子，并将孩子抱紧。千万不要猛烈摇晃孩子的头部，这是非常危险的动作。

注：①半规管是内耳的组成部分，是可以维持姿势和平衡有关的内耳感受装置。

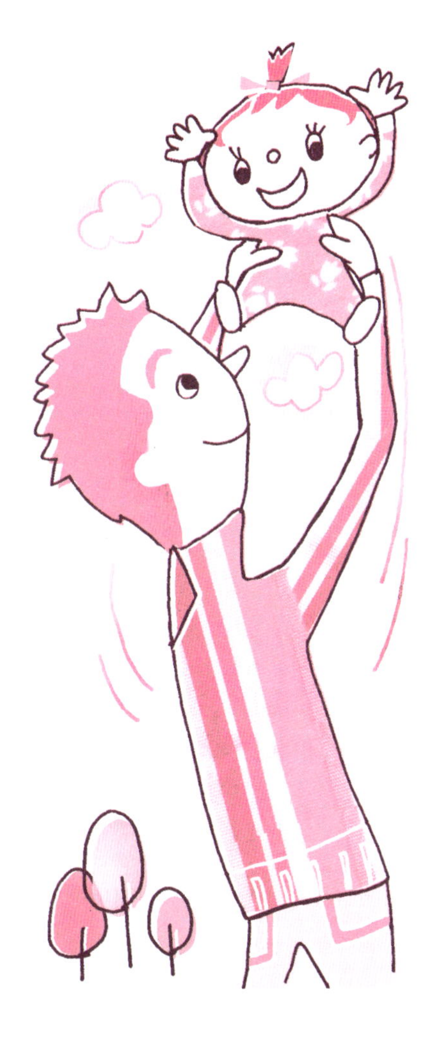

【让孩子破涕为笑的身体抚触】

28 抱孩子做下蹲起立有助于妈妈恢复体形，还能锻炼孩子的视力

一般来说，妈妈抱着孩子时喜欢左右轻晃，其实大可尝试一下上下轻晃，给孩子一点新鲜感。妈妈可以竖抱孩子，然后做下蹲起立的动作。这样可以给孩子带来不同于以往的视觉体验，孩子也乐在其中。妈妈抱孩子时还可以让孩子背朝自己，然后上下轻晃。此外，妈妈上下轻晃孩子时可以带点节奏感，或者一下一下地轻轻抖动孩子。总之，和玩“举高高”一样，孩子喜欢怎样就怎样来。有些孩子还会喜欢突然性的动作，比如妈妈抱着孩子突然下蹲，孩子就会乐得哈哈大笑。

做下蹲起立时主要是靠大腿用力，这样有助于妈妈产后恢复。妈妈可以将双脚分开，与肩同宽，轻轻弯曲膝盖慢慢做下蹲起立。这样不仅可以锻炼身体，还有助于预防腰痛。

一边哄孩子，一边恢复体形，这样的哄娃方式简直就是一举两得。另外需要指出，这项运动的最大目的是为了止住孩子的哭闹。因此，妈妈要选择安全的地方，并且一定不要累着自己。

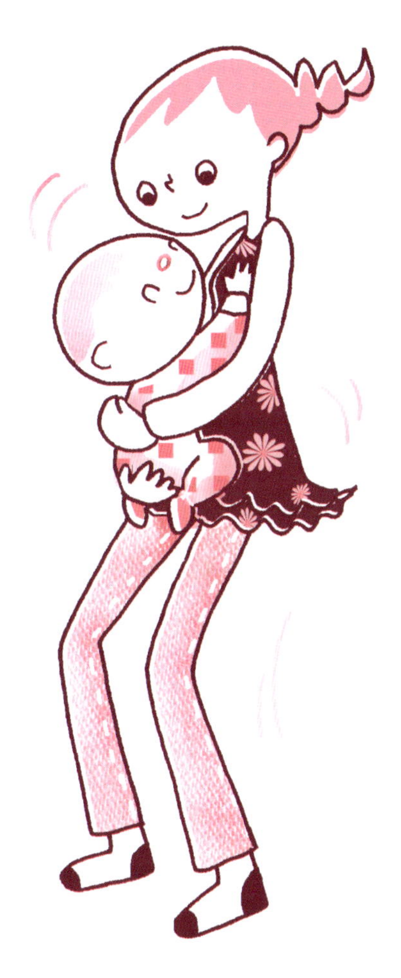

【让孩子破涕为笑的身体抚触】

29 抱新生儿时，要稍微抱紧些

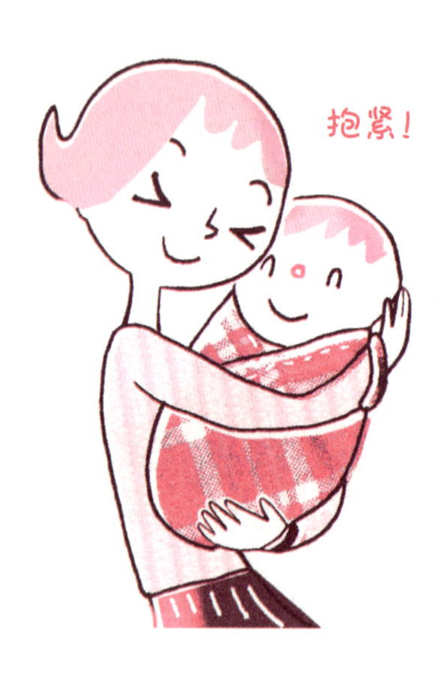

月龄较小的婴儿还无法自如地掌控自己的身体运动。只要身体有轻微晃动，就会大吃一惊继而开始哭闹。因此，妈妈在哄这个时期的孩子时要紧紧地抱住孩子。抱紧孩子，可以有效防止孩子的轻颤，尤其是在孩子闹觉时能有效地止住孩子的哭闹。

【让孩子破涕为笑的身体抚触】

30 抱着孩子坐在瑜伽球上轻颠。节奏要慢以防发生意外

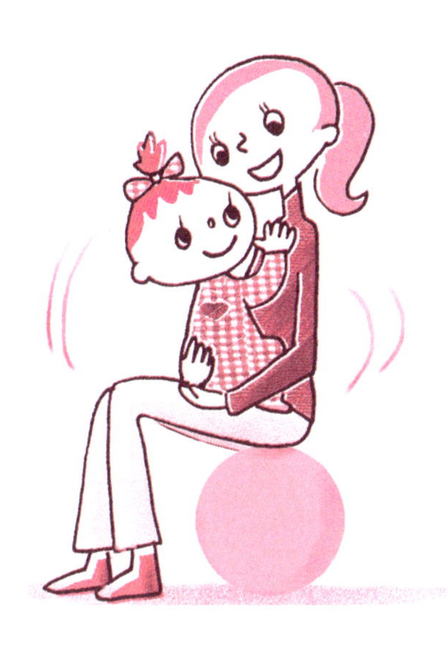

如果家里有瑜伽球，妈妈不妨用作哄娃道具。妈妈可以抱着孩子坐在瑜伽球上。然后有节奏地轻轻压球，上下弹动，孩子心情好起来自然就不哭了。要注意的是，如果抱着孩子坐在瑜伽球上不慎朝后跌倒，后果将会非常严重。因此，应当选择与地面接触面积较大的瑜伽球，晃动幅度也要小一些。毕竟不是在做运动，是在哄孩子。这一点妈妈要谨记于心哦！

【让孩子破涕为笑的身体抚触】

31 妈妈抱着孩子有节奏地左右轻晃，孩子就会酣然入睡

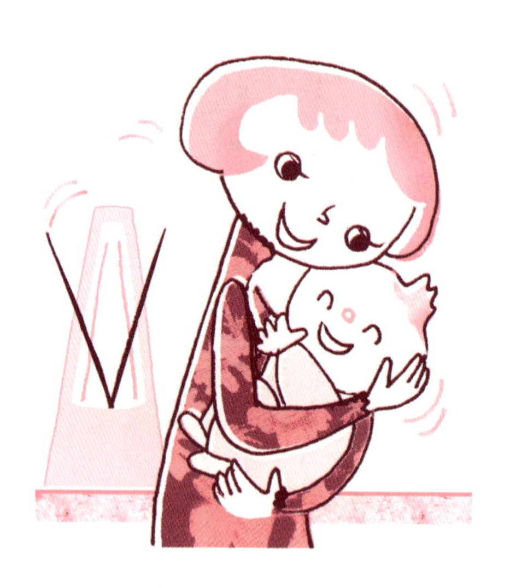

通常，妈妈抱着孩子有节奏地左右轻晃，孩子在不知不觉间就会酣然入睡。因此，妈妈如果想把孩子哄睡着，就要保持一定的节奏轻晃。妈妈在抱着孩子轻晃时，会渐渐形成一定的节奏，要尽量一直保持这种节奏。妈妈要把自己想象成是摇篮一样的哄娃神器，尽量温柔地左右轻晃。

【让孩子破涕为笑的身体抚触】

32 妈妈背着孩子，既能哄孩子又能做家务，一举两得

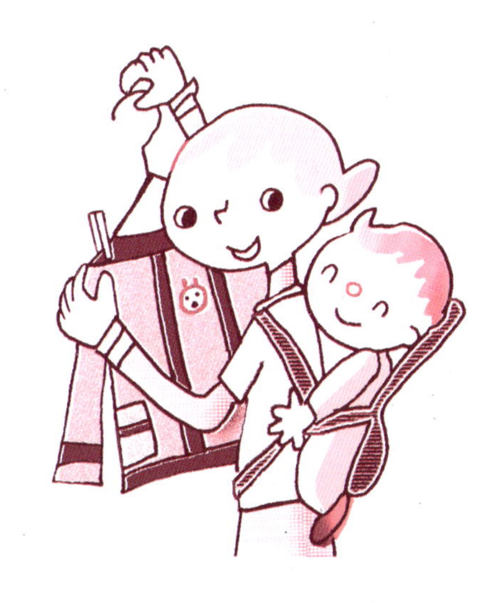

很多时候，妈妈只要一开始做家务，就能听到孩子的哭声。孩子仿佛在说："我想一直和妈妈待在一起！"这时候，如果妈妈在做家务，可以使用以前人们就经常用的婴儿背带，将孩子背在身上。这样一来，妈妈不仅解放了双手，还可以一边和孩子聊天，一边做饭或打扫卫生，自在又轻松。孩子紧紧地靠在妈妈身上，也会很有安全感，不知不觉间就在妈妈背上甜甜地入睡了。特别是在孩子"黄昏哭"或"黏人期"哭闹时，建议妈妈可以多采用这种方式。

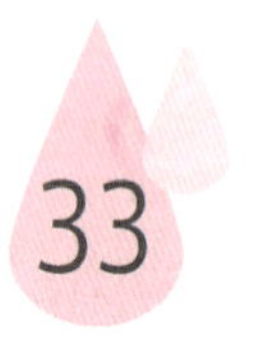

【让孩子破涕为笑的身体抚触】

33 给孩子做做按摩，如此哄娃有奇效

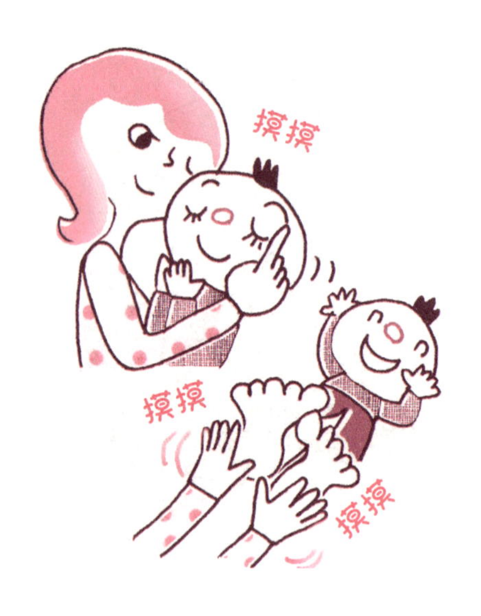

孩子哭闹时，妈妈还可以给孩子做做按摩。妈妈的手就像有魔力一样，当妈妈用手温柔地抚摸孩子时，妈妈手指的温热会慢慢传递给孩子，孩子自然就会放松下来。

妈妈可以按摩孩子的头、脸颊、太阳穴、手腕等部位。而每个孩子最喜欢被妈妈抚摸的部位也各不相同。此外，按摩脚底、指间或脚趾甲也会有奇效。

【让孩子破涕为笑的身体抚触】

34 在孩子肚子上画圈按摩，也能止住孩子哭闹

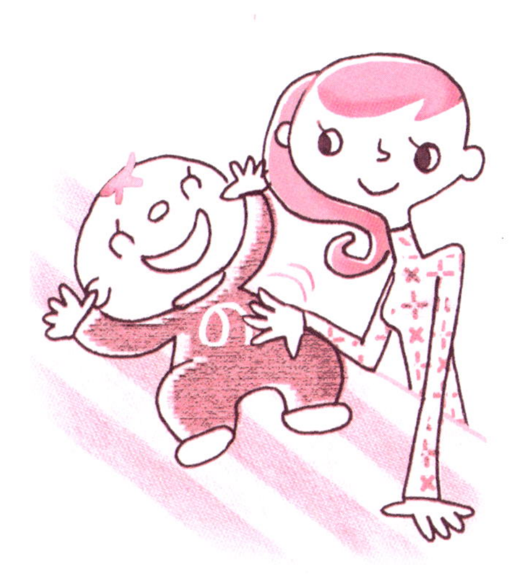

孩子便秘时，妈妈经常会在孩子的肚子周围进行画圈按摩。其实，画圈按摩也能止住孩子哭闹。按摩时妈妈手掌的温度会慢慢地传递给孩子，当孩子感受到妈妈的温暖和妈妈的爱，便会心情大好。

做画圈按摩时，妈妈要把整个手掌放在孩子的肚子上，慢慢地在孩子肚子上反复画圆圈。如果孩子正好有些便秘，那妈妈给孩子画圈按摩还可以缓解便秘，简直一举两得。

【让孩子破涕为笑的身体抚触】

35 妈妈和孩子玩“吃肚肚”游戏，孩子怕痒咯咯笑

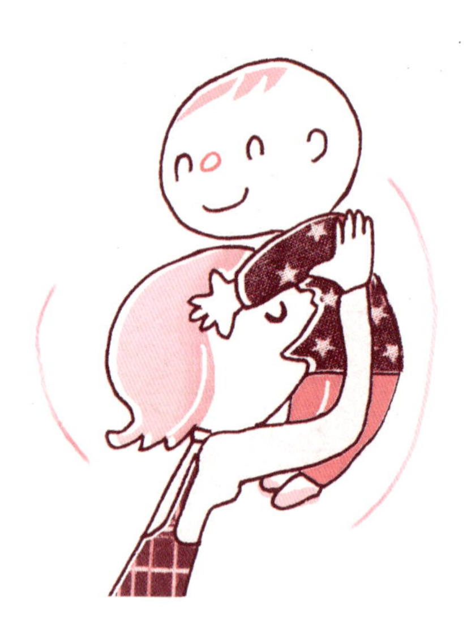

每次妈妈一碰孩子的小肚子，孩子很怕痒就会“咯咯咯”地笑个不停。还有些孩子每当妈妈将他举起来，做出要吃他小肚子的表情，原本还在哭泣的他会立马笑起来。妈妈还可以把嘴放在孩子的小肚子上，一边发出“噗噗”的声音，一边吹气。这样也能让孩子破涕为笑。大一点的孩子甚至会说“还要”来催促妈妈再玩一次。

【让孩子破涕为笑的身体抚触】

36 快速轻挠耳垂，让哭闹的孩子笑出声

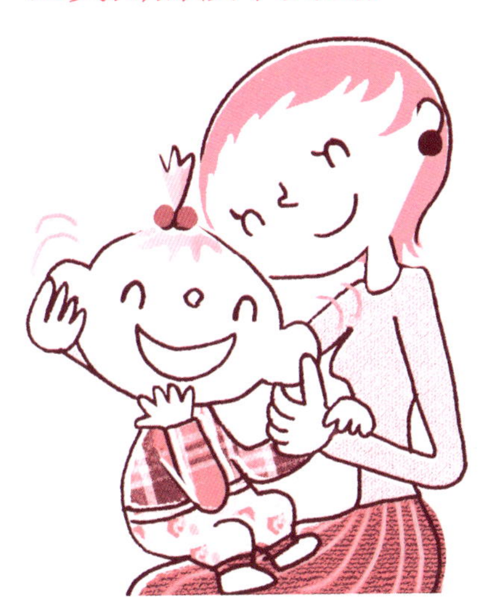

孩子的身体部位中还有一处，只要妈妈轻轻挠一下，孩子就会因为怕痒而忍不住笑出声，这个部位就是耳朵。耳朵的确是对触碰非常敏感的身体部位。如果妈妈快速地轻挠耳垂或耳朵边缘，孩子就会哈哈大笑起来。妈妈在和孩子玩这个游戏时，可以改变手指的动作和轻挠速度，并做出各种表情，让孩子每次都能获得不同的乐趣。此外，如果挠的次数太多，或者力道比较大，可能会导致孩子的耳朵受伤。妈妈一定要多加注意。

【让孩子破涕为笑的身体抚触】

37 妈妈一边唱“一座桥”，一边挠孩子的手掌

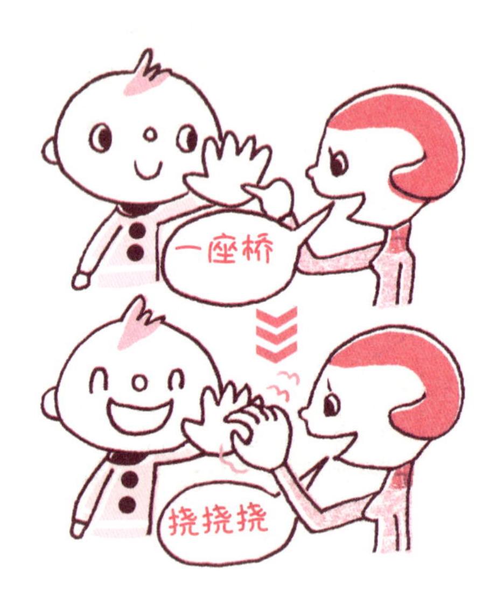

“一座桥”是以前家长经常和孩子玩的挠痒痒游戏。妈妈可以一边唱“一座桥，挠挠挠，拍一拍，捏一捏，上台阶，挠挠挠”，一边挠一挠或轻轻捏一捏孩子的手掌。最后，可以将孩子全身都挠一遍。此外，在唱到“上台阶”时，妈妈的手指可以在孩子的手腕上动来动去。这时还可以跟孩子说：“妈妈来喽！”孩子就会充满期待地等着妈妈“上台阶”。

【让孩子破涕为笑的身体抚触】

38 亲亲小脸蛋，让孩子感受妈妈的爱

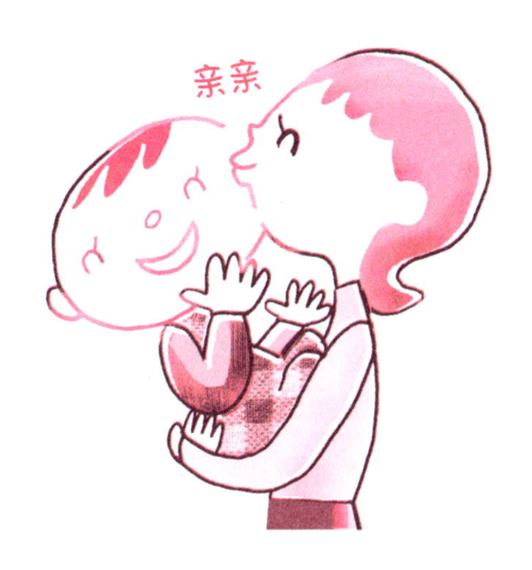

妈妈在亲孩子的小脸蛋时，孩子觉得痒痒的，会很开心。哄孩子时，妈妈可以多亲孩子的脸颊几次，还可以在亲的时候蹭蹭孩子的脸颊。妈妈要尽情地表达自己对孩子的爱。而且，妈妈在亲孩子时，原本因孩子哭闹而乱糟糟的心情也会好起来。

【让孩子破涕为笑的身体抚触】

39 妈妈把孩子放在膝盖上玩“骑马”，孩子就会忘记哭泣

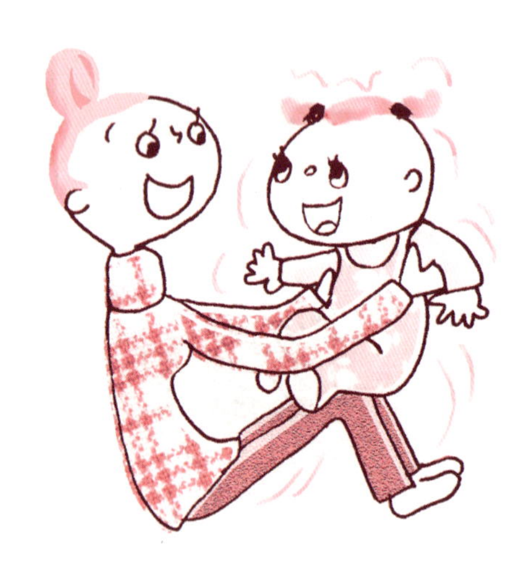

妈妈可以坐着弯曲膝盖，将孩子放在膝盖上。然后像骑马一样，两腿上下运动。这样有节奏地活动双腿，孩子也会心情大好。如果妈妈在玩这个游戏时，还可以一边唱着歌配合，孩子的情绪会更加高涨。如果孩子喜欢更有力的动作，妈妈还可以在这个游戏上加一些变化，偶尔抬高膝盖，和孩子一颠一颠地玩。

【让孩子破涕为笑的身体抚触】

40 孩子还不会翻身时，妈妈可以给孩子做婴儿操舒缓情绪

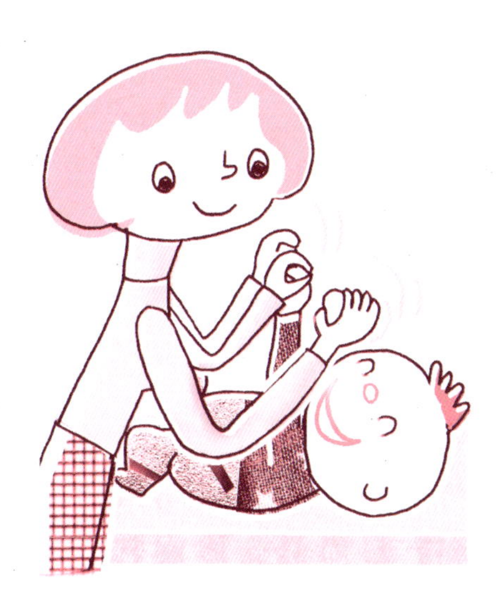

当孩子还不会翻身时，如果孩子心情不好，妈妈可以给孩子做做婴儿操来活动孩子的四肢。做婴儿操时，可以让孩子仰面躺下。妈妈先握住孩子的双手，慢慢地上下活动孩子的手腕，然后握住孩子的双脚，将孩子的双腿弯曲再伸展。孩子身体得到舒展，就会心情大好。妈妈还可以微笑着边唱歌边给孩子做婴儿操，孩子马上就会破涕为笑了。

【让孩子目不转睛的止哭妙招】

41 这些人是从哪里来的？用毛绒玩具逗乐孩子

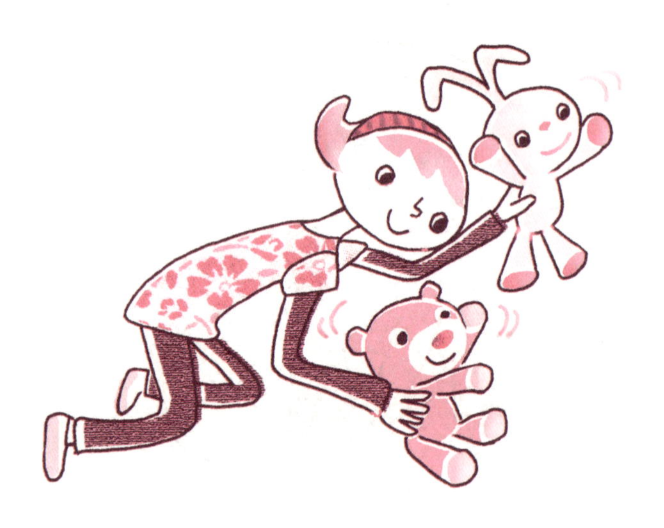

每个孩子都有自己喜欢的毛绒玩具。当孩子哭闹时，毛绒玩具也可以逗乐孩子。孩子哭闹时，妈妈可以一边拿着毛绒玩具，一边假装自己就是毛绒玩具，做出夸张的表情跟孩子说话："×× 小宝贝，不要哭啦！你哭得那么伤心，我也要难过啦！"哭泣的孩子听到这些话，就会觉得很不可思议，而且眼睛会一动不动地盯着毛绒

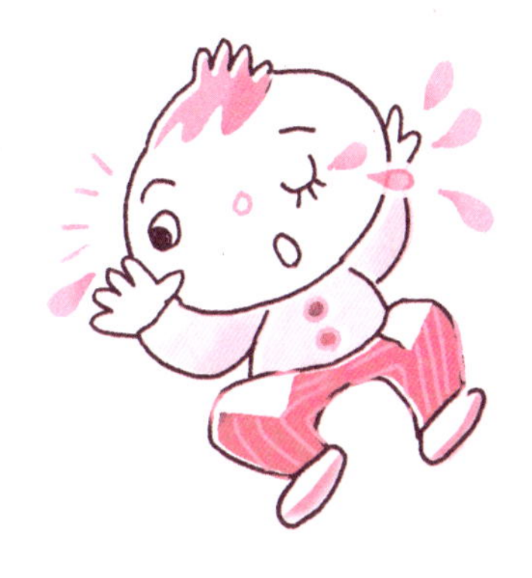

玩具。有些话妈妈即便磨破了嘴皮跟孩子说，孩子都不愿意听，可要是毛绒玩具说的话，不知为何孩子却能听进去。如果妈妈抱着孩子，再捣鼓毛绒玩具，那哄娃效果就会更好。

有时候，当妈妈和孩子处于僵持状态时，毛绒玩具还可以在亲子间起到缓冲作用。尤其是面对着哭闹不止的孩子而怒火冲天的妈妈，或者平时少言寡语、不知如何哄孩子的妈妈，毛绒玩具简直就是拯救她们的哄娃神器。而在捣鼓毛绒玩具哄孩子的过程中，妈妈原本焦虑不安的心也会变得平静。

【让孩子目不转睛的止哭妙招】

42 孩子最喜欢躲猫猫，妈妈可以做些夸张的动作逗孩子

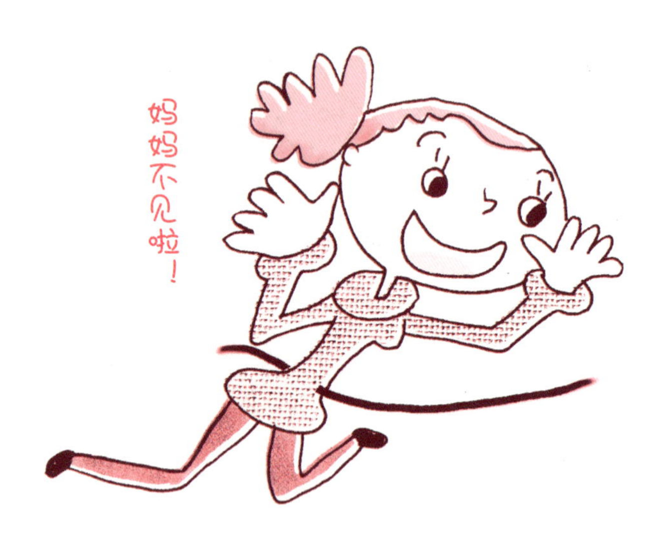

想吸引孩子的注意力，让孩子舒缓情绪，还可以和孩子玩“躲猫猫”的游戏。从自己能坐稳的 8 个月左右的婴儿到 2 岁左右的孩子，都非常喜欢这个游戏。妈妈可以一边嘴里说着“妈妈不见啦”，一边藏起来，然后吊一吊孩子的胃口，让孩子等待一会儿，再“哇”的一声突然冒出来，给孩子一个大大的笑脸。如此反复玩几次，孩

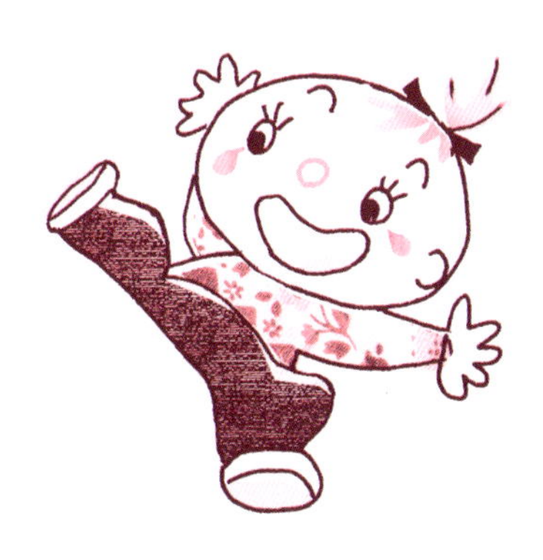

子就会慢慢忘掉不快，一展笑颜。

“躲猫猫”的游戏妈妈平时也会和孩子一起玩。如果妈妈想通过玩这个游戏来安抚哭闹的孩子，建议动作和表情要比平时更夸张一些。玩游戏的节奏也可以或快或慢、有张有弛。妈妈除了可以用手把脸遮住然后再拿开，还可以将自己全身藏在沙发、窗帘或门后面，然后再“哇”的一声重新出现在孩子的面前。孩子保准会欣喜若狂。

不过，有些孩子在看不到妈妈的身影时反而会没有安全感，妈妈在玩这个游戏的时候，可以故意将背部或屁股露出来一点，这样效果会更好。

【让孩子目不转睛的止哭妙招】

孩子盯着镜中的自己看，会大吃一惊，就会收起眼泪

有些日用品也可以起到意想不到的哄娃效果。其中最具代表的就是镜子。

在孩子眼中，镜子里的世界非常不可思议。妈妈不妨试试抱着孩子站在镜子前面。妈妈可以跟孩子说："咦？你看这是哪个宝贝在哭啊？""快看！××小宝贝也在镜子里面啦！"然后让孩子看到镜子里自己哭泣的脸。当孩子看到镜子里那张哭得很凶的脸，也许会大吃一惊："咦？这是谁啊？"看到镜中的自己，孩子会立刻停止哭闹！不得不说非常神奇。而且有些孩子不光会目不转睛地盯着镜子，有时还会冲着镜中的自己微微一笑。

妈妈还可以变个花样，将"照镜子"和"躲猫猫"结合起来，在镜子里和孩子玩"躲猫猫"。妈妈可以让孩子一直看着镜子，然后自己一边躲开一边说："妈妈不见啦！不见啦！"之后再慢慢靠近镜子，"哇"一声的同时，让自己出现在镜子中，孩子会被逗得前仰后合。

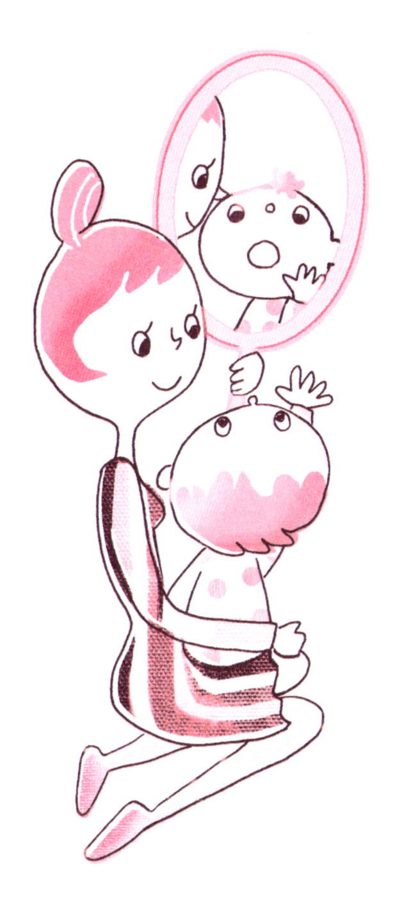

如果家里有很大的全身镜，那就再好不过了。从镜子里我们可以看到自己的全身，在玩“照镜子”游戏时会更具震撼力。妈妈带孩子外出时，可以随身携带一面小镜子。孩子哭闹时，就拿出来，孩子一看到镜子，便会不由自主地沉浸在镜中的奇妙世界里。

【让孩子目不转睛的止哭妙招】

44 孩子会被自己的照片吸引。妈妈可以制作哄娃专用相册

在哄孩子时，有些妈妈会使用相册。在孩子号啕大哭时，妈妈可以让孩子看看他自己的照片。孩子便会目不转睛地看，不知不觉间就停止哭泣了。孩子看照片的眼神，就像是在仔细地观察照片中自己的样子，又像是在欣赏照片中的自己，对这个新鲜事物非常感兴趣。

当孩子渐渐长大，开始有了对自我的认知，就会对自己产生浓厚的兴趣。孩子会被自己的照片所吸引，津津有味地看着照片，甚至连哭泣都忘记了。

在这个电子产品普及的时代，妈妈手机里会储存很多用手机拍摄的孩子的照片。不管是在家里还是在外面，都可以随时随地拿出来给孩子看。还有些妈妈倾向于让孩子看可以拿在手里的照片，她们会在打印照片时多打印几张，然后制作成哄娃专用的相册，孩子可以拿在手里随时欣赏。外出时也可以随身携带，哄娃时说不定会派上大用场。

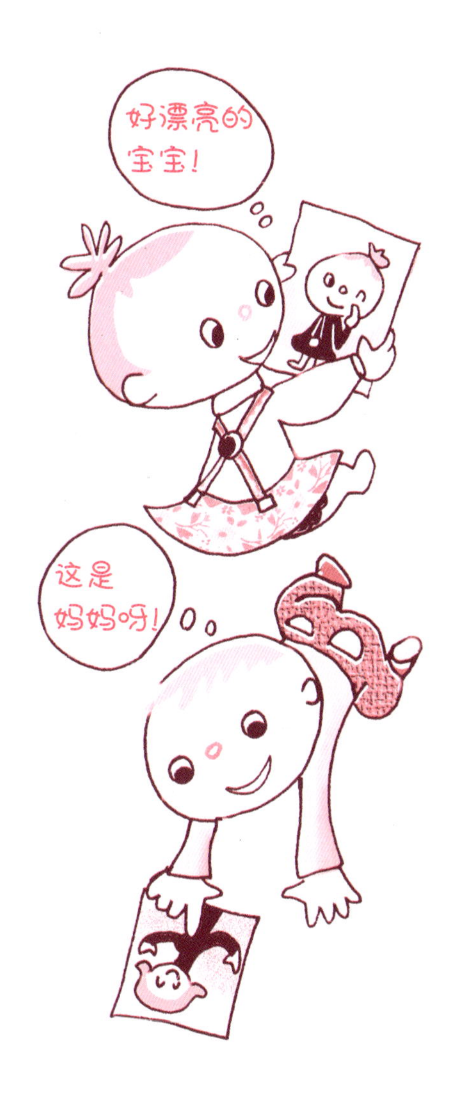
好漂亮的
宝宝！
这是
妈妈呀！

【让孩子目不转睛的止哭妙招】

45 孩子对着相机便会停止哭闹。孩子也是很爱臭美的！

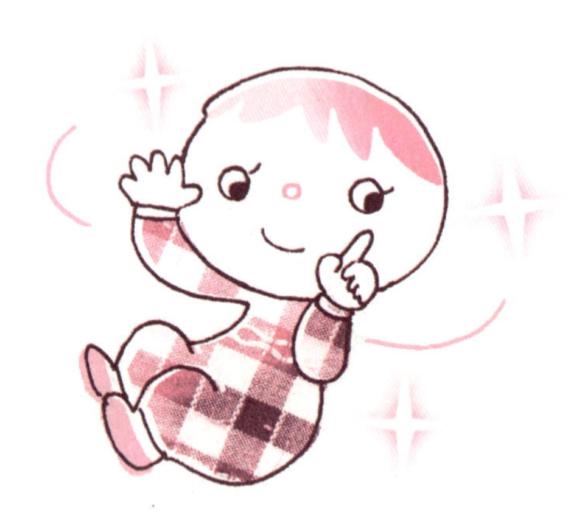

有时候孩子怎么哄都不肯停止哭闹！这时候妈妈不光可以使用照片，相机也很管用哦！妈妈可以一边说："看这里，看这里！好，茄子！"一边举着相机对准正在哭泣的孩子按下快门。"咦？"孩子会盯着相机看，哭声便会渐渐减弱。而且，不知为何，原本哄孩子哄得愁容满面的妈妈，面对着相机时也会情不自禁地露出笑容。可能是因为妈妈回想起平时拍照片时，总会提醒自己："一定要笑得

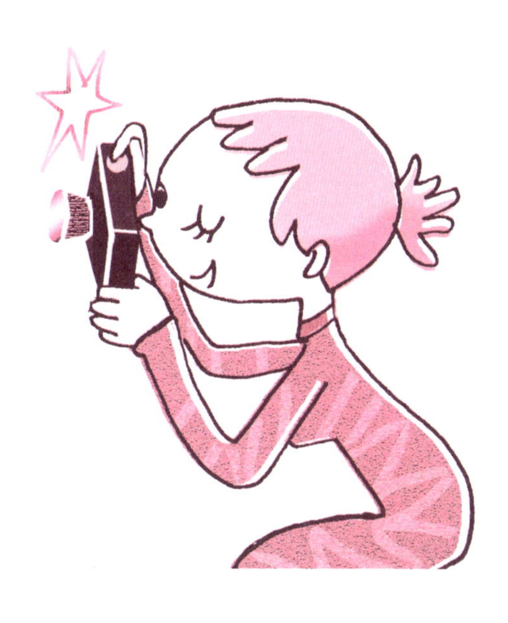

好看点哦！”

妈妈拍好孩子的照片后，可以马上和孩子一起看刚拍的照片。孩子便会兴趣盎然地看着照片中的自己。妈妈这时可以跟孩子说：“啊！这张照片里的宝贝怎么这么难过啊！妈妈再给宝贝拍一张可爱的照片吧！”然后再给孩子拍一些照片，然后一起查看。如此重复几次，孩子的心情就会豁然开朗。没想到孩子也是很爱臭美的呢！

当然，用手机的拍照功能代替相机也有同样的效果。

【让孩子目不转睛的止哭妙招】

46 吹泡泡游戏也是哄娃法宝

变化和惊喜不断的吹泡泡游戏，是孩子非常喜欢的。泡泡慢慢变大，然后飘起来，慢慢地在空中飞舞，然后“噗”的一声消失……在孩子哭闹时，只要妈妈一开始吹泡泡，孩子的注意力马上就会被泡泡牢牢地吸引住。这个游戏在哄娃方面效果非常好。儿童摄影师在给小孩子拍照时也会常用这个方法来让孩子保持兴奋。

不过，如果只是一成不变地吹，未免有些单调。妈妈可以在吹泡泡时变些花样，不断调整吹泡泡时的气息。此外，妈妈还可以把吹泡泡的圈撑开些，或用铁丝做成一个吹泡泡圈，尝试吹出更大的泡泡来。孩子在看泡泡的过程中，就逐渐忘记哭泣了。

一般来说，我们会在户外玩吹泡泡的游戏。如果想在家里玩，建议在地板上铺些塑料薄膜，以防弄脏地板。有时孩子会误食泡泡水，或不小心把泡泡水揉进眼睛里。因此，妈妈一定要保管好泡泡水，以免孩子发生意外。

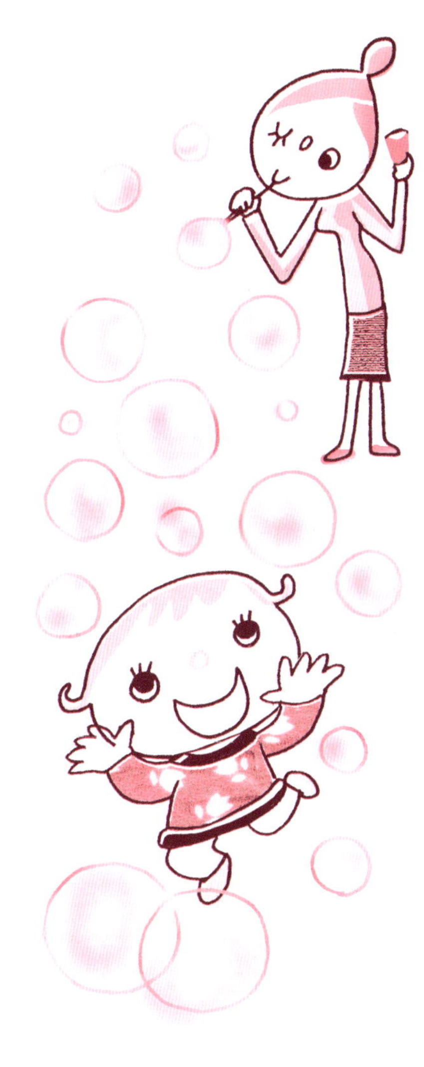

【让孩子目不转睛的止哭妙招】

47 选择色彩缤纷的立体绘本，轻松哄娃

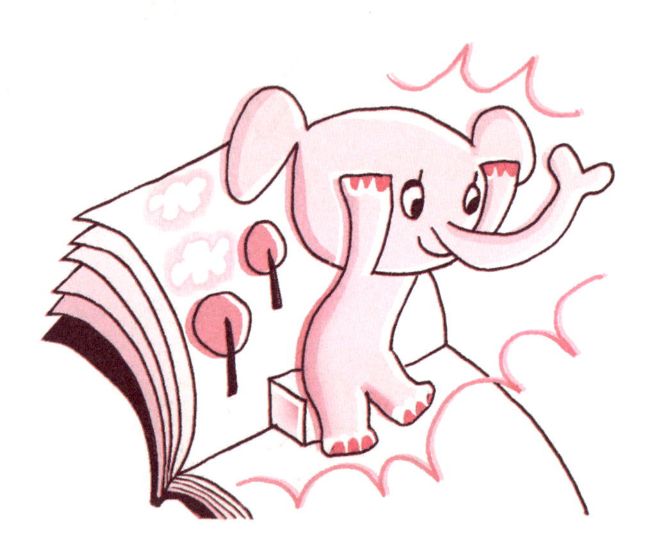

有时候孩子只要一哭起来就没完没了，怎么哄都无济于事。这时候，一本图案可以“一跃而出”的立体绘本绝对能解救妈妈于慌乱之中。赏心悦目的图案突然从书中“蹦出”，孩子的注意力会瞬间转移到绘本上，心情便会大好。

在让孩子看绘本前，妈妈要藏好书，然后突然在孩子的面前展

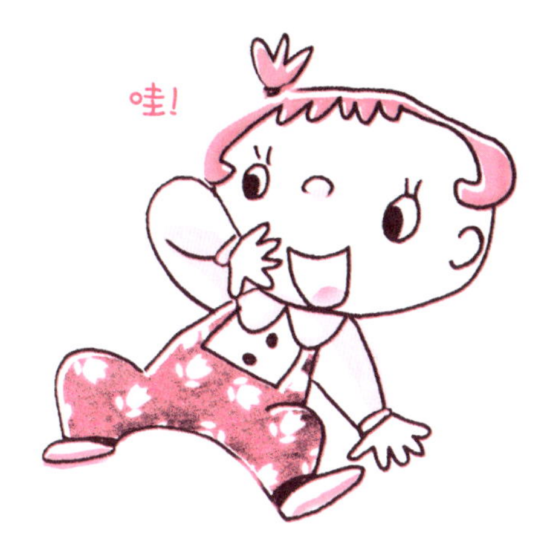

开。孩子最喜欢这种突然间的变化所带来的喜悦，很快就会目不转睛地盯着绘本看。在翻页前，妈妈不要忘记活跃一下气氛，然后突然翻页。不过妈妈也要特别注意动作不要太大，以免绘本的边角划伤孩子。

在挑选哄娃的绘本时，妈妈要选择每一页的图案变化都容易理解的，而且色彩丰富的那种绘本。平时妈妈在给孩子看绘本时，要仔细观察孩子最喜欢哪些绘本的哪几页。还有些只有手掌大小的立体绘本，妈妈可以将它们放在包里随身携带，非常适合外出时哄娃用。

【让孩子目不转睛的止哭妙招】

48 妈妈变身魔术师。手绢开花啦！太不可思议了！

雪纺手绢或丝巾也可以作为哄娃法宝。雪纺手绢或丝巾材质轻柔，最适合表演开花魔术了。

首先，妈妈可以将手绢或丝巾团成一团，双手握紧，不让孩子看到。然后把紧握的双手展示在哭闹不止的孩子面前，再突然摊开手。团成小小一团的手绢或丝巾在摊开双手的一瞬间突然展开，仿佛眼前开出一朵花来！妈妈的手中突然出现一朵花，孩子便会大吃一惊，马上停止哭泣，兴趣盎然地看着眼前的这一切。

妈妈还可以根据手绢或丝巾的颜色，给孩子变出其他的东西来。比如，白色的可以变出小兔子，绿色的可以变出青蛙等，花样繁多，孩子一定会非常喜欢。摊开双手时，妈妈嘴里还可以模仿各种小动物的声音，气氛就会更加活跃。

此外，妈妈还可以在外出时随身携带一块手绢或丝巾，以备哄娃时使用。这种物品不占地方，孩子感到冷时还可以围在他脖子上，或者放在他膝盖上御寒，非常方便。

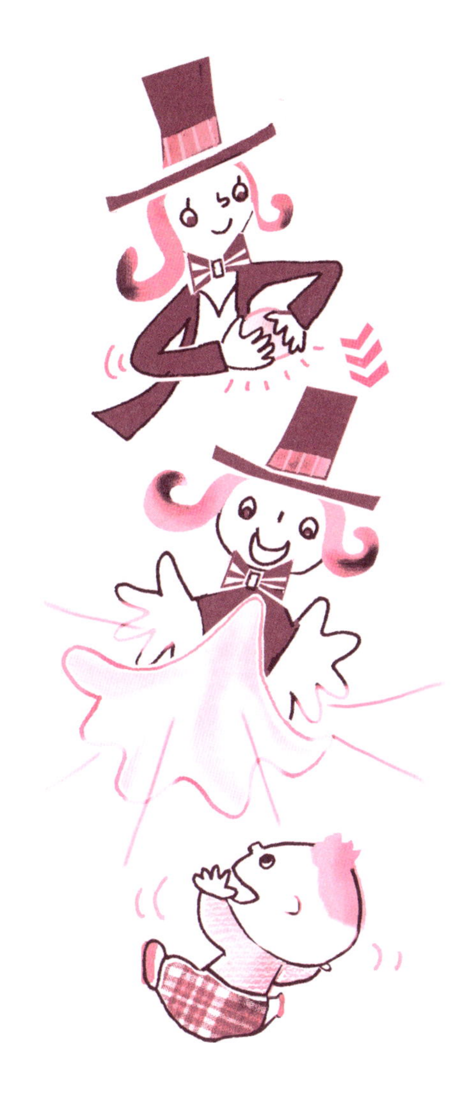

【让孩子目不转睛的止哭妙招】

49 吹气球喽！气球忽大忽小。注意气球不要吹得太鼓！

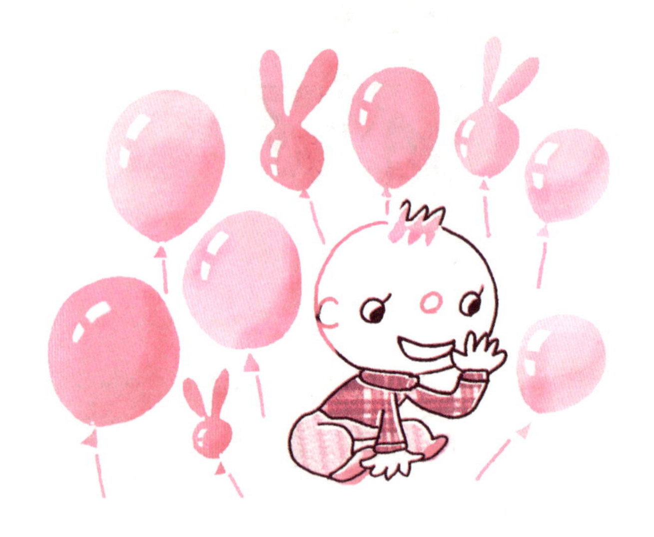

彩色气球忽然变大，妈妈手指一松开，又“噗”的一声变小了……忽大忽小的简单变化，却是孩子最乐此不疲的小游戏。因此，当孩子开始哭闹时，妈妈不妨给孩子吹吹气球。不管是新生儿还是会自己走路的幼儿，妈妈都可以使用这一招来安抚。

吹气球的关键在于气球变大又变小的这一过程。因此，妈妈

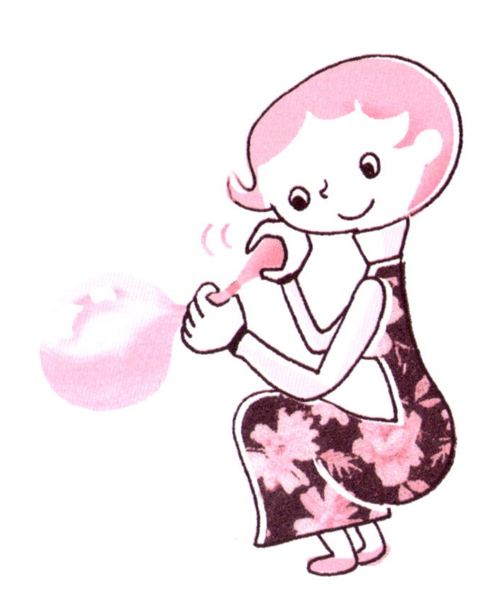

不要把全部力气都放在将气球吹大这件事情上。有可能就在妈妈费力将气球吹得很大，还没来得及放气时，孩子就又开始哭闹了。因此，妈妈还不如往气球里吹一两口气，然后就马上放气，气球忽大忽小，这样哄娃效果会更好些。

不少妈妈都反馈说："吹气球的游戏非常适合哄孩子用。一般我都会在口袋里藏个气球，以备不时之需。每次孩子看到吹大的气球都会非常兴奋。坐飞机或火车时，气球是我必带的哄娃神器。"有时孩子会不小心将气球塞进嘴里，因此妈妈一定要保管好气球，以免孩子发生意外。

【让孩子忘记哭泣的声音哄娃妙招】

妈妈唱的儿歌，哄娃效果也不错

啊！孩子又哭了！这时妈妈不妨试着给孩子唱首儿歌，这样孩子就会慢慢安静下来。有的儿歌曲调舒缓、温柔，有的则轻快、欢乐。每个孩子喜欢的歌曲可能都不一样，妈妈可以多多尝试，比如《小白兔白又白》《摇啊摇》《找朋友》等，都是耳熟能详的儿歌。

可能有些妈妈会说我知道的童谣很少，而且也不会唱！那就挑选自己最喜欢的歌手的歌曲唱给孩子听吧！看到妈妈唱歌时的开心表情，孩子肯定也会高兴地笑出声的。

另外，非常奇妙的是很多孩子最喜欢的歌曲居然是妈妈即兴编的曲子。很多时候，妈妈对着毛绒玩具倾情演唱的曲子，最后却成了自己的哄娃神曲！有些妈妈还讲起关于自编歌曲的趣事来："外出时给孩子唱自编的曲子时，我每次都会有点不好意思，不敢放声唱呢。"

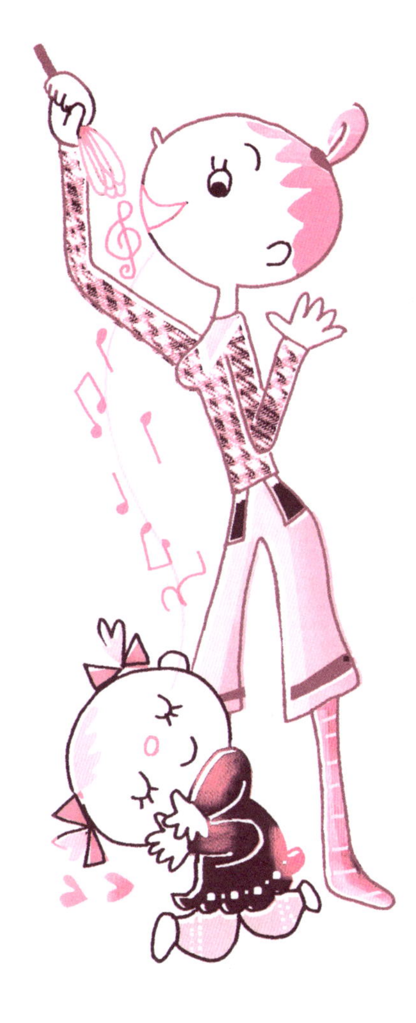

【让孩子忘记哭泣的声音哄娃妙招】

51 捏塑料袋时的“咔嚓咔嚓”声也有哄娃奇效

月龄小的婴儿都非常喜欢听妈妈捏塑料袋时发出的“咔嚓咔嚓”声。这种声音能够有效地止住他们的哭闹。现在市面上还出现了一些可以发出这种“咔嚓咔嚓”声的小玩具，旨在吸引婴儿的注意力。妈妈在孩子耳边捏塑料袋发出“咔嚓咔嚓”声时，孩子会非常吃惊：“咦？这是什么声音？”然后开始寻找声音的来源。还有些孩子会伸出手去触摸塑料袋。不少妈妈听其他有经验的妈妈说过这个哄娃妙招后，将信将疑地尝试了一下，结果迅速地止住了孩子的哭闹！因此，这种方法广受妈妈们的欢迎。

当妈妈带着孩子外出时，经常会随身携带塑料袋用来装孩子换下的脏衣服或孩子产生的垃圾。在孩子大哭不止时，妈妈就可以捏着塑料袋发出“咔嚓咔嚓”声，从而分散孩子的注意力。

此外，当孩子能够坐立以后，妈妈也可以让孩子自己捏捏塑料袋。不过如果孩子误吞塑料袋，可能会发生窒息事故，相当危险。因此，妈妈不要让孩子独自玩塑料袋；孩子玩的时候，妈妈一定要在旁边看护。同时还要养成妥善保管塑料袋的习惯。

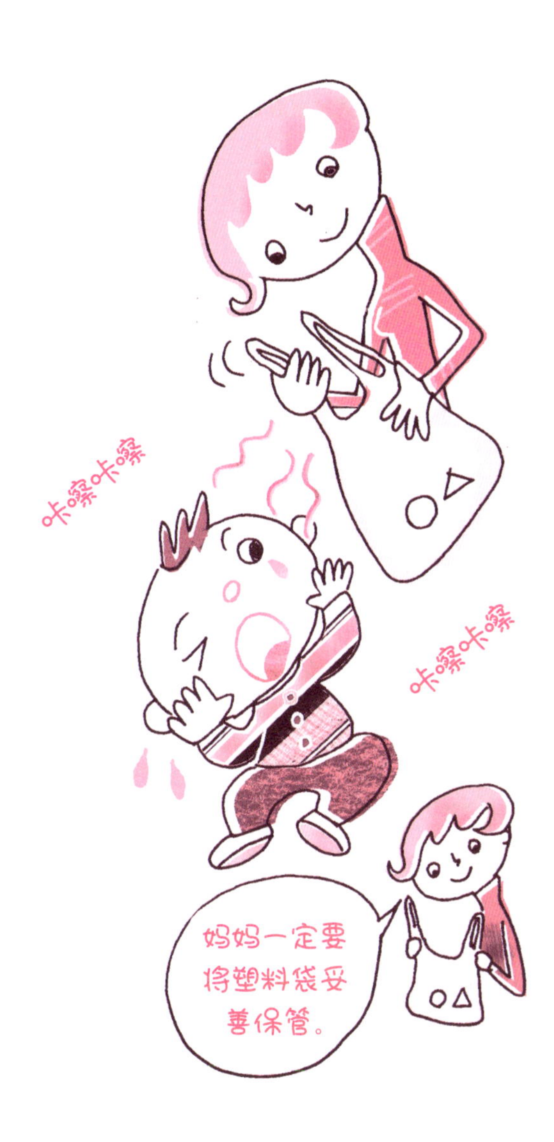
咔嚓咔嚓
咔嚓咔嚓
妈妈一定要将塑料袋妥善保管。

【让孩子忘记哭泣的声音哄娃妙招】

52 妈妈和孩子一起撕纸，哄娃又解压

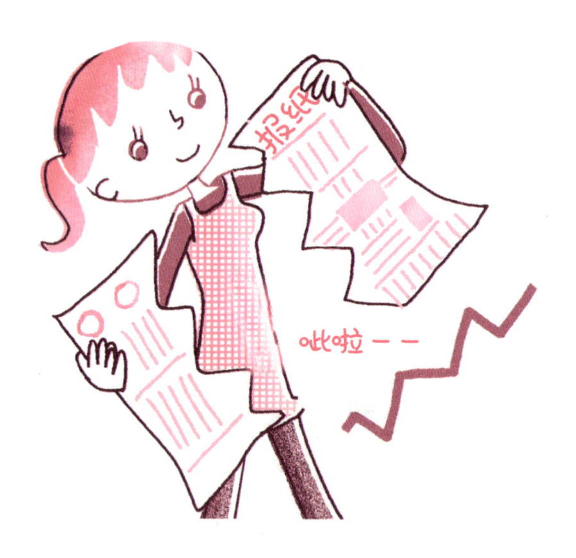

除了捏塑料袋时发出的“咔嚓咔嚓”声，报纸或传单揉成一团时发出的声音和撕纸时发出的声音也对哄娃有奇效。很多孩子本来哭得正凶，一听到这些声音，就会停止哭闹，被这些声音完全吸引住。这时妈妈可以把纸递给孩子，跟孩子说：“来！我们一起玩吧！”孩子就会完全沉浸在将纸揉成团或撕纸时发出的各种声音里，连哭泣都忘记了。不过妈妈要看好孩子，注意不要让孩子把纸塞到

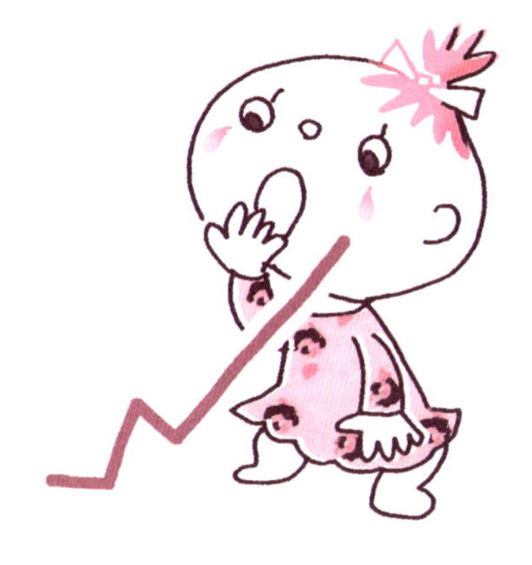

嘴巴里。

妈妈每天被孩子折腾得筋疲力尽，这时和孩子一起听听这些声音，心情可能也会神奇地好起来。大概是因为左哄右哄孩子还是哭闹不止时妈妈的那种焦虑情绪，全部都发泄在纸上面了吧。

当妈妈带着孩子外出购物时，也可以用一招迅速止哭。那就是撕购物小票！别看小小的一张纸条，在关键时刻可以有效地分散孩子的注意力。不过妈妈不要让孩子在婴儿推车中独自玩这个游戏，一定要在旁边看护好，以免孩子将纸塞入口中。

【让孩子忘记哭泣的声音哄娃妙招】

53 妈妈将手放孩子嘴巴上来回轻拍，发出“哇啊哇啊”声，孩子就会咯咯笑

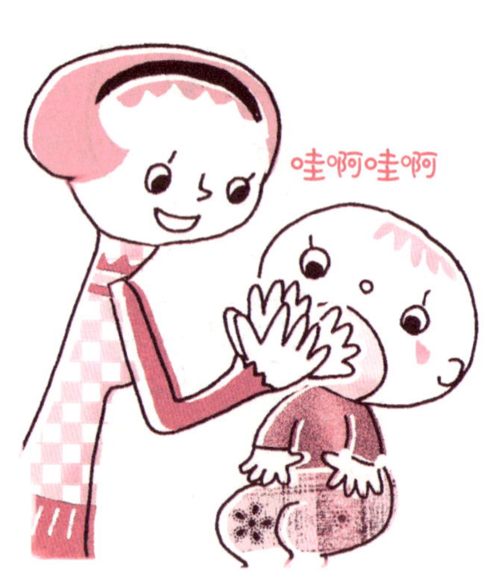

孩子哭闹时，妈妈可以把手放在孩子嘴巴上，然后再拿开……重复几次，孩子的哭声就会变成“哇啊哇啊”的声音。很多孩子听到这个有趣的声音，都会被逗笑。在和孩子玩这个游戏时，妈妈还可以控制一下速度，变个花样。比如，妈妈一开始动作可以缓慢些，等孩子被这个声音吸引后，再加快速度让孩子发出“哇啊哇啊”声。此外，妈妈还可以将手放在自己嘴巴上玩这个游戏，效果更佳。

【让孩子忘记哭泣的声音哄娃妙招】

54 妈妈嘴巴“噗噜”作响，孩子乐此不疲

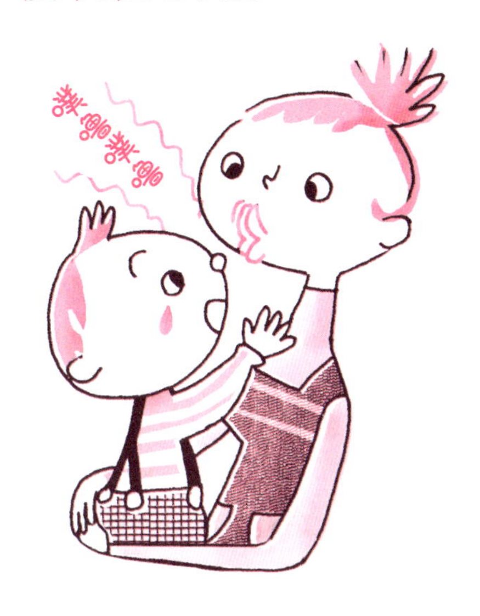

各位妈妈可以用嘴唇大声地发出“噗噜噗噜”声吧？那恭喜你！能做这个动作的妈妈又能轻松学到一个哄娃妙招啦！“噗噜噗噜”声听上去非常像卡通人物的声音，可以迅速止住孩子的哭闹。妈妈抱着孩子腾不出手的时候，一发出“噗噜噗噜”声，孩子马上就不哭了。等孩子稍微大一点时，妈妈还可以让孩子摸摸自己发声时轻颤的嘴唇。孩子被这种奇妙的声音和触感深深地吸引住，很快就会停止哭闹了。

【换个环境让孩子安静下来】

55 孩子哭闹不止时可以换个环境，在附近逛逛或开车兜风

如果妈妈觉得一时半会儿也哄不住孩子，不如带着哭闹不止的孩子出去逛逛。换个环境，孩子十有八九很快就能停止哭闹了。而且很多时候，光是打开门呼吸一下新鲜空气，孩子的心情立马就会由阴转晴。外出时把孩子放在婴儿推车里，妈妈会轻松一些。但有些正在哭闹的孩子在婴儿推车里很可能会哭得更凶。因此，如果孩子不想坐婴儿推车，那建议妈妈还是抱着孩子外出。

妈妈可以带着孩子在附近逛逛，温柔地对孩子说："宝贝快看！花开啦！"如果时间来得及，妈妈体力也还行时，还可以跟孩子说："要不我们去看看小狗狗吧！"然后带着孩子到他最喜欢的地方逛一逛。回家的路上，孩子肯定就一展笑颜了。

如果有私家车，一家人还可以开车去周围兜兜风。孩子坐在缓缓前行的车里，心情自然会变得舒畅，慢慢就忘记哭泣了。当妈妈想着"孩子终于安分啦"侧过头去看孩子时，说不定会发现不知何

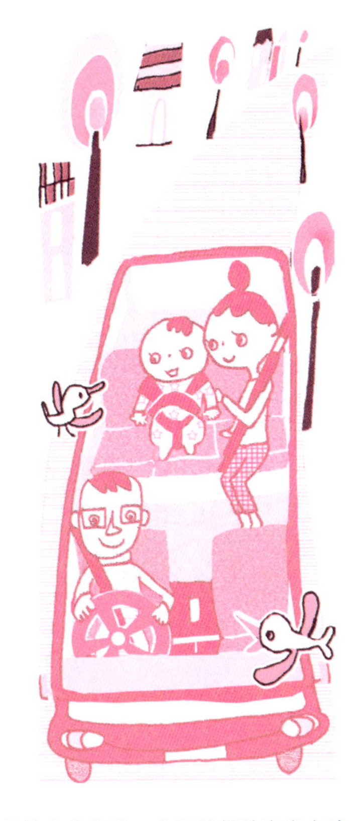

注：日本汽车的驾驶座在右边，中国的驾驶座在左边。为了家人和孩子的安全，请系好安全带并为婴幼儿配备安全座椅，驾驶员在驾驶汽车时务必遵守交通规则且慢行。

时孩子已经进入了甜甜的梦乡。如果开车的话，也不用考虑时间问题，随时都可以出去逛，在安抚夜啼的孩子时尤其管用。但一定要让孩子坐在安全座椅里，而且开车速度一定要慢。

【换个环境让孩子安静下来】

56 不方便外出时，可以抱着孩子到阳台站一会儿

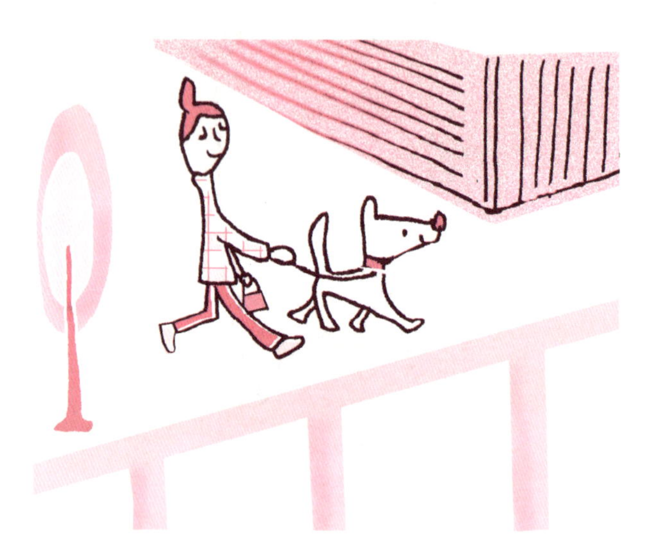

如果想换个环境，那么带孩子出去逛逛肯定最好。但有时候可能没有时间外出，或因为妈妈体力不支无法外出。还有，比如下雨天，带孩子出去逛也不太方便。这时候，妈妈可以抱着孩子到阳台站一会儿。妈妈可以一边抱着孩子，一边和孩子一起眺望远方，还可以跟孩子描述一下窗外的风景或正在发生的事情。妈妈和孩子的心情顿时会好很多。对于无法经常外出的小月龄的婴儿而言，他们

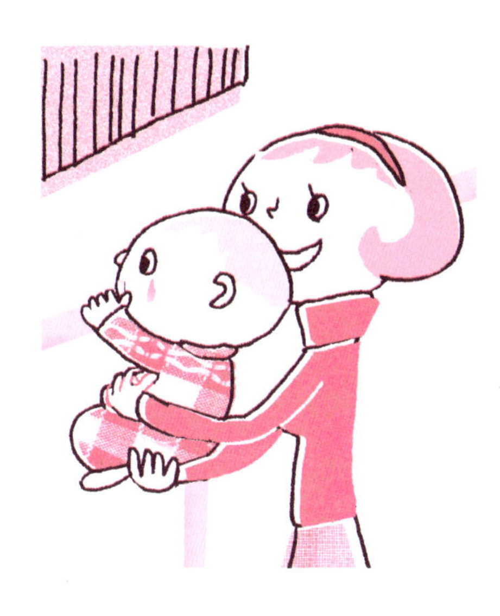

绝对会喜笑颜开。

“啊！小鸟飞过来啦！”“快看！过来一只小猫咪！”站在阳台上，妈妈可以给孩子做“现场直播”。遇到雨雪天气，无法外出时，到阳台上待会儿也确实不错。阳台外的风景和孩子平时看到的风景截然不同。孩子会兴趣盎然地盯着看好久，渐渐地心情也就好起来了。

如果抱着孩子到阳台上站了一会儿，孩子还没有停止哭闹，妈妈可以用阳台上晾晒的衣物蹭蹭孩子的脸。这种凉凉的触感对孩子来说很新鲜，哭闹的孩子可能会渐渐安静下来。

【换个环境让孩子安静下来】

57 不可思议！号啕大哭的孩子脱光光后居然不哭了！

有些时候，妈妈对着号啕大哭的孩子可能会茫然不知所措。这时妈妈不妨试试将孩子脱光光。孩子回到刚出生时的状态，身心仿佛得到了巨大解放，心情也变得舒畅许多。不知何时就停止哭闹了！真是不可思议！

妈妈还可以暂时给孩子脱掉纸尿裤，这样孩子就能随心所欲地翻身或四处爬动，活动一下四肢。而且妈妈还可以抚摸光着身子的孩子、给孩子挠痒痒或抱着孩子，尽情地抚摸孩子。此外，还可以用舒适的毛巾或毯子裹着孩子的身体。不知不觉间孩子就会收起眼泪，放声大笑了。

这个哄娃方式在外出时不太能派得上用场。不过妈妈可以稍微改变一下，脱掉孩子的外套再给他穿上，也能起到哄娃奇效。妈妈还可以脱掉孩子的鞋或袜子，摘掉孩子的口水巾或帽子，让孩子被严严实实包裹的皮肤稍微接触一下空气。孩子外出哭闹时，妈妈不妨尝试一下这个方法！

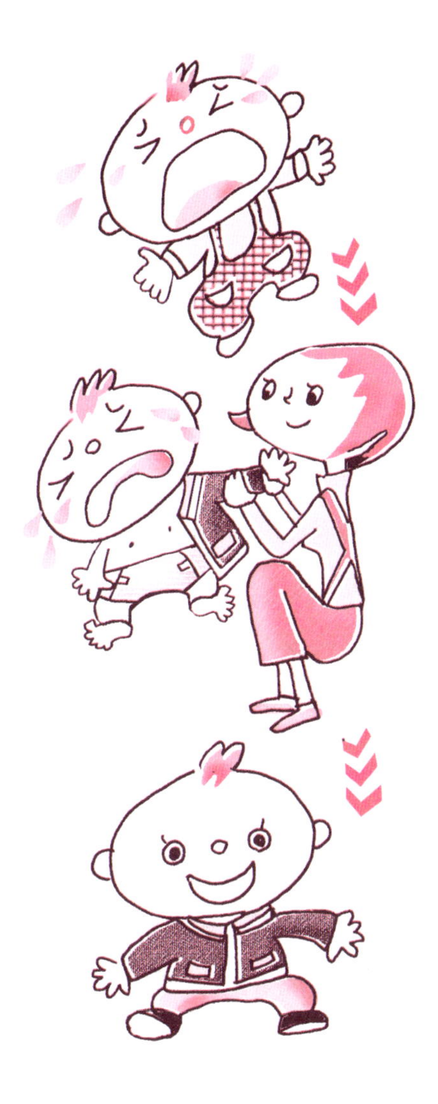

【换个环境让孩子安静下来】

58 前面有什么？打开所有房门，开始神奇旅行

当孩子哭闹时，妈妈可以尝试一个有趣的游戏——打开所有房门，让孩子开始神奇的旅行。10个月左右的孩子已经能够飞快地四处爬动，会经常打开抽屉或门，正是调皮捣蛋的时期。这个游戏非常适合安抚这个月龄段的孩子。

妈妈可以抱着哭闹的孩子，将平时孩子打不开的门和抽屉全部打开，并让孩子看看里面有什么。这时候，妈妈可以充分调动孩子的好奇心，跟孩子说："这里面会有什么呢？"

孩子最喜欢的地方就是冰箱。打开冰箱门，一阵冷气扑面而来。冰箱里的灯光、各种食品盒、各种形状的蔬菜……许多孩子从未见过的东西整齐地排列在冰箱里。看到这些，孩子就会变得异常兴奋。而且孩子也很喜欢听关冰箱时的"啪嗒"声。

此外，妈妈还可以打开卫生间的门、衣柜的抽屉或鞋柜，将里面的物品展示给孩子看。茶叶罐、瓶子或饭盒的盖子等物品也可以

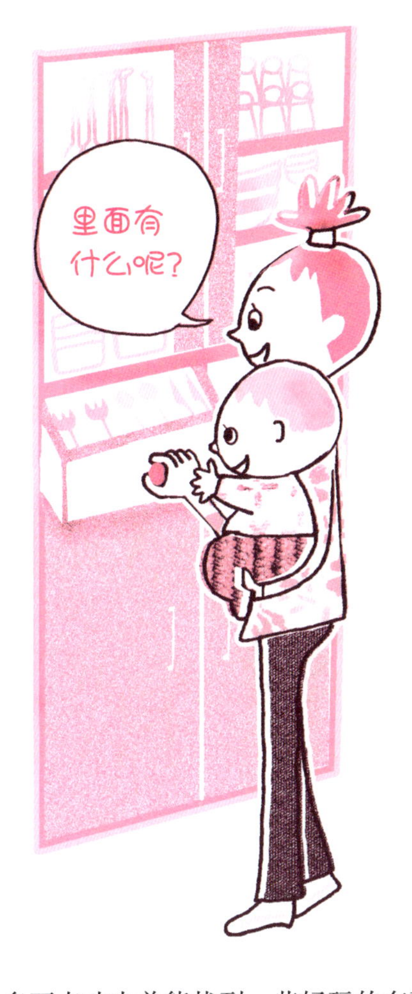

用来哄娃。妈妈多下点功夫总能找到一些好玩的东西。需要注意的是平时这些物品要放在孩子接触不到的地方，以防孩子自己打开玩伤到自己。

【换个环境让孩子安静下来】

59 妈妈哄不住时，其他家庭成员齐上阵

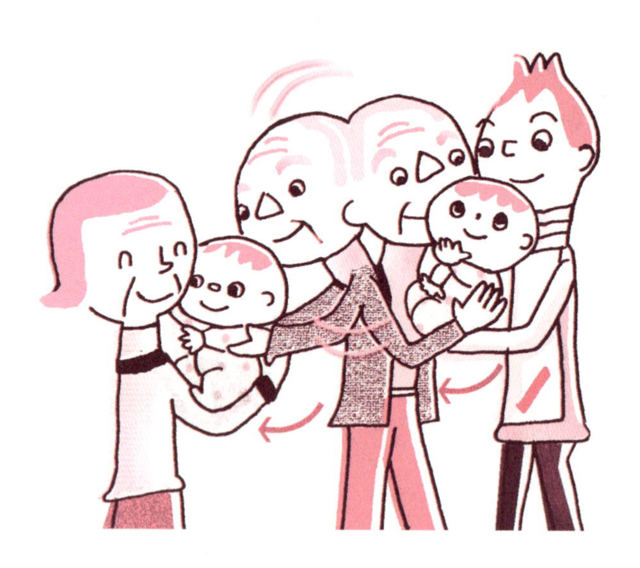

有时候，无论妈妈怎么努力，却还是哄不住孩子。这时候，妈妈和孩子都会感到十分疲惫，那就轮到其他家人上场啦！每个人接力哄娃，就不信搞不定这个小宝宝！

首先是爸爸上场！爸爸最擅长举高高等充满活力的游戏。在爸爸怀里，孩子能感受到和被妈妈抱着时不同的力量感。

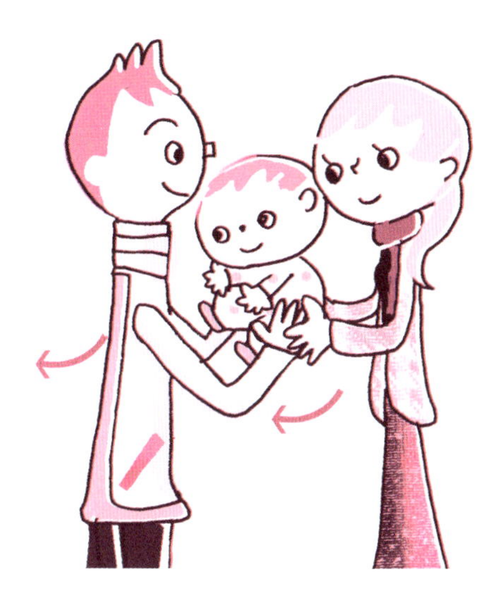

然后是奶奶或者姥姥上场！她们会给孩子唱一些童谣，跟孩子说：“你爸爸（妈妈）小时候也很喜欢这些歌哦！”爷爷或姥爷则可以做出各种鬼脸逗孩子笑。每个人都哄一会儿孩子，和孩子玩不同的游戏，孩子的心情自然就会慢慢地好起来了。

妈妈哄孩子时孩子哭个不停，可其他家人一哄孩子，孩子就喜笑颜开。可能妈妈的心里会很不是滋味。不过，只要能哄住孩子，其他什么都无所谓啦。而有些妈妈则不会错过任何可以让自己稍作休息的机会：“我和宝宝散步时碰到了一位有经验的妈妈。她替我哄了会儿孩子，真是帮了我大忙了！”因此，不妨让周围的人搭把手，妈妈自己也能稍微松口气哦。

【换个环境让孩子安静下来】

60 婴儿推车也是哄娃神器！震动声能让孩子更有安全感

推着婴儿推车走动时，婴儿推车会发出“骨碌骨碌”的震动声。有些妈妈会担心这种声音会不会很吵？这种震动会不会对孩子的大脑产生不良影响？但不可思议的是孩子只要一躺进婴儿推车里，就会很快入睡。

那婴儿推车为什么会让部分哭闹的孩子渐渐安静下来呢？秘密其实就隐藏在婴儿推车的震动声里。胎儿在妈妈肚子里的时候，被各种各样的声音和旋律环绕着慢慢长大。比如，羊水和妈妈的血液缓缓流动的声音与妈妈的心跳声。科学研究发现，孩子出生后，听到与在妈妈肚子里相似的声音或旋律时，就会很有安全感。而婴儿推车前行时发出的“骨碌骨碌”的震动声，与妈妈肚子里的声音很相似。因此，这种震动声可以让孩子的情绪稳定下来。

有些妈妈在推婴儿推车时，会按照时钟的秒针“咔嗒咔嗒”走动时的节奏往前走。大家不妨试试看！这种声音对新生儿有非常好的安抚效果。

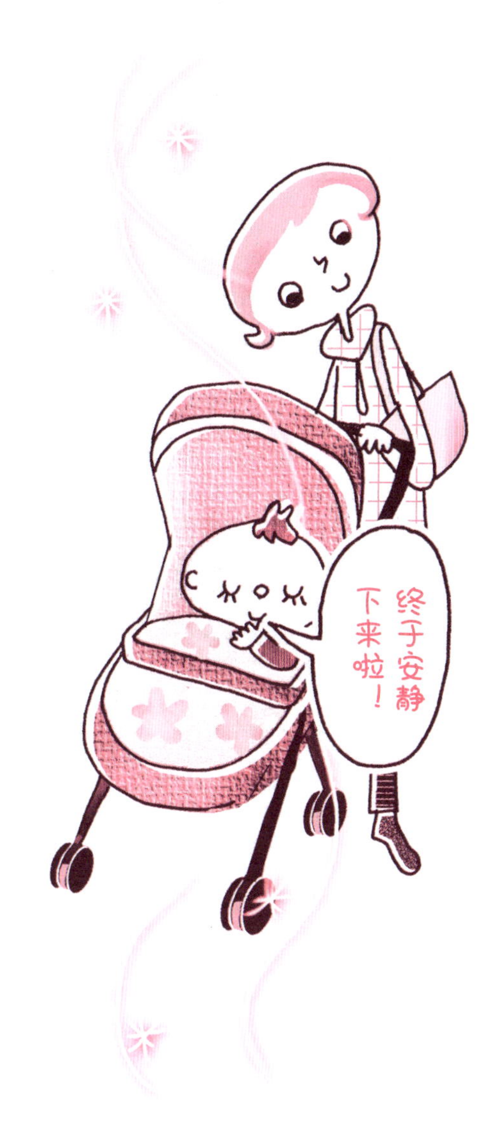
终于安静下来啦！

61 没有节目时电视的“沙沙”声，与胎内音相似

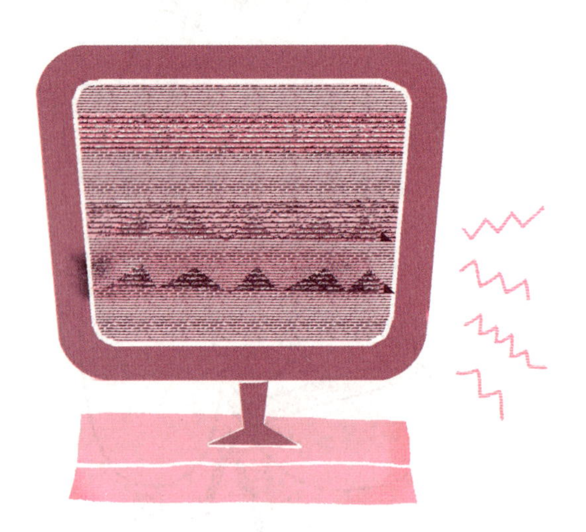

当打开电视机切换到没有节目的频道时，屏幕上会出现满是雪花的画面，还会“沙沙”作响。这种声音对于大人而言有些刺耳，但科学研究表明，这种声音与婴儿在妈妈肚子里听到的声音非常相似。建议妈妈可以尝试让小月龄的婴儿在哭闹时听听这种声音。

当孩子哭闹时，妈妈可以把孩子抱到电视机附近，让孩子听听

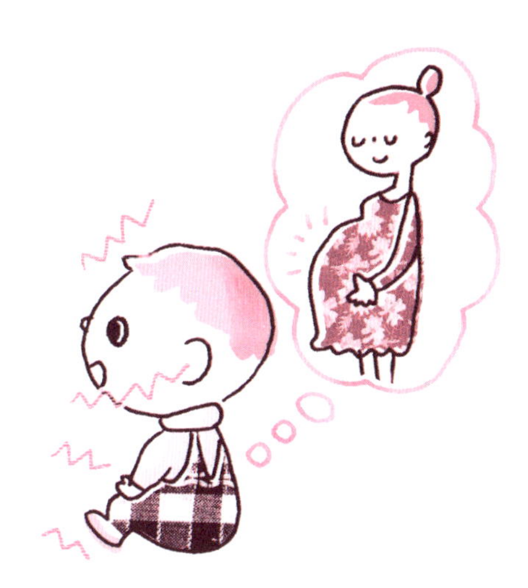

电视机发出的“沙沙”声。如果不太方便让孩子躺在电视机附近，那妈妈也可以把“沙沙”声录下来让孩子听。孩子听到这种声音，哭声就会渐渐变小。而且这种声音对有些孩子还具有哄睡效果。孩子听着听着就进入梦乡了。不少妈妈认为电视的“沙沙”声具有神奇的哄娃效果。

妈妈尝试这个方法时，注意尽量不要让孩子看电视机的画面，毕竟看这样的画面对眼睛不好。妈妈只要让孩子听听“沙沙”声就可以了，可以想办法让孩子背对电视机画面躺着听。

62 吸尘器和电吹风的声音也与胎内音相似

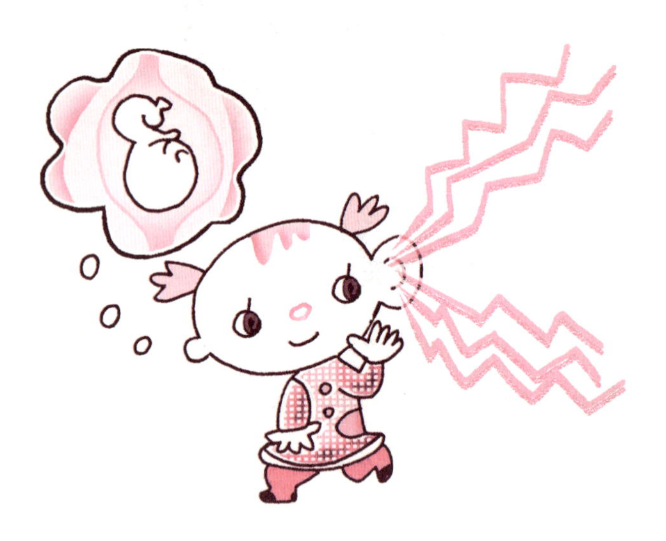

在我们家里，其实还有不少生活用品发出的声音与婴儿在妈妈肚子里听到的声音相似。

比如吸尘器工作时的声音。这种声音大人听起来可能会觉得非常刺耳。但妈妈让孩子听一会儿这种“嗡嗡”声，刚刚一直在哭闹处于亢奋状态的孩子，可能不知不觉就安静下来了。每次只要

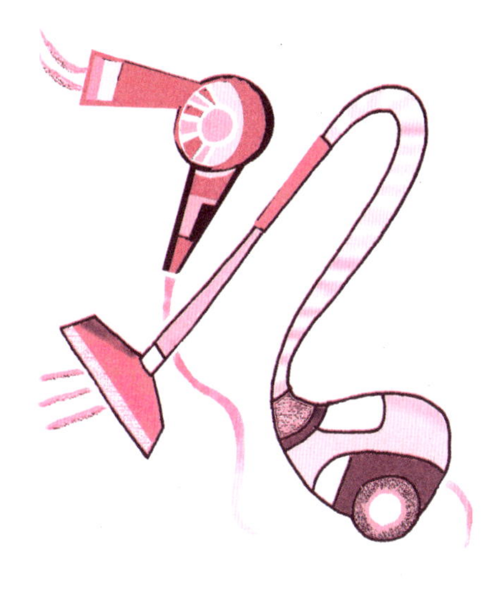

孩子一哭，妈妈不妨打开吸尘器，让孩子听听吸尘器工作时发出的声音。说不定孩子竖起耳朵听一听这个声音，过一会儿就停止哭闹了。这样一来，妈妈还可以顺带着搞定卫生，对妈妈而言可谓一举两得。另外，妈妈要注意调整吸尘时吸尘器的方位，以免吸尘器排出的风吹到孩子身上。

此外，电吹风“轰轰”的响声、换气扇转动时发出的“嗡嗡”声，以及水龙头流水时的“哗啦哗啦”声，也和婴儿在妈妈肚子里听到的声音相似。这些都非常值得妈妈去尝试一下！

63 妈妈根据心跳节律打“三三七拍子”，有止哭奇效

婴儿最喜欢别人做重复的动作。他们总是希望大人给自己唱手指儿歌，和自己玩“躲猫猫”游戏，一遍又一遍，不厌其烦，直到大人非常疲累为止。

孩子同样喜欢大人重复某种声音或节律。如果妈妈让孩子一直听同一个曲调，孩子就会慢慢对这种声音产生兴趣，自然而然便会停止哭闹。其中，不少妈妈都说打“三三七拍子”（先拍手三次，停一拍；再拍手三次，再停一拍；接着连续拍手七次，最后停一拍），哄娃效果非常好。

婴儿在妈妈肚子里听到的其中一种声音就是妈妈的心跳节律。大人在安静状态下的心率一般是每分钟60~100次。如果根据心跳节律打“三三七拍子”，可能感觉有些缓慢。妈妈可以一边发出“梆梆梆”的声音，一边拍手打节拍。妈妈不断地重复这个节拍，孩子的情绪就会渐渐平复下来。

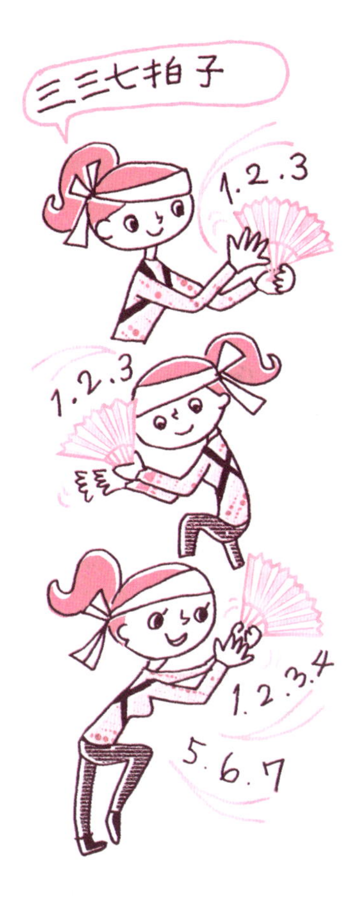

如果妈妈想让自己的情绪也高涨起来，还可以加快节奏。如果再加些即兴舞蹈，妈妈和孩子就会更享受这种愉快的气氛。因此，妈妈拍手时可以以心跳节律为主节拍，慢慢地打拍子，时而加快节奏，并根据当时的情况加入各种变化。

64 妈妈用指尖“笃笃笃”地敲桌子，保持一定的音量和节奏

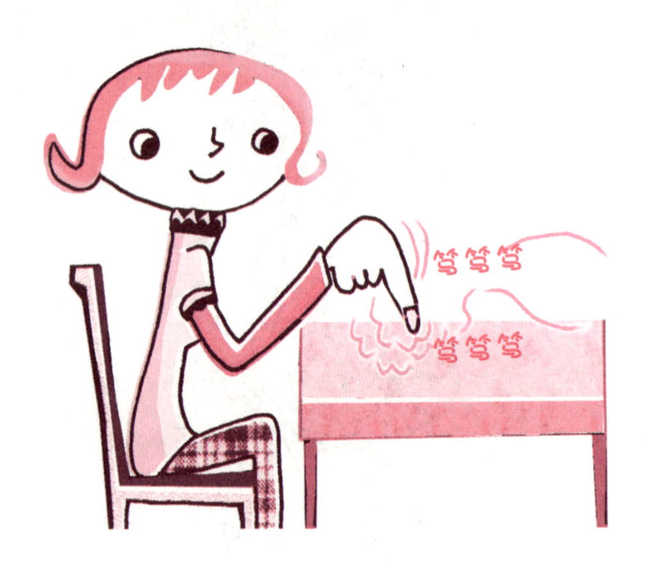

孩子号啕大哭、撒泼耍赖时，有没有什么哄娃妙招是妈妈抱着孩子单手就可以做的呢？有！首先，妈妈需要抱着孩子坐在用餐时的椅子上。然后妈妈可以一只手抱着孩子，同时将另一只手放在餐桌上，并且用指尖轻敲餐桌，发出“笃笃笃”的声音。一开始孩子的哭声可能会盖过“笃笃笃”的声音，但妈妈一定不要气馁，要继

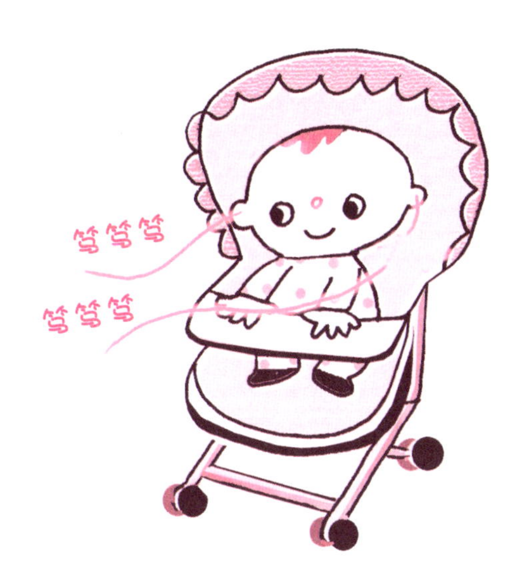

续敲餐桌。孩子一定会被这种声音吸引："咦？这是什么声音？好好玩！"这时候，妈妈就胜利啦！

敲餐桌最关键的因素是声音的大小。妈妈敲餐桌时的声音一定要努力超过孩子的哭声。敲餐桌时，妈妈的手腕要保持不动，手指头发力，敲击餐桌，敲击声会意想不到地大。

另外，敲餐桌时要保持一定的节奏。1 分钟 60 下左右的缓慢节奏会更有哄娃效果。因为这个节奏与妈妈的心率差不多，会更容易让孩子安静下来。

65 孩子号啕大哭时，妈妈可以用浴巾将孩子全身裹紧

我在前面讲到，日常生活中有些声音类似于胎儿在妈妈肚子里听到的声音，因此能够很好地止住小月龄婴儿的哭闹。那么，我们能否再现一下胎儿在妈妈子宫里的环境呢？这节中我将向大家介绍一个使用浴巾或毯子的非常简单的再现方法。

妈妈先将浴巾折成近似于正方形的形状，浴巾角要朝正上方。然后让婴儿躺在浴巾的中间，再将浴巾的下端向上折，包裹住婴儿的双腿。接着将浴巾分别朝左和朝右折，包裹住孩子的胳膊和身体。这样一来孩子的四肢就不会露出来了。最后再将浴巾的下方和左右两侧收紧，将孩子全身裹紧。孩子被紧紧地包裹着，和他在妈妈肚子里的环境很相似，孩子自然会感到非常有安全感。

需要注意的是在包裹孩子时一定要注意松紧的尺度。如果裹得太紧，孩子很难受，反而会越哭越凶。而且，浴巾遮住孩子的脸是很危险的。尤其是新生儿，他们还无法自由活动自己的头部，因此无法拂掉脸上的浴巾。当孩子被浴巾裹着的时候，妈妈一定要注意在旁边看护。

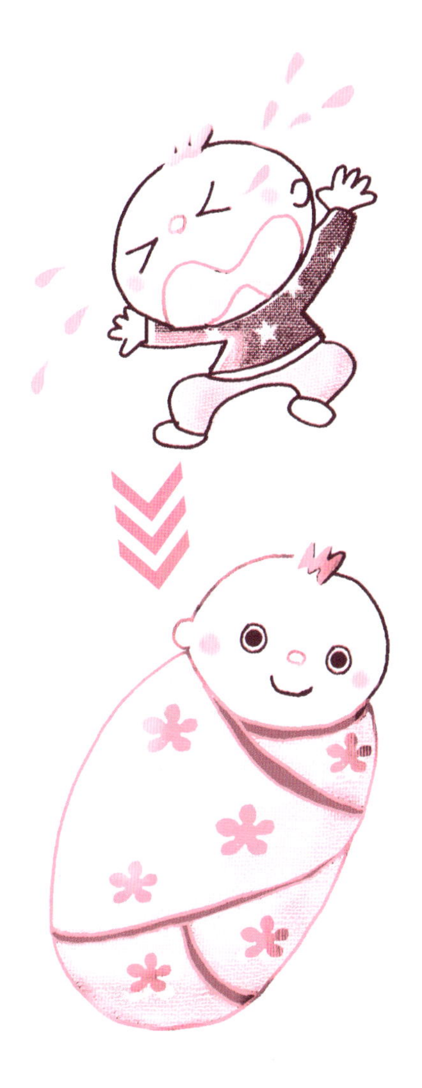

66 婴儿被紧紧包裹在吊兜中，会很有安全感

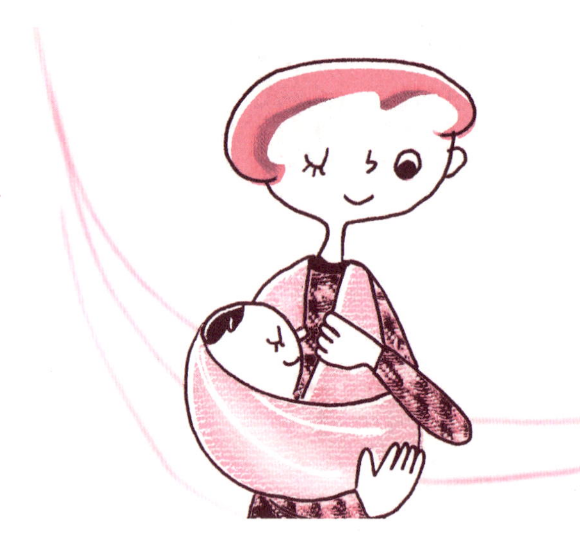

近几年，婴儿吊兜开始逐渐取代背带，成为潮妈的育儿必备用品。有不少妈妈不仅在外出时使用婴儿吊兜，在哄睡时也会经常用到。此外，婴儿吊兜还是一种止哭神器。孩子一哭，妈妈就可以用吊兜抱着孩子。随着吊兜轻轻地晃动，孩子渐渐停止哭闹，不知何时已经酣然入睡了。

用婴儿吊兜抱孩子的姿势多种多样。一般情况下，可以让孩子

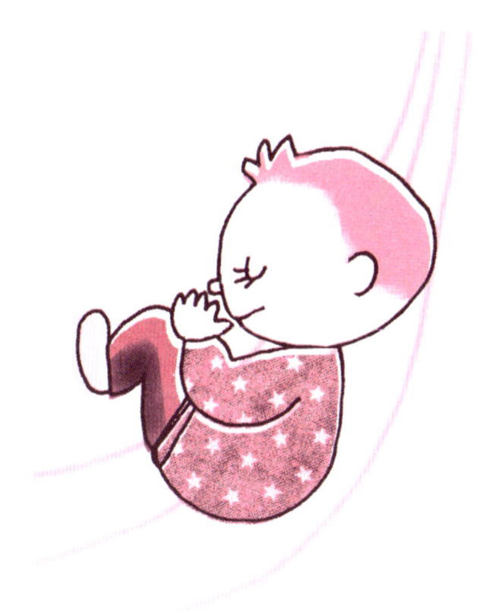

的屁股稍微往下沉，两侧膝盖弯曲，腰部蜷缩。当孩子被布巾等紧紧地包裹时，和他在妈妈肚子里的环境非常相似。因此，孩子的不安情绪会渐渐消失。想用婴儿吊兜止住孩子的哭闹，妈妈可以稍微将吊兜收紧一些，安抚效果会更好。

孩子在婴儿吊兜里时，身体与妈妈的身体紧紧贴在一起。孩子可以闻到最熟悉的妈妈的味道，感受到妈妈的体温，这些也可以很好地安抚孩子。

但请注意，小月龄的婴儿，尤其是 4 个月不到的婴儿，使用婴儿吊兜有一定风险，请家长酌情使用。

67 妈妈也假装放声大哭：“宝宝一哭，妈妈也好难过啊！”

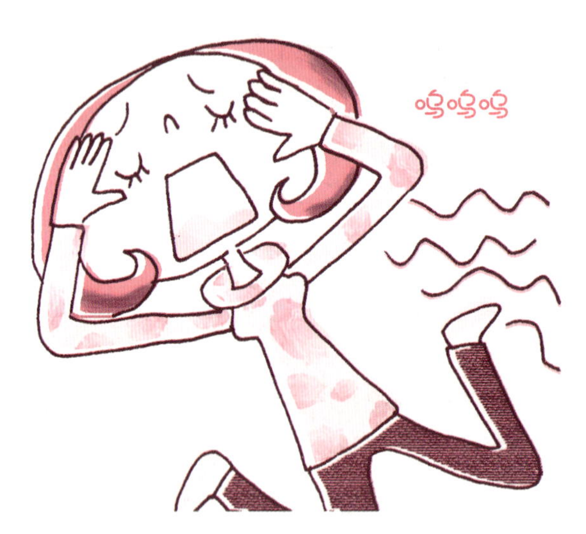

如果妈妈尝试过各种方法后，孩子还是不给面子继续哭闹。那建议妈妈一定要尝试下面的哄娃妙招。那就是妈妈和孩子一起哭！不过，妈妈当然是假装哭，演给孩子看的。不过这个方法还是有意想不到的止哭效果呢！

面对哭闹不止的孩子，妈妈突然放声大哭，边哭边抽泣。妈妈这时候一定要尽情地发挥自己的演技，还可以捎带着把自己的真实

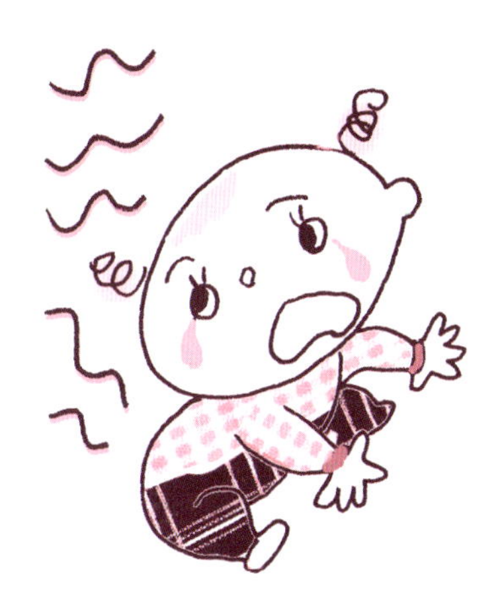

想法告诉孩子："看到宝宝哭得这么伤心，妈妈也忍不住难过得哭了！"妈妈这时候的模样肯定跟平时截然不同。孩子看到这样的妈妈，不禁目瞪口呆，然后就会慢慢停止哭闹。这个时候，妈妈就大获全胜了！

不过，妈妈哭泣的模样有时会吓到孩子。有些孩子看着妈妈哭泣的面庞，会浑身僵住，甚至自己也会哭得更厉害。这时妈妈要马上换成一副笑脸，安慰孩子。否则孩子会容易没有安全感。此外，妈妈还可以跟孩子说："妈妈没事的！"然后将孩子紧紧抱住，孩子的心情一定会好起来。

68 妈妈假装哭也不管用，那就想办法逗孩子笑

如果妈妈假装和孩子一起哭也不奏效，那就使出另一个绝招！这时候，妈妈就要从演技高超的演员转变为谐星，对着孩子开怀大笑吧！妈妈要气沉丹田，“啊哈哈”地尽情大笑，笑声一定要盖过孩子的哭声。妈妈可以站起身，举起双手高声欢呼，或者双脚有节奏地蹦蹦跳跳。总之要非常夸张地笑，压过孩子的哭声。

就如同看到妈妈哭泣的表情时一样，孩子可能会有好一会儿回不过神来，目不转睛地盯着妈妈看。等孩子停止哭闹后，妈妈也可以调动孩子的积极性，引导孩子一起“啊哈哈”地放声大笑。妈妈还可以跟着大笑的节拍，上下挥动孩子的双手，一边跟孩子说“宝贝，和妈妈一起玩吧”，一边和孩子跳舞。这个方法能让妈妈和孩子完全沉浸在快乐的气氛中。

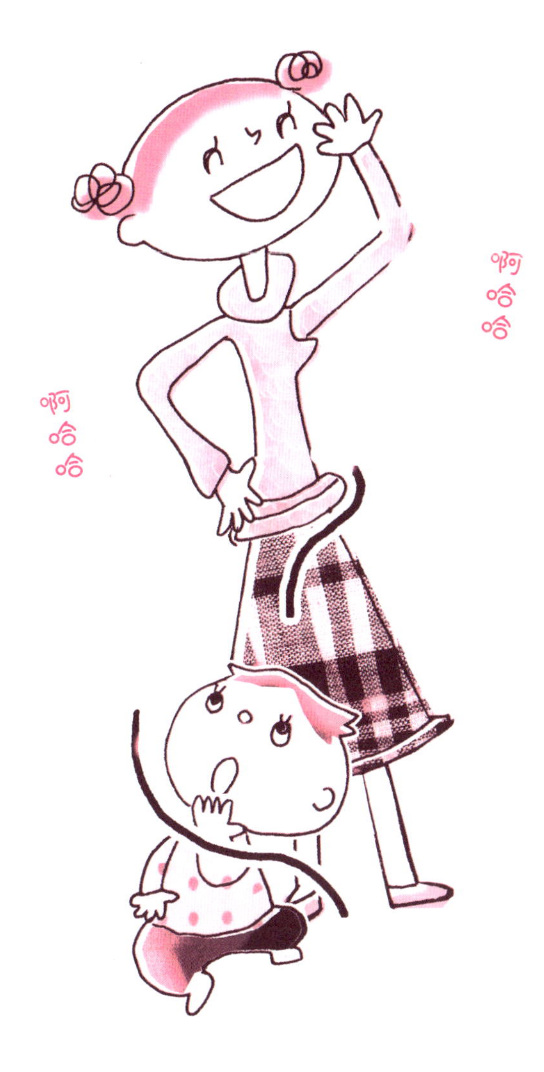
啊
哈
哈
啊
哈
哈

69 在家里每个房间都放把扇子，无论何时何地都能“呼啦呼啦”扇扇子

我建议有小孩的家庭，不光是夏天，甚至冬天都可以放把扇子备用。为什么呢？因为扇子是止住孩子哭闹的一个必备法宝。

孩子一哭，妈妈就可以朝着孩子的脸或整个人，用扇子“呼啦呼啦”地扇风。孩子被突如其来的一股风吓一大跳，就会停止哭泣。妈妈还可以用力挥扇子，“哗”地朝孩子的脸扇一股强风，这样就能马上把孩子的注意力吸引过来。

我们永远不知道孩子会在何时何地突然哭起来。因此，有些妈妈会在客厅、卧室、浴室和门边等孩子的活动范围之内，每个地方都放一把扇子。孩子一哭，妈妈就能马上随手抓起一把扇子哄孩子了。

有时候我们会在外出时收到商家赠送的扇子，这种扇子当然也可以拿来哄孩子。妈妈还可以在扇子上加点花样，让扇扇子变成一个非常有意思的游戏。比如，妈妈可以准备好画有孩子喜欢的卡通人物、动物或者镶有金银丝的各种各样的扇子。然后根据孩子当时的情绪来选择最合适的扇子来安抚孩子。

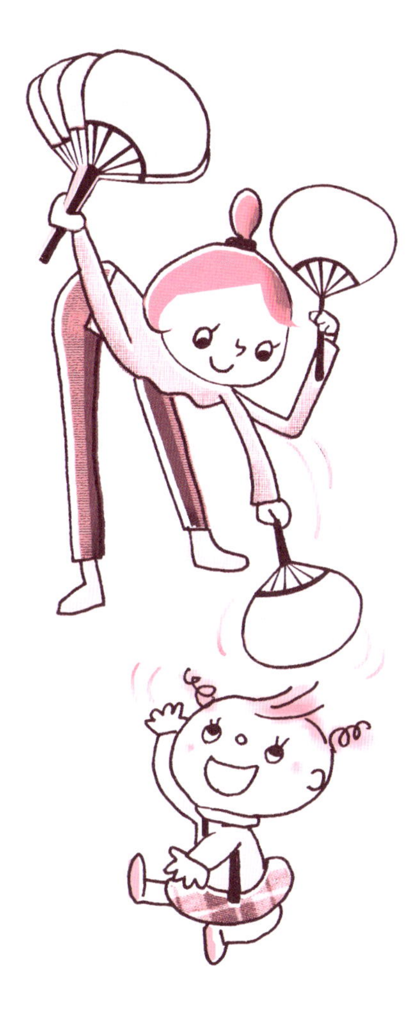

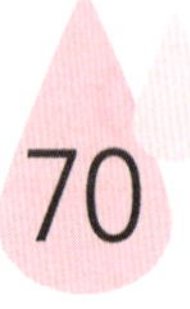

70 家里没有扇子，妈妈可以朝孩子吹口气，孩子也会心情舒畅

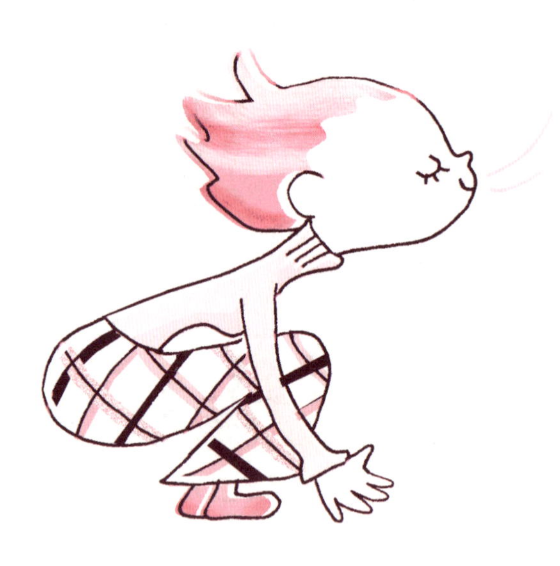

如果家里没有扇子，那妈妈也可以用一个更简单的方法止住孩子的哭闹。那就是妈妈朝着孩子的脸“呼”地吹口气。别看这么简单的动作，却可以马上见效！很多妈妈都觉得这个方法非常有效，对它赞不绝口。

妈妈只要一发现孩子有要哭的迹象，就马上朝孩子“呼”地吹

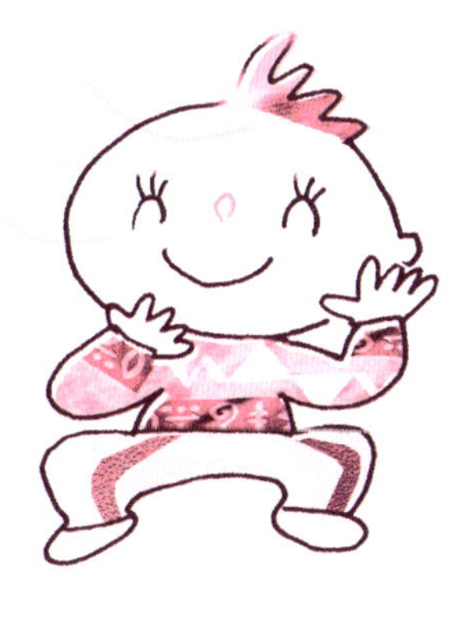

口气。面对扑面而来的气息，孩子会感到十分意外。微风拂过面庞，孩子的脸原本因为哭泣而变得通红，这时会感觉非常舒服，情绪也就瞬间好起来了！妈妈还可以根据当时的情况调整气息的强弱和长短，或强劲而迅速，或微弱而缓慢。重复几遍吹气的动作，孩子的心情一定会变好。

此外，每个婴儿喜欢被妈妈吹气的身体部位各不相同。妈妈可以在孩子的额头或鼻子等各个部位都试试看。然后记住孩子最喜欢的部位，下次就可以如法炮制了。

吹气这个方法不需要用到任何道具，无论何时何地都能派上用场。比如，在外出时如果随身带的玩具没法让孩子满意，孩子哭闹不止，就可以用这个方法试试。

71 让孩子感受一下水龙头里流出的凉凉的水

孩子又在哭闹了！要去好好安抚一下孩子！这时候，妈妈可以毫不犹豫地抱着孩子，朝洗脸池走去。拧开水龙头，让水流“哗”地一下迅速冲出来。孩子就会被水流的样子和声音吸引。然后妈妈可以重复几次拧开再迅速关上水龙头的动作。在妈妈重复的过程中，孩子就会被水龙头的水深深地吸引。

接着，妈妈可以进行下一步了——让孩子感受一下水龙头里流出的水。冰凉的水在手上流动，孩子会感到非常惊喜。如果妈妈不嫌麻烦，还可以将水聚在水池里，让孩子拍水花玩。这样一来，孩子可能就会只顾着玩水，连哭闹都忘记了。孩子甚至还会将身子再往洗脸池里探一探，完全沉浸在玩水的快乐中。

孩子玩水玩得开心的时候，可能妈妈的内心独白却是这样的：“这样多浪费水啊！”“你看水溅得到处都是！”这时妈妈不妨睁一只眼闭一只眼，让孩子玩个够吧。妈妈也可以用一个脸盆在水龙头下接着水，以免浪费。

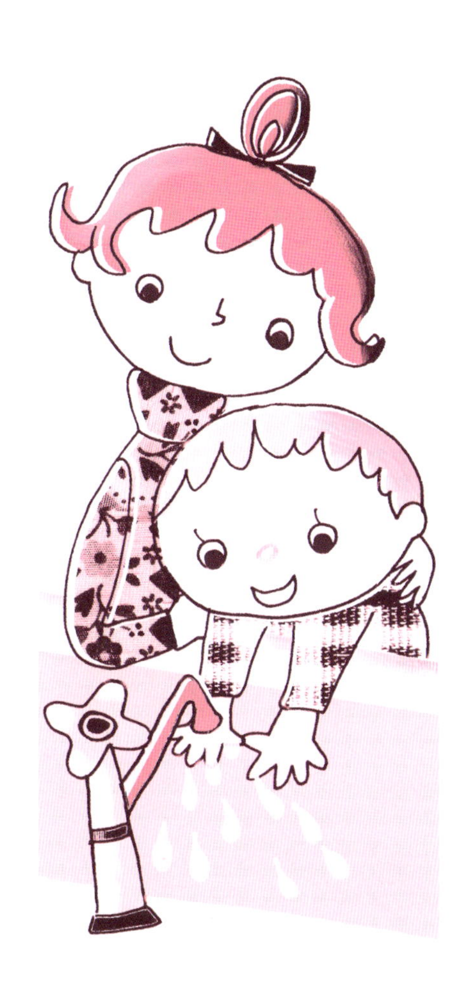

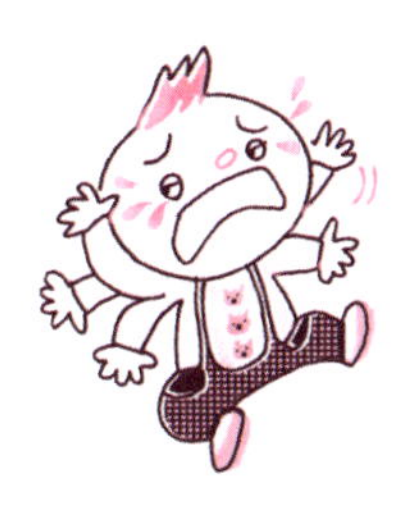

Part 4 一定要试试的止哭小道具

一些日常生活用品，或是一些普通的玩具，有时会成为神奇的止哭道具。在这一章中，我将介绍一些在有经验的妈妈之间流传的口碑很好的止哭道具。相信各位家里应该都能找到这些物品。

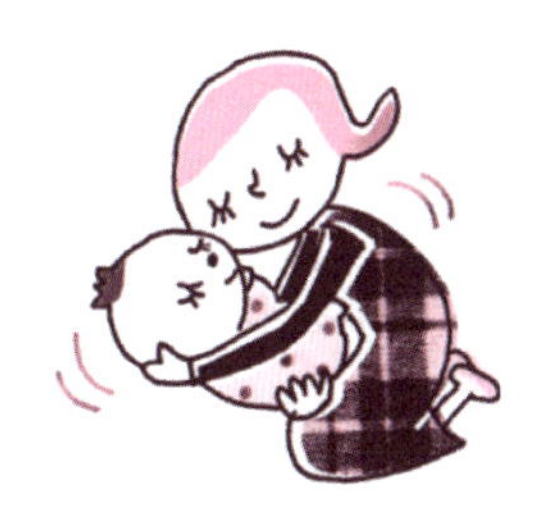

72 老式手机或遥控器也有妙用

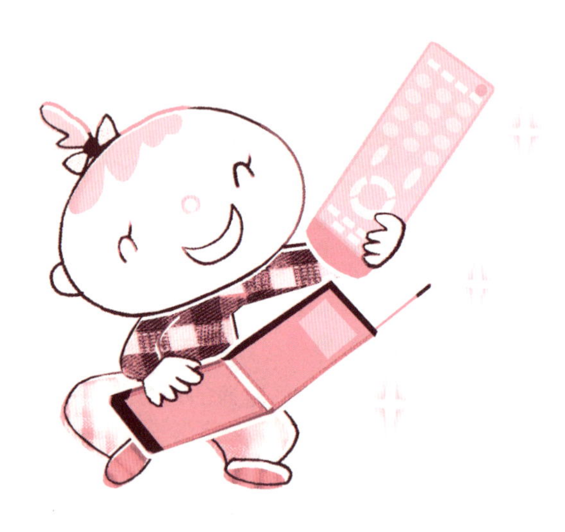

有时候，妈妈各种哄娃招数都用尽了，可还是不奏效！万不得已，就轮到止哭效果绝佳的两大好物出场了。其中之一是老式手机。不少孩子不喜欢玩具手机，可一见到真的手机就马上不哭不闹了。因为老式手机上有各种按钮，甚至按下按钮的时候还会发出声音，孩子会自己拿着手机玩，不一会儿就会忘记哭闹。

另一个就是电视机等家用电器的遥控器。和老式手机一样，遥

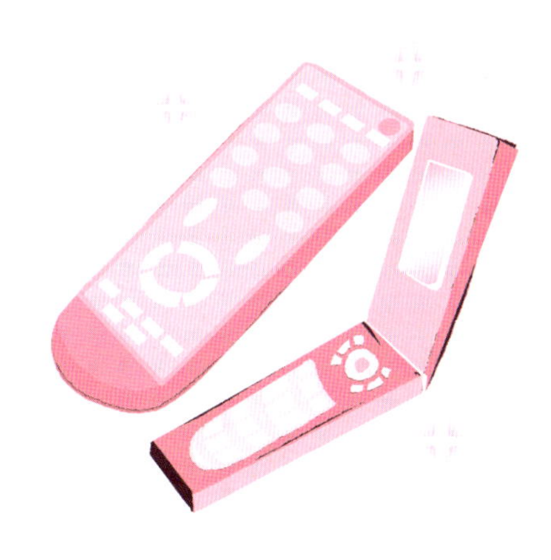

控器上面有很多个按钮，孩子一定会非常喜欢。还有些孩子会记住遥控器的开机关机键，然后将电视机开了又关，关了又开，自己玩得不亦乐乎。

不过，孩子有时会误操作手机或遥控器，或者口水流得到处都是，将手机或遥控器弄得黏糊糊的。妈妈这时一定会非常恼火，建议妈妈可以将不用的手机或遥控器留下来，到时候就可以给孩子玩了，这样也不用担心孩子弄坏。此外，有时孩子会将电池等物品塞入口中。这是非常危险的。因此，不要让孩子拿着手机或遥控器独自玩，妈妈一定要在旁边看护。

73 可视对讲机让孩子目不转睛，不知不觉忘记哭闹

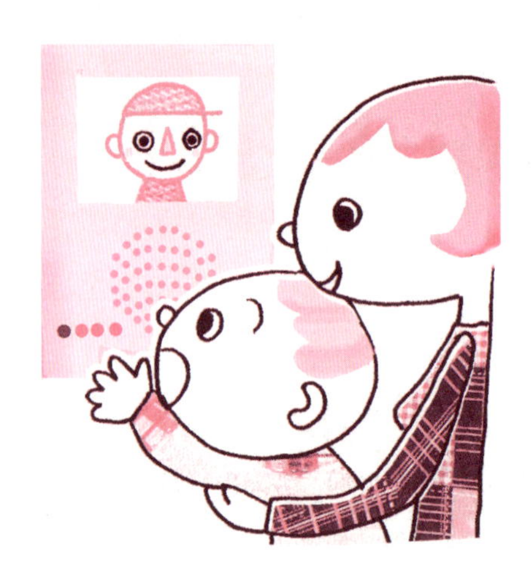

如果家里安有可视对讲机，也可以用它来安抚孩子，止哭效果绝对一流。妈妈打开对讲机后，门外或楼下的一切尽收眼底，满脸是泪的孩子就会兴趣盎然地盯着看。妈妈打开对讲机再关上，然后重复几次，孩子不知不觉间就会忘记哭闹。如果家里还有其他家人在，也可以从门外按响门铃，接通后再通过可视对讲机和孩子讲话，孩子就会更加高兴。

74 汤勺、锅和盛饭勺等厨房用品的止哭效果也不错

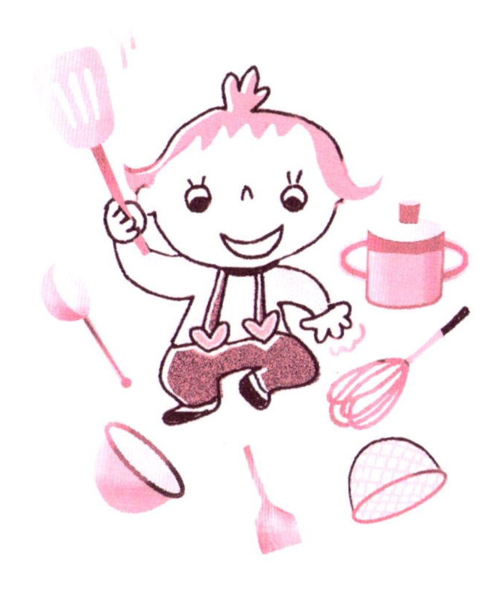

有不少孩子非常喜欢摆弄各种厨房用品。孩子喜欢把积木一个个地放进炒锅里、把碗翻过来翻过去，或者把汤勺、木制锅铲之类的物品敲得“咚咚”作响。如果妈妈准备饭菜时孩子开始哭闹，就可以把孩子带到厨房，一起开一个“锅碗瓢盆演奏会”。需要特别注意的是妈妈要把所有尖锐的、会对孩子造成伤害的物品收起来。

75 孩子将纸巾从纸巾盒里抽出来放进去，玩得不亦乐乎

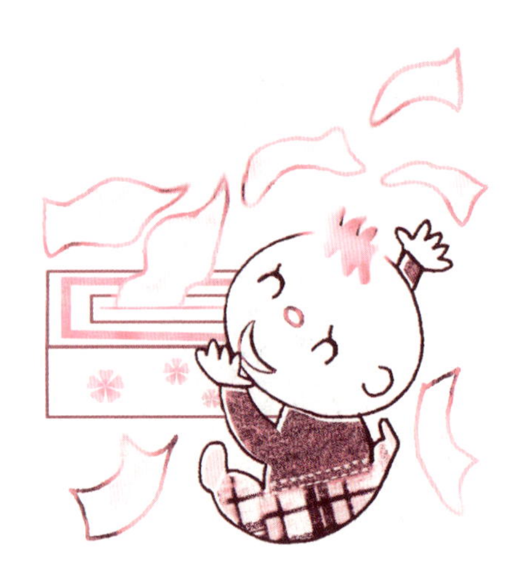

孩子都喜欢把纸巾从纸巾盒里一张一张地抽出来。平时妈妈肯定不会让孩子这么干。但遇到孩子哭闹，纸巾再贵，只要能安抚住孩子，都是值得的。反正抽出来的纸巾也还是可以使用的，因此妈妈对孩子的这种行为可以睁一只眼闭一只眼。此外，妈妈还可以将纸或者薄的白布剪好放入空纸巾盒，然后让孩子玩抽出来放进去的游戏。不过妈妈要千万小心，不要让孩子把纸条吃进嘴里。

76 妈妈和孩子一起捏气垫膜，“噼噼啪啪”的声音和特殊的触感会让孩子忘记哭泣

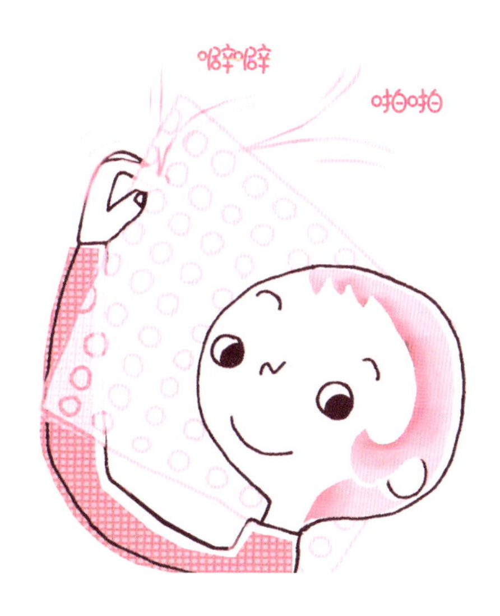

相信不少人都很喜欢捏气垫膜上的气泡，那种“噼噼啪啪”的声音和特殊的触感很容易让人上瘾。这个游戏同样深受孩子们的喜欢。在捏气垫膜上的气泡时指尖需要用力。孩子的力气还比较小，经常无法自己捏破。妈妈这时可以在满脸泪水的孩子面前“噼噼啪啪”地捏破几个，孩子很快就会忘记哭泣了。此外，妈妈还可以让孩子自己尝试着用手把气垫膜按得“扑哧扑哧”作响。

77 老式玩具也有神奇的止哭效果

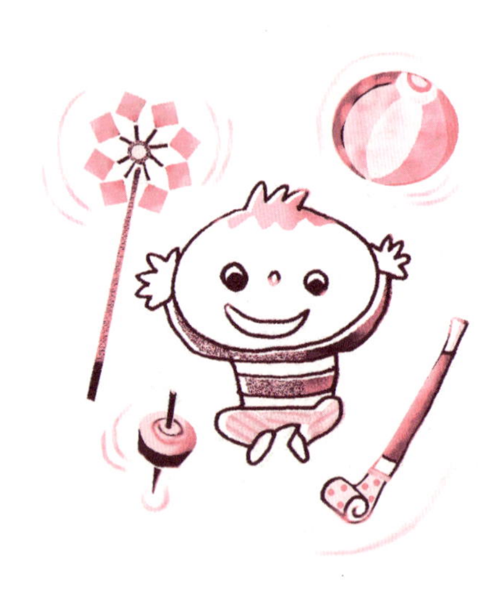

现在市面上的新玩具层出不穷，不过那些让人怀念的老式玩具也有神奇的止哭效果。这些老式玩具大多玩法简单、色彩鲜艳、让人赏心悦目。比如，“骨碌骨碌”转动的陀螺、“哐啷”作响的拨浪鼓、吹一下前端会伸直变长的吹龙口哨等，不胜枚举。这些都是孩子们最喜欢的老式玩具。如果孩子哭闹时，妈妈用其他玩具都哄不住孩子，不妨尝试一下这些老式玩具。

78 拨浪鼓“哐啷”作响，是很好的哄娃神器

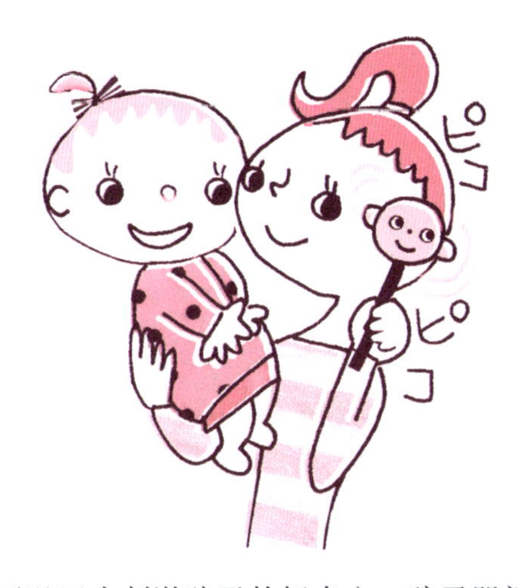

玩具主要可以用来刺激孩子的好奇心。孩子哭闹时，可以用玩具让孩子转移注意力，让他在不知不觉间忘记哭闹。但是，一旦孩子对玩具厌烦了，它也就无法发挥应有的作用了。其实，昂贵玩具的安抚效果未必就比寻常玩具更好。妈妈只需要在小商品店就能找到很多哄娃神器。比如一摇晃就会“哐啷哐啷”作响的拨浪鼓。给幼儿拍写真时，摄影师也会用到这个秘密武器。拨浪鼓发出的这种奇妙的声音，哄娃效果非常好。而且，拨浪鼓比其他的哄娃玩具使用的时间更长。

79 按响有声读物，播放快乐儿歌

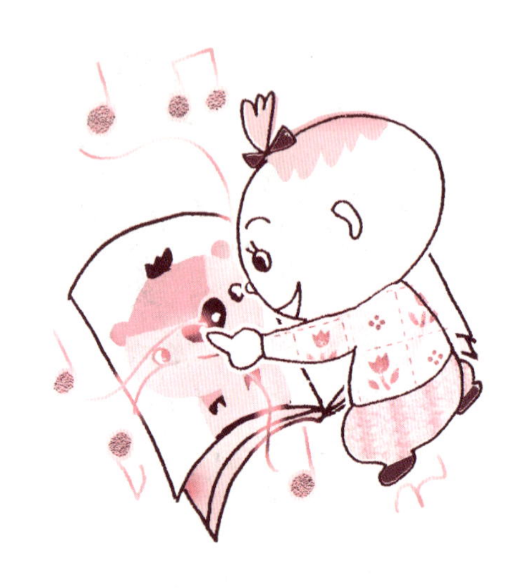

有声读物是市面上非常常见的一种会发声的玩具。既可以当书来给孩子看，还可以安抚哭闹不止的孩子，只需一本就能轻松搞定。按下绘本上的按钮，里面就会发出各种声音。孩子对这类声音非常感兴趣，听到声音很快就会忘记哭泣。各种类型的有声读物里，从童谣、歌曲到各种乐器、交通工具的声音，应有尽有。此外，可以播放歌曲的读物中一般都附有歌词。妈妈记不清童谣或儿歌的歌词时，还可以和孩子一起听听是怎么唱的。

80 孩子喜欢摇来晃去，摇摇椅等玩具可以止住孩子的哭闹

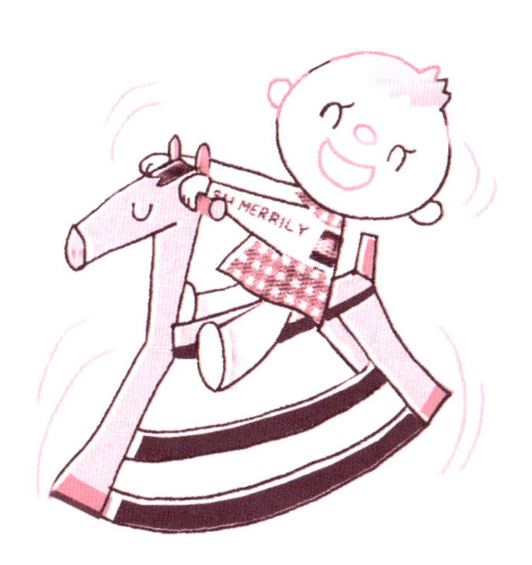

孩子都很喜欢可以轻轻晃动身体的玩具。妈妈常用这些玩具来安抚哭闹的孩子。等到孩子能坐稳了以后，妈妈就可以让孩子坐在木马或橡胶制的摇摇椅上摇来晃去。坐在这种摇摇椅上，与坐在椅子上的感觉不太一样，孩子会感觉很新鲜。妈妈应当在旁边看护，以防孩子从摇摇椅上掉下来。此外，当孩子的脖子能立起来后，妈妈就可以用婴儿摇椅或婴儿摇架来哄孩子了。

81 有些玩具可以播放类似于胎内音的音乐，能够有效安抚新生儿

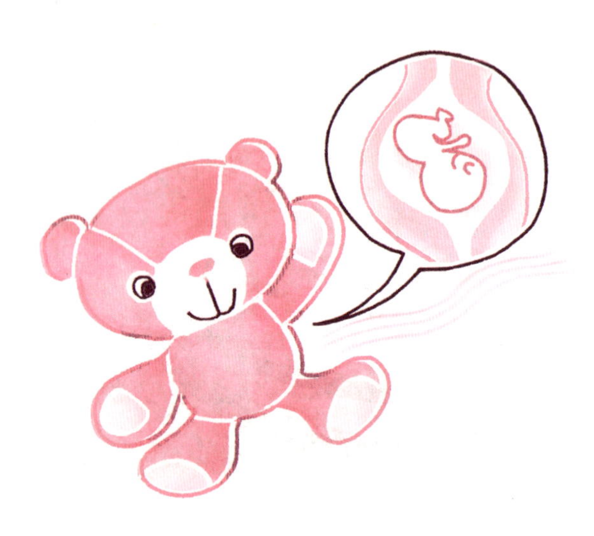

胎内音可以让婴儿逐渐安静下来。尤其是对小月龄的孩子而言，如果妈妈让孩子听一听类似于胎内音的声音，他就会很有安全感，从而渐渐忘记哭闹。因此，不少商家都着眼于胎内音的这一安抚功效，开发出了各种各样可以播放胎内音的产品。

其中最具代表性的是按下开关就能播放胎内音的毛绒玩具。还有些毛绒玩具可以播放近似于胎内音曲调的舒缓的古典音乐。新生

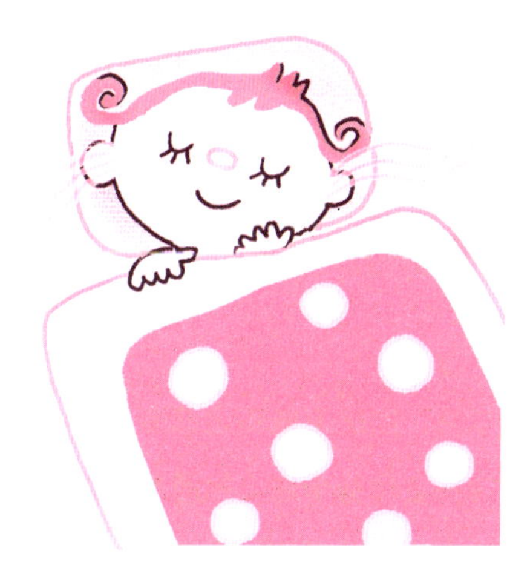

儿哭闹时，妈妈不妨把这些毛绒玩具放在孩子身旁。

当孩子听到这些声音后，很快就会摆脱不安情绪，停止哭闹，并很快进入甜甜的梦乡。此外，还有一些毛绒玩具可以安装在婴儿推车上。

在市售产品中，还有些 CD 也可以再现婴儿在妈妈肚子里听到的各种声音。这些 CD 同样深受消费者喜爱。CD 中包括古典音乐和童谣等不同类型的乐曲。妈妈可以根据孩子的喜好来选择。

至于这些声音是否管用，也是因孩子而异的。如果能够很好地安抚哭闹的孩子，那妈妈也能稍微轻松一点。

82 孩子最喜欢的卡通玩具或卡通片具有止哭奇效

自从孩子出生以后，家里不知不觉就多了不少卡通产品。有些是别人送的礼物，有些是印有卡通人物的毛巾或玩具。孩子非常小的时候，可能对这些卡通产品没什么兴趣。但有些孩子长到 1 岁左右，就会开始对某些卡通人物非常着迷。到那时，卡通人物也就能在孩子哭闹时助妈妈一臂之力了。

妈妈可以平时就把毛绒玩具或印有卡通人物的玩具放在手边。孩子一哭，就马上拿出这些玩具，然后学着卡通人物的腔调说道："宝贝怎么啦？不要哭哦！"这样比妈妈直接哄孩子的效果要好很多。因此，不少妈妈总是对这些卡通人物又爱又恨。

当孩子号啕大哭，所有办法都不奏效时，妈妈还可以搬出卡通片来救场。当孩子看到电视画面中自己最喜欢的卡通人物活蹦乱跳时，就会非常兴奋，也就顾不上哭闹了。不过，这个方法只能在妈妈实在束手无策时使用，止哭效果才会格外好。

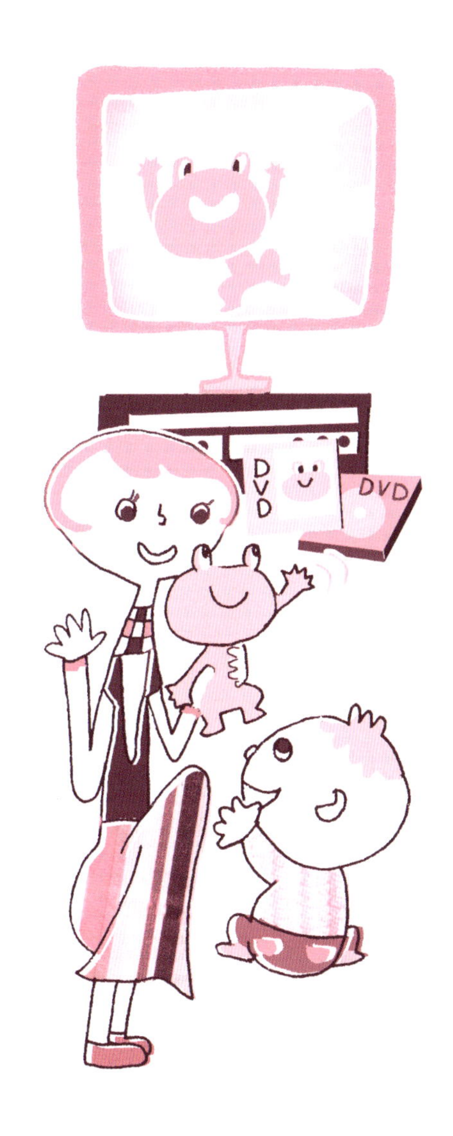
DVD
DVD

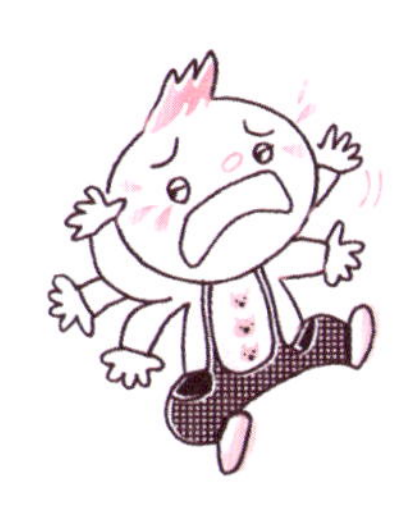

Part 5 各种情况下安抚孩子的注意事项

孩子在外出时“哇”的一声哭了；夜深人静时，孩子的一声啼哭划破夜空……在这些时候，妈妈不得不尽快地止住孩子的哭闹，也更容易感受到那种育儿的无奈。孩子哭闹的情况分为很多种，本章中介绍了不同情况下妈妈安抚孩子的注意事项。值得注意的是，在孩子身心发育的每个阶段，出现一些哭闹行为在所难免。清楚了这些，妈妈才能更心平气和地去安抚孩子。

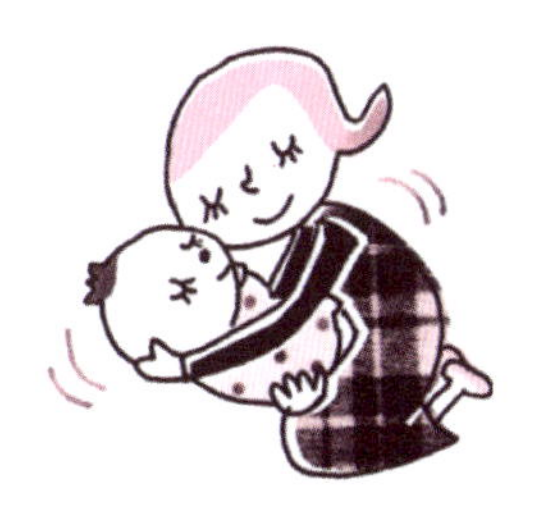

【外出篇】

83 不会吵到其他人的玩具是外出哄娃的必备物品

各位妈妈在挑选适合公共场合哄娃的玩具时，想必一定费了一番功夫吧。在外面玩会发声的玩具，很容易吵到周围人。因此妈妈都会尽量避免带这些玩具。相比之下，既不会吵到别人、孩子又能玩得很开心的玩具是妈妈的心头宝。除妈妈常备的玩具小汽车、小毛绒玩具或立体绘本外，我在这里要给大家介绍其他几种外出哄娃的神器。

对喜欢贴纸的孩子来说，妈妈可以把贴纸贴在孩子的手上，跟孩子说："× × 小朋友来和你玩啦！"如果孩子自己会玩贴纸了，就让他自己把贴纸撕下来再贴上。孩子玩得乐此不疲，也就顾不上哭闹了。还有些孩子，妈妈只要把瓶装饮料的瓶盖给他玩，就会马上停止哭闹。瓶盖绝对称得上是奇妙的哄娃神器了。

此外，周围充斥着交通工具的轰鸣声或人的说话声时，哄娃时发出点声音也无可厚非。妈妈可以揉搓塑料袋发出"咔嚓咔嚓"的声音，或者把塑料袋吹鼓然后"砰砰"地敲击，塑料袋可以玩出多种花样来。妈妈每次外出时不妨放一个塑料袋在包里。

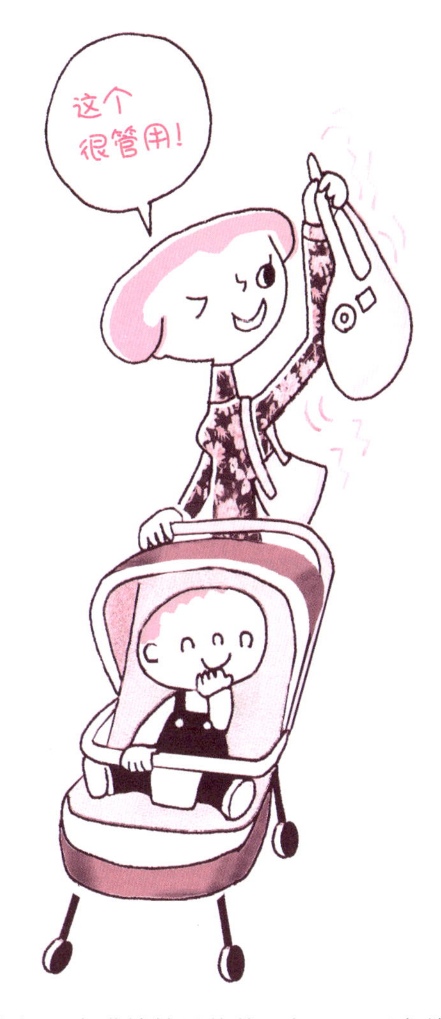

最后给大家介绍一个哄娃效果绝佳、但只限于在外出时哄娃使用的神器——钥匙串。妈妈可以让孩子摸摸钥匙串，孩子听到钥匙串发出“叮叮当当”的声音，就会变得非常兴奋。

【外出篇】

84 外出必备止哭神器——小零食

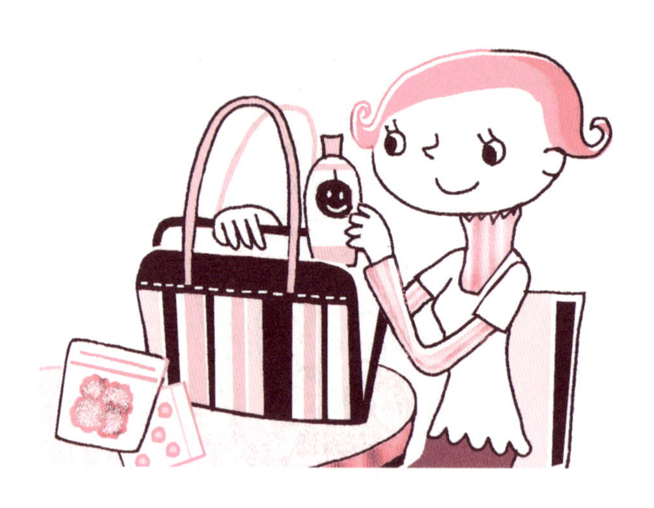

有时候，孩子在坐火车时会突然“哇”的一声哭出来。妈妈马上各种安抚，手忙脚乱。这时如果周围人投来各种嫌弃的眼神，就会让妈妈更加烦躁。当使出各种招数都无济于事时，妈妈要果断地告诉自己：“我真的已经束手无策了。”这时候就轮到止哭神器——小零食上场了。如果孩子还在吃辅食，妈妈可以给孩子吃点小点心或者平日不让孩子碰的果汁等孩子爱吃的小零食，这样能很好地安

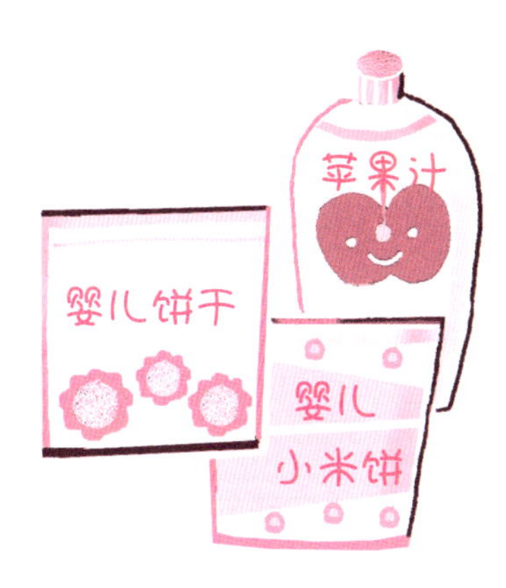

抚孩子。小零食是妈妈实在无计可施时的非常手段。在某些时候，只要能止住孩子的哭闹，无论哪种方法都要试一试。因此，妈妈完全可以放松心情，适当地用一些小零食安抚孩子。

外出时，妈妈可以在随身包里放些小零食。孩子哭闹不止时可以马上拿出来给他吃。有经验的妈妈一般会带上专门给婴幼儿吃的小米饼、小仙贝或鲜榨果汁等。这些小零食一般都有独立的包装，携带方便。给孩子吃的时候要一点一点地给。如果孩子已经不怎么哭闹了，就不能再让他吃个不停了，还要注意一次不要给孩子太多。

【外出篇】

85 孩子在公共场所大哭！妈妈要随时做好离开的准备

有时候，孩子会在开动的公交车、地铁中或商场里撒泼耍赖，放声大哭。这时妈妈哄孩子简直是难上加难。孩子身处不熟悉的环境中，周围都是陌生人，难免会感到紧张，继而大哭不止。而孩子一般只会在玩具和小零食完全无法安抚自己，或者妈妈不方便把玩具或小零食拿给自己时，才会哭成那样。

这时候，建议妈妈当机立断，马上离开公共场所，或者干脆直接回家。可能妈妈会想："再坚持一会儿吧，马上就好了！"然后想尽一切办法哄孩子。可是，妈妈在安抚孩子时所表现出的焦虑情绪也会随之越来越明显。孩子感受到妈妈的这种负面情绪，就会变本加厉地哭闹。气喘吁吁地好不容易到目的地了，孩子也未必会止住眼泪。

因此，如果妈妈要带着孩子外出，制订计划时一定要给自己留出充裕的时间。特别是与其他妈妈或朋友约好外出时，一定要事先和他们约定好："到时候我可能会迫不得已临时取消计划哦。"这样，就算遇到突发情况，妈妈也能从容应对。

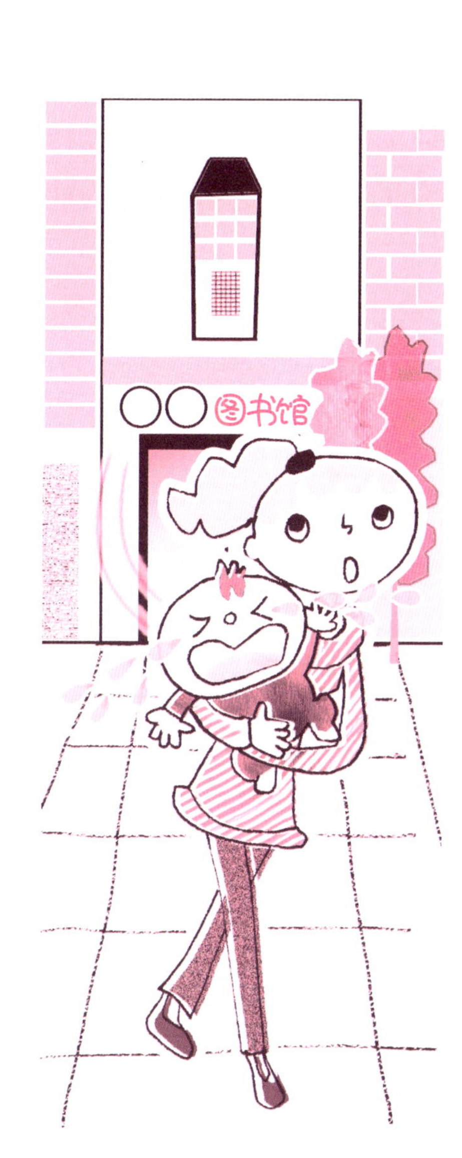
○○图书馆

【外出篇】

86 带哭闹的孩子到车厢连接处散心，购买车票时选择合适的座位

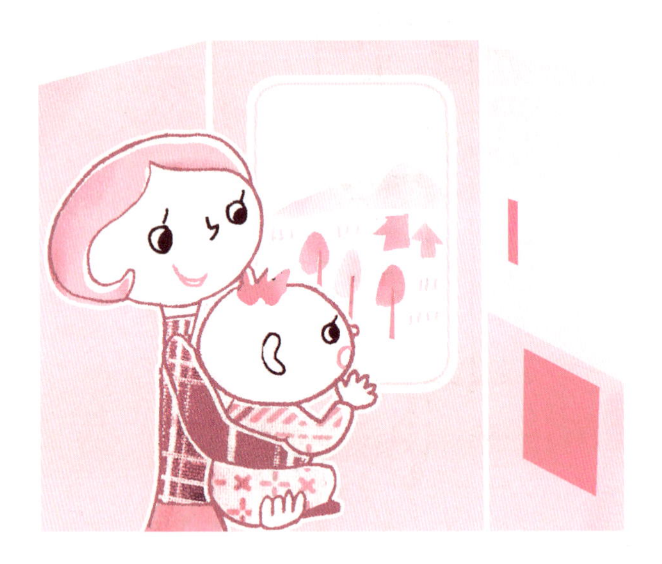

大家带着孩子回老家或是去旅行时，有时会坐动车或高铁吧。只要不是睡着了，孩子是很难长时间安静地坐在座位上的。妈妈要做好孩子随时会哭闹的心理准备。因此，妈妈事先要看看，哪里是孩子哭闹时可以带他去散心的地方。我们来看看有经验的妈妈会在哪些地方安抚孩子吧。

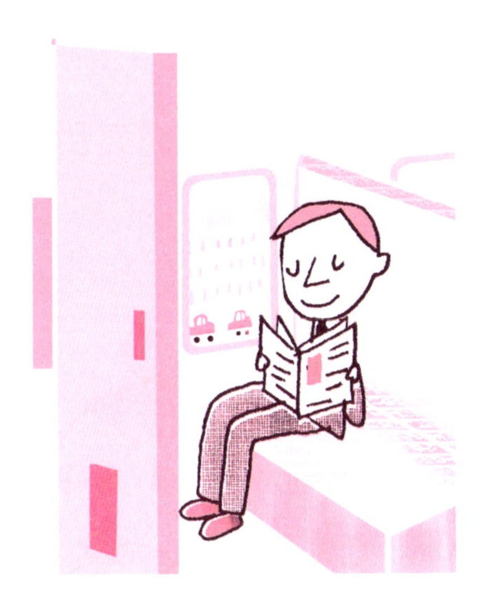

不少妈妈会带哭闹的孩子到车厢连接处。因为这里一般没有人，在列车的轰鸣声中，孩子的哭声也就听着没那么响亮了。妈妈可以在这里一边眺望窗外的风景，一边心平气和地安抚孩子。建议妈妈购买车票时尽量选择离车厢连接处 2~3 排距离的座位。如果正好坐在车厢连接处旁边的座位上，车门开开关关，孩子很难有安全感。

此外，第二个避风港就是列车上的餐车。妈妈可以抱着孩子去餐车走走，这里的摆设和其他车厢不一样，正在哭闹的孩子会被这样的不同吸引，甚至会目不转睛地观察起来。但是，也正因为这里是餐车，人比较多，空气也没那么好，因此，建议妈妈在里面不要停留太久。

【外出篇】

87 带孩子搭乘飞机时要和空乘打好招呼

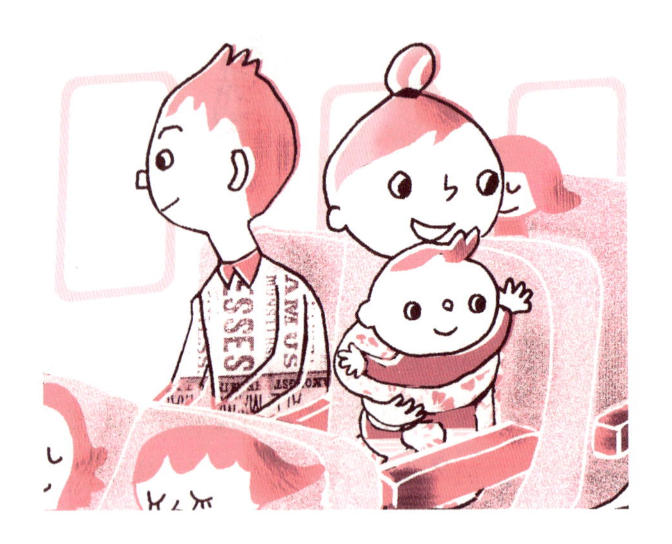

带孩子搭乘飞机，要比搭乘火车更费劲。乘飞机时气压变化、机体晃动，还有各种噪音……这些都容易让孩子感到不安，继而哭闹不止。在飞机上妈妈不方便带着孩子离开座位，而且也实在无处可去。这些状况都会让妈妈非常头大，这时唯一能帮上忙的就是空乘了。

搭乘飞机时，空乘都会问候各位乘客，并介绍机舱内的情况。

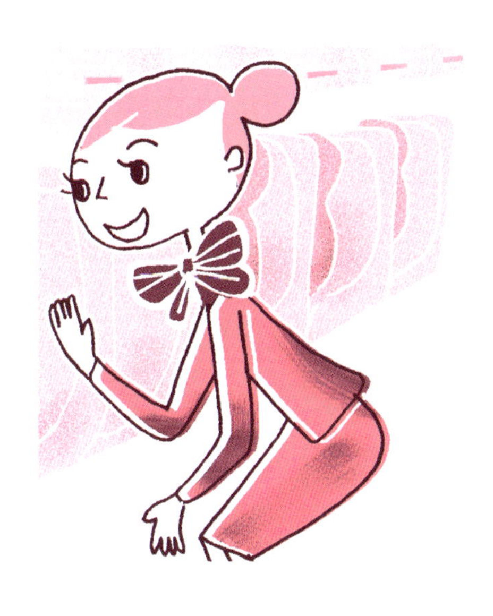

这时，妈妈可以事先主动和空乘聊一聊，比如告诉空乘孩子的名字。当孩子哭闹时，虽然空乘一直都在忙，但妈妈实在束手无策时还是可以向之前打过招呼的空乘寻求帮助。有些妈妈甚至有过这样的经历：“孩子一哭，我就手足无措，整个人都开始烦躁了。这时，空乘马上帮我抱起孩子，孩子就不哭了。”

有些航空公司还会为带孩子的乘客准备玩具或辅食（需要乘客提前和航空公司电话预约）。妈妈要充分利用这些服务。此外，妈妈还要照顾到其他乘客的情绪，给他们带来不便时一定要及时道歉。

【外出篇】

88 安抚坐在婴儿推车里的孩子时，一定要蹲下来和孩子平视

随着孩子渐渐长大，不少孩子在婴儿推车里坐不了多久就会开始哭闹。可能是因为讨厌一直坐在婴儿推车里，也可能是因为坐在婴儿推车里感觉很累……孩子哭闹的原因五花八门，安抚孩子的方法也各不相同。不过，妈妈最容易忽视下面这一点。

如果孩子坐的是可坐可躺式的婴儿推车或伞车，妈妈在安抚哭闹的孩子时，一定要注意自己的视线高度。如果妈妈只是扶着把手问孩子："宝宝怎么了？"孩子能听到妈妈说话，却看不清楚妈妈的脸，就会更加没有安全感。因此，妈妈在安抚哭闹的孩子时，要先把婴儿推车停在安全的地方，然后蹲下来和孩子视线同高，然后再跟孩子说话。

行走在人群中时妈妈可能并未留意到这一点，可坐在婴儿推车里的孩子却非常在意。因为孩子只能看到一双双腿在自己眼前晃来晃去，他就会变得非常不安。因此，妈妈不妨发挥一下自己的想象力，站在孩子的角度上想一下："宝宝坐在婴儿推车里，现在能看到什么呢？又是从什么角度看的呢？"注意到这一点后，说不定就能消除其中一个引发孩子哭闹的隐患了。

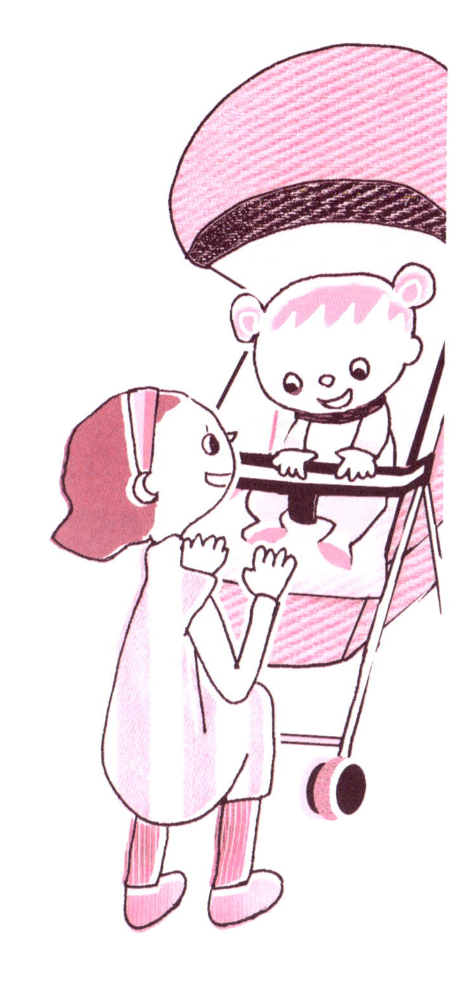

【外出篇】

89 用婴儿推车带孩子外出时，不要忘记带婴儿背带

孩子坐在婴儿推车里哭闹，多半是因为孩子想让妈妈抱抱自己。特别是外出时间比较长，孩子一直坐在婴儿推车里，已经离开妈妈的怀抱很长时间了。尤其是回家的路上，孩子很想让妈妈抱抱自己，再加上已经非常疲乏，就有可能会哭闹得非常厉害。

因此，即便是妈妈用婴儿推车带孩子外出，也建议带上婴儿背带。孩子说不定什么时候就突然想让妈妈抱抱了。而这时离家还有很远的路，妈妈手里又拿着不少东西。这时，就可以用婴儿背带抱着孩子安抚一会儿。事实上，很多妈妈外出时都会带着婴儿背带，孩子哭着让抱抱时，很容易就能把孩子安抚好。

而且有些妈妈每次外出前都会把婴儿背带放在婴儿推车的置物篮中。近几年，市面上出现不少便于折叠、携带方便且不占地方的婴儿背带。可有时妈妈想偷个懒：“今天就不带了吧！”说不定就是今天孩子会哭得最凶呢！

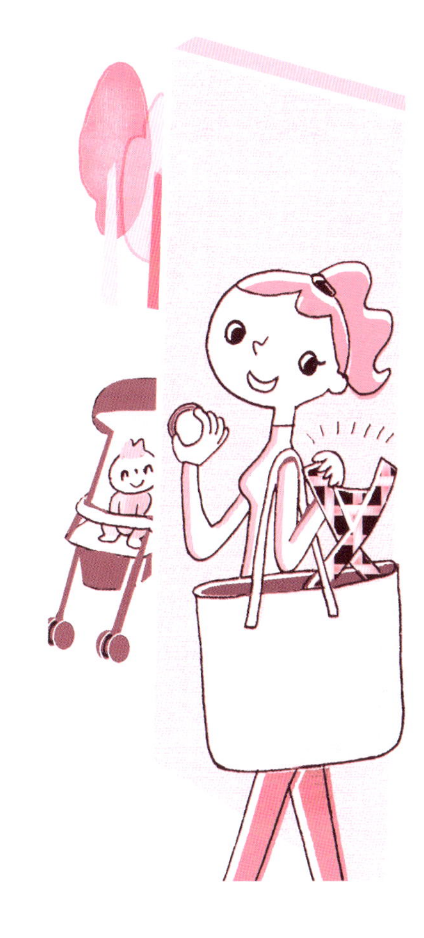

【外出篇】

90 午睡时间是把孩子放进安全座椅的最佳时机

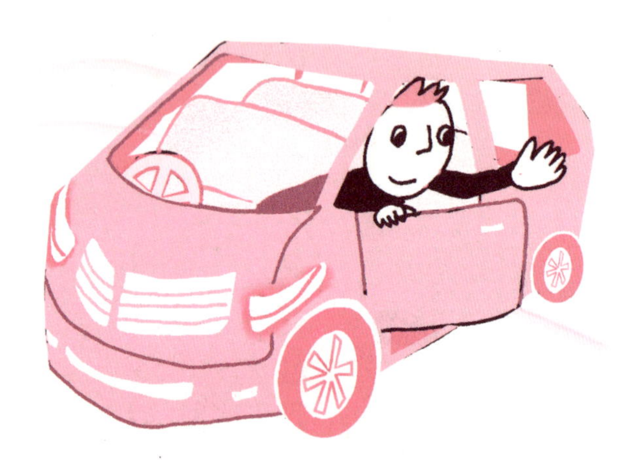

汽车的安全座椅能够紧紧地护住孩子的全身。但是孩子生性好动，被安全座椅箍着一动也不能动，就会非常不舒服，开始哭闹着告诉大人“我要出来”，但不能因为孩子不喜欢坐安全座椅就可以不坐。安全座椅是保护孩子安全的必需品，家长要养成开车带孩子外出，必让孩子坐安全座椅的好习惯。

那么，如何才能让不喜欢安全座椅的孩子不哭不闹地坐在上面呢？最好的办法就是趁孩子午睡的时候开车外出。妈妈可以等孩子

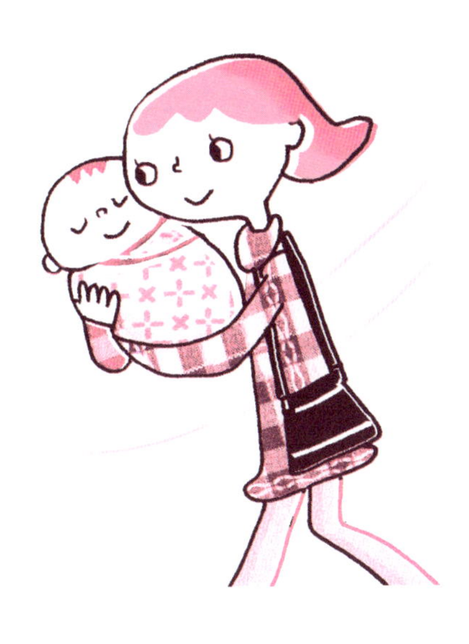

注：日本汽车的驾驶座在右边，中国的驾驶座在左边。为了家人和孩子的安全，请系好安全带并为婴幼儿配备安全座椅，驾驶员在驾驶汽车时务必遵守交通规则且慢行。

昏昏欲睡时，迅速把孩子放进安全座椅中，然后发动汽车。孩子很快就会在汽车的轻晃中安然入睡。如果在孩子还不是很有睡意时把他放进安全座椅中，刚开始难免会哭闹。这时妈妈可以让孩子拿着最喜欢的玩具或爱吃的小点心，以此安抚一下孩子。渐渐地，孩子就会在缓缓行驶的汽车中甜甜入梦了。

总之，开车带孩子一起外出时，一定要预想到孩子会在刚坐上安全座椅时哭闹一阵。因此，制订外出计划时要留出充裕的时间。

【外出篇】

91 开车带孩子外出时，中途适当休息能有效减少孩子哭闹

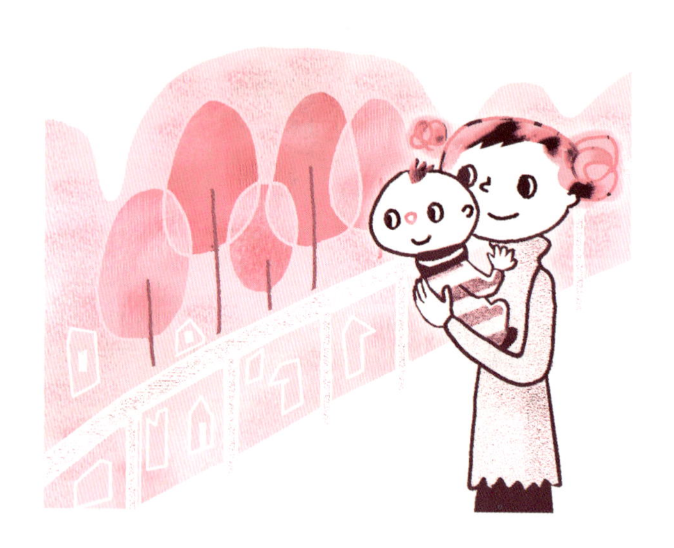

如果开车去旅游或回老家，来回都要开很长时间的车。长时间坐在车里，大人都非常疲乏，更别提孩子了。孩子会比大人更容易感到疲惫，因此号啕大哭也在所难免。在开车途中，不妨每过一个小时左右就稍微休息一下。休息时可以将孩子从安全座椅上解放出来，让孩子舒展一下手脚。如果孩子能扶着东西站起来，或已经学

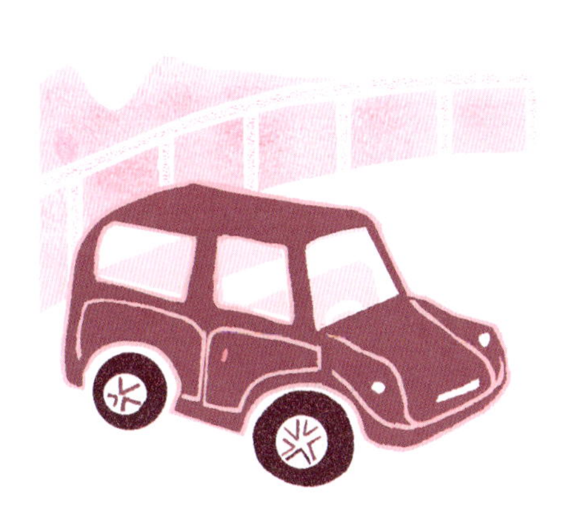

会走路了，那么在外面也能活动下身体。如果孩子还只会翻身或到处爬动，最好是在设有座椅的店铺里休息一会儿，孩子会感到更舒适。当每个人都休息好后，就可以继续赶路了。

汽车行驶在高速公路上，在到达下一个服务区之前，是不允许随便停车的。这种情况下，如果开车前孩子已经在哭了，可爸爸还是坚持要继续前行，那估计一时半会儿根本没法止住孩子的哭闹。因此，如果开车路程已经快过半，时间也没那么赶的话，不如趁早在之后的几个服务区多休息几次。

开车带孩子外出时，一定要计算好途中走走停停的时间，并在制订外出计划时留出充裕的时间。

【外出篇】

92 孩子不想坐椅子时，可以让孩子坐在妈妈的膝盖上愉快地用餐

很多时候，妈妈喂孩子吃辅食时，孩子不想坐在儿童餐椅里，就会“哼哼唧唧”开始耍赖。这时如果妈妈表现出不耐烦：“宝宝快坐下吃饭吧！”孩子也会变本加厉地哭闹。吃饭的最终目的是让孩子把饭吃进去。因此，在孩子小的时候，妈妈不用过分纠结孩子是在餐椅里吃还是在其他地方吃。如果每次妈妈都要强迫孩子坐在餐椅里才能开饭，那么渐渐地，孩子会变得不愿意吃饭。

如果孩子实在不想坐在儿童餐椅里，妈妈可以把孩子抱在自己的膝盖上喂孩子吃饭。吃一会儿饭，孩子心情好起来了，妈妈就可在不经意间问问孩子：“宝宝现在愿意坐在餐椅里吗？”然后试着把孩子放进餐椅里。

此外，有时妈妈还需要调动孩子吃饭的兴趣，让孩子能够愉快地用餐。比如，妈妈可以把孩子喜欢的玩具挂在餐椅的护栏上、手持毛绒玩具和孩子说话，或是妈妈先自己津津有味地吃一口饭，说道：“哇！太好吃啦！”各种尝试之后，总会找到能够让孩子不哭不闹地坐在餐椅里吃饭的方法！

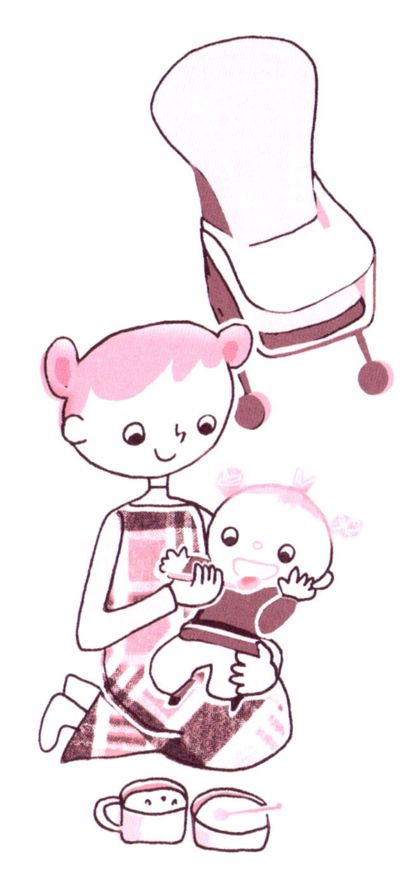

【饮食篇】

93 辅食的软硬度、大小和味道要符合孩子的生长发育情况

有时候，孩子只要一吃饭，保准会哭闹：“我不要吃！”每次都会让妈妈很无奈，也会让妈妈感到很烦躁：“孩子不吃饭可怎么办啊？！”妈妈这时不妨先想想孩子为什么不愿意吃饭。

孩子不愿意吃饭，妈妈要想到最大的一个原因可能是辅食的软硬度或大小不太符合孩子的生长发育情况。如果辅食较大，或者干巴巴的扎喉咙，孩子吞咽起来就会很费劲。因此，妈妈可以翻阅一下相关的育儿书籍，看看给孩子做的辅食的软硬度和大小是否方便孩子吞咽。

此外，辅食的味道也很重要。婴儿已经非常适应母乳或奶粉的味道，因此会非常喜欢甜味。同时又会本能地排斥所有的苦味和酸味。我们经常吃的蔬菜或水果有时会混杂着苦味和酸味。因此，妈妈在喂孩子吃辅食前，应当先自己尝尝看。最重要的一点，辅食要尽量做得清淡些。

如果以上这些都没问题，可孩子还是不肯吃，那或许是因为孩子根本就不饿。这时，妈妈要想想是不是两顿饭间隔的时间太短

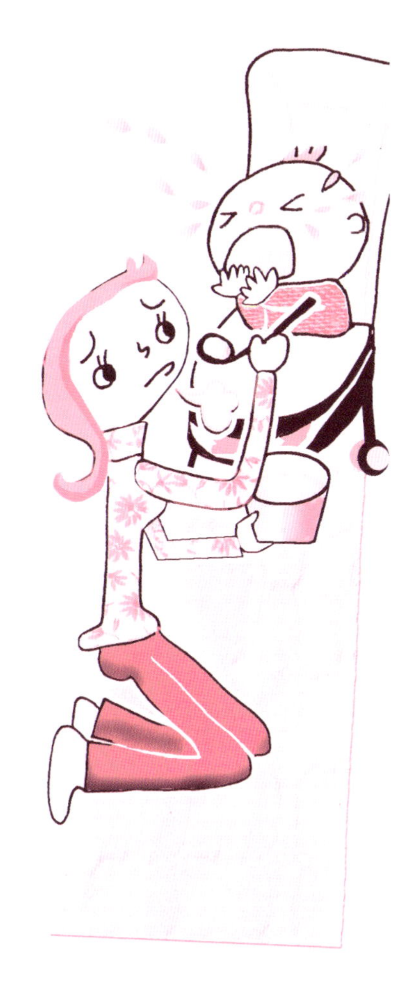

了？母乳或奶粉喝得有点多？又或者是孩子活动量不够？

让孩子养成良好的生活习惯，每天尽量在固定的时间吃饭，在一定程度上能够有效减少孩子的哭闹次数。

【夜啼篇】

94 让孩子养成规律的生活习惯，午睡后要在下午 3 点左右叫醒孩子

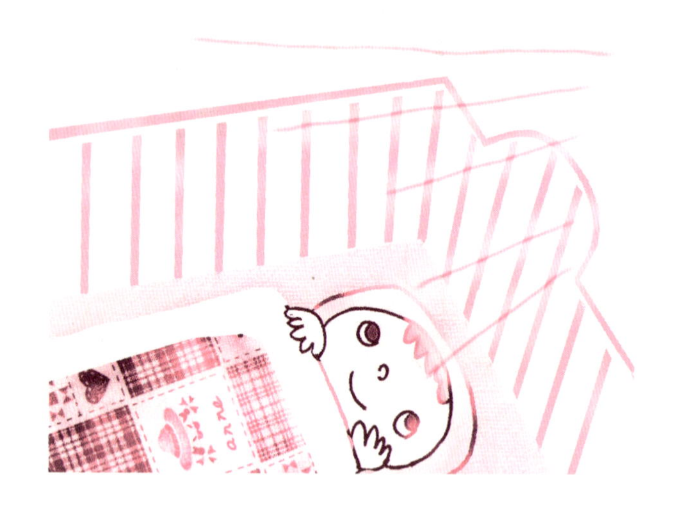

如果孩子连续几天出现夜啼的情况，那妈妈首先需要回想一下最近孩子的生活。想想自己平日是否做到了有意识地让孩子在某个相对固定的时间起床、睡觉、午休和散步。

让孩子养成规律的生活习惯非常重要。如果妈妈想让孩子夜间睡得香甜，就要让孩子早点起床，从上午到下午尽情地玩耍，多活

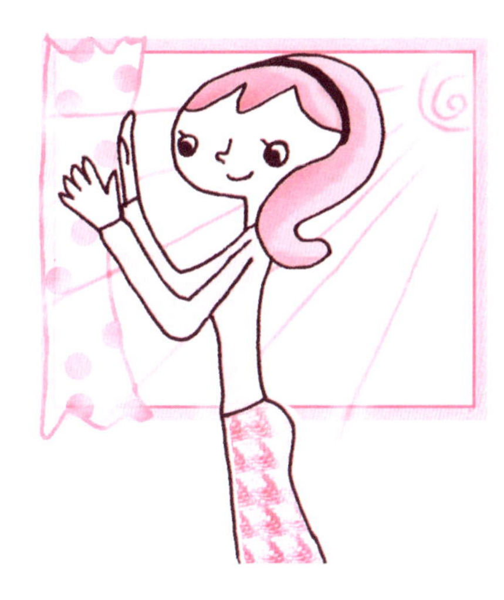

动身体。但仅仅是让孩子早点上床，而不做其他努力，是不会有任何效果的。

妈妈应当做到以下几点。首先，形成固定的起床时间。要让孩子早些起床，感受一下和煦的晨光和新鲜的空气。一定要在上午 8 点前叫孩子起床。其次，每天一日三餐也要尽量在固定时间内吃完。固定了起床和吃饭的时间，午休时间也就好安排了。午休原本就是可有可无的，因此即便孩子午休稍晚，也要让孩子尽量在下午 3 点左右起床。如果妈妈一时疏忽，让孩子太晚午休，可能就会影响孩子的夜间睡眠。

【夜啼篇】

95 孩子的睡眠环境是否舒适？周围的声音和光线是否合适？

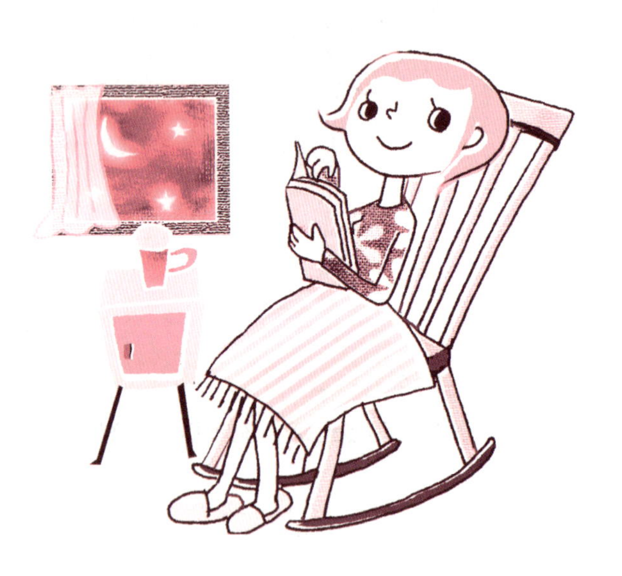

妈妈适当调整一下孩子的睡眠环境，也有助于减少孩子的夜啼。孩子睡觉时，要让他清楚地区分出白天和黑夜，这样孩子才能酣然入睡。而我们大人平时未曾留意一直开着的灯和各种生活噪音，有时会影响到孩子的睡眠质量。

我们先来看一下孩子睡觉时的房间环境。光线太强、孩子抱着

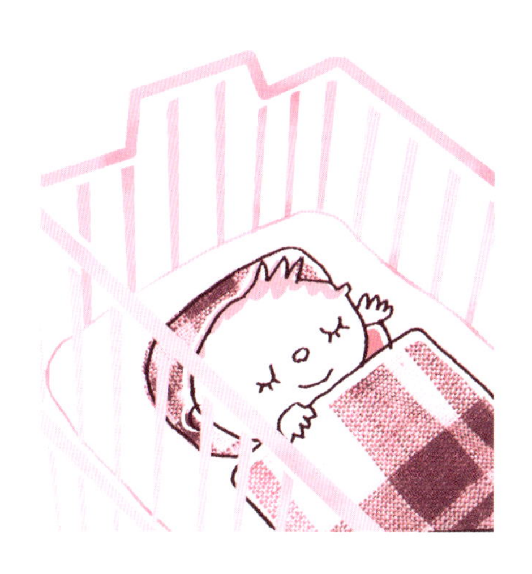

会发声的玩具入睡……这些都是不可取的。孩子睡觉时，要尽量将房间的光线调暗，并保持安静。并且，孩子睡觉之前的一段时间不要让孩子看电视或手机。这些会给孩子带来强烈的视觉冲击，从而让孩子兴奋得睡不着觉。

夜猫型家长活动时一定要轻手轻脚。如果大人很晚了还在看电视，或者大声说话、大声笑，这些声音都可能影响到孩子的睡眠。还有些家庭，爸爸晚归时声音太大还会把孩子吵醒。这样孩子很难形成良好的睡眠规律。大家需要认识到：为孩子营造一个舒适的睡眠环境，是家里每个人的责任。

【夜啼篇】

96 有时孩子会被热醒。暖气房里不要给孩子盖太多

有些妈妈可能会有这样的经历：明明是寒冷的冬天，可为什么孩子睡着还出汗了呢？的确如此，现在有些婴儿在大冬天还会出疹子。这是因为妈妈给孩子穿多了或者盖多了。

婴儿的体温调节机能还未发育完全，散热功能较差，稍微感觉有点热就会出汗。而现在我们的住宅里暖气一般都开得很足。如果妈妈给孩子裹好几层睡衣，或盖几层被子，孩子就会感觉很热。因此，妈妈要注意在暖气房里不要给孩子穿太多或盖太多。在隆冬时节，妈妈可以在夏被或毯子上再给孩子加一层薄被子；穿衣服时则可以在内衣外面穿一件冬天的睡衣，先看看孩子的情况。新生儿的背部容易出汗，妈妈可以把手伸进去摸摸看。如果孩子背部汗涔涔的，就要减一层被子再观察看看。如果担心孩子睡觉时踢被子，可以给孩子穿上可以包裹住全身的睡袋。睡袋可以防止孩子盖太多或者睡觉着凉。

不管是北方的暖气房，还是南方在冬季开空调的家庭，都要注意控制好室内的温度，冬天室内温度保持在18~20℃最佳。

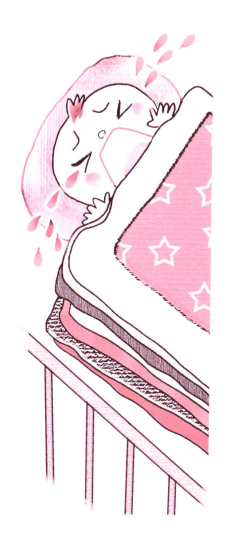

【夜啼篇】

97 妈妈睡在孩子旁边，孩子就能睡得更安稳

晚上妈妈把孩子哄睡着后，终于盼到属于自己的时间了。但经常是才刚刚松了口气，孩子突然又“哇”的一声哭了，搞得妈妈手忙脚乱。相信各位妈妈对这个场景都不陌生。

孩子睡觉时睁开眼睛发现妈妈不在身边，就会很不安。妈妈的味道和气息能让孩子非常有安全感，很多孩子希望晚上也能和妈妈一起睡。此外，孩子比大人的睡眠要浅，因此夜间醒来的次数也比大人要多。

如果孩子夜啼让妈妈很烦恼，那建议妈妈可以把孩子哄睡后就睡在孩子身旁。这样也能暂时减少孩子的夜啼。特别是新生儿看到妈妈换上睡衣了，就会渐渐明白：“到睡觉的时间啦！”妈妈和孩子一起睡，虽然夜间的自由时间减少了，但可以充分利用早晨的美好时光。比起晚睡，早睡能更好地消除一天的疲劳，还有美容的功效，百利而无一害。爸爸也可以给妈妈搭把手，让妈妈歇口气。

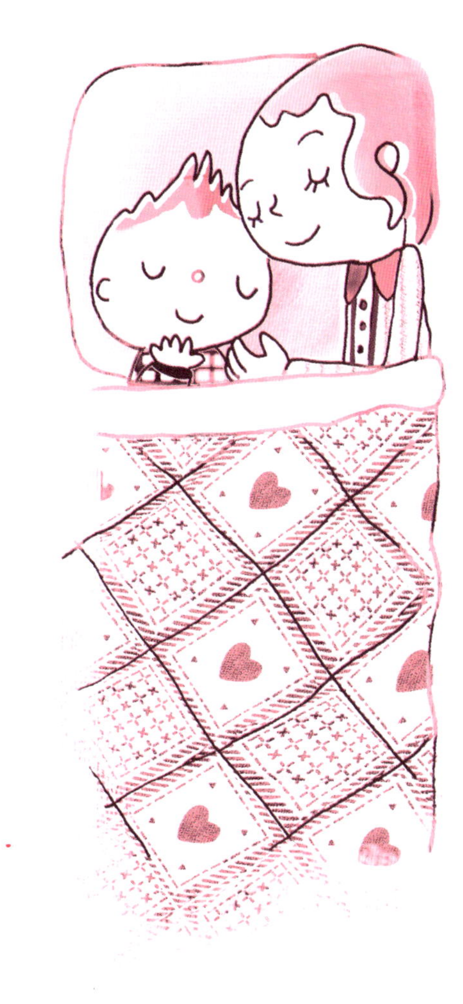

【夜啼篇】

98 妈妈要在孩子刚开始哭时立刻安抚孩子

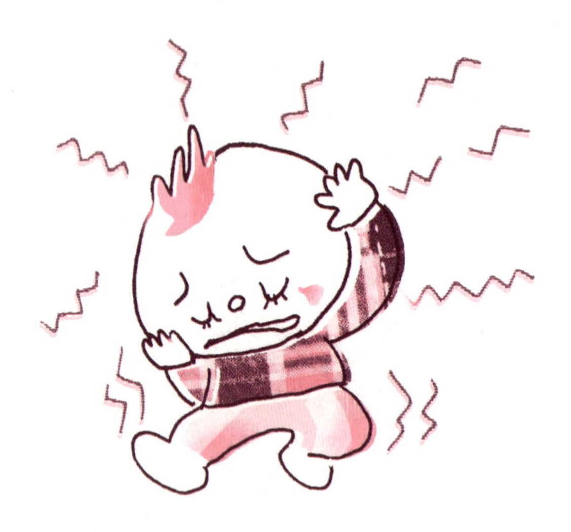

“啊！孩子又开始夜啼了……”妈妈还在一旁不知所措时，想不到孩子马上开始变本加厉，闹得更厉害了。相信很多妈妈都有过这样的经历。

孩子一旦开始放声大哭，妈妈多半是一时半会儿没法把孩子哄好的。孩子哭闹不止，对妈妈和孩子都是一种煎熬。因此，面对夜

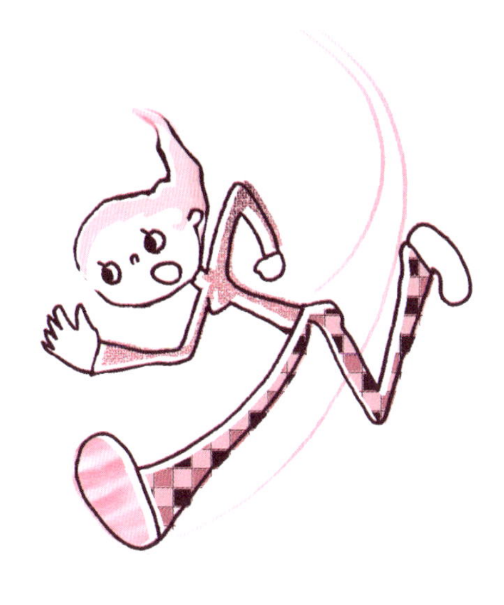

啼的孩子，妈妈一定要在孩子刚开始哭时就立刻安抚。这样才不至于让孩子号啕大哭。

孩子比大人的睡眠浅，对很小的刺激也非常敏感，经常会突然惊醒。这种情况可能每晚都会出现几次。妈妈也无法预测孩子什么时候会哭闹。因此，妈妈要时刻做好准备。

当孩子出现夜啼时，妈妈首先要做的事情是抱着孩子给他喝点东西，让他平静下来。建议妈妈将保温瓶放在床边，孩子一哭就可以马上兑点温水给他喝。等孩子安静下来了，妈妈就可以轻轻地摇晃孩子，或在孩子旁边躺下，孩子就会更安心。慢慢地，孩子就会重新进入梦乡了。

【夜啼篇】

99 妈妈要先叫醒孩子，让孩子平静下来

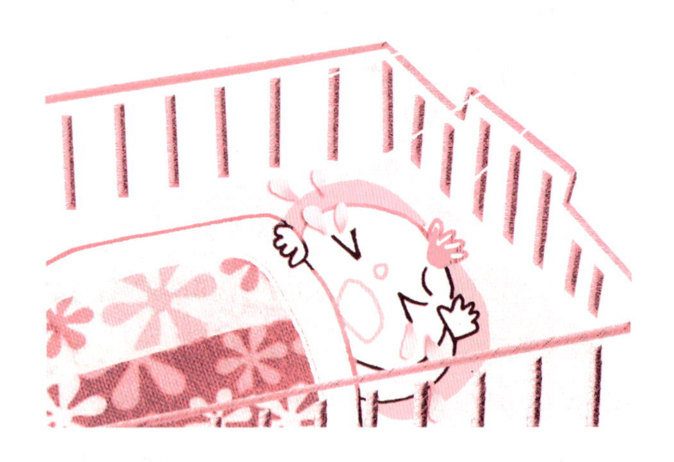

孩子在夜啼时，有时会放声大哭，哭声震天，让人大吃一惊。还有些孩子就像还在做梦般，半睡半醒地哭闹。孩子处于这种惊吓状态时，如果妈妈只是轻轻地抱起孩子，心平气和地哄孩子继续睡觉，孩子反而会哭得更凶。这时候，建议妈妈先把孩子叫醒，大不了等会儿重新哄孩子睡。这样做，孩子反而能更快地平静下来，并停止哭闹。

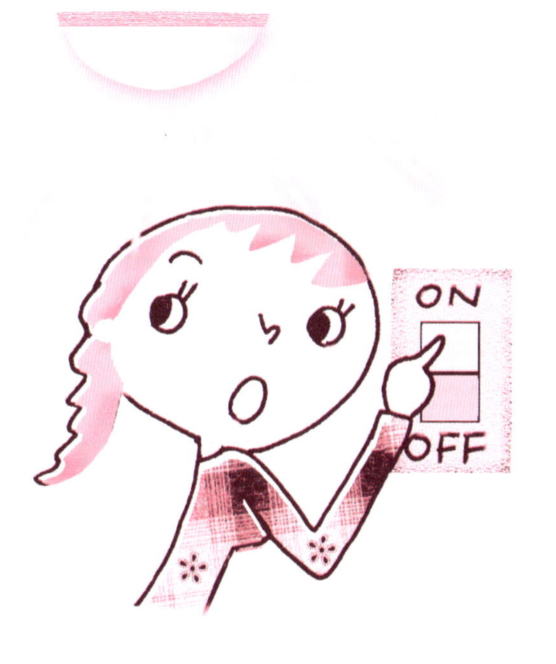

妈妈首先要让孩子彻底清醒过来，然后帮孩子平复一下心情。妈妈可以把房间的灯打开，然后抱着孩子到阳台逛逛，给孩子换件衣服，或者打开冰箱门或衣橱的抽屉，让孩子看看。总之，要换个环境让孩子平静下来。之后如果孩子又大半夜地玩起来了，妈妈也不必在意，只管陪着孩子玩。因为过不了多久，孩子就会开始揉眼睛，这说明他已经犯困了。这时妈妈就可以像平常一样哄孩子睡觉了。孩子会像什么事情都没有发生过一样，进入梦乡。

【夜啼篇】

100 孩子戒掉夜奶后，夜啼就会渐渐消失。建议1岁左右给孩子戒夜奶

孩子到1岁左右，辅食已经吃得不错了。这时母乳的作用就逐渐从“填饱肚子”转变为“妈妈与孩子之间的一种给孩子带来心理安慰的身体抚触”。

夜间孩子在受到某种刺激或心生不安时会突然惊醒，如果这时妈妈总是习惯于马上给孩子喂奶，那孩子也有可能会因为想吃奶而夜啼。虽说孩子能够从母乳中获取安全感，但开始长牙后还吃夜奶的话，甜甜的母乳有可能会导致蛀牙。

虽说什么时候给孩子断奶最好，并没有一个明确的时间节点。不过还是建议妈妈在1岁左右能够给孩子戒掉夜奶，这样也能有效缓解夜啼。

一些妈妈曾经分享过她们的经验：“如果决定给孩子彻底戒掉夜奶的话，一定要做好心理准备，刚戒夜奶的头几天孩子肯定会哭得非常厉害。”有些妈妈可能会说：“那与其这样，还不如不戒夜奶。”但其实一旦戒掉夜奶之后，妈妈就能一劳永逸了。很多孩子只要戒掉了夜奶，夜啼就会渐渐消失。因此，绝对值得妈妈们尝试。

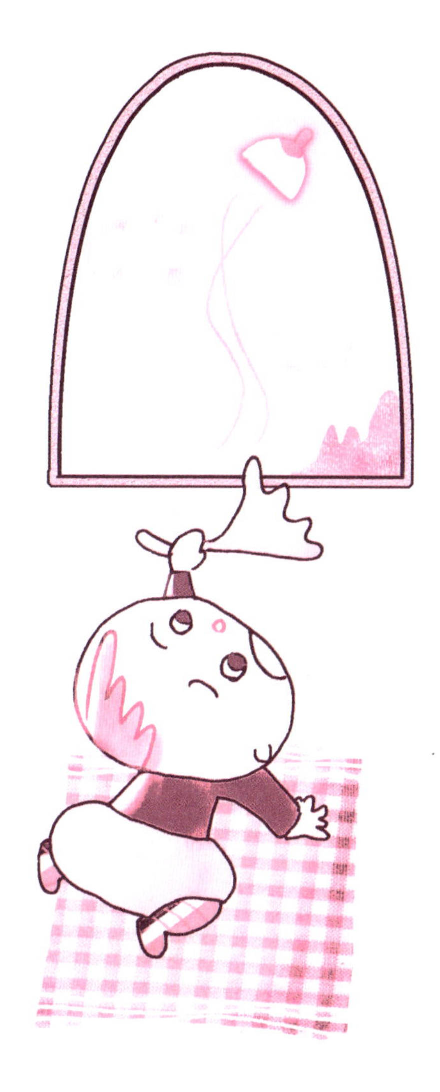

图书在版编目（CIP）数据

孩子哭闹，妈妈怎么办 / 日本主妇之友社著；李中芳译．-- 南昌：江西科学技术出版社，2021.4
（图解家庭育儿）
ISBN 978-7-5390-7394-1

Ⅰ．①孩… Ⅱ．①日… ②李… Ⅲ．①婴幼儿－哺育－图解 Ⅳ．①TS976.31-64

中国版本图书馆 CIP 数据核字 (2020) 第 112222 号

国际互联网（Internet）地址：http://www.jxkjcbs.com
选题序号：ZK2020146 图书代码：B20183-101
版权登记号：14-2020-0173
责任编辑 魏栋伟
项目创意/设计制作 快读慢活
特约编辑 周晓晗 王瑶
纠错热线 010-84766347

图解家庭育儿：孩子哭闹，妈妈怎么办

日本主妇之友社 著　　李中芳 译

出版发行 江西科学技术出版社
社　　址 南昌市蓼洲街2号附1号 邮编 330009
　　　　 电话:(0791) 86623491 86639342(传真)
印　　刷 天津联城印刷有限公司
经　　销 各地新华书店
开　　本 710mm × 1000mm　1/16
印　　张 12.5
字　　数 100千字
印　　数 1-10000册
版　　次 2021年4月第1版　2021年4月第1次印刷
书　　号 ISBN 978-7-5390-7394-1
定　　价 158.00元（全3册）

快读·慢活®

从出生到少女，到女人，再到成为妈妈，养育下一代，女性在每一个重要时期都需要知识、勇气与独立思考的能力。

“快读·慢活®”致力于陪伴女性终身成长，帮助新一代中国女性成长为更好的自己。从生活到职场，从美容护肤、运动健康到育儿、教育、婚姻等各个维度，为中国女性提供全方位的知识支持，让生活更有趣，让育儿更轻松，让家庭生活更美好。

快读慢活

陪伴女性终身成长

图解家庭育儿

孩子不睡觉，妈妈怎么办

日本主妇之友社 著

徐朝 译

江西科学技术出版社

2021年·南昌

写给妈妈的话

“我家孩子很乖，一觉就睡到早上哦。”

“睡前只要给他读一本绘本，就会乖乖睡觉。”

“把他放到床上之后，不用管也能自己睡着。”

你是否也听过如上这些话，是否也羡慕过“别人家的孩子”呢?

每个孩子的性格不一样。就拿睡觉这件事来说，有些孩子到点了就会立马睡着，而有些孩子却很难自己入睡。有些孩子一旦睡着之后就很安稳，有些孩子睡着之后却会经常醒来。

“这些我都知道，可是为什么我家的孩子就是不肯乖乖睡觉呢？！”现在的你是否也有这样的烦恼?

本书为了解决各位妈妈的哄睡烦恼，整理了 100 个有用的小知识，涵盖哄睡孩子的方方面面。

“虽然很羡慕别人家的孩子倒头就睡，但我家孩子说不定天生睡眠时间就很短……”只要知道一些有关婴幼儿睡眠的科学知识，各位妈妈的焦虑就能得到缓解。“做完这个之后，就要睡觉了哦。”像这样，让孩子养成各种习惯，为他打造一个属于自己的入睡仪式。

“累得刚刚好，睡得刚刚好”的生活节奏是怎样的？

在把刚睡着的宝宝抱上床的过程中，怎样才能不吵醒他呢？

……

本书之所以介绍了这么多的小技巧，正是因为我也和你以及很多妈妈一样，都在为孩子的睡眠问题而烦恼。

本书中的哄睡小技巧，不一定每一个都适用于你的孩子。各位妈妈可以多多尝试，总结出最适合自家孩子的办法。

虽然现在还是个小婴儿，但他们总有一天会长大。一定会在不久的将来告别“睡渣”之名。在此之前的日子里，愿本书可以帮到各位妈妈，希望大家在辛苦的育儿过程中也要保重自己的身体。

目录

Part 1 婴儿的睡眠机制 了解这些知识，妈妈不再焦虑！

Part 2 生活规律 调整孩子的作息，早起才能早睡

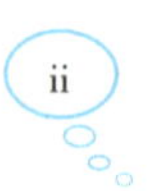

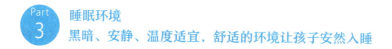

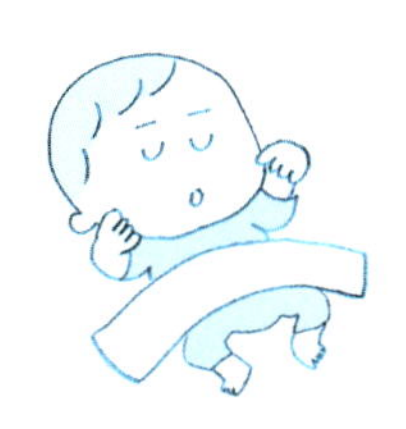

Part 1 婴儿的睡眠机制 了解这些知识，妈妈不再焦虑！

睡这么少没问题吗？刚睡一会儿就又醒了！有太多关于孩子睡觉的问题需要妈妈去操心，哄孩子睡觉真的太累了！不过，只要稍微了解一些科学知识，就能减少很多不必要的担心。那么，让我们先来了解一下婴儿的睡眠机制吧！

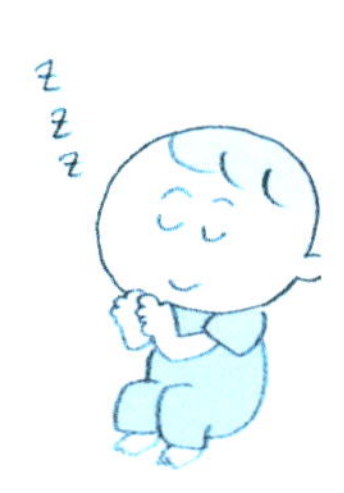

1 6个小时vs13.5个小时，孩子的睡眠时长竟有如此大的个体差异

有些育儿书上会写:“孩子从2个月大开始会睡整觉。”不知是否有妈妈看了之后会担心地说:“诶?我家孩子根本就不会乖乖睡一整晚啊。”

众所周知，大人的睡眠时长因人而异，其实孩子也是如此。有的孩子会乖乖地睡上一整夜，有的孩子会断断续续地睡一会儿，还有一些孩子不需要太长的睡眠时间。总之，每个孩子的睡眠习惯各不相同，个体差异很大。根据美国儿科学会的调查显示，1个月大的婴儿夜间睡眠时间差异非常大，睡眠时间短的只有6个小时，睡眠时间长的则达13.5个小时。因为这只是夜间睡眠时长的数据，所以我们完全有理由认为那些晚上只睡6个小时的孩子，会在白天断断续续地睡上一会儿，以补充睡眠。

孩子晚上的睡眠时间，一定会随着他自身的成长慢慢变化。“睡眠时间不同，也是孩子的个性所在。”请带着这样的心态，快乐地享受育儿时光吧。

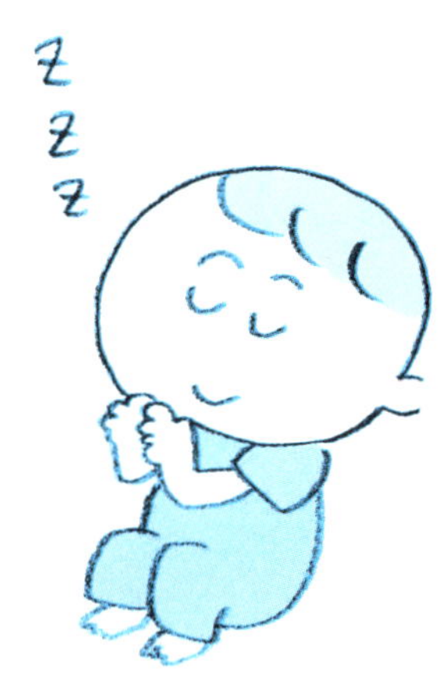
Z
Z
Z

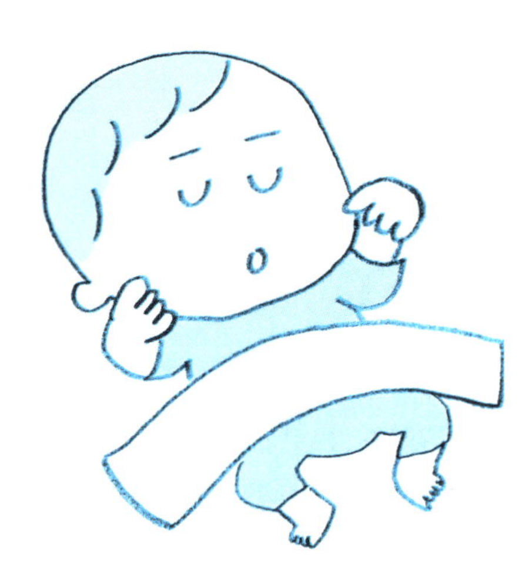

2 孩子晚上经常醒来是很正常的事情

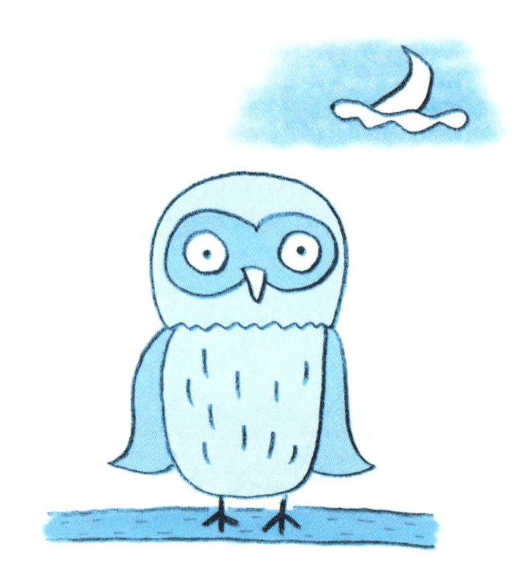

大人只要睡着就会一觉睡到天亮——这和婴儿的睡眠有着本质上的不同。婴儿即使一时睡着了，也会在夜里不时地醒来。尽管不饿，他们也会不由自主地想吮吸妈妈的乳房，感受身旁熟睡中的妈妈的味道和温度，在妈妈轻轻拍打他们的后背之后，才会安心地重回梦乡。月龄越小的婴儿越容易在晚上醒来，这是非常正常的情况。

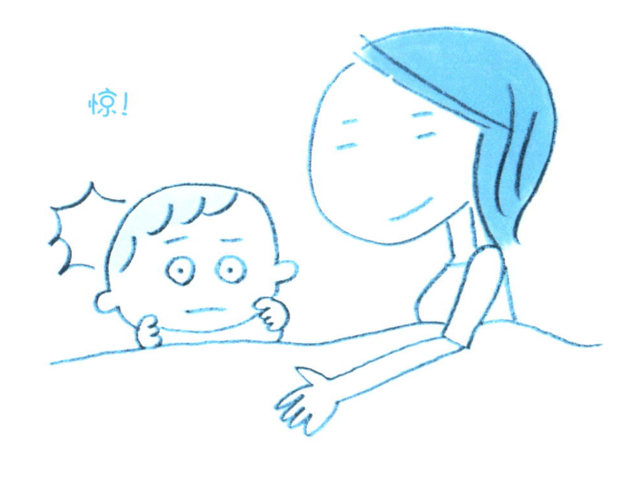

随着孩子的成长，他们晚上醒来的频率也会慢慢降低，有调查显示，1 岁大的孩子平均每晚醒来一次。虽然存在个体差异，但如果孩子满 1 岁了晚上醒来的次数还超过 3 次，家长就应该多加注意了。

此外，妈妈或其他家人是否有经常熬夜到很晚才睡觉，或者有傍晚午睡的习惯呢？如果有的话，孩子的睡眠也是会受到影响的。另外，孩子白天是否在户外充分活动了？是否长时间观看了具有刺激性的电视节目或者视频？以上这些都是会影响婴儿夜间睡眠的因素。

3 晚上0点是生长激素分泌的高峰期

在2000年的一项调查中发现，1岁半的孩子晚上10点以后睡觉的占比达到55%！这明确表明了日本儿童有熬夜的倾向。而晚睡晚起的生活可能会导致孩子出现肥胖、说话晚、无理由攻击他人以及面部表情匮乏等问题。因此，养成早睡早起的习惯无疑是非常重要的。

孩子4个月大的时候，开始在夜晚的睡眠中分泌生长激素。生长激素会在熟睡时大量分泌，它具有促进骨骼生长、增加肌肉、修复受损神经的作用。另外，睡觉时人体内还会分泌一种叫褪黑素的激素，有助于调节睡眠的节奏，保护身体不受活性氧中的毒素侵害。

这两种激素都在晚上0点前后的熟睡中分泌得最为旺盛。正如人们常说的“能睡的孩子长得快”一样，充足且良好的睡眠是保障孩子健康成长的关键。

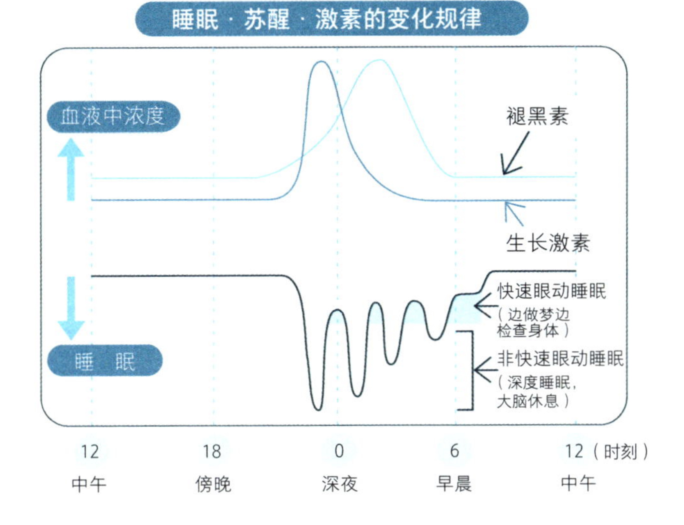

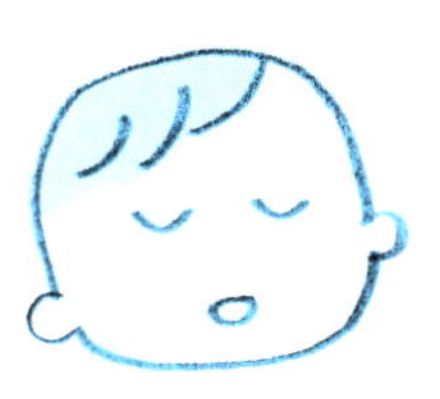

晚上 0 点前后是褪黑素和生长激素分泌的高峰期。保证这个时间段内的深度睡眠非常重要。

4 孩子出生 4 个月后，睡眠规律逐渐形成

刚出生的婴儿都是“睡一会儿醒一会儿”，但随着月龄的增加，孩子的睡眠时间也会慢慢增加，只不过这个速度完全因人而异。

这里有一个大致的标准可供参考：4 个月大的时候，孩子开始区分白天与黑夜，形成人类与生俱来的生物钟——白天醒着活动，晚上睡觉休息。

即便妈妈想培养孩子早睡早起的习惯，但其实在孩子的身体还没有发育好之前，他们出现夜醒频繁、不睡整夜觉的情况都是非常正常的。很多妈妈或许曾这样感叹：“唉……孩子今天又要晚睡了。”其实只要孩子没有满 4 个月，就没有必要过度担心。

话虽如此，但妈妈绝对不能抱有“4 个月之后就万事大吉了”的想法，自己反倒去享受熬夜的生活。为了能让孩子在睡眠逐渐形成规律之后，顺势养成早睡早起的习惯，妈妈需要事先营造一个健康的睡眠环境。

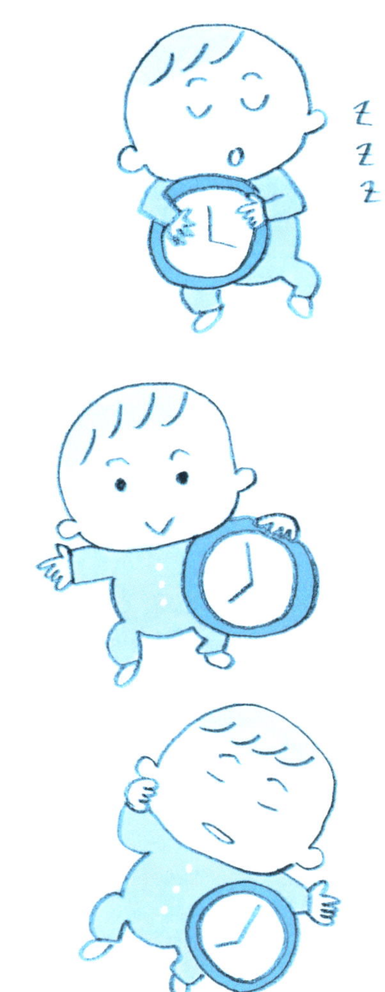
Z
Z
Z

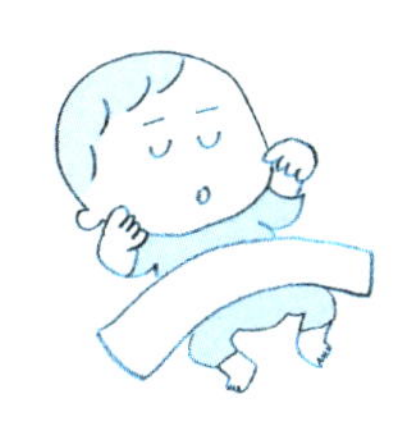

Part 2 生活规律 调整孩子的作息，早起才能早睡

早上，趁孩子还在睡觉，赶忙洗衣服、打扫卫生……一不小心就错过了叫孩子起床的时间。你是不是也遇到过同样的情形呢？保障孩子规律睡眠的关键是养成良好的作息。妈妈何不稍做努力，让孩子享受一个充足且舒适的睡眠呢？

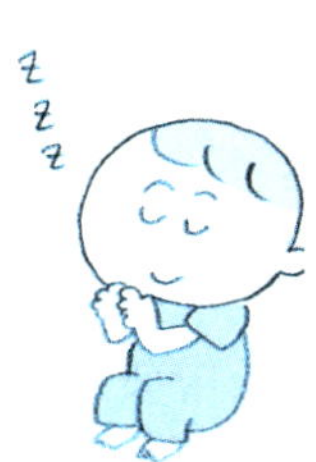

5 规定孩子每天的起床时间，并严格遵守不松懈

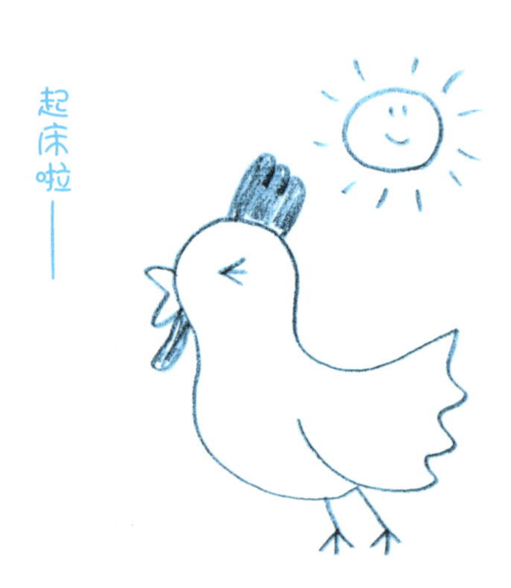

没睡几个小时就醒来，醒来喝完母乳或奶粉后又继续入睡……刚出生的婴儿会一直重复这种没有规律的睡眠。正如“育婴是100天的战争”这句话一样，在孩子三四个月大之前，都会重复这种不分昼夜的睡眠节奏，而照顾他们的大人也会跟着疲惫不堪。

真希望孩子的作息能够尽快变得规律，妈妈们是不是也这么想过呢？但是，规律的作息不是自然而然就能养成的。人类的生物钟

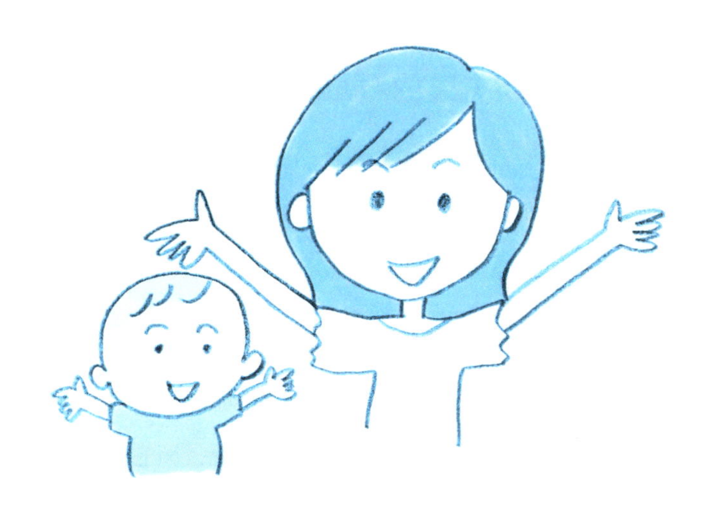

如果放任不管的话，会慢慢地转变为夜间模式。想要保证孩子白天活动晚上睡觉，妈妈和家里的其他成员需要对孩子进行一定程度的干预。因此，等到孩子 4 个月大时，妈妈就要慢慢开始帮助他调整作息了。

首先要做的就是让孩子早起。虽然每个家庭的情况不同，但尽量要在早上 8 点前叫醒孩子。可以拉开窗帘，让阳光照进房间。当孩子养成每天早上固定时间起床的习惯后，到了晚上，大多数孩子自然而然就会早早地入睡了。

6 早晨醒来就拉开窗帘，阳光是最好的闹钟

早晨醒来后房间昏暗，白天没有进行户外活动，或者晚上经常熬夜，夜晚依然处在明亮的环境下等，这些坏习惯都会导致人体内血清素和褪黑素这两种神经递质的分泌量减少，而它们正是保障睡眠质量的“利器”。一旦放任不管，就会因为产生时差而感到困倦，在大脑还未苏醒的状态下度过一整天……最终导致运动量减少，睡眠质量越来越差。

要想改变这种恶性循环，首先就是要在早晨把窗帘全部拉开，让阳光洒满整个房间。如果卧室照不到太阳，就在孩子该起床时，把他抱去客厅等采光好的地方。即使孩子没有完全醒来，也要抱着孩子走到明亮的窗边，对他说“早上好”“今天天气真好呀”等。不巧碰到阴雨天的话，不妨把孩子抱去阳台。之后就是吃早餐、去户外活动，像这样保持良好的作息习惯，才能让孩子在晚上迅速进入梦乡。

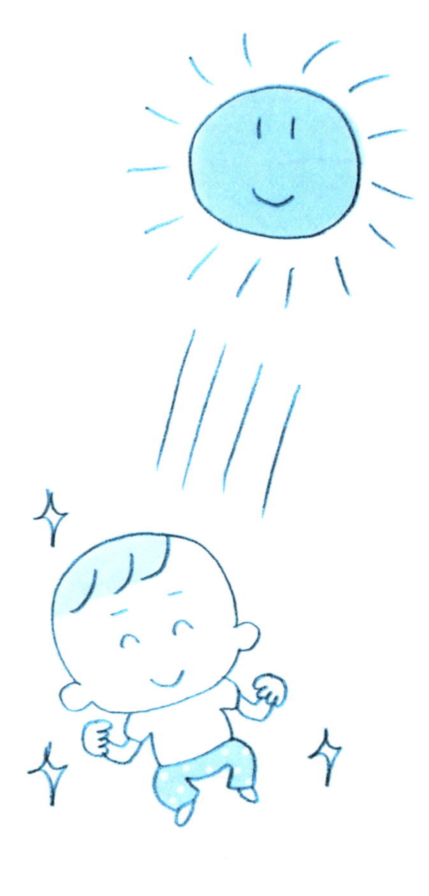

7 早晨，温柔地用毛巾给孩子擦脸，开启轻松美好的一天

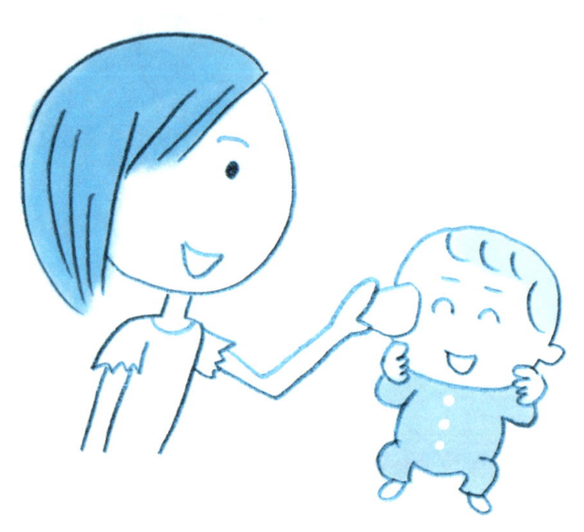

孩子能否度过充实的一天，晚上能否迅速地入睡，都取决于早晨是否完全苏醒。这里建议各位妈妈给孩子制定一个起床仪式，每天早晨实施，这样能够有效地帮助孩子调节生活规律。各位妈妈可以思考一下，到了起床时间该如何刺激孩子的“五感[①]”，让他完全从睡梦中苏醒过来。

那么，怎样才能有效地刺激孩子的“五感”呢？不妨试试让孩

注：①“五感”指形、声、闻、味、触，即人体的五种感觉器官：视觉、听觉、嗅觉、味觉和触觉。

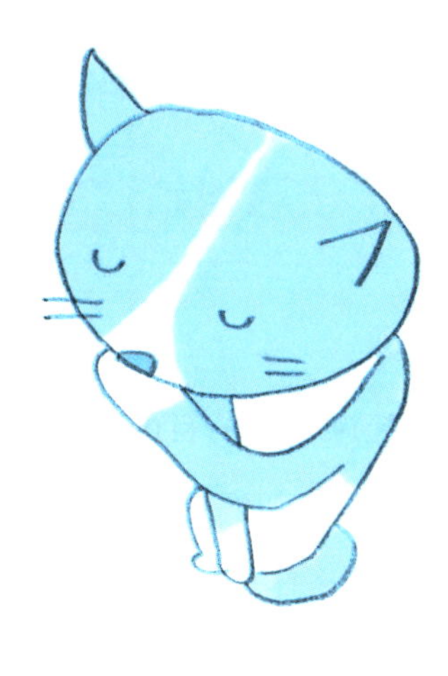

子沐浴晨光，或者妈妈温柔地向孩子道一声“早上好”……

除此之外，用湿毛巾给孩子擦脸也很有用。夏天，可以将毛巾用冷水打湿后拧干，给孩子擦脸。冬天则最好用温水打湿并拧干，用温热的毛巾给孩子擦脸。湿润的感觉和适度的摩擦能有效地刺激孩子的“五感”。不过需要注意的是切记不要用太烫的毛巾，擦拭时也不要太用力。

一边给孩子擦脸，一边和孩子说话，也能刺激孩子的“五感”，让孩子醒得更彻底。可以边擦脸边说“好舒服呀”，或者问他“早饭想吃什么呀”“今天我们玩什么呀”。只要将早晨的这些小事做好，就能让孩子在晚上快速入睡。各位妈妈不妨明天就开始试一试吧！

8 选一首早安歌，让孩子意识到该起床了

早晨给孩子制定起床仪式的目的在于通过温柔地刺激孩子的“五感”，让孩子完全清醒。妈妈们可以选择一首“家庭专属的早安歌”作为起床仪式中的一个环节。请一定要试试，效果非常不错！

胎教时听过的古典音乐、能让人放松身心的轻音乐当然都不错，不过也推荐一些曲风明快、活力四射的歌曲，听到就会迫不及待地想要起床，迎接新的一天。总之，请妈妈根据自己的喜好，选择一首“家庭专属的早安歌”。不过，要尽量避免激烈的摇滚乐，或者节奏感过强的歌曲，这些歌曲对孩子来说刺激过强，有可能只是可怕的噪音。妈妈要时刻观察孩子的反应，慢慢摸索，找到一首能让孩子顺利起床的歌曲。

每天早晨，在固定的时间，用适中的音量，播放一首广为传唱的童谣或妈妈喜爱的流行音乐等。在优美又舒畅的旋律中，向孩子道一声早安，给他擦脸换尿布。早晨的起床仪式一旦固定下来，久而久之，孩子便能轻松地从睡梦中醒来。对妈妈来说，也能让原本慌慌张张的早晨变得轻松、有序。

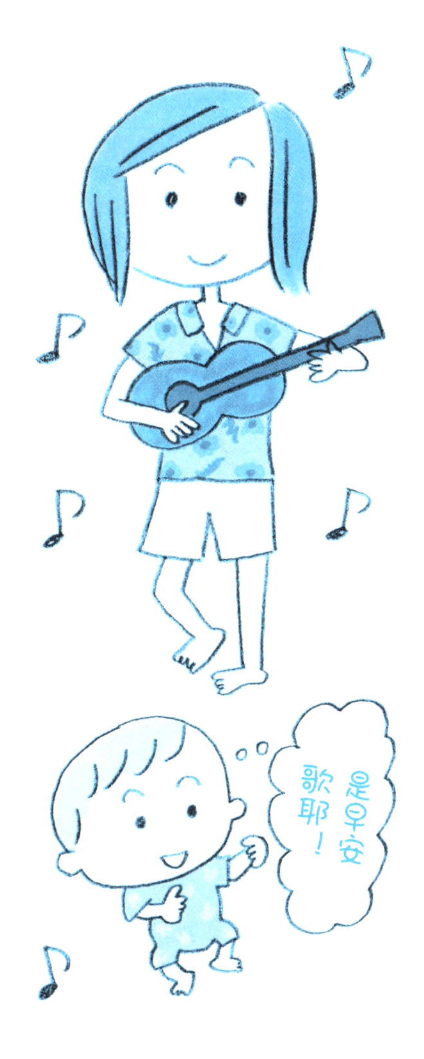
是早安
歌耶！

9 早餐尽量全家人一起吃！体温上升了头脑也会清醒

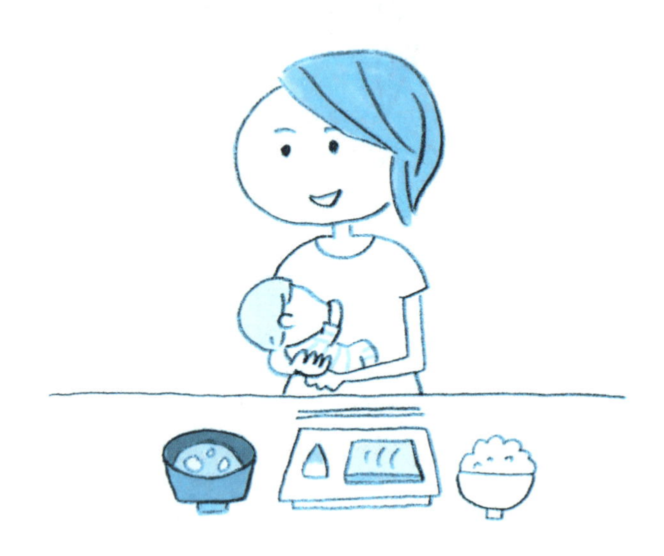

早餐尽量全家人一起吃吧。吃东西能够让孩子的体温上升，孩子的头脑也会随之清醒，自然而然地想要活动身体。好不容易早上带孩子出门活动，他却全程在婴儿车里呼呼大睡。那多半是因为孩子晚上的睡眠时间不足，或者是早上没有完全醒过来，脑袋还是迷迷糊糊的状态。

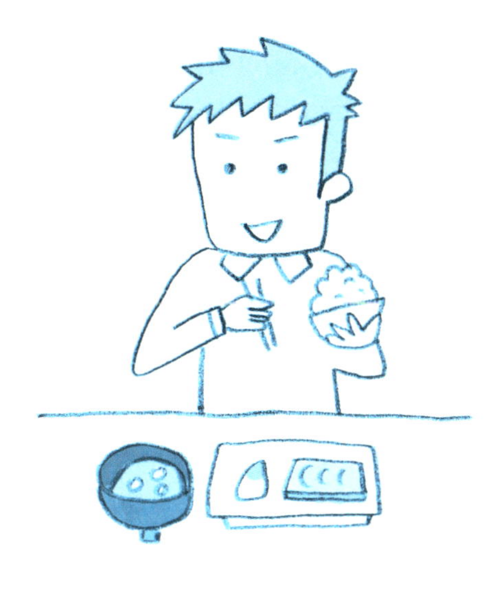

吃早餐时，孩子一边看着爸爸或家里其他成员吃饭的样子，一边喝着母乳或奶粉，那么他也会自然地形成“起床之后就要吃早餐”的意识，这样有助于帮助孩子调整生活节奏。

有时候，爸爸妈妈早晨或许很忙，会下意识地把孩子晾在一边，放任孩子继续睡觉，两个人匆忙地吃早餐。如果有这种情况，请爸爸妈妈互相帮助，稍微努把力，早一点起床。夜猫子型的妈妈们，如果把所有事情都堆到第二天早上做的话，反而会觉得更加疲惫。建议可以在前一天晚上就把做早餐的准备工作做好，也可以巧用冷冻或袋装的婴幼儿辅食当作孩子的早餐。

10 爸爸妈妈应相互协作，以孩子的规律睡眠为先

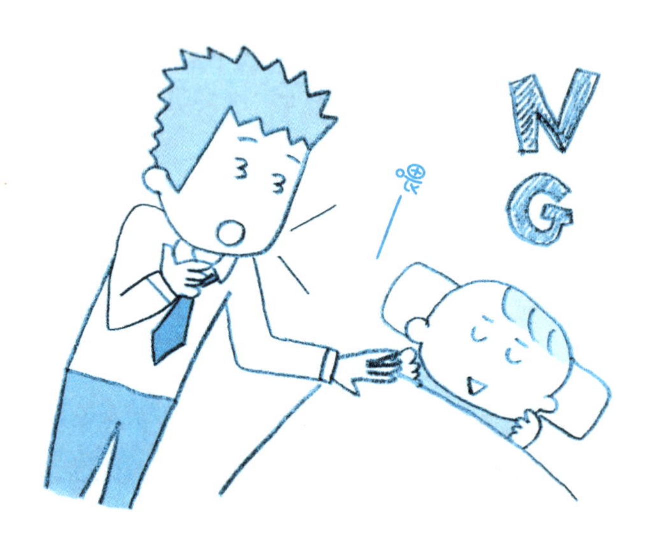

可能有的妈妈觉得一个人给孩子洗澡太累，因此不管爸爸多晚回家，都会想着让爸爸和自己一起帮孩子洗澡，从而会逗孩子让孩子一直醒着。或者可能爸爸发来信息说：“回家想和孩子玩一会儿，先别让孩子睡。”虽然能够理解各位爸爸妈妈的实际情况和心情，但这些是打乱孩子作息的一大重要原因。孩子明明已经睡着了，却要因为洗澡而被吵醒，或是和爸爸一起玩耍而过度兴奋。还有一些爸

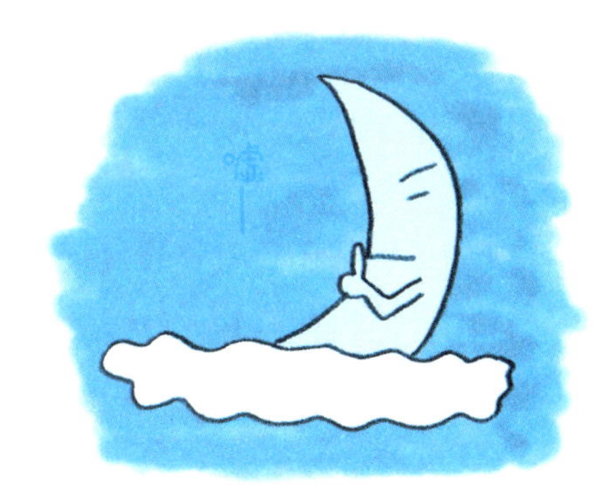

爸在回家后，为了和孩子亲近，会把好不容易睡着的孩子抱起来，结果孩子被吵醒，难以再次入睡。

建议妈妈尽量早点给孩子洗澡，到时间就让孩子睡觉。妈妈一个人太累的话，可以把周末洗澡的任务交给爸爸。总之，两个人要互相商量、协作，不要让妈妈一个人太累。爸爸要是想和孩子多交流，可以等到第二天一起吃早饭的时候。

大人在工作日辛勤工作，周末想要睡个懒觉也情有可原，但是为了孩子，还是和往常一样在某个固定的时间起床吧。孩子的世界里没有“周末”，良好的睡眠取决于每天规律的作息。

11 玩得开心才能睡得舒心，每天都要让孩子出门活动一次

避免晚上睡不着的关键在于让身体适度疲劳。孩子和大人一样，白天累得刚刚好，晚上才能睡得刚刚好。只是在公园的沙坑里坐坐也好，每天一次，出门和孩子一起沐浴温暖的阳光吧！等到孩子会爬了之后，就可以把他放到草坪或地上，让他尽情地爬，不过前提是要确保周边环境安全。

刚出生一两个月的小婴儿的确只会睡觉，但千万不要以为只要能让孩子睡着，其他就什么都不用做了。对于刚出生的小婴儿来说，哪怕只是躺在婴儿车里出去逛一逛，都是一种能让他们兴奋起来的刺激。如果可以抱他出门看看风景，对他也大有好处。妈妈要学会和孩子多多交流，“快看，小猫咪来啦”“今天天气真好呢”“快看，姐姐们在玩儿呢”，这些看似简单的话语其实也是对孩子大脑的一种刺激。大脑在受到这些新鲜的刺激之后，会产生适度的疲劳感，从而促使孩子快速入睡。反之，刺激太过强烈会让孩子受到惊吓，产生长时间的兴奋感，可能会导致他们晚上哼哼唧唧不睡觉。当然，如果这只是一天两天的情况，妈妈也不必过于担心。

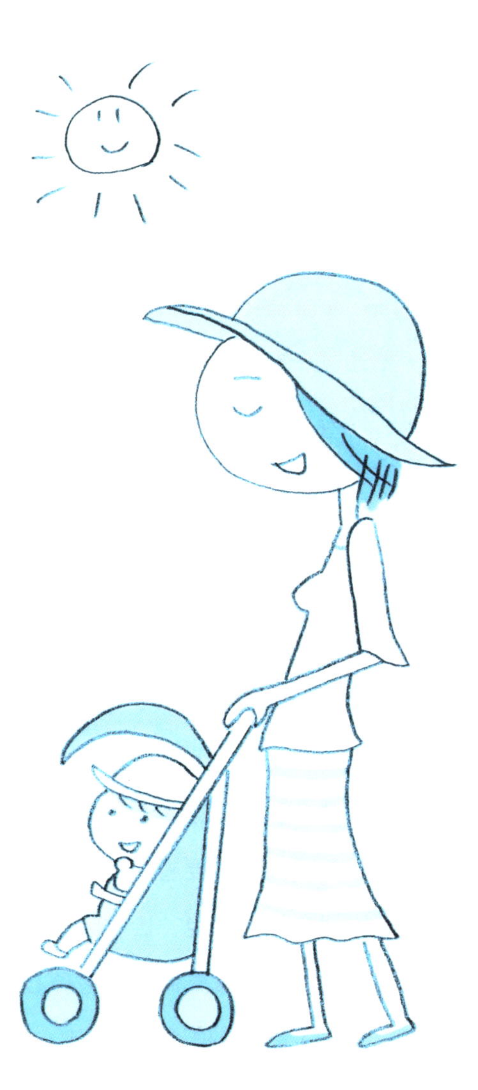

12 出生 6 个月之后，孩子白天的睡眠时长不要超过 2 个小时

抛开个体差异不谈，一般来说，出生 6 个月之后，孩子就会翻身和坐立等动作了，体力也逐渐增强。孩子身心快速成长的这段时间，是帮助他们调整生活节奏和作息的绝好机会。白天要有充分的活动，晚上要有充足的睡眠。

从这个时间点开始，孩子白天睡觉的时长加起来以不超过 2 个小时为宜。比如上午 1 个小时，下午 1 个小时，或者上午玩个痛快，吃完午饭之后再睡 2 个小时。早上一不小心睡过头的话，就取消孩子上午的睡觉时间，或者缩短中午的午睡时间。不管采取哪种方式，总之，白天的睡眠时长尽量不要超过 2 个小时。

另外需要注意的是午睡最好不要超过下午 3 点半。如果一直拖着不叫孩子起床，孩子就会睡到傍晚，影响晚上的睡眠。可能有的妈妈想趁着孩子睡觉，把堆积的家务做完，这种心情可以理解，但是为了孩子健康的作息，当下请稍稍忍耐一阵吧。

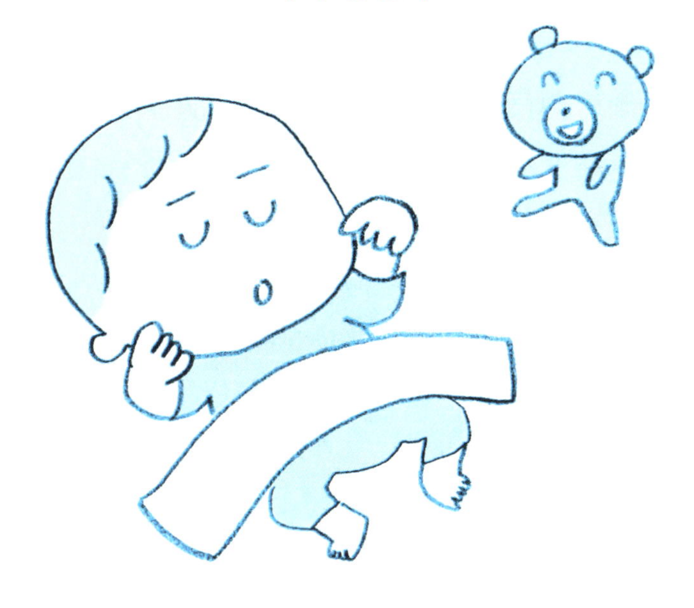
午睡不要超过
下午3点半哦！

13 “蠕动”是把孩子从午睡中叫醒的好时机

有时候，一不留神，孩子就在一个尴尬的时间开始午睡了。这种时候，要想不打乱孩子的作息，就必须在短时间内叫醒孩子。孩子在睡着后约 30 分钟会开始蠕动身体。这个“蠕动”就是妈妈们等待的信号，一看到孩子开始蠕动，就要立刻叫醒他。

人的睡眠是有节律的，浅睡眠和深睡眠会以一定的间隔交替反复进行。“蠕动”是从深睡眠转向浅睡眠的一个标志。妈妈如果光想着“哎呀，孩子终于睡着了”，然后完全解放自己，错过这个机会的话，孩子就又会回到深睡眠。在这种情况下想要叫醒孩子就困难了，最终只会导致孩子午睡时间过长。

午睡的时候，可以轻轻地拉上窗帘，让房间稍微暗一些，营造出适合睡觉的环境。叫孩子起床时，也可以学习早晨的流程，播放音乐，拉开窗帘，来一个午睡后的起床仪式，这样更能帮助孩子从梦中醒来。

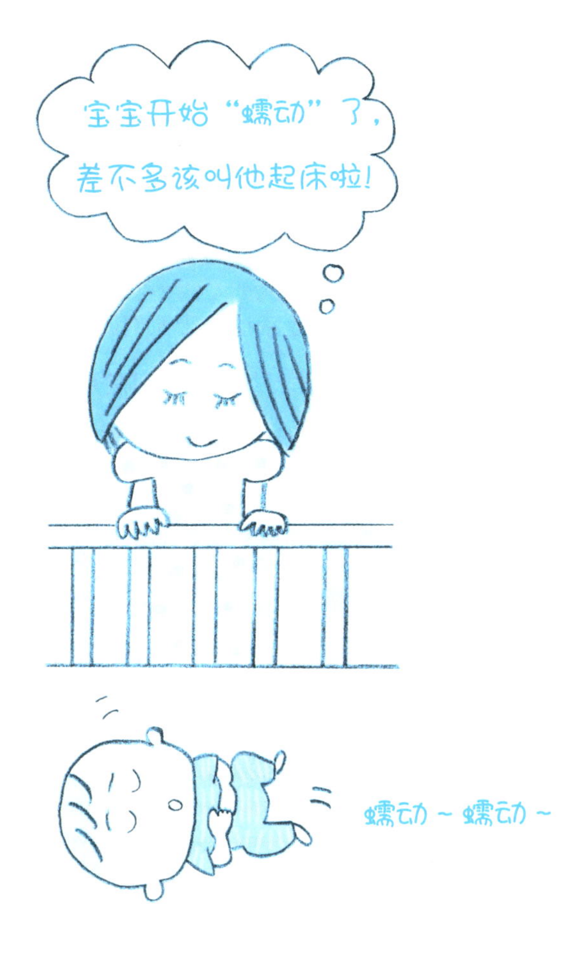
宝宝开始“蠕动”了，
差不多该叫他起床啦！
蠕动～蠕动～

白天的午睡要看准时机，不费力地叫孩子起床，晚上正式睡觉时，要让孩子一觉睡个饱。帮助孩子养成这样的好习惯，对他的身心健康十分重要。

14 抱着孩子做下蹲等运动！带孩子的同时顺便健身

原则上，白天要让孩子充分活动，让他们的身体适度疲劳。可是，有些时候因为种种原因没法出门。特别是那些还不会爬的孩子，很有可能躺在床上，一天就这么过去了。各位妈妈或多或少都遇到过这种情况吧？这种时候，妈妈可以选择在家里做一些运动。虽然不可能达到出门那么好的效果，但是多少能够改变现状，给孩子适度刺激的同时，还能帮助妈妈健身、减肥。

比如，利用房间里某些位置的高低差，抱着孩子，像做踏板操一样，慢慢地、姿势规范地做上下运动。当然，要时刻注意安全，特别是脚下，不要站在那些不稳的台面上做运动。也可以在平坦的地板上，抱着孩子做深蹲。这个运动的要领在于双脚分开，与肩同宽，微微屈膝后站起。重复这个动作能够有效地锻炼躯干部位的肌肉，能预防并改善很多妈妈在育儿过程中会遇到的腰痛症状。

不管做什么运动，首要原则都是轻度、适量。如果抱着孩子累到气喘吁吁，那就得不偿失了。

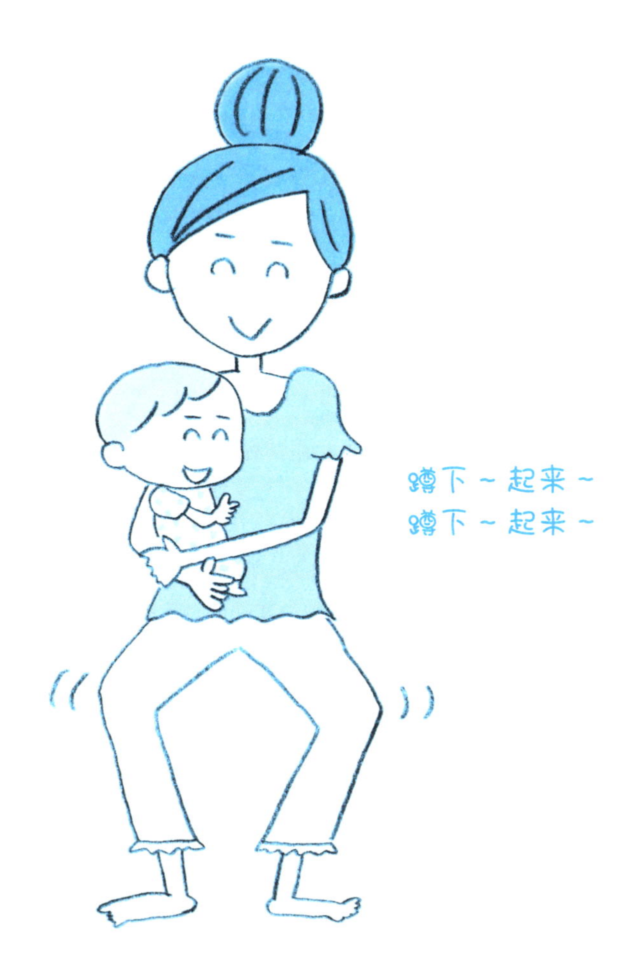
蹲下～起来～
蹲下～起来～

15 下雨天可以充分利用楼梯和走廊，在室内模拟出门

梅雨季、台风季等雨天较多的时节，大人也难免会陷入忧郁，提不起精神。如果就这么懒懒散散地度过一天，孩子也会跟着过上懒散的生活。正因为是雨天，才更要坚持之前的生活节奏，不然只会前功尽弃。雨不大的话，可以穿上漂亮的雨衣，抱着或背着孩子在家附近溜达一圈。

大雨天或极寒的天气，在家附近逛逛不方便也不太现实，这种时候，不妨选择在家里模拟出门。换上平时出门的行头，假如孩子还在睡觉，可以一边和他说“来，让我们去 2 楼吧”，一边抱着他经过走廊和楼梯上到 2 楼。如果担心孩子上下楼梯有危险，可以让他在走廊上爬着玩儿，让孩子爬之前，记得将走廊打扫干净哦！

另外，妈妈不要忘记躺在地板上，以孩子的视角检查有没有危险的地方，以防孩子发生意外。如果家住公寓，可以去公寓的会所或者其他淋不到雨的地方，在不打扰邻居的前提下，稍微活动一下。

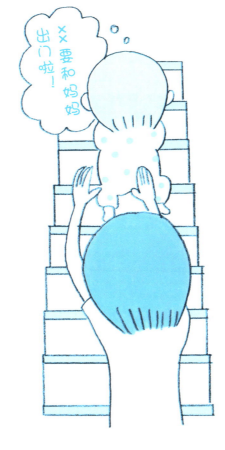
××要和妈妈
出门啦！

16 电视不要一直开着，晚上早点关

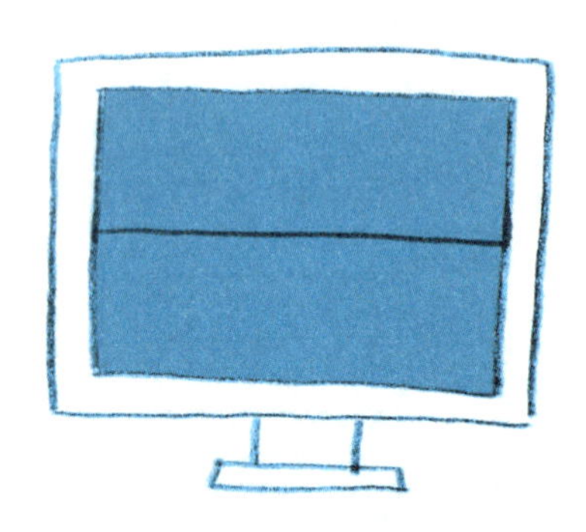

电视、电脑和手机屏幕，这些大人早已看习惯的东西，对孩子来说却是一种强烈的刺激。让孩子长时间看电视，相当于不断地给他的视觉和听觉施加刺激，导致孩子的交感神经一直处于紧张状态，身体也会因此切换为活动模式，容易产生兴奋感和焦躁感，从而难以入睡。

各位爸爸妈妈，想想自己有没有每天都开着电视不关？或者每

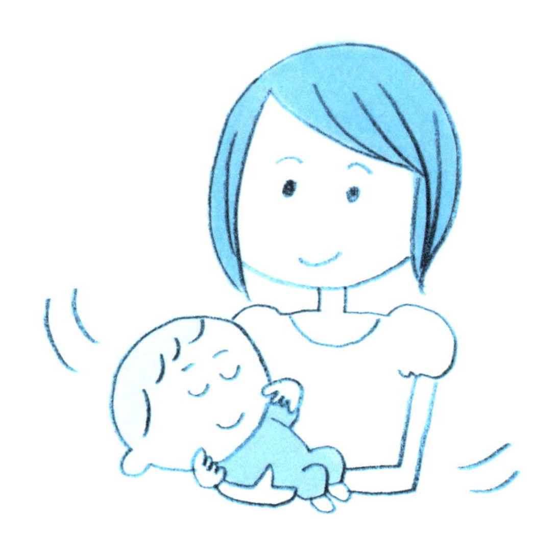

天晚上很晚才睡，直到临睡觉前才关电视？如果这种情况一直得不到改善，孩子良好的睡眠就无从谈起。从今天起，请各位爸爸妈妈稍微忍耐一下，改掉之前喜欢看电视、看电脑、玩手机的习惯，尽量把每天看电视的时间缩短到 2 个小时以内，以及在家时尽量减少看电脑、玩手机的时间。

特别需要注意的是避免临睡觉之前才关电视，或者还在看电脑、玩手机，以免影响孩子的睡眠。睡觉之前，把房间的光线调柔和一些，或使用床头小台灯，再播放一首舒缓的歌曲，为孩子打造一个舒适的环境。

17 错过入睡时机的话，就在床上和孩子进行“爬行比赛”

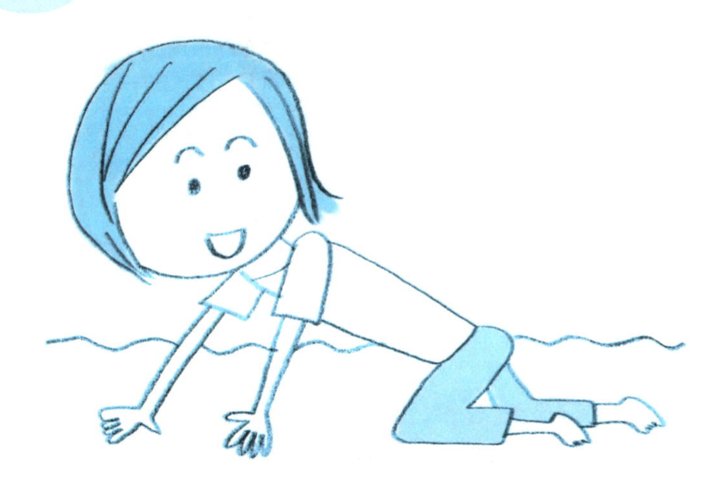

孩子刚才还很困的样子，但就是忘了趁机哄他睡觉，这会儿又精神了。不知道各位爸爸妈妈有没有遇到过这种情况。

白天明明玩了很久，按理说应该累了啊，但没想到孩子的眼睛却依旧炯炯有神，还从被子里钻出来玩，不管把他拉回被子里多少次，还是要钻出来。

这种时候，不如把灯打开，让灯光照亮整个房间，然后和孩子来一场“爬行比赛”。“来和妈妈比赛谁爬得快，预备——开始！”

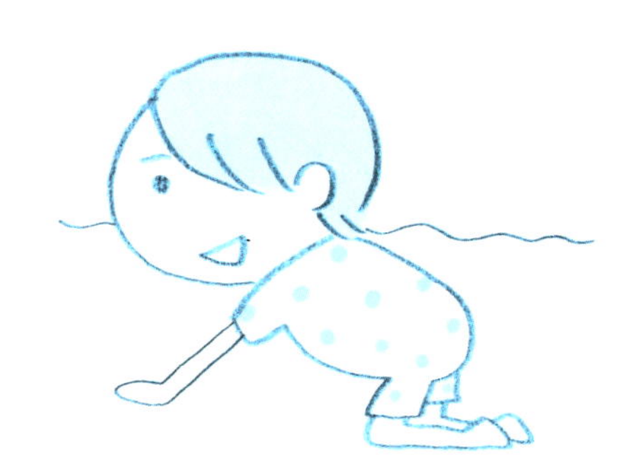

妈妈一声号令，让孩子跟着自己爬起来。这个游戏的目的在于让孩子玩累了再说。

除了和孩子比赛之外，还非常推荐挠痒痒和空气炮等小游戏。挠痒痒就是轻挠孩子的腋下和肚子，空气炮则是将嘴巴对着孩子的肚脐，朝它轻轻呼气。这两个小游戏准能让孩子笑得前仰后合，是短时间内让孩子感到疲惫的不错选择。玩 5 ~ 10 分钟之后，看准时机，再把孩子抱回被子里。

不过，每个孩子的性格和体力都不同，这种方法可能会让一些孩子兴奋起来，到头来妈妈更是束手无策。因此最好先试验一次，一边观察孩子的反应，一边判断这个方法适不适合自家孩子。

18 温水洗澡会让孩子睡意更浓，不要让孩子错过入睡时机

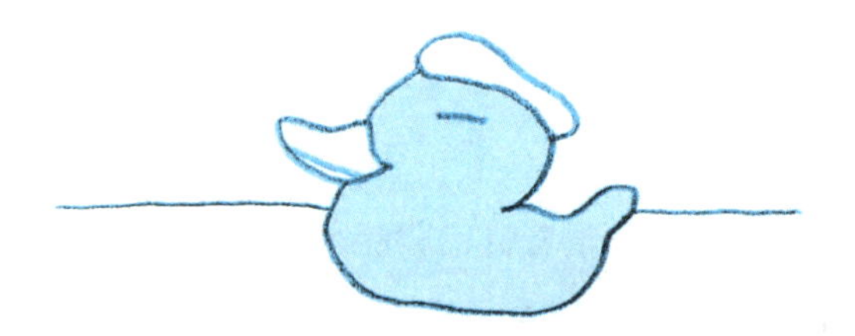

洗澡能够让身体变得暖和。人体的机制决定了我们在洗完澡后一时上升的体温会急速下降，从而感到身心舒畅，并伴有困意。也就是说，刚洗完澡不是最困的时候，而是要等到体温慢慢回归正常后，才是睡意最浓的时候。在这个时候，把孩子抱进被子里，孩子就能很快睡着。不过，如果洗澡水水温过高，孩子就会产生兴奋感，体温也难以降下来。因此在给孩子洗澡时，应该尽量用温水。洗澡时，向浴缸中滴几滴薰衣草等天然原料提取的精油，也能帮助

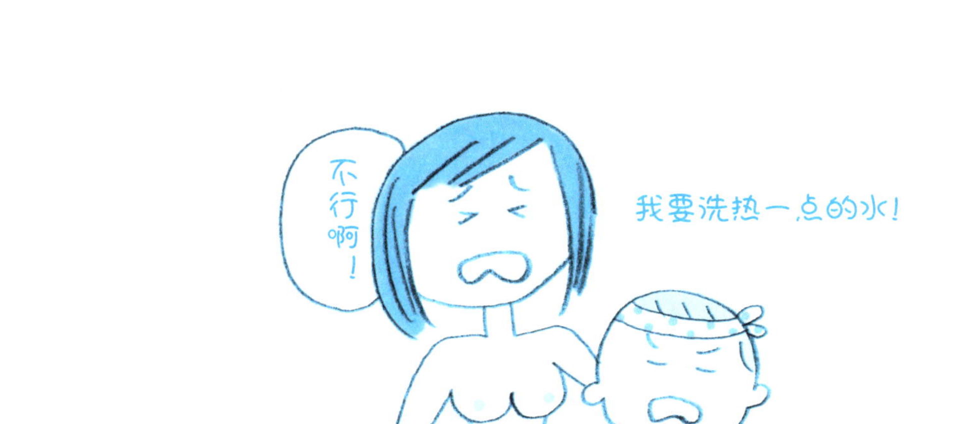

太热的洗澡水反而会导致孩子更清醒

妈妈舒缓身心，缓解育儿的疲惫。

洗完澡后，妈妈要带头和孩子一起切换到睡眠模式。妈妈可以和孩子一起穿上舒适的睡衣，享受睡前的安静时光。比如给孩子读读绘本，播放一首安静的歌曲，抱着孩子对他说："今天也很开心呢！"然后走向卧室。记得要在洗澡之前调整好房间的照明、温度等，打造有利于孩子睡眠的环境。

19 手脚暖和、不断打哈欠，看准孩子的睡觉信号向“床”冲！

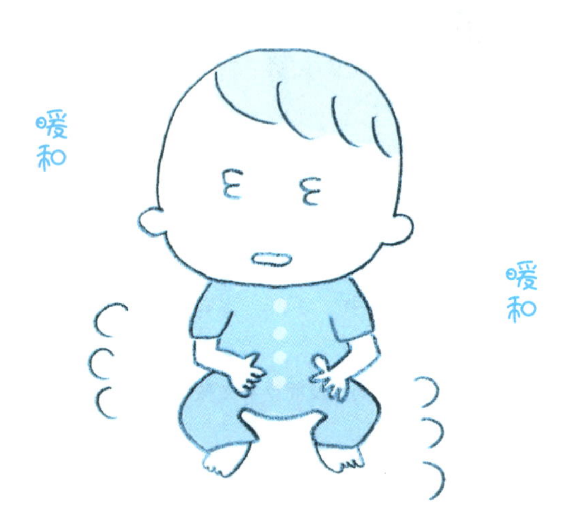

各位妈妈是否有过这种体验：刚才很困的时候没去睡，结果之后想睡却怎么也睡不着，只能后悔刚刚没上床。其实，孩子也同样如此。“差不多该困了”“玩儿累了想早点上床”等，孩子都会释放一些“睡觉信号”。如何才能不错过这些信号，引导孩子睡觉，非常考验妈妈的功力。

哈欠当然是最简单易懂的信号。除此之外，如果孩子像平时一

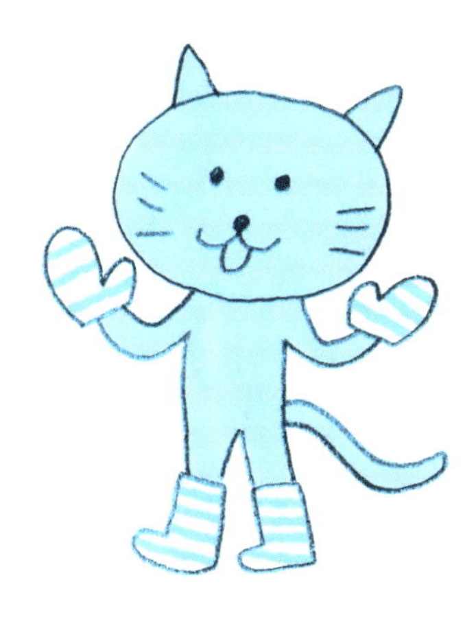

样睁着眼睛，表情却很呆滞，这也是他想睡觉的信号。不确定孩子是否困了的话，可以摸摸孩子的手脚，看看是不是比平时热。人在产生困意的时候，体温会下降，而手脚暖和正是证明身体在排出热量，降低体温。

孩子有时候会猛然转头、身体抽动一下，这些都是他进入深度睡眠的标志。妈妈千万不要放松得太早，等确认孩子进入深度睡眠之后再离开。

20 肚子饿了会睡不着哦。要帮孩子把嗝拍出来

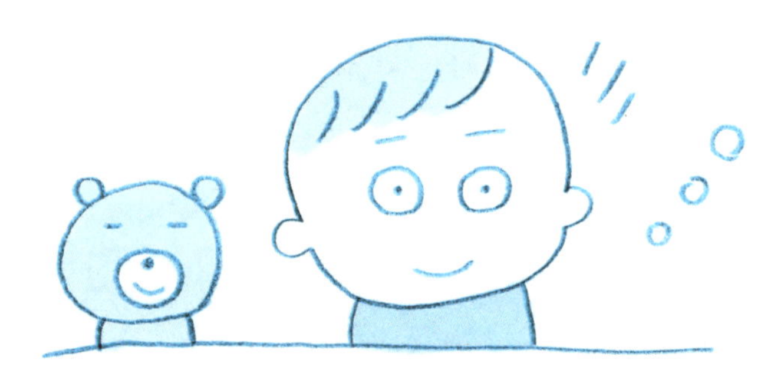

孩子又哭又闹，就是不睡觉。即使睡着了，也要醒来好几次。这种情况，可能是孩子饿了。妈妈可以检查一下孩子的母乳、奶粉或辅食喂得够不够，虽然这些都是基础中的基础，但以防万一最好检查一遍。因为孩子的成长速度比妈妈想象中要快得多，需要摄取的食物和水分也在不断增加。不要小看这一点，其实，有很多孩子睡不好都是因为肚子饿。

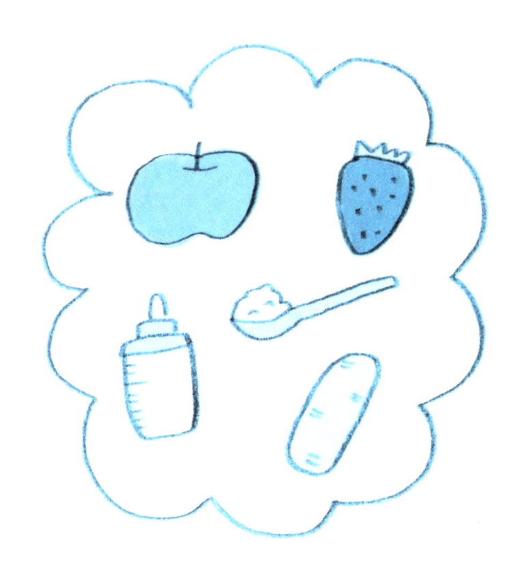

妈妈在喂完奶之后，一定要留意孩子有没有打嗝。如果在没有把嗝拍出来之前就让孩子躺下，孩子可能会因胃里积攒的空气感到难受，怎么也睡不着。喂完奶之后，妈妈可以让孩子趴在自己的肩膀上，轻轻拍打他的后背，帮助他把嗝拍出来。

有些孩子在月龄尚小的时候，每次能喝的母乳较少，会经常饿肚子，妈妈需要注意。待孩子 3 个月大之后，每顿的食量就会慢慢增加。在此之前，还请妈妈们多多坚持，尽量每隔几个小时就给孩子喂一次奶。

21 孩子醒了就喂奶！“夜奶”是否已经成了习惯？

妈妈的母乳是让孩子安静下来的有力武器。于是，孩子哭了喂奶，闹了喂奶，哄孩子睡觉当然也是喂奶，孩子晚上醒了也会立马喂奶，总之，全靠喂奶。孩子为了感受妈妈的温度，让自己安心，即使不饿也会不自觉地寻找母乳喝，而妈妈通过哺乳，也能更亲密地陪伴孩子。这本身绝不是一件坏事，但如果每天都像条件反射一样，孩子晚上醒了就立刻喂奶，也并非长久之计，总有一天孩子要断奶。那么，如何训练孩子不喝奶也能好好睡觉呢？各位妈妈不妨试试下面这个方法。

待孩子长到9 ~ 11个月大，每天的辅食已经增加到早中晚三顿，等孩子白天玩累了，晚上该睡觉的时候，就为他准备好替代母乳的“安抚道具”。比如孩子喜欢的玩具、绘本、奶嘴等，以此来减少晚上的哺乳次数。不找母乳喝也能好好睡觉，是孩子又成长了一步的证明，也代表孩子的睡眠质量更好了。

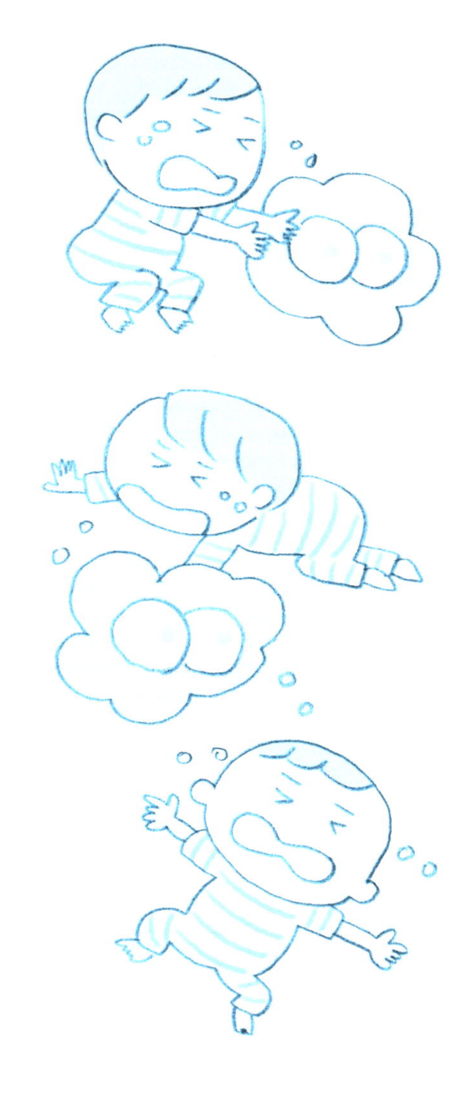

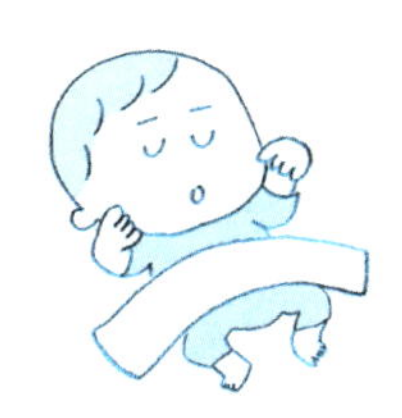

Part 3 睡眠环境 黑暗、安静、温度适宜，舒适的环境让孩子安然入睡

房间太亮，电视声音太吵，迷迷糊糊的时候手机突然响了，肚子突然“咕咕”叫……在这些情况下，即使是成年人都难以入睡，更别说对环境更加敏感的孩子了。孩子睡不好，可能和周围的环境有关。各位妈妈，请再检查一下卧室的环境吧。

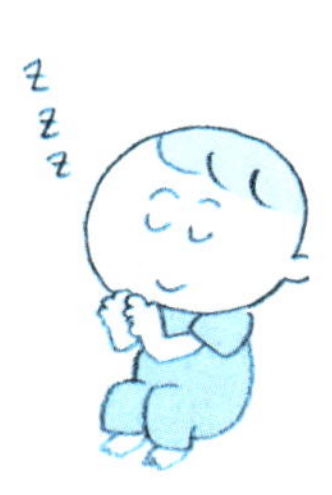

22 电视、主灯都关掉！大人孩子都需要舒适的安睡环境

准备睡觉的时候，突然有人把灯打开，把电视打开，或者还能听到别人的说话声。这么一来，谁都会忍不住抱怨一句：“我要睡觉了！可以安静一点吗！”同样，孩子也是如此。良好的睡眠需要一个舒适的环境，这一点大人孩子都一样。妈妈的当务之急，是为孩子提供一个黑暗、安静且温度适宜的睡眠环境。

电视在晚上洗澡前就关了吧。洗完澡记得把房间的主灯关掉，转为间接照明的柔光，以减弱光线对孩子的刺激，并且尽量在 1 个小时之内熄灯。妈妈和孩子说话时记得要温柔一些，音量如果能比白天小一些就更好了。在孩子进入深度睡眠之前，电视、读书以及家人说话的声音要尽量放低，尽量不要吵到孩子。

一个舒适的环境，不仅能为孩子提供安稳的睡眠，还能让爸爸妈妈从工作、育儿的疲惫中恢复过来。不如趁这个难得的机会，和孩子一起，养成一个早睡的习惯吧！

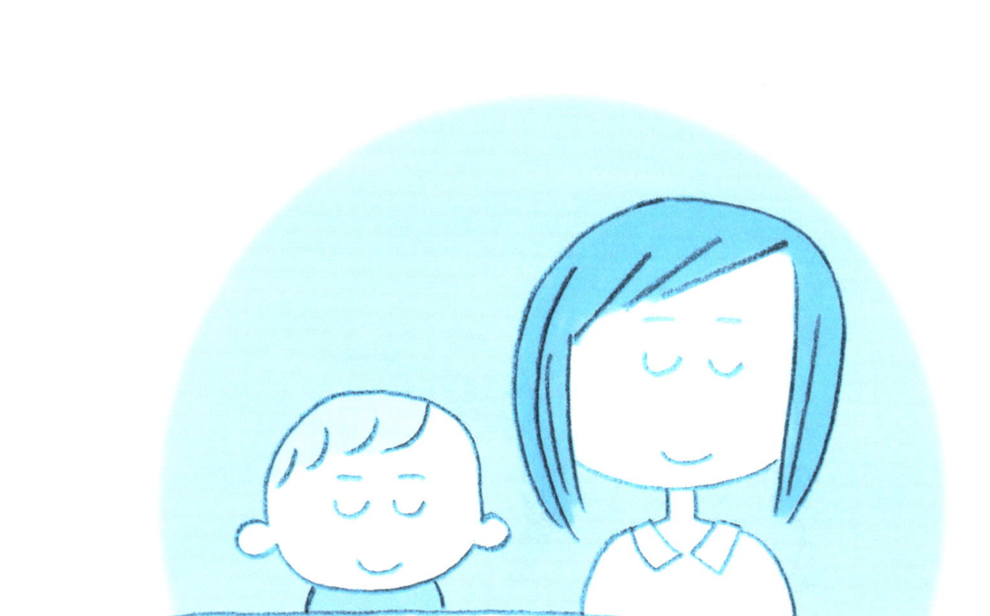

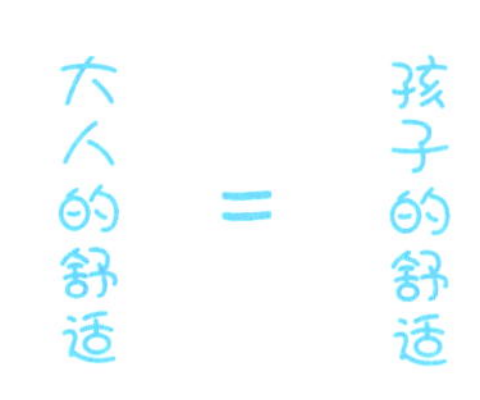
孩子的舒适
=
大人的舒适

23 睡觉前看手机，提神效果相当于喝了两杯浓缩咖啡？！

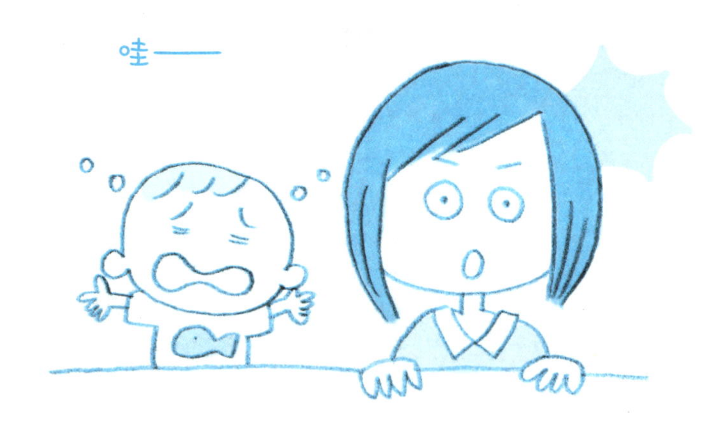

手机已经成为日常生活的必需品。那么各位家长请自我检查一下，你上床之后是否还在玩手机？有没有让孩子看手机屏幕？据一项研究显示，睡觉前一直盯着手机或电脑屏幕，即使对于成年人，也与两杯浓缩咖啡的提神效果相当。孩子如果在大脑还处于兴奋状态的时候入睡，有可能会影响生长激素的分泌，阻碍他的成长。手机屏幕竟然会给孩子造成如此大的影响，光是想想都让人后怕呢。

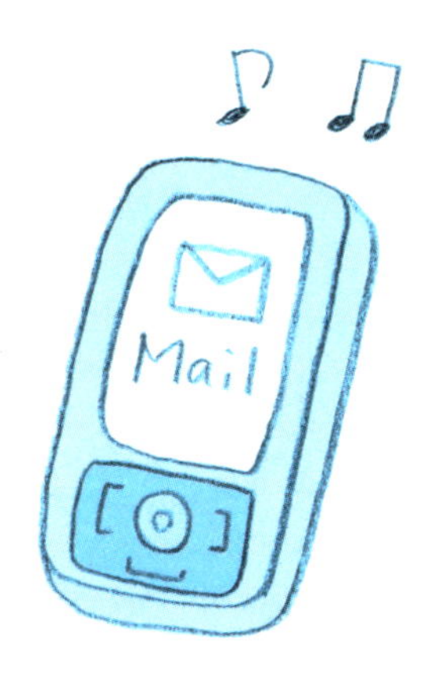

各位妈妈尽量养成睡前关机的习惯吧。如果担心这样会收不到工作到很晚的爸爸的信息，或者漏掉同事、朋友发来的重要消息，那就把手机设置为静音模式。但是，既然关了灯，孩子也要准备睡觉了，妈妈再起来查看手机一定会吵到孩子。因此，即便来信息了，也请等到孩子熟睡之后再看。最好的办法是事先告知周围的人，说明自己的实际情况，让他们尽量别在这么晚的时间段发消息给你。

24 准备一套孩子专用的寝具，助力孩子安心睡眠

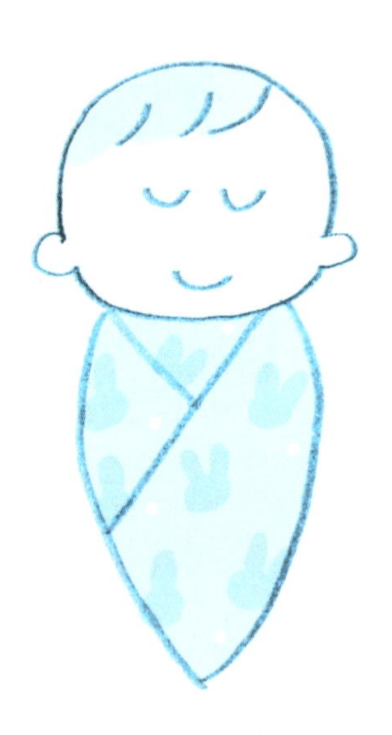

换了枕头就睡不着，有这种烦恼的成年人也不在少数吧？其实，孩子也同样如此。刚出生没多久的孩子，对这个世界可以说是完全不了解，因此对日常生活中的一点小变化都会非常敏感。因此，孩子如果被“熟悉的东西”包围，他就能安下心来，好好睡觉。

妈妈可以为孩子准备一套专用的寝具。如果从一出生就用同一

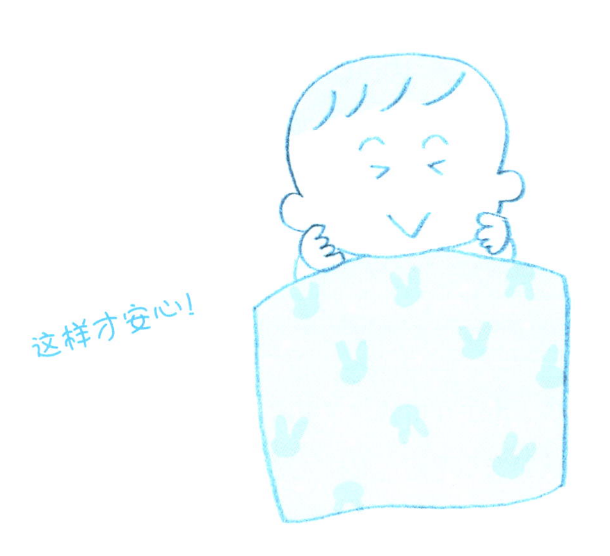

条毯子、同一条枕巾，孩子就会慢慢习惯它们的触觉和味道，有了它们也会更容易入睡。一年 365 天，总有几天会因为旅游、回老家等原因，不得不在外住宿，这些时候带上孩子用习惯了的枕巾、毛毯等物品，也能省不少心。

孩子睡觉的地方最好也是固定下来为好。不要今天在妈妈的被子里睡，明天去婴儿床上睡，尽量让孩子一直在同一个地方睡觉。“躺在这个地方，盖上这条毯子就是要睡觉啦”，只要能让孩子产生这类潜意识，哄他睡觉就会轻松很多。

25 让孩子安心睡觉的绝招竟然是——巧用妈妈的衣服！

一套寝具从孩子出生开始就一直用的话，孩子就会记住它们的味道，有了它们便能安心下来。同样，对于孩子来说，最爱的妈妈的味道是最能让他们平静下来的“镇静剂”。

如果你家的孩子频繁夜醒，而且总是哭，早上醒来时也不知道为什么要嘟嘟囔囔，那多半是因为他没有安全感。这时候，可以在孩子的被子里放一件妈妈穿过的衣服，或者用妈妈的 T 恤把孩子包起来。不过，需要特别注意的是，对于新生儿来说，如果他的脸被衣物遮住，那他是没办法自己掀开衣服的。因此，这个方法主要适用于那些已经能够把头立起来、学会了翻身的孩子。

人的睡眠总是在深睡眠和浅睡眠之间来回切换。相信大人也有过在浅睡时突然惊醒的经历吧。同样，孩子在晚上突然惊醒，如果能够感受到妈妈的味道，就能立刻放下心来，重回梦乡。

如果在孩子每次睡得迷迷糊糊哭个不停时，妈妈都只会抱着孩

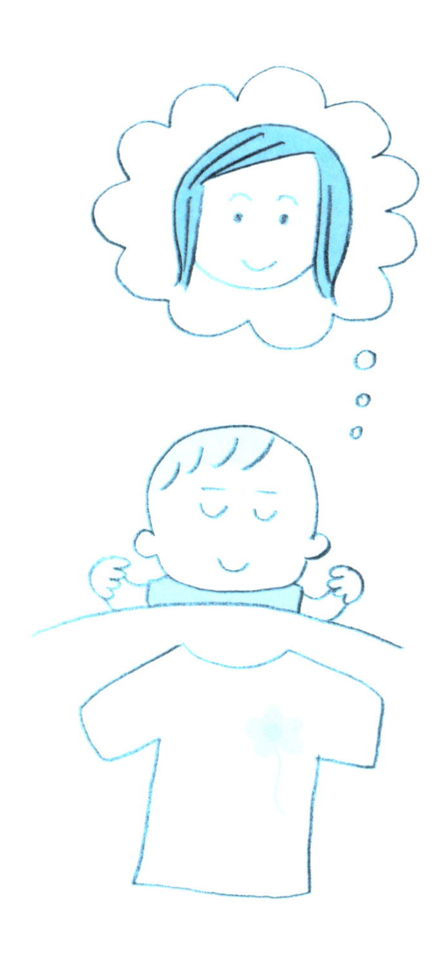

子哄哄、给他喂奶的话，无疑会增加妈妈的负担，让妈妈得不到好的休息。而一件衣服就能轻松解决孩子晚上哭闹的问题，妈妈们何不尝试一下呢？

26 睡衣要选吸汗的棉质睡衣，注意一定要遮住孩子的肚子

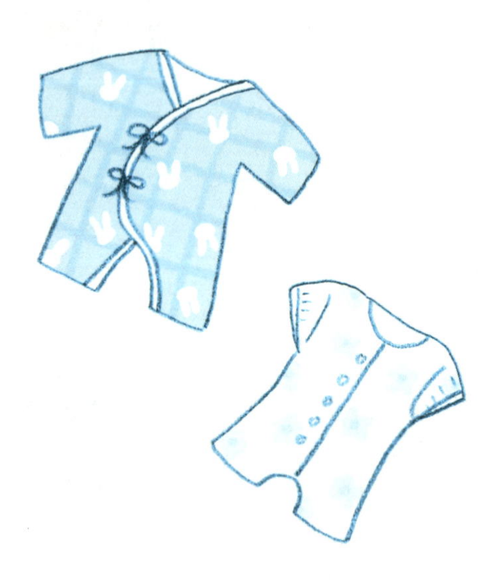

据说，成年人一晚上的出汗量大概有一个玻璃杯（约 150ml）那么多。那孩子呢？抛开个体差异不谈，孩子的体温一般比成年人要高（37℃左右），单从这个角度来看的话，孩子一晚上的出汗量应该比成年人还要多。事实上，的确有些孩子早上醒来就好像刚洗过澡一般，浑身是汗。

既然孩子那么容易出汗，为他们挑选睡衣时就需要更加谨慎。

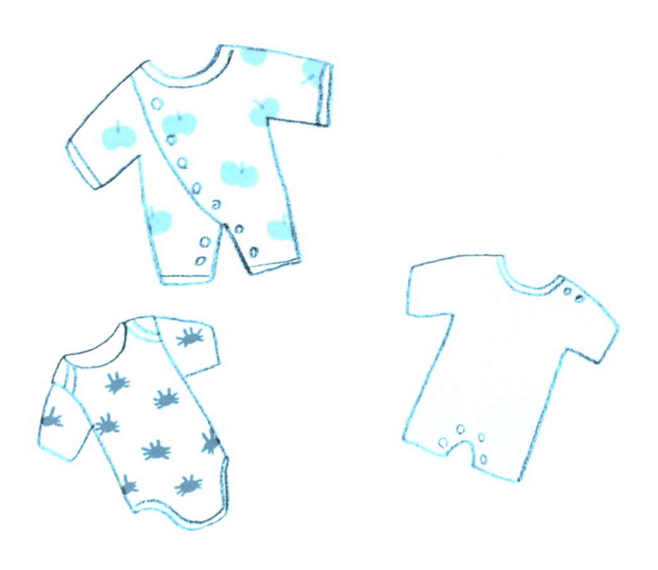

一款既吸汗、手感又好的棉质睡衣就是最佳的选择。图案花纹什么的可以根据妈妈的喜好来挑选，但一定不要被好看的设计迷惑，睡衣的功能性才是最重要的！孩子睡觉时喜欢动来动去，如果要给他穿连体睡衣，请务必选择宽松的款式。买回家之后也要先让孩子穿上试试，看看他们睡觉时方不方便翻动身体。如果选择的是上衣和裤子分开的款式，可以为孩子准备一条护肚围或肚兜，以防孩子肚子着凉。

注意天气炎热的时候，切忌只给孩子穿一件背心。因为背心能够吸汗的面积太少，容易导致孩子患上汗疱症等皮肤病。最好挑选一些透气性好的薄款睡衣。

27 芳香助眠：在枕边的纱布方巾上滴几滴精油

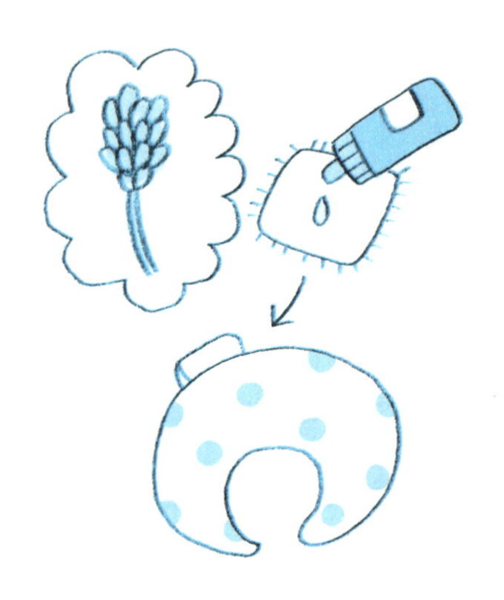

芳香疗法主要是通过精油的芳香，帮助缓解压力。相信很多妈妈可能在怀孕期间也使用过芳香疗法。那么，何不利用“芳香”来解决孩子的睡眠问题呢？

芳香疗法，就是利用植物的芳香成分来缓解一些不适症状的健康疗法。在芳香产品的专卖店和主营天然用品的杂货店里，都能买

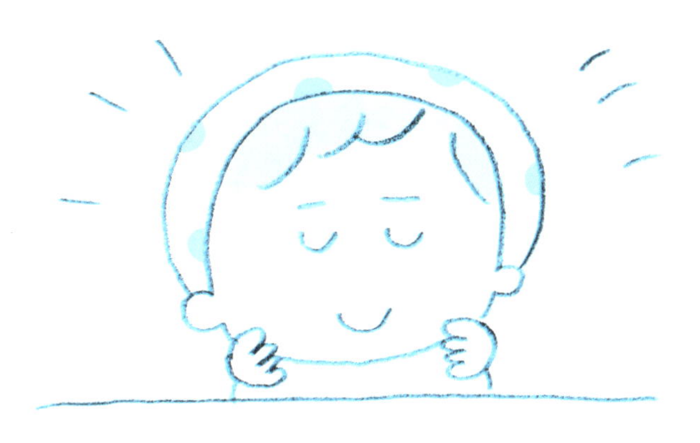

到提取了植物芳香成分的精油。一般的用法是将精油滴入加热过的精油灯，享受其香气。如果要用于改善孩子的睡眠，可以滴一两滴精油到纱布方巾上，然后放在孩子的枕边。之所以不推荐一般的加热法，一是避免加热精油灯的电流或者蜡烛引发安全事故，二是精油灯释放出来的一整晚的香气，可能会刺激到孩子。推荐给孩子使用薰衣草、洋甘菊、甜橙等气味的精油。

另外，精油最好选择价格稍贵的纯天然植物精油。记得拧紧盖子放在孩子够不到的地方，好好保存起来。切记不要直接将精油涂到孩子的皮肤上。

28 防暑对策

空调温度设定在 25 ~ 26℃为宜

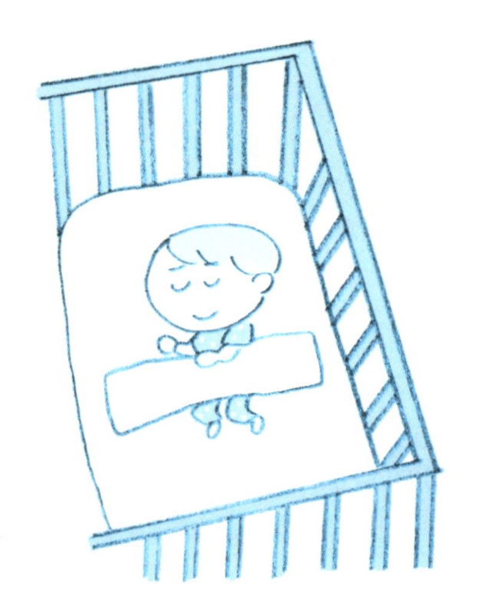

哄孩子睡觉的时候，能不能开空调？各位妈妈是否有过这样的疑问？大人满身是汗都睡不着，更别说是出汗比大人还严重的孩子了。那空调可以开一整晚吗？空调开一整晚的话，会影响孩子体温调节系统的发育，因此不推荐。不过可以在孩子刚睡着那会儿开 1 个小时左右，多多使用空调的定时功能，以调节室温。如果孩子夜里热醒了，就再开 1 个小时。

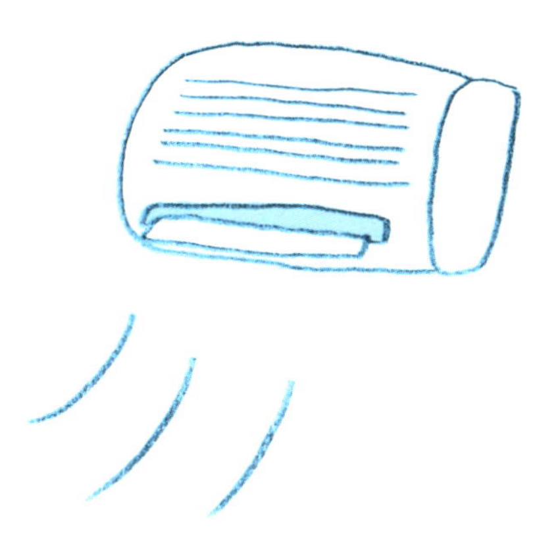

据调查显示，人在不穿衣服或者只穿内衣时，感觉最舒适的温度为 27 ~ 28℃。因此，当孩子穿着睡衣睡觉时，把温度设定为 25 ~ 26℃最合适。当然，每个人对温度的感知程度不同，妈妈可按照自己觉得舒适的温度来调节。

空调开着的时候，冷空气会沉到房间下方，而孩子不管是睡觉还是爬行，都生活在比大人低的位置，所以更容易受到冷气的影响。妈妈要时刻牢记不要让孩子睡在空调出风口对着的地方。

29 防暑对策

在床单上方或下方垫上凉席散热

炎热的夏天，孩子晚上难以入睡，容易哭闹。可是为了降温开一晚上空调，反而会影响孩子体温调节系统的发育，甚至降低其新陈代谢的速度。另外还有着凉和患夏季感冒的风险。

在这种时候，妈妈可以在孩子刚睡着的那 1 个小时，在使用空调的基础上，同时借用古人的智慧，帮助孩子克服炎热的夏夜。

最推荐的当属传统凉席。天然灯芯草制成的凉席不仅透气性好，热传导率还很低，有了它，度过一个凉爽的夜晚就不是问题。凉席的触感干爽轻柔，即使出汗也不会黏在上面，因此自古以来凉席都是防暑“神器”。一般推荐将凉席垫在床单下面，不过把它铺在床单上面，让身体时刻都有冰凉的感觉也是一种享受。

在日本，很多家庭都直接睡在木地板上，到了夏天，铺上被子和床垫后，里面的热气不容易消散，孩子睡进去会感觉比室温更热。建议在床垫下面垫一个实木床板，可以有效地把热量从空隙中排出去。增强通风，从而帮助孩子入睡。

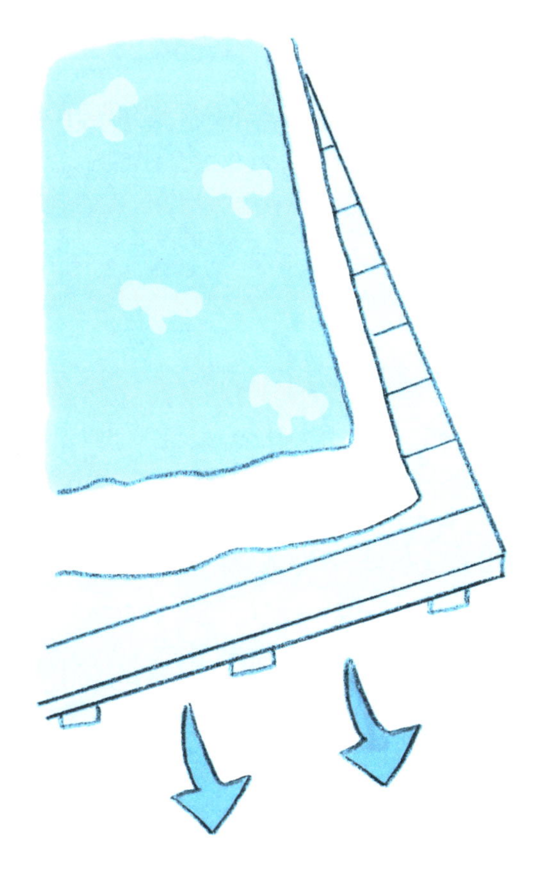

增强通风，帮助散热。

30 防暑对策

夏天晒被子要晾在背阴处

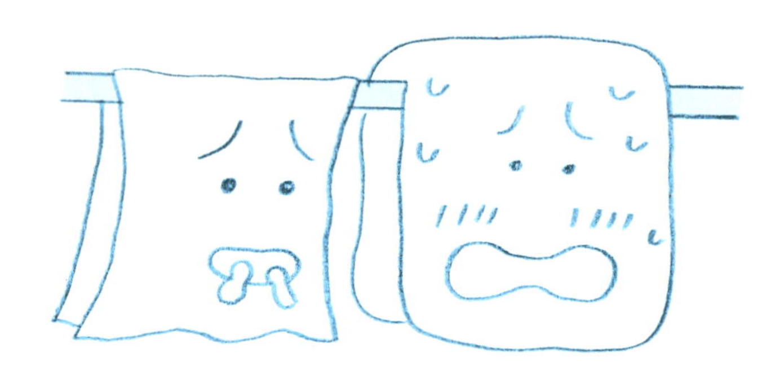

婴儿汗腺的数量和大人相同。但因为身体的表面积比大人小，所以即便汗腺数量相同，也比大人更容易出汗。像蚕丝被等不能水洗的被子，其实里面也吸收了很多汗，所以尽量每天都晒一晒。不过，夏天的阳光太过强烈，过度的暴晒反而容易让被子吸收热气，到头来害了孩子。正如老人们常说的那样，夏天的被子，晒 1 个小时，就要在背阴处晾 2 个小时，为被子散散热。

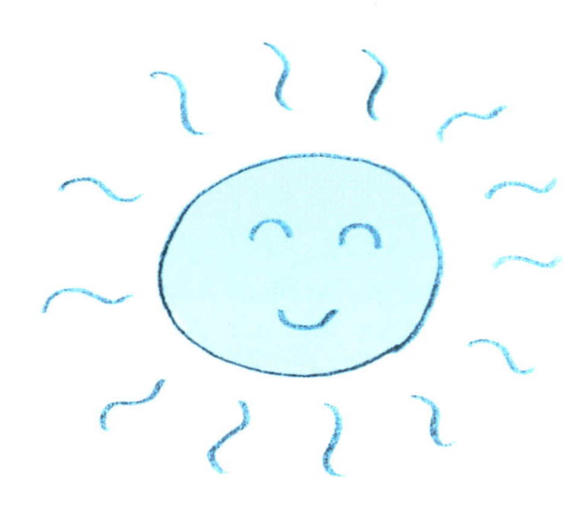

不过，像每天需要清洗一次的睡衣和床单，最好还是晒在向阳处，让紫外线照射消毒。若不巧遇到下雨天，就放入烘干机内，确保它们完全干燥。

夏天的被子我们就晾在背阴处晒吧。此处的背阴处不是指那些潮湿的或湿度很高的地方，而是指通风好的、凉爽的地方。这样即使是背阴，也能照射到充足的紫外线，既能消毒，还能让积攒的汗液和水分蒸发掉。如果使用烘干机，则要在烘干后将被子放在空调的出风口处，让它“吹吹空调”，直到热气完全散去。

31 防暑对策

白天的热气等到傍晚来消散

炎热的夏天，白天积攒在房间里的热气往往难以消散。这样的环境，连大人都会忍不住抱怨一声："又是个难以入睡的夜晚。"在这种极度炎热的天气下，如何才能让孩子睡一个好觉呢？我们不妨从傍晚开始行动，为孩子创造一个凉爽、舒适的睡眠环境。

如果需要开空调睡觉，可以早一点把卧室的窗户关上、窗帘拉上，隔绝阳光的热量，提升空调的制冷效果。

如果是天气较为凉爽的傍晚，可以把卧室的窗户打开通风透气。喜欢装饰的妈妈们还可以在窗边挂上竹帘，或者使用冷色调的窗帘，通过视觉效果营造一种清凉的感觉。卧室的空调可以等到孩子睡觉前 1 ~ 2 个小时再打开。

注意空调的出风口不要直接对着孩子睡觉的地方。因为孩子的体温调节系统还未发育成熟，如果直接对着空调的出风口吹，会让他感觉比室温更冷，不仅容易着凉，甚至可能患上夏季感冒。不妨在卧室里放置一个温湿度计，随时监测房间的温度和湿度，尽力为孩子创造一个舒适的睡眠环境。

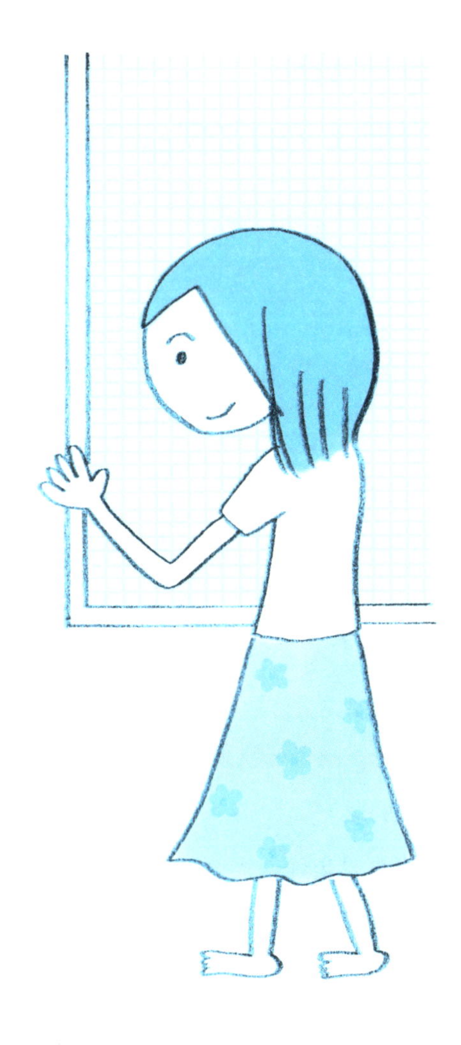

防暑对策

32 盛夏的夜晚，记得把孩子的必需品放在枕边

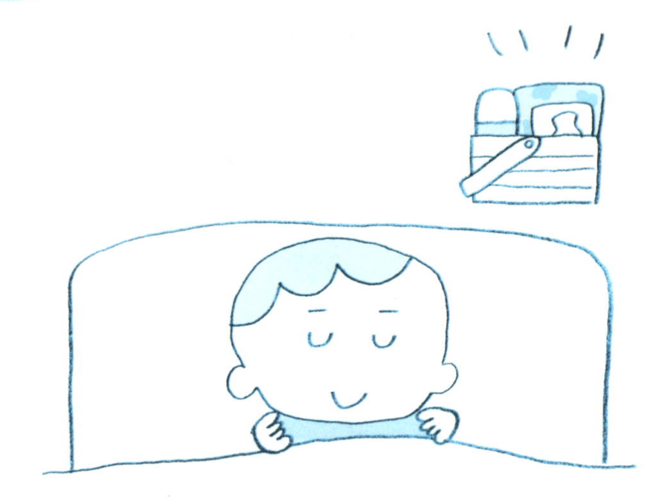

盛夏的夜晚，建议在卧室里备好哄孩子睡觉的三件套：干毛巾、湿毛巾、装了水的水瓶或奶瓶。

孩子刚睡着那会儿很容易出汗，需要事先准备手感柔软的吸水毛巾，放在枕边以备不时之需。再加上孩子的头部特别容易出汗，直接用毛巾当作孩子的枕头也是个不错的方法。

空调在孩子刚入睡的那段时间打开就好了，千万不要一整晚都开着空调。不过，孩子在酷暑闷热的夜晚确实容易睡不安稳，常常

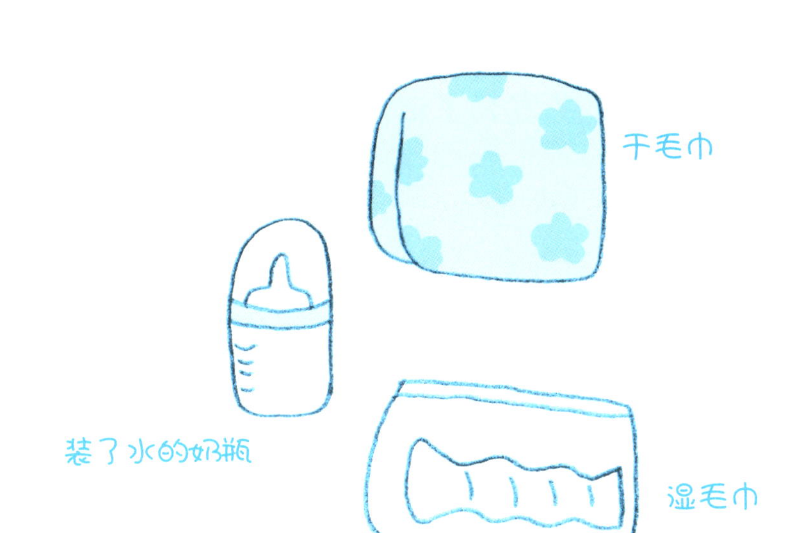

醒来。湿毛巾正是为了应对这种情况而准备的。建议在打湿毛巾之前，在水中滴几滴清凉的精油，比如薄荷精油。如此一来，既能营造出凉爽的感觉，还能让大人和孩子都放松下来。

最后，孩子晚上出太多汗会导致他们体内缺水，从而口干舌燥，这种状态下更容易醒来。但是别担心，睡前准备一个奶瓶或者带吸管的杯子，装满凉白开或大麦茶，放在床边。这样就不用在深夜孩子醒来时急急忙忙去找水了。

33

防暑对策

孩子头发长了记得用皮筋扎起来

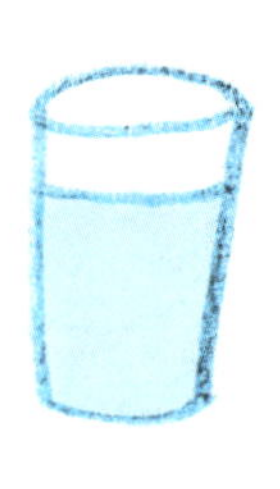

“这汗出的，怎么跟洗了个澡似的？！”各位妈妈不必如此惊讶，孩子就是这么容易出汗。孩子长头发之后，头部出的汗容易留在头发里，黏黏糊糊地让孩子睡不好觉。因此，最好用皮筋帮孩子把头发扎起来。短的地方不用在意，只扎长的地方即可，或者帮孩子把头发剪短。这样出汗时头发才不会黏在头上，孩子也更容易睡着。

不过，头发黏在头上的问题解决了，但孩子头上出的汗却并不会因此而减少。特别是在酷热的夏季，光是晚上洗个澡还远远不

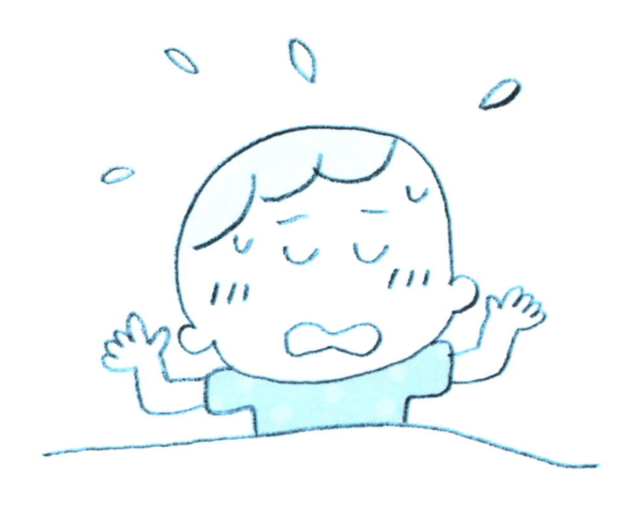

够。早晨起床之后、白天的户外活动结束之后，都可以给孩子擦洗下身体。只有做到勤洗澡，才能帮助孩子实现真正意义上的排汗。反之，如果放任孩子汗流浃背，不仅孩子会感到不适，还会增加他患汗疱症等皮肤病的风险。

一天要洗好几次澡的话，最好就不要用沐浴露或肥皂了。只需用温水将孩子身上的汗液洗净，然后用干毛巾迅速帮孩子把身体擦干就好。特别需要注意的是头发也要好好擦干，不然会有异味。

夏天是孩子新陈代谢十分旺盛的季节，想让孩子度过一个清洁卫生、神清气爽的夏天，妈妈要多在这些小地方下点功夫哦！

34 防暑对策

用一块纱布毛巾吸干孩子背部的汗

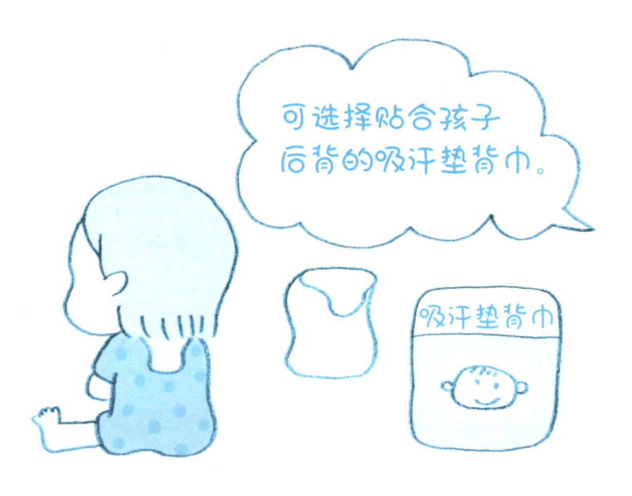
可选择贴合孩子
后背的吸汗垫背巾。
吸汗垫背巾

夏天的夜晚，熟睡中的孩子背上全是汗！急急忙忙帮孩子换好了衣服，却又不小心把他吵醒了……各位妈妈是否也有过类似的经历？为了避免发生这种情况，不如准备一块吸水性良好、手感柔软的毛巾，垫在孩子易出汗的后背下面，也就是皮肤和睡衣之间。

如果发现孩子出汗了，就从后颈处把毛巾轻轻地抽出来。这样一来，孩子既不会因为捂着汗而发热，也不会着凉，还能避免给孩子换衣服时动作太大，吵醒孩子。不过，本就闷热的夜晚，如果还

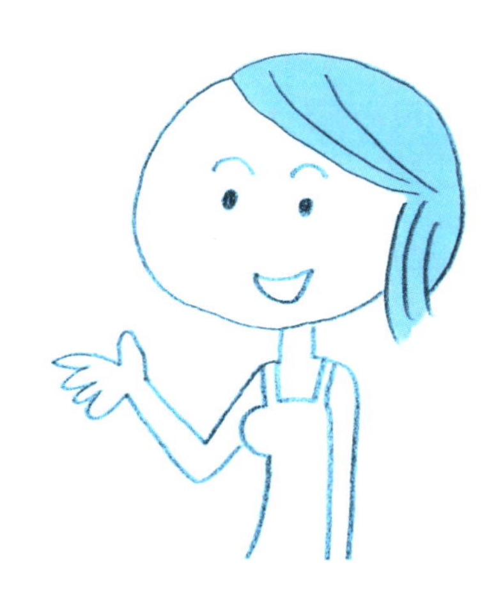

给孩子用厚毛巾的话，反而会弄巧成拙。一块薄的纱布毛巾才是最佳选择。不管什么季节，只要孩子有出汗的情况，都能使用纱布毛巾。

如果手头的毛巾不容易塞进睡衣里，可以购买市面上卖的专用吸汗垫背巾。这种垫子一般都做了形状上的调整，能够轻松地从衣领处取出，用起来很方便。

各位妈妈要根据自家孩子的实际情况，选择最合适的方法，将孩子从“汗流浃背”中拯救出来。

御寒对策

35 用妈妈温暖的大手焐热孩子冰冷的手脚

各位妈妈，你们知道孩子犯困的时候手脚会变热吗？人在困倦的时候，体温会随之下降，身体也会切换为休息模式。手脚之所以会变热，是因为身体正在通过排出体内的热量，来降低体温。因此，即使孩子熟睡时伸出被子的小手小脚有些冰凉，妈妈们也不必担心孩子会被冷醒。

但是，也不能因此就掉以轻心。冬天，如果被子太凉，会导致孩子的手脚跟着变冷，即使暂时睡着了，也很难进入深度睡眠。毕竟就连大人也难免会有手脚冰凉、难以入睡的时候。

正确的做法是：在孩子睡觉之前，先摸摸他的手脚，看看冷不冷，如果冷的话就用手帮他焐热。不管是用双手包住孩子的手脚，还是用摩擦生热的方法，或是把孩子的小脚贴在妈妈的肚子上，只要能让孩子的手脚暖和起来就行。方法多种多样，关键是妈妈要温柔一些，力气不要太大，避免让孩子感到不适。等到手脚暖和起来，孩子就能安心进入梦乡啦。

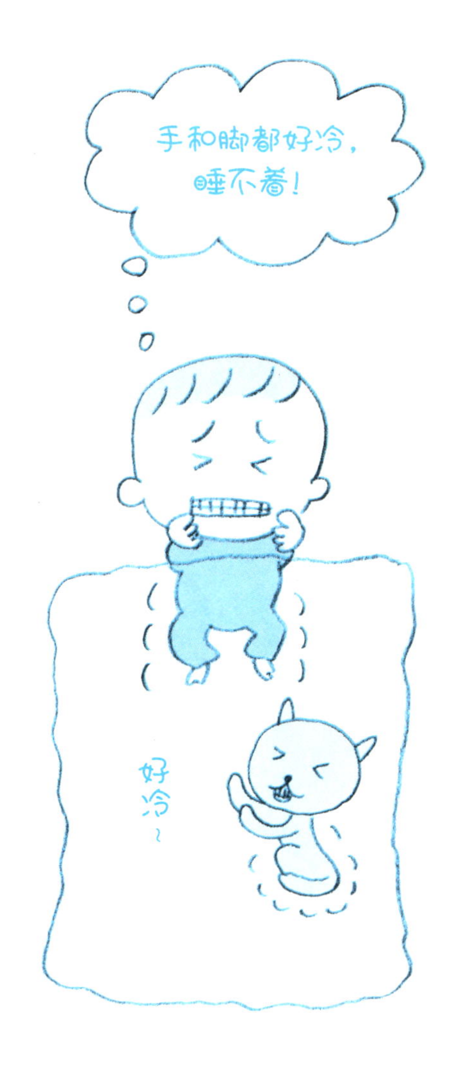
手和脚都好冷，
睡不着！
好冷~

36

御寒对策

晚上喂奶时可以提前设定好空调

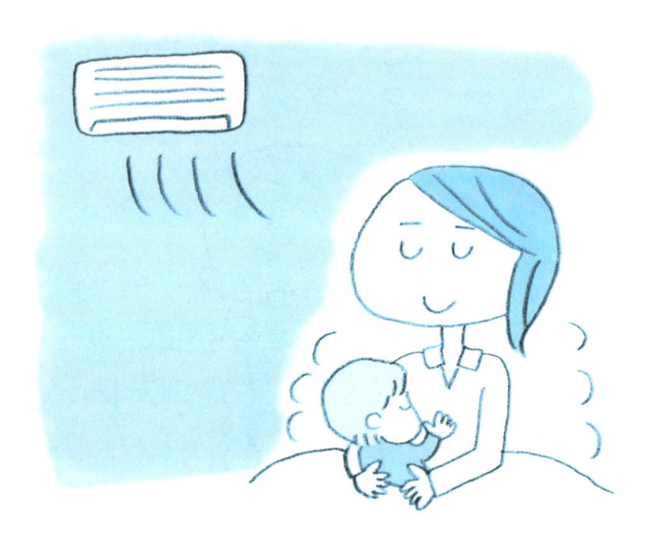

寒冷的冬季本来就难熬，再加上孩子月龄小，晚上还得起夜喂几次奶……各位妈妈的辛苦可想而知。而且，在这么冷的天给孩子喂奶、换尿布，大人和孩子的睡意都好似一缕轻烟，“嗖”的一声就被寒风吹没了。那么，如此煎熬的寒夜，该怎样舒适地度过呢？答案很简单——利用空调的定时功能。

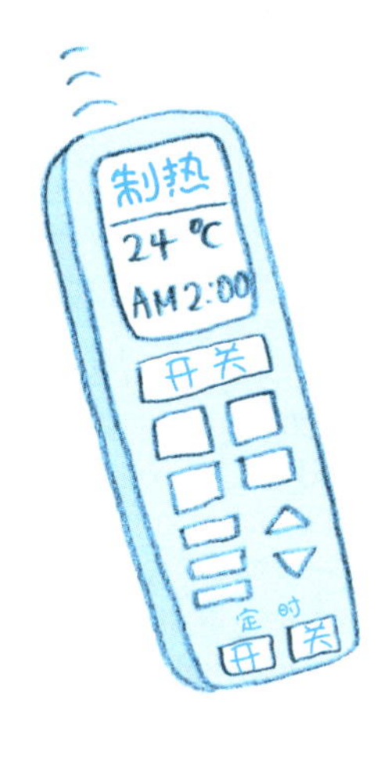

每天睡觉前，将空调设置成在下次喂奶前 30 分钟自动打开。空调的温度不宜过高，最好比白天的温度稍低一些，以免孩子被热醒。

只需这样做，就能在起夜喂奶时有一个温暖的环境，孩子也不会因为天气冷而打哆嗦或者发出“哼哼唧唧”的声音。晚上喂完最后一次奶后，记得把空调设定为起床前 30 分钟自动打开，舒舒服服地迎接新一天的开始。

37 御寒对策

注意电热毯和暖脚垫的使用方法

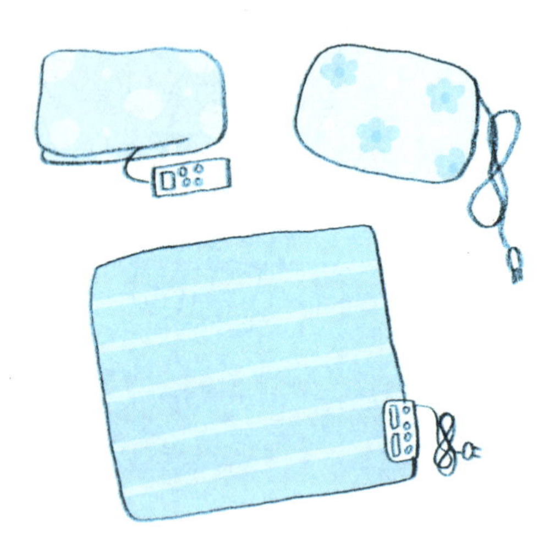

南方的各位妈妈们，有没有因为怕冷，整个冬天电热毯、暖脚垫都不离身？这些取暖用品固然好用又方便，但如果一整晚都不离身，就有低温烫伤的风险。

低温烫伤是指身体长时间接触比体温稍高的热源所引起的慢性烫伤。科学研究表明，即使是四十几摄氏度的低温，如果长时间接触也会引起烫伤。低温烫伤由于不是突发性的高温烫伤，所以很难

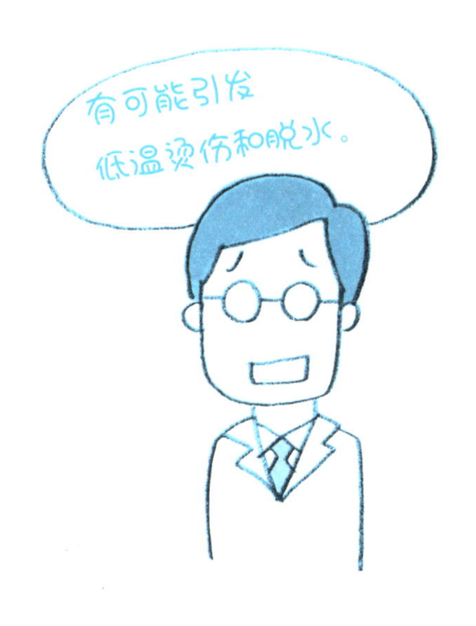

察觉，且多伴有重症化的危险。在保护孩子安全的同时，我们大人也不要忘了自己，每年因严重低温烫伤进医院治疗的患者不在少数。

用电的取暖用品自不必说，热水袋和一次性怀炉等取暖用品也不要让孩子直接接触到。这些东西在睡觉前拿去暖暖被窝就好，上床之后一定要记得拿走。

尤其需要引起重视的是绝对不能在孩子的床单上铺上电热毯后，就这么一直开着，这样会导致孩子大量出汗，使孩子体内的热量流失，严重者还会出现脱水症状。

御寒对策

38 妈妈戴上手套睡觉，竟然还有美容效果！

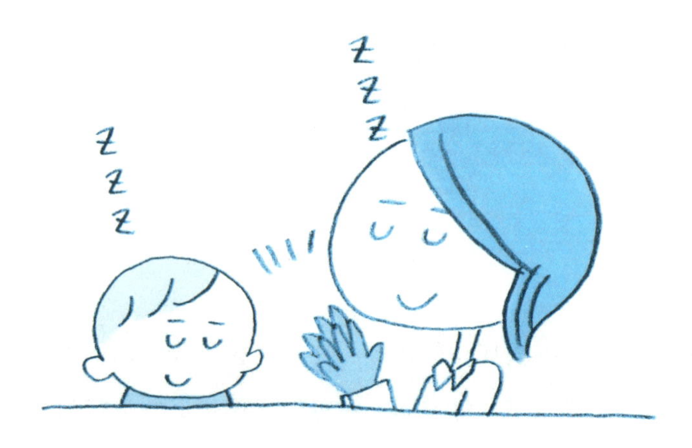

妈妈用自己冰凉的手给月龄小的宝宝换尿布，结果发现刚一碰到孩子，孩子就开始哇哇大哭。再加上晚上起夜时脑子迷迷糊糊，就这么给孩子换尿布，孩子娇嫩的小屁股被冰凉的手一碰，很容易被吓到或弄醒。

各位妈妈不用担心，戴上手套睡觉可以完美地解决这个问题。手套最好是丝质或棉质等保温性、吸水性和散热性都比较好的。除

竟然还有
手部护理的效果！

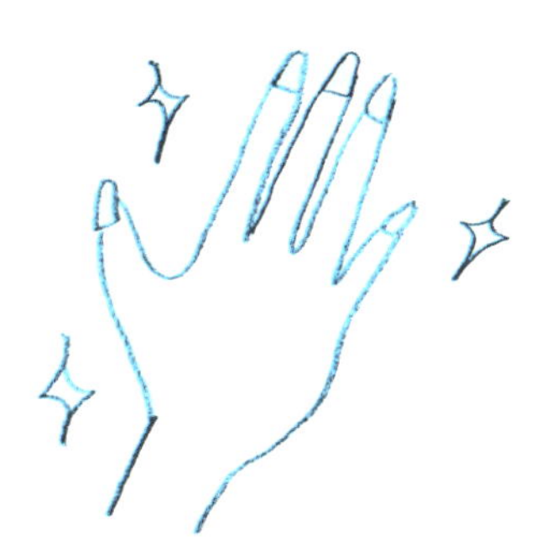

了起夜喂奶和换尿布，其余时间一律不取下来，这样才能让妈妈的手保持温暖，以免孩子受到惊吓。

妈妈平时忙于照顾孩子，常常会忽视自己的保养。如果能借此机会，养成戴手套的习惯，还能顺带做做手部护理。具体做法是在戴手套之前，涂上润肤乳或润肤油，轻轻按摩每一根手指。重复握拳、松开的动作，并轻轻摇晃几下，就能起到促进血液循环的作用。

各位妈妈，只需坚持这样简单的居家美容方法，就能让双手变得顺滑无比。每天坚持下去，就会惊喜地发现还有一举两得的效果呢！好好享受如此美好的生活吧！

39 御寒对策

穿太多、盖太厚都不行

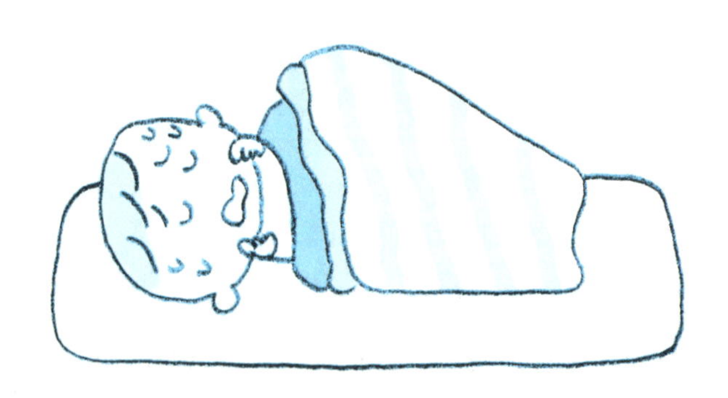

“明明这么冷，怎么还从被子里钻出来了？”“摸了摸孩子，这么冷的天却出汗了……难道是盗汗？”

令人意外的是，很多妈妈都来信问过这类问题。走投无路的妈妈只能在心里大喊：“我到底还能怎么办？！”

其实，孩子此时的体温调节系统还未发育完全。如果给他们穿很多件睡衣或汗衫、盖很多层被子，热量全被闷在被窝里，孩子的

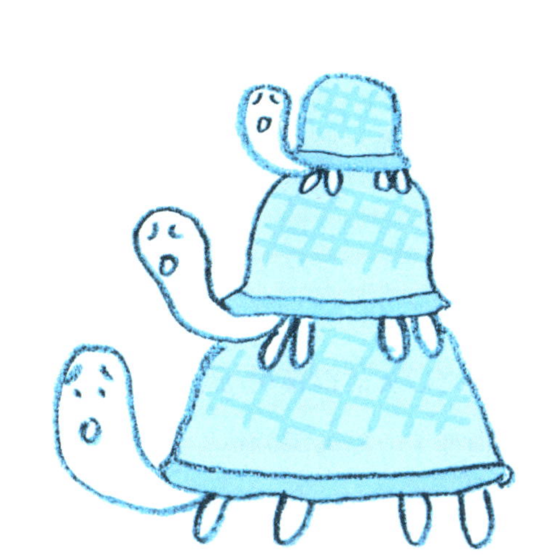

身体就会发热、出很多汗。如果你家孩子在冬天还踢被子，首先应该检查的是有没有给他穿多了、盖多了。

另外，孩子盖的被子要尽量轻便一些。冬天也不需要太厚，如果是在南方，和大人一样，一条毯子再加一到两条被子足矣。如果这样还觉得冷，就想办法把整个房间的温度升上去。做好基础的保暖工作，就不用怕孩子晚上被冻醒，更不用时刻绷紧神经，每次都把孩子伸出被子的手塞回去。如果是在有暖气的北方，只要盖一床薄薄的被子即可。

40 安心睡眠好帮手

睡袋：一年四季都能派上用场

小孩子在睡着之后真的很喜欢动来动去。每次妈妈起夜时，都会发现孩子的朝向变了。能够乖乖待在被子里，一晚上不乱动的孩子少之又少。可是，孩子要是晚上长时间都在被子外面，或者肚子露在外面，做妈妈的怎么能不担心呢？

各位妈妈先别怕，一个睡袋就能帮你摆脱烦恼。睡袋，即一种可以套在睡衣上，形状类似马甲的寝具。它的材质有很多种，如果你家孩子的动作幅度较大，建议选择薄款，这样便于孩子翻身。有了睡袋，孩子晚上哭闹的时候，也不用多给他裹一条毯子，直接抱起来就好，还能减轻妈妈的负担。

不管是隆冬时节，还是夏天的空调房，又或是初春清冷的早晨，“一阵秋雨一层凉”的初秋，一年四季皆可使用睡袋。冬款睡袋要选择羊毛或带夹层的等保温效果好的，夏天则推荐棉质或纱布材质的薄款睡袋。

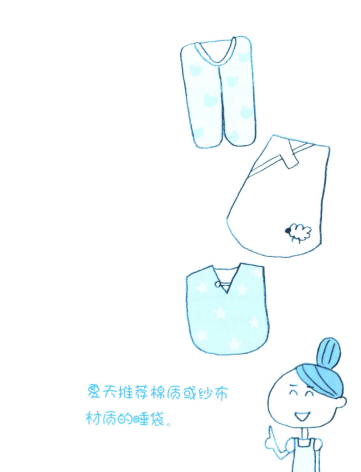

家里如果有了应四季变迁而更换的睡袋，就一定能保证孩子晚上睡觉不着凉。而且，等孩子长大之后，这些睡袋还能在他们洗完澡后充当睡袍用，使用率很高。

41

安心睡眠好帮手

除湿垫：吸汗、吸水的小能手

婴儿喝奶、活动、出汗是新陈代谢旺盛、每天都在健康成长的标志。对妈妈来说，这应该是值得高兴的事。谁让婴儿就是喜欢出汗呢。不过，在睡觉的时候可不能马虎。

经常有妈妈抱怨说："床单倒是可以经常洗，可一个不注意，被子都湿透了，这就有点麻烦了。"

不用担心，除湿垫可以完美解决这个问题。除湿垫就是一种铺在被子与床单之间的网状垫子。市面上卖的除湿垫不仅能除湿，还有杀菌功能，还有的甚至自带湿度感应纸，一旦变色就是提醒你该拿出去晒了。晒干之后再晾一会儿，能够重复使用很多次。

基本上，给孩子用的被子、床单和睡衣等，都要选择透气性佳、除湿性强、散热性好的。在此基础上，再给孩子置办一个除湿垫可谓是事半功倍。

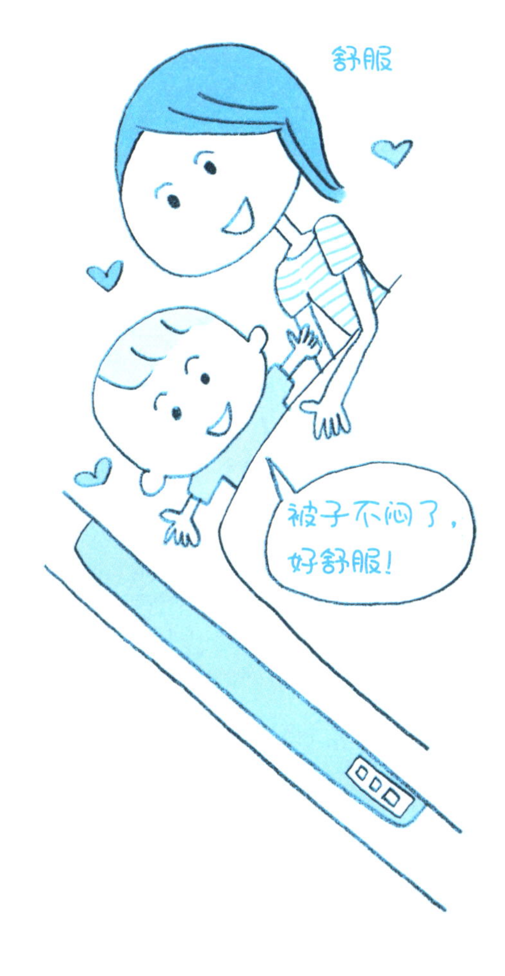
舒服
被子不闷了，
好舒服！

安心睡眠好帮手

42 婴幼儿专用的芳香贴：助力安稳睡眠

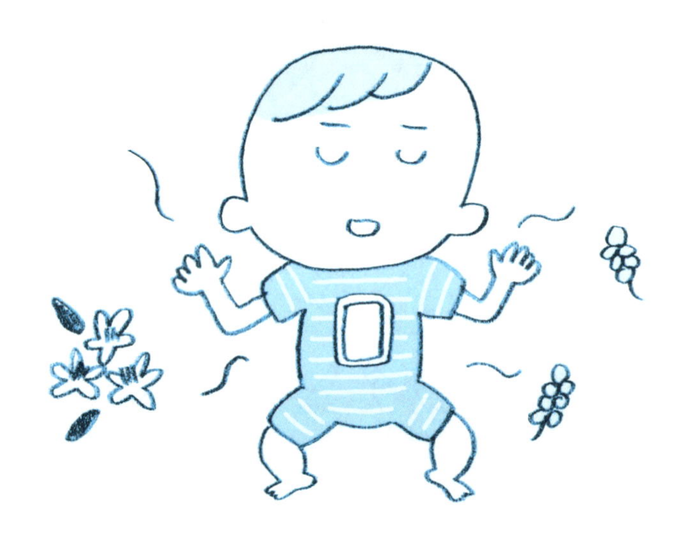

被子、睡衣洗得干干净净，房间的温度也适中。喂完奶之后好好帮孩子拍嗝，读了绘本之后也轻轻拍拍他的背，安抚他睡觉。可是！可是！为什么都这样了，我家的孩子还是不肯乖乖睡觉呢？！如果你家孩子也是如此，不妨试试利用芳香贴帮助他入睡。

芳香贴是指用薰衣草、甜橙、橙花等原材料制成的，以其高度天然的植物成分的气味来舒缓身心、辅助睡眠的用品。一般的用法

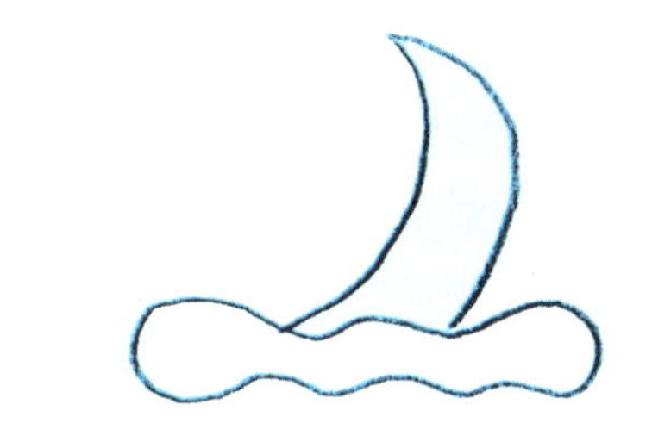

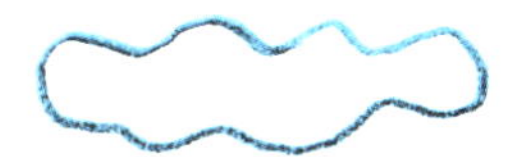

是将蕴含着天然香料成分的芳香贴贴在睡衣或内衣的内侧，然后让孩子缓缓地吸入香气。这种芳香贴的香气一般能够持续整整 24 个小时。因此，即使你家的孩子非常敏感，稍有一点刺激就会醒来，或是睡觉时总爱哼哼唧唧，那么选择芳香贴准没错。

在此，要特别提醒大家，不是所有月龄的孩子都适用这种方法。芳香贴要等到孩子 3 个月大之后才能使用。并且，如果使用后发现它会对孩子的皮肤产生刺激，或者引发了一些皮肤病，必须立即停止使用。

读到这里的妈妈，如果你此时也在为孩子的睡眠问题发愁，不妨把芳香贴加入你的购物车吧！

43 安心睡眠好帮手

斜坡垫：防止食物反流

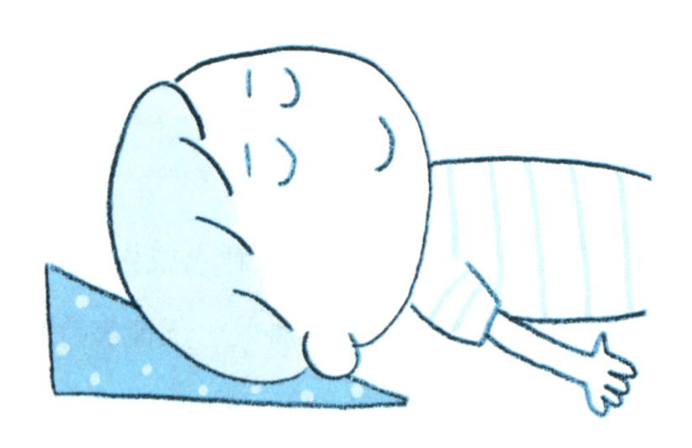

婴儿胃的形状和成年人不同，成年人的胃是竖着的，而婴儿的胃则是横着的。因此，孩子在躺下来的时候，很容易呛奶，也很容易呕吐。特别是孩子睡前喝了奶，如果没有把嗝拍出来的话，就更容易吐出来了。如果你家孩子还不会自主打嗝，也不太容易拍出来，那不妨试试斜坡垫。

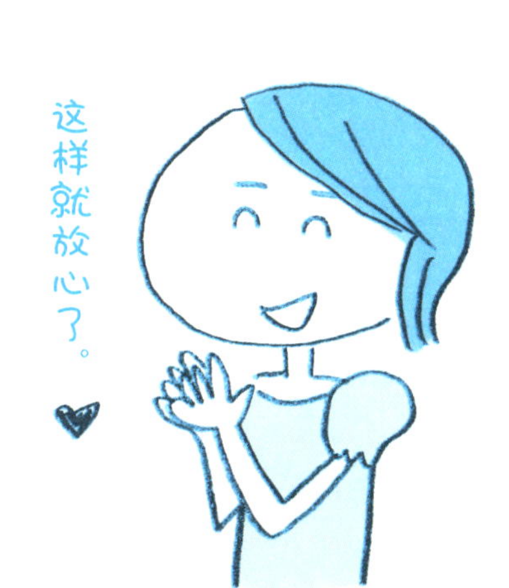

婴儿睡觉不一定非要用枕头，倾斜角度约为 10 度的斜坡垫能把孩子的头垫高一些。不要小看这小小的倾斜，它能大幅减少孩子呛奶的概率。有些斜坡垫的背面还加装了防滑条，能够有效防止孩子睡着睡着，斜坡垫“跑”了。

特别是月龄小的孩子，很容易呛奶。一个斜坡垫可以大大缓解妈妈们的焦虑，给孩子安稳睡眠的同时，也还妈妈一个好觉。

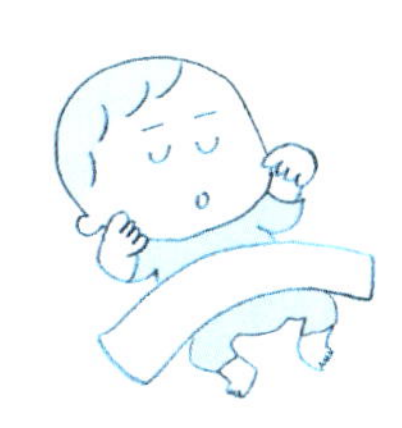

Part 4 哄睡小技巧 开始实战吧！这些方法让孩子整晚安睡！

作息调整好了，卧室环境也准备好了。但是，还是不肯乖乖睡觉……孩子入睡困难？不用怕！本章教给大家一些哄孩子睡觉的小魔法。可能这些方法不一定适用所有的孩子，建议各位妈妈多多尝试。

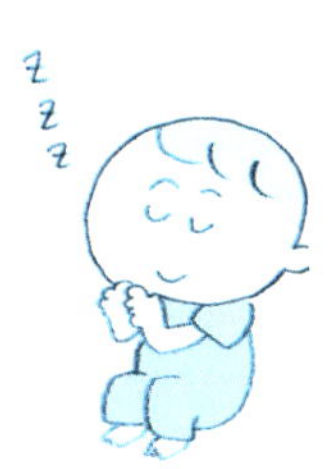

44 妈妈也不会腻的哄睡“咒语”

一直重复同一段话，可以“催眠”孩子。下面给大家介绍一些能让孩子产生睡意，并且妈妈念不腻的“咒语”。

第一道“咒语”就是“拼音字母表”。妈妈可以在孩子的耳边，反复地念“a ~ o ~ e ~ i ~ u ~ ü ~”，这种单调的节奏能加速孩子入睡。念到“ong”也没睡着的话，就再从头开始。用好这道“咒语”的关键是不管是抱着孩子还是躺在他身边，都尽量保持相同的语调和节奏。

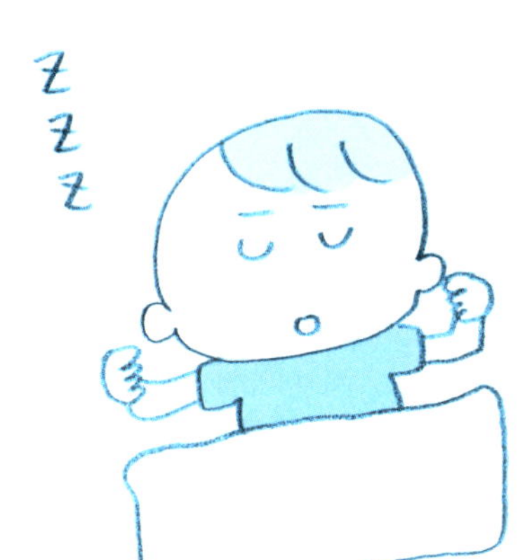

第二道“咒语”是“英文字母表”。方法和拼音相同，一直重复 26 个字母即可。如果想要变换花样，可以把“念”换成“唱”，为宝贝带来一首经典的英文字母歌。孩子听着开心，妈妈唱着也高兴。

第三道“咒语”则是妈妈哄睡的经典曲目。如果各位妈妈对自己的歌喉有自信，不妨定一首歌当作哄睡曲目。比如妈妈在孕期就一直给宝宝唱的摇篮曲等安胎歌曲。因为是摇篮曲，所以不需要把整首歌都唱完。重复更为朗朗上口的副歌部分更能发挥“咒语”的魔力，帮助孩子快速入睡。

45 用讲故事的口吻给孩子讲讲今天发生的事

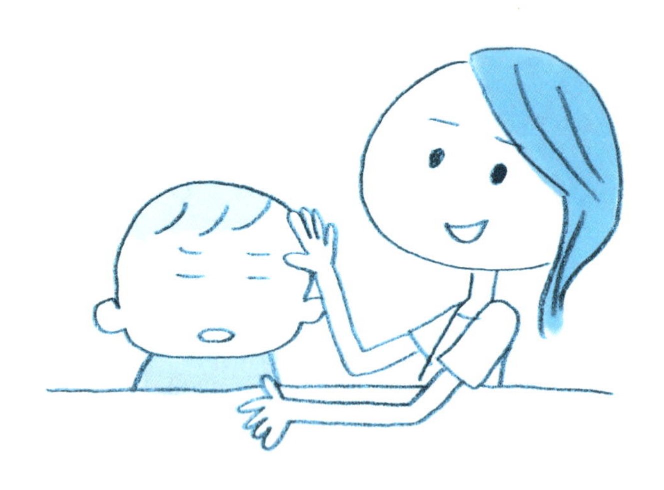

在哄孩子睡觉时，怎么做既能保持“单调性”，又能不让妈妈自己觉得腻呢？不如试试将今天发生的事情编成故事，用尽量平缓的语气讲给孩子听。故事的开头就从“×× 小朋友今天早上 8 点就起床了”说起，“×× 小朋友早餐吃得很饱”“今天天气很好，所以 ×× 小朋友去公园玩耍啦”“×× 小朋友摸了摸邻居家狗狗的头”，

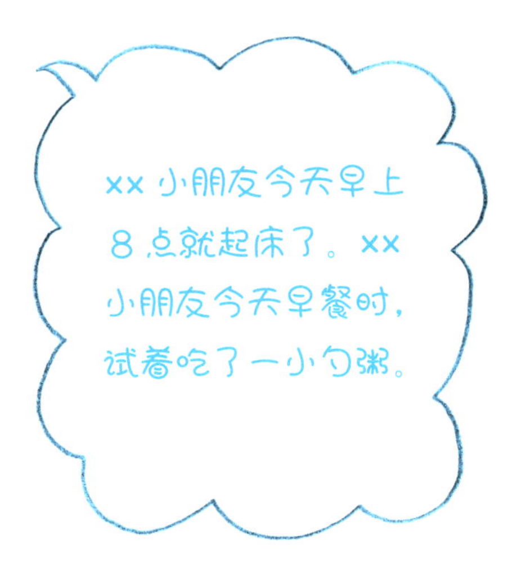

像这样，把这一天发生的事编成故事，讲给孩子听。

这个方法的关键在于一定要用自家孩子的名字来讲述，这样孩子才能认真地听下去。并且在讲述的过程中，语音语调上不能有太大的起伏，而是要以平缓的语气讲完整个故事。讲故事中途，可以捏捏小手，摸摸小头，和孩子来一个亲密接触，平稳地把故事讲下去。最后，以“××小朋友，今天也是开心的一天呢。好啦，该睡觉啦”为结尾，结束今天的睡前故事。

有些孩子可能更容易在爸爸讲故事的时候睡着。所以爸爸不能只看不做，要和妈妈分担一些育儿任务哦！

46 抱着孩子来一场晚安之旅！

哄孩子睡觉的秘诀，就在于要进行一场睡前仪式，让孩子知道“做完这个就是睡觉的时间了”。换句话说，就是要把“该睡觉了”这个概念“输入”孩子的大脑里。比如，可以在睡觉前，抱着孩子在家里来一场“晚安之旅”。

那什么是“晚安之旅”呢？“晚安之旅”就是抱着孩子在家里逛一圈，让他向家里的每一位成员说晚安。爸爸、奶奶和其他的家庭成员自不必说，电视机、冰箱、床，还有每天都陪他玩的玩具、植物等，这些“成员”也不能落下。说完之后，就把孩子抱进卧室。

在“旅行”途中，可以对孩子说：“今天小玩偶也陪你玩了，是不是很开心啊？来，我们跟它说一声晚安，告诉它明天再陪你一起玩。”“爸爸要过会儿才睡，××小朋友比爸爸乖，睡得比爸爸早。来，跟爸爸说晚安。”当然，具体说什么话、向谁说，可以根据家庭成员和实际状况随时调整。重要的是让孩子知道该睡觉了。

在说完“晚安”，离开客厅或厨房时，记得关灯。孩子在黑暗的环境下，更容易入睡。

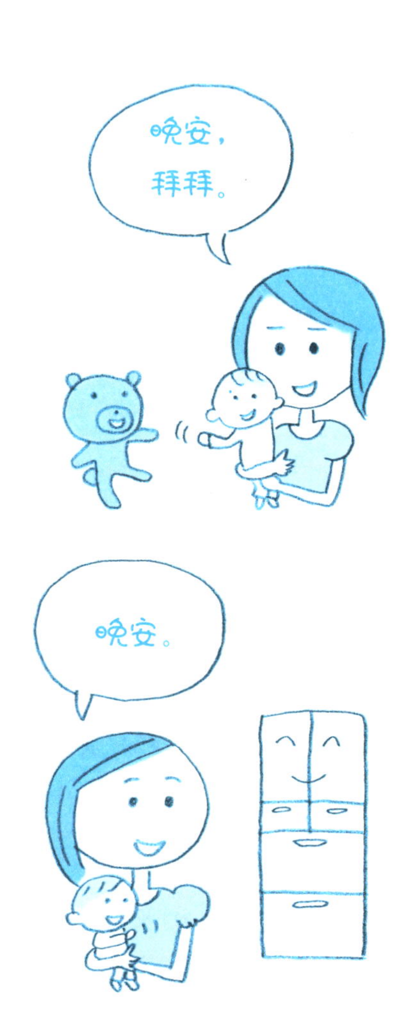
晚安，
拜拜。
晚安。

47 永不过时！孩子最喜欢的睡前绘本

说到哄婴儿睡觉，就不得不提到绘本。不过，好像有很多妈妈会心生疑问："这么小的孩子，能听懂绘本里的故事吗？"其实，即使是才3个月大的孩子，也会在妈妈读绘本时，目光追随着绘本上的画面移动，随着故事的发展而发出声音，做出自己的反应。

这里给各位妈妈推荐一些适合低月龄宝宝的绘本：《晚安，大猩猩》《亲一亲，晚安》《小夜熊》《数一数，亲了几下》《晚安，工地上的车》《蒸汽火车，梦幻火车》等。语句相对简单或有重复的书、带有节奏的书最适合拿来当睡前读物。当然，孩子的喜好会发生变化，因此最好根据他的成长，为他选择最合适的绘本。

可以反复读同一本书，也可以等孩子大一点之后，每晚读两本。关键是要一直坚持到孩子养成"听完睡前故事就睡觉"的习惯。

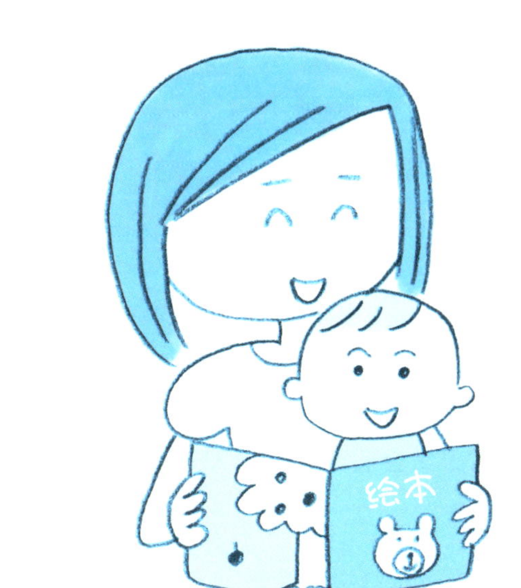
绘本

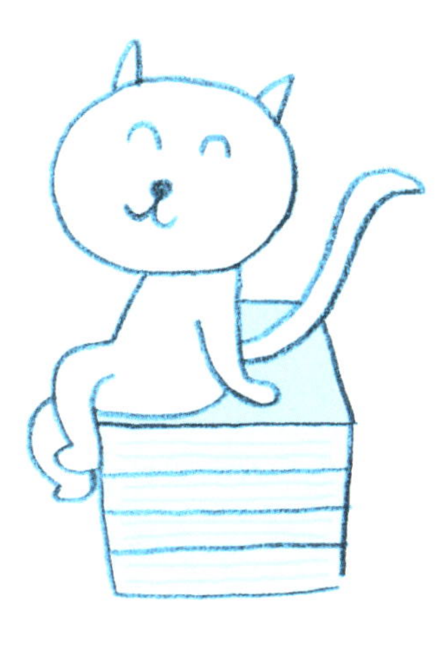

48 音乐舒缓的八音盒与床铃，让孩子安稳入睡

庆祝孩子出生，或孩子生日时，常会收到亲朋好友送的床铃，其实也非常适合用来哄孩子睡觉。

一边看着小动物们转圈圈，一边听着舒缓的音乐，不知不觉就进入了梦乡……很多孩子都抵挡不住床铃的催眠。床铃的样式多种多样，有放在地上的，有挂在婴儿床旁边的，还有做成了婴儿健身爬行垫的样式，更有床铃还自带催眠效果的胎内音。结合孩子的生活习惯和月龄来挑选最适合自家孩子的。大多的床铃音乐都有很多种选择，妈妈们要记得把音乐换成孩子喜欢的哦。

不过，对于刚出生的婴儿来说，床铃可能并不能起到很好的哄睡效果。但是千万别放弃，等孩子稍微大一些之后再试试，说不定能有奇效呢。

如果担心家里太小，放不下大的床铃，也可以用八音盒代替。枕边飘荡着八音盒优美的旋律，能帮助孩子安稳入睡。

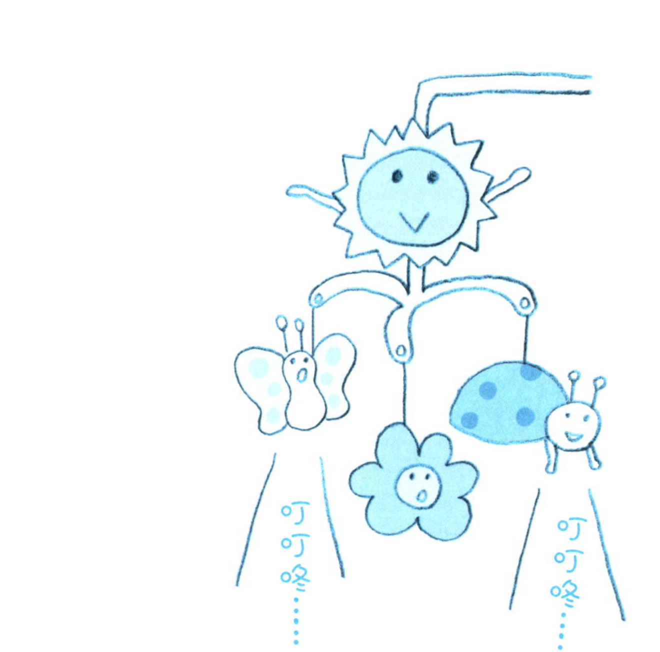
叮叮咚……
叮叮咚……

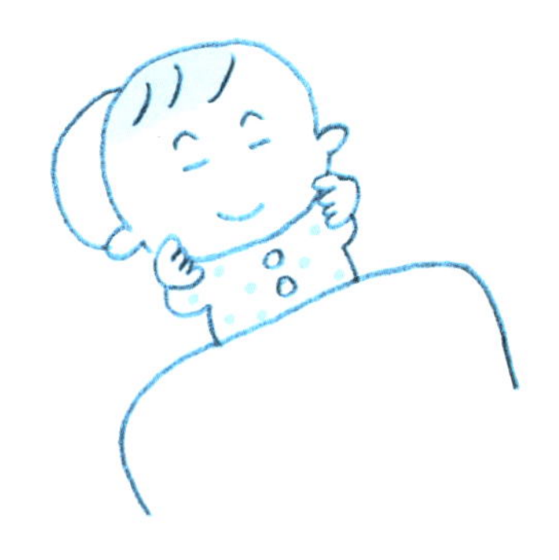

49 让轻音乐伴孩子入睡

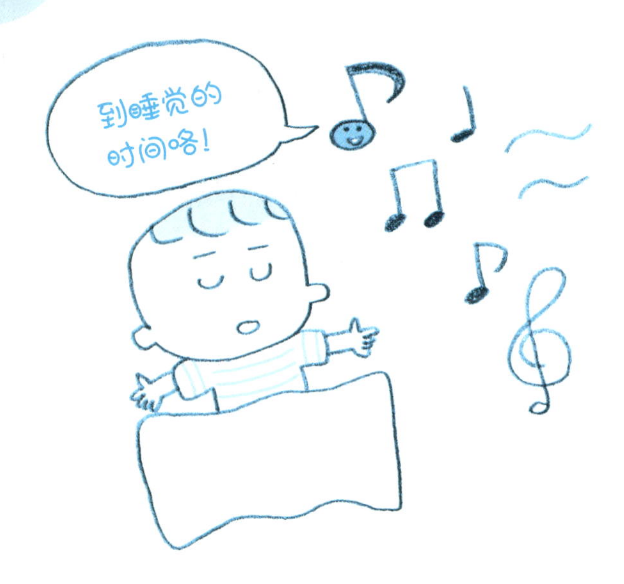

如何让孩子平稳地入睡？有一个好办法，那就是让孩子养成习惯，知道“听完这首歌就该睡觉了”“听了这首歌就能安心睡觉了”。为此，可以选择一些轻音乐作为睡前催眠曲，帮助孩子形成“该睡觉了”的意识。另外，一旦决定之后，就不要在除睡觉之外的其他时间播放了。

在这里最推荐的还是节奏轻柔的古典音乐，特别是用竖琴或弦

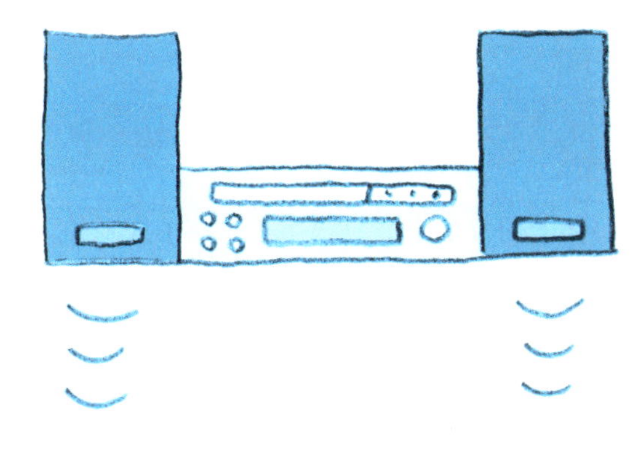

乐器演奏的。八音盒演奏的摇篮曲或古典音乐中的名曲，也是不错的选择。另外，孩子自己的感知也很重要。有的孩子听着溪流的流淌声或小鸟的啼叫声等白噪音就会变得安静，可以将这些自然之声录下来制作成背景音，或播放网络上现成的自然之音，这样孩子也能很快睡着。因此，不要拘泥于某一类音乐，不妨多给孩子尝试一下。

如果实在不知道该选什么，就先试试摇篮曲集锦。这种集锦一般会收录很多摇篮曲，在网上也很容易找到。不过，播放的时候注意不要开太大声哦。

50 从经典到原创，摇篮曲是对孩子说晚安的信号

从古至今，摇篮曲都是很多妈妈用来哄孩子入睡的“神器”。除了《莫扎特摇篮曲》《舒伯特摇篮曲》等经典的摇篮曲之外，《一闪一闪亮晶晶》《外婆桥》《小兔子乖乖》《世上只有妈妈好》等爸爸妈妈小时候听过的这些摇篮曲，如今他们也开始唱给自己的孩子听了。

还有的妈妈会用自家孩子的名字创作一首原创歌曲，比如用“××小朋友，该睡觉啦”来当歌词。当然有些妈妈还会唱自己喜欢的曲子，或者一些流行歌曲。可能有些妈妈会说：“我家孩子听了摇篮曲也不睡。”如果是这种情况，那不妨多换几首曲子，说不定一换歌孩子就睡着了。

妈妈完全不必因为自己五音不全、唱功很差就放弃。对孩子来说，妈妈的声音就是最好听的。一边轻轻地给孩子哼唱，一边捏捏他的小手，摸摸他的头，既成功哄睡了宝宝，又增加了亲子交流的机会，何乐而不为呢？

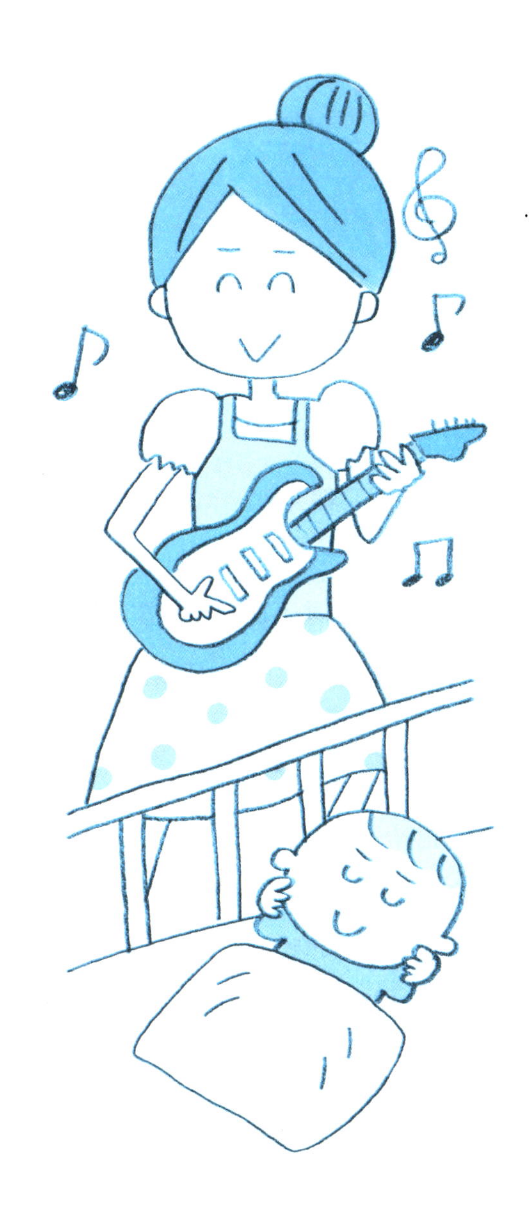

51 哄睡的时候抱紧孩子

很多妈妈在哄孩子睡觉时，都会把孩子抱起来。其实，如果能抱得再紧一点，会更有助于孩子入睡。

刚出生或月龄还小的孩子，并不能随心所欲地控制自己的身体，而且还有可能因为自己的手脚动了一下而受到惊吓。因此妈妈在抱孩子的时候，可以稍稍用点力，抱紧一点，别让他乱动。这样孩子会觉得和妈妈贴得更紧，更有安全感，也更容易入睡。

在孩子还不能自己把脖子立起来之前，抱孩子时要多加小心。可以把孩子抱到自己胸前，用上臂支撑住他的头部，再让他的头靠在自己的胸上。等孩子能自己立起脖子之后，就可以竖着抱他了。注意要紧紧地支撑孩子他的腰部，就好像让他靠在自己身上一样。

妈妈可以根据孩子的喜好，看看在抱他的时候，是应该拍拍他的背，还是应该给他唱唱摇篮曲。

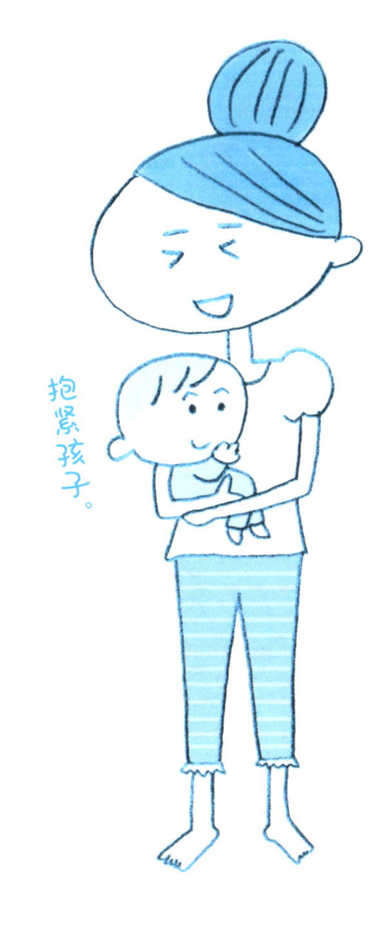
抱紧孩子。

52 双臂合抱不费力

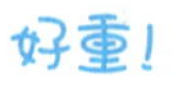

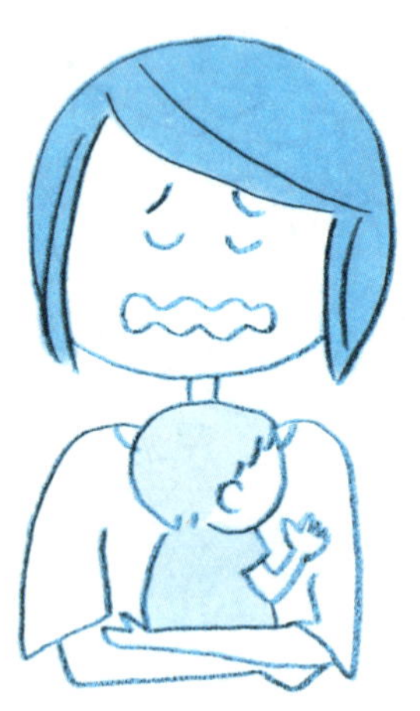

随着月龄的增长，孩子的体重也会增加。孩子重了之后，想长时间抱着他就没有之前那么轻松了。如果再碰上不肯乖乖睡觉的孩子，妈妈就只能又抱又摇，这么下来先累倒的肯定是妈妈。但如果就这么放弃，心想先把孩子放回床上，自己休息休息，却没想到孩子反而哭得更凶了……

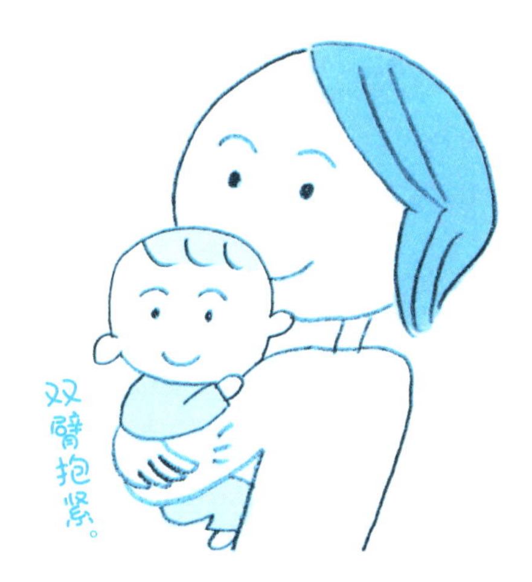

这种时候，我们不妨试着用一只手紧紧抓住抱着孩子的另一只手的上臂肌肉，可以想象成一只手抱住另一只手。这样一来，就能大大减轻身体的负担，不容易疲惫。当然，如果一直保持这个姿势也会很累，所以记得每隔一段时间，交换双手的位置。

此外，这么抱着，孩子能更加贴近妈妈的身体，孩子感受到妈妈的温度和气味，便能慢慢安下心来，逐渐进入梦乡……

不过，一定要等到孩子的脖子能够支撑起头部之后，再这样抱。如果孩子的脖子还不能自己立起来，妈妈抱他的时候务必用一只手支撑着他的头，以防孩子的头部和身体出现摇晃。

53 哄睡大作战！用毯子或纱布毛巾裹襁褓

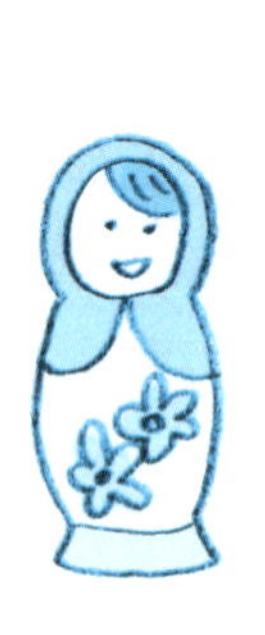
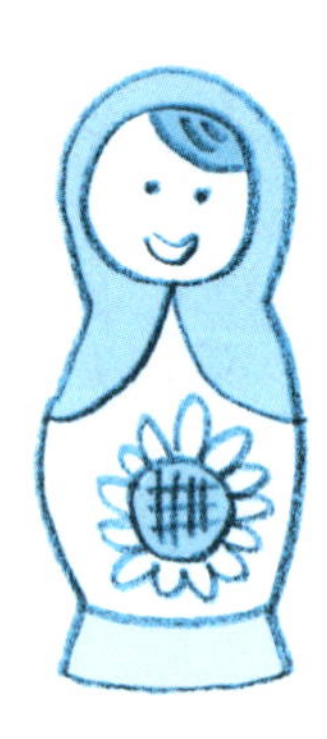

虽然没有相关的科学研究，但事实证明，给孩子裹上襁褓再抱，能有效地减少孩子哭闹。很多人推测，因为孩子在妈妈的肚子里长达几个月都是被子宫壁所包裹，所以这也是很多孩子裹上襁褓后会安静下来的原因。

如果觉得孩子困了，就准备好毯子或纱布毛巾，将孩子裹好之后再抱起来。很多时候，孩子刚睡着就将他放到床上的话，往往会不小心吵醒孩子。因此最好等到孩子完全睡着之后，连同襁褓一

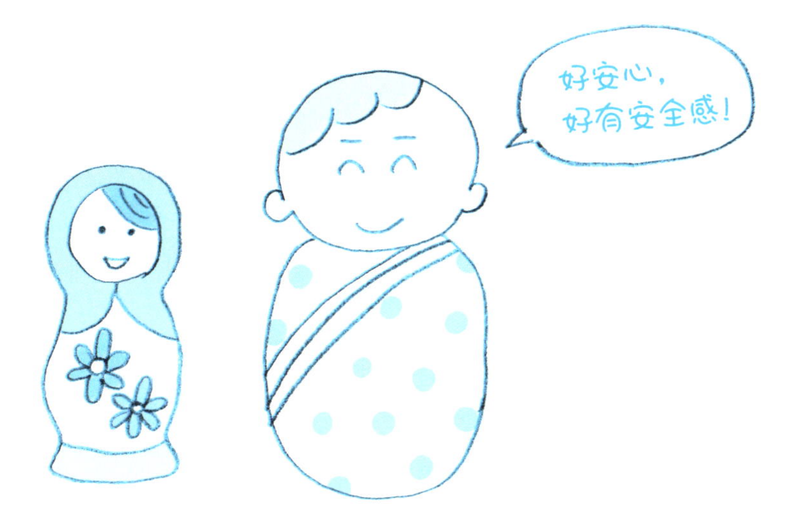

起，先轻轻地放到床上。等到孩子熟睡之后，再把襁褓取下来。

最好为孩子准备一条他专用的毯子或纱布毛巾，用作裹襁褓。挑选时，可以选择手感好的，上面印有孩子喜欢的卡通角色的。大小要根据孩子的身材来选择，一般来说大一号的更容易裹。

在此提醒一下各位妈妈，一定不要裹得太紧，不然孩子会喘不过气来。另外，还要时刻注意不要让襁褓遮住孩子的脸，影响孩子呼吸。

54 裹着襁褓喂“睡前奶”

很多孩子都有睡前喝奶的习惯。而且，越是月龄小的孩子，就越容易在迷迷糊糊喝奶时，手脚突然一动把自己惊醒。为了解决这个问题，各位妈妈可以事先用浴巾裹住孩子，然后再开始喂奶。

这样一来，孩子既不会手脚乱动，也不会没有安全感，便能更加快速地入睡。

夏天建议选择吸汗性和除湿性都比较好的纱布毛巾，冬天则可以选择手感好的毯子。抱孩子上床时也可以这么裹着他，直到他睡熟。

等孩子进入深度睡眠之后，就轻轻地帮他把毛巾或毯子解开，再为他盖上小被子。

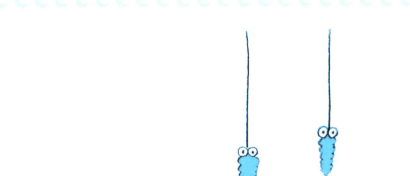

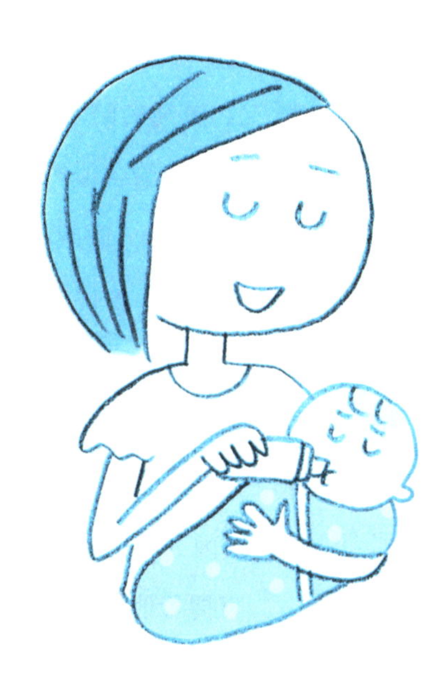

55 握住孩子的双手，伴他入睡

很多孩子只要近距离感受到妈妈的温度，就能安然入睡。也正因为如此，很多妈妈都会选择陪宝宝睡觉。单纯的陪睡当然可以，何不再多掌握一些陪睡小技巧呢？这里想要传授给各位妈妈的秘诀是陪睡时握住孩子的小手，可以帮助孩子更快地进入睡眠状态。

不管是抱着孩子睡，还是躺着睡在孩子身边，各位妈妈都可以用自己的大手包住他的小手，给他温暖。

即使孩子暂时睡着了，也不要松手，直到他进入深度睡眠。不然孩子有可能会因为一点小动作而被惊醒。月龄越小的孩子越不能灵活控制肌肉的活动，刚睡着那会儿很容易因为手脚一动而突然醒来。尽量在孩子睡着之后的 10 分钟内，一直握着他的小手。

但是孩子的小手同样也有调节体温的重要功能，会自动变暖和，完全没有必要一整晚都给孩子戴上厚的手套。

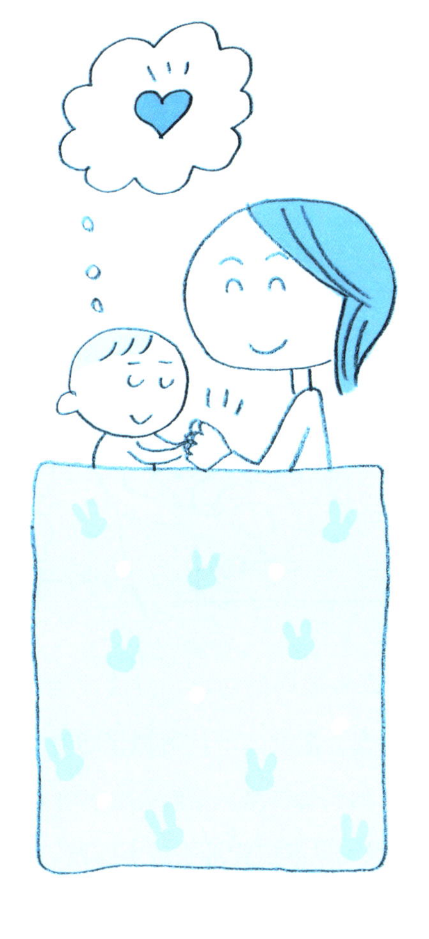

56 背带在手，家务、哄睡都不耽误

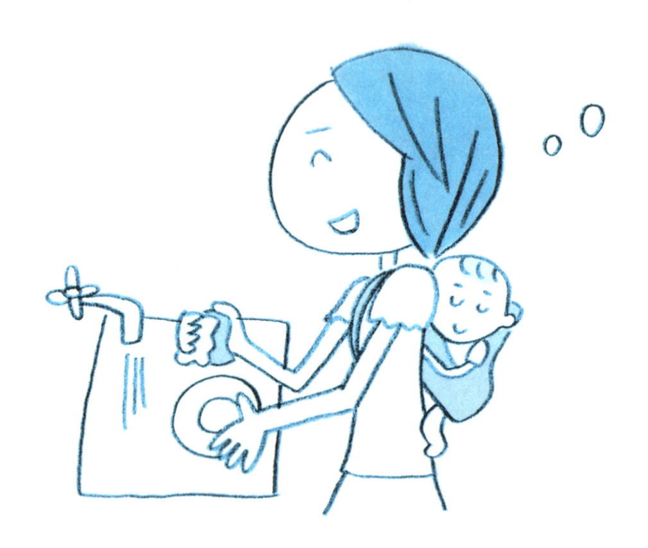

一说到哄睡，大多数妈妈的第一反应应该都是到卧室陪着孩子。但是对于一些孩子来说，一旦习惯了这种哄睡方法，会产生“又来哄我睡觉啦”的反感情绪，反而会事倍功半。

这种时候，妈妈可以活用背带来解决问题。孩子在背带里既能随着大人一起摇摆，又能近距离地感受妈妈的温度，不一会儿就甜甜地睡着了……

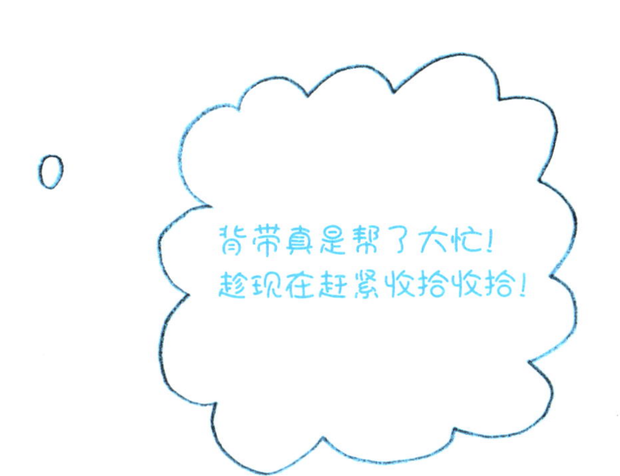

用了背带之后，还能解放妈妈的双手。能一边哄孩子睡觉，一边做做家务，何乐而不为呢？不过在背着孩子做饭时，要注意调整好孩子的位置，不要让热气或油伤到孩子，尤其是在转身的时候，一定要多加注意。

背带既有像书包一样背在肩上的，也有带子绑在胸前的，总之有多种款式可供选择。如果妈妈觉得背背带肩膀负担过重，可以多尝试一些别的款式，说不定能找到更适合自己的。

57 复古却实用的“系带汉服棉袄”

系带汉服棉袄可能妈妈平时不怎么穿。其实它就是一种侧开襟加棉的防寒服，需要背孩子的时候可以穿。系带汉服棉袄自带一根带子，系上之后能防止孩子从背上掉下来。

因为是棉质设计，所以质地柔软且有厚度。被棉袄包裹的孩子会和睡在被子里一样温暖。同时因为紧贴着妈妈的身体，在双重温暖的作用下，不一会儿就睡着了……把孩子抱上床之后，也能直接把留有余温的棉袄当作被子给孩子盖上，完美解决冬天的烦恼。

系带汉服棉袄的款式很多，仿古款、现代款等各种设计风格都有。现在大多都能在网上买到。建议各位妈妈选择带子比较粗、做工比较细致的款式。

当然，穿着棉袄一边哄睡一边做家务是完全可行的，但系带汉服棉袄大多不防火，妈妈在做饭时要特别注意安全。

冬天穿系带汉服棉袄
就是暖和！

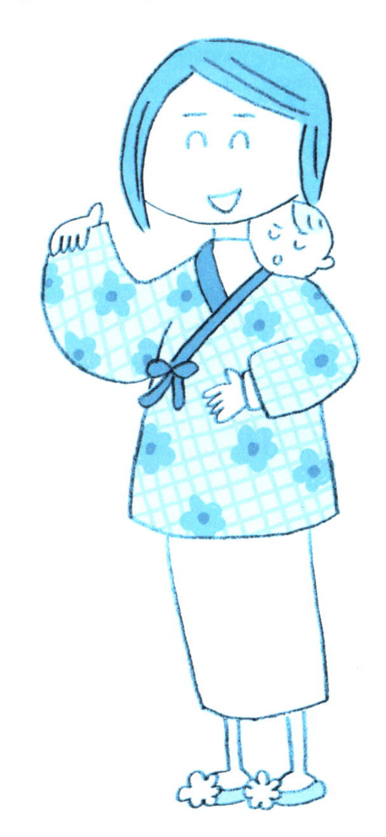

58 换气扇的声音？胎内音？分不清楚就对了！

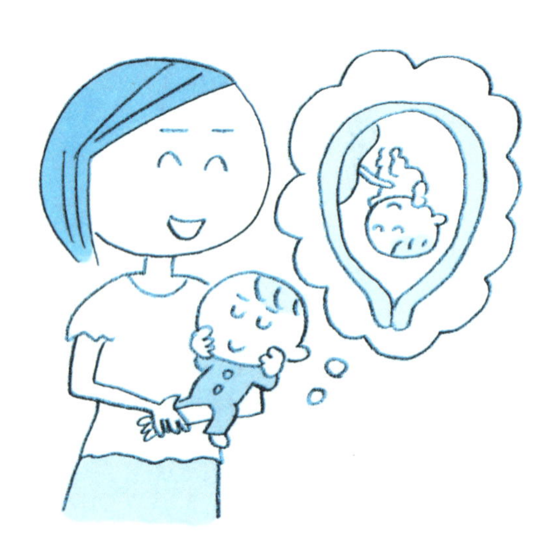

孩子曾在妈妈的肚子里一直听的“胎内音”，竟然在哄睡时有奇效！是不是有很多妈妈都曾听过类似说法。虽然具体的科学原理至今不明，但是像心脏跳动、血液流经血管的声音等这些在妈妈肚子里就记住的声音，确实在安抚孩子的时候能够起到一定的作用。

现在市面上也有一些相关的育儿道具，比如能够播放胎内音的

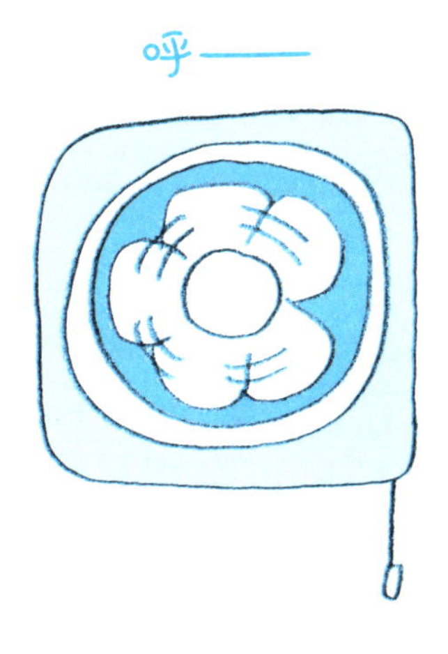

玩偶或床铃。但其实每家每户都有一个能够模拟胎内音的东西，那就是换气扇！

换气扇在旋转时发出的声音，好似有一股魔力，能让孩子忘掉一切，进入梦乡……

如果自家的换气扇不怎么出声，也可以在孩子的耳边轻声地、有节奏地发出“呼——呼——”的声音。这时，尽量保持和心跳的节奏一致，既不要太快，也不能太大声。根据经验来看，孩子越小，这种办法越管用。

59 塑料袋的“沙沙”声竟然可以“放倒”孩子！

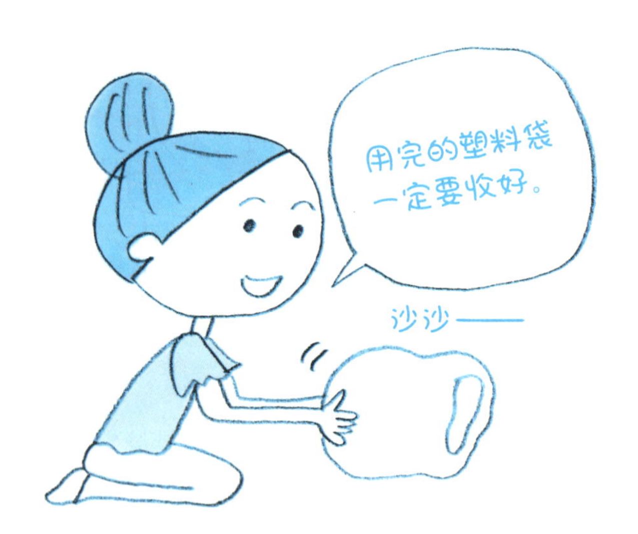

“胎内音”是孩子在妈妈的肚子里时听到的声音。其实每个家庭都有一些东西能够模仿胎内音。接着上一节的换气扇，这一节为大家介绍另一个意想不到的东西——塑料袋。

在孩子耳边，用塑料袋不断揉搓，发出“沙沙”的声音，刚才还在哼哼唧唧的孩子不知不觉就睡着了……

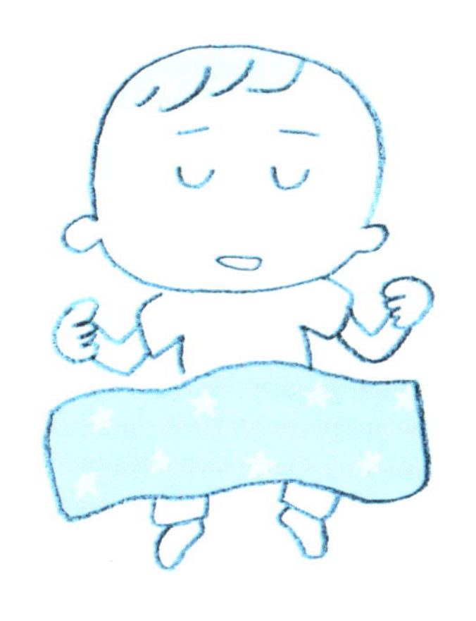

就经验来看，这个方法尤其适用于不满 3 个月的孩子，其原因可能在于他们月龄尚小，还能清晰地记得胎内音。但是，为了避免发生意外，妈妈一定要抓住塑料袋的开口处，并且等孩子睡着之后把塑料袋收拾妥当。养成了这些习惯才能百分百保证孩子的安全。

这个办法不仅适用于哄睡，在孩子哭闹不止时也可以试试。当然，如果试过不管用，也别气馁，可以尝试改变声音的大小，或者换一个塑料袋试试。总之，变换花样不断尝试，说不定会有意想不到的效果哦！

60 与最喜欢的卡通角色相伴入睡

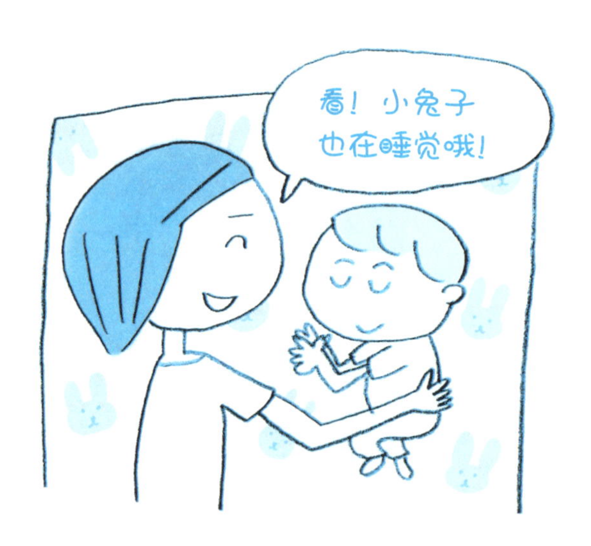

“进了这个被子，就该睡觉了。”——如果能让孩子产生这种下意识的反应，想必能省去妈妈不少哄睡的力气。在此，非常推荐各位妈妈准备一套孩子专用的寝具。

如果你家的孩子已经比较大了，可以在他的褥子上铺上一条印有他最喜欢的卡通角色的浴巾。

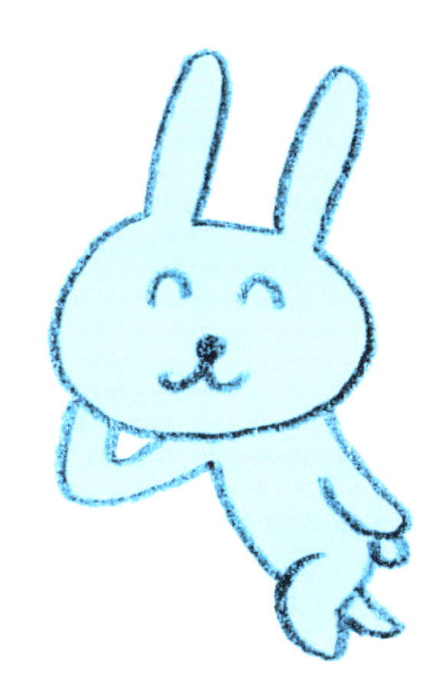

小朋友看到自己最喜欢的卡通角色，就好像听到它们在对自己说：“××小朋友，快来和我一起睡觉吧！”如此一来，孩子自己就会被吸引过去，乖乖躺床上睡觉啦。

曾经有家长向我们反馈，这个方法用久了之后，只需要说一声“该睡觉了”，孩子就会用脸蹭蹭浴巾上的卡通角色，然后迅速上床睡觉。还没试过的妈妈何不赶紧给孩子买一条？

挑选浴巾时，尽量选择卡通角色印得比较大的彩色浴巾，这样孩子才能更容易记住。

61 大大的玩偶、甜甜的睡眠

各位妈妈有没有遇到过这种情况？好不容易把孩子哄睡着了，可是自己刚一出被子，孩子就开始大哭。

为了避免出现这种情况，不如在陪孩子睡觉时，放一个大大的毛绒玩具在他身边。毛绒玩具会吸收孩子的体温和被子里的热量，这样一来，即使妈妈离开了被子，孩子也不会感觉突然变冷。毛绒玩具最好放在与孩子的头部齐平的位置，尽量让孩子能够靠近它们。

但是，这些毛绒玩具以及毛绒玩具身上穿的衣服等，有可能会妨碍到孩子的呼吸，应当万分小心。孩子还小的话，暂时不要用这个方法。

曾经收到过一些家长的反馈，说自己的孩子能听懂一些话之后，“该睡觉了”的话音刚落，他就自己抱着毛绒玩具上床了。看来这个办法还是非常有用的！

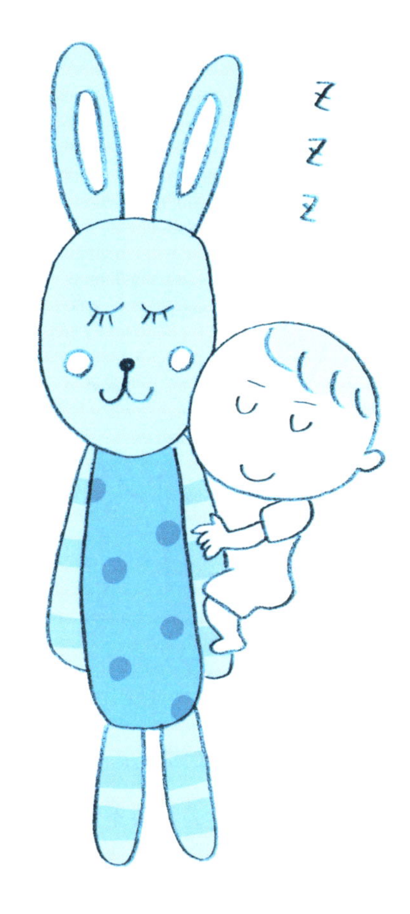
Z
Z
Z

62 妈妈变身女演员！用精湛的装睡演技骗过孩子

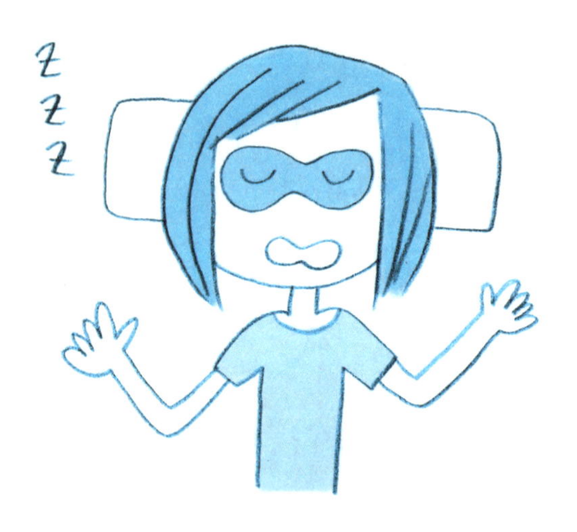

“怎么还不睡觉啊？”妈妈的这种小心思，说不定早就被孩子看穿了哦。孩子对妈妈的情感变化非常敏感。他们会担心自己睡着了之后，妈妈会不会就去其他房间了，会不会就这么抛下自己了。那么，对付这么敏感的孩子，是不是真的就无计可施了呢？当然不是！只不过需要妈妈下定决心，才能对付这敏感的小宝贝。妈妈作为孩子人生的前辈，不如变身女演员，用精湛的演技骗过孩子。

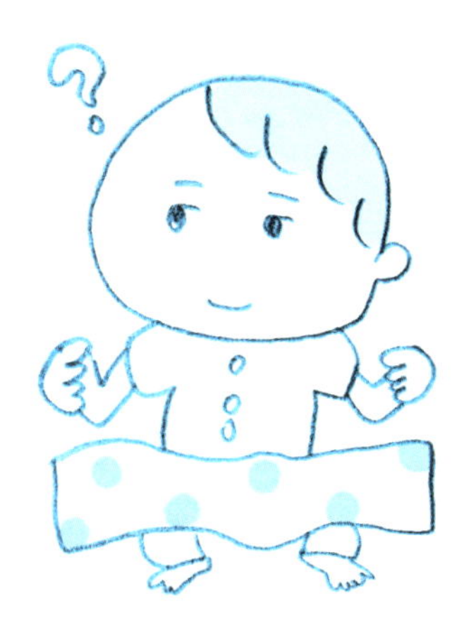

怎么装睡？首先，闭眼是关键。然后，要使出十八般演技，营造出“我已经睡着啦”“夜深了，大家都睡着啦”的氛围。

另外再教大家一个口诀：一鼻息、二打鼾、三翻身。演好这三条，不怕孩子睡不着。

不过，有些时候妈妈演过了头，自己反而睡着了。即使真这样了，也千万不要责怪自己，毕竟谁都有疲惫的时候。还有一点小建议，为了以防万一，妈妈在变身女演员之前，最好先洗漱一下，把妆卸掉哦。

63 孩子实在睡不着，不如带他去兜风

能试的办法都试过了，孩子还是不肯睡觉，不如直接带孩子出门，散散步，兜兜风。

可以开车的话，就让孩子坐在儿童安全座椅上，带他出去兜兜风。让人意外的是，很多在家睡不着的孩子，一上车就犯困。如果是冬天带孩子去兜风，记得要先把车里的空调打开，并给孩子盖好毯子。开车的任务交给爸爸或者爷爷等其他家庭成员，妈妈就坐在孩子的旁边，帮孩子拍拍背，安抚安抚他。

爸爸妈妈最好事先定好目的地，比如去附近的购物中心，或者是去几分钟车程的奶奶或者外婆家。总之，不要走太远，以免回来太晚，大人晚上睡眠不足，耽误第二天的工作。等到孩子在车里睡着之后，就马上掉头回家，看准孩子睡熟的时机，把他轻轻抱回卧室。另外，如果需要驾驶的大人睡眠不足，或者十分疲惫，就不要强行出门兜风了。

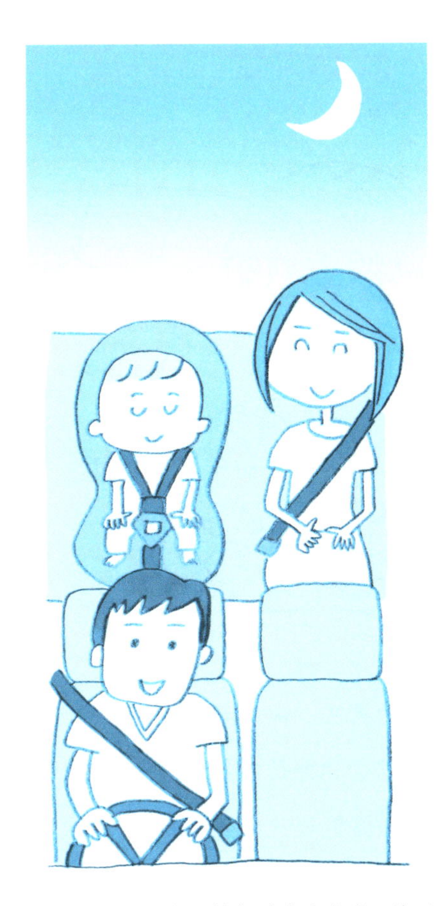

注：日本汽车的驾驶座在右边，中国的驾驶座在左边。为了家人和孩子的安全，请系好安全带并为婴幼儿配备安全座椅，驾驶员在驾驶汽车时务必遵守交通规则。

64 安抚奶嘴有奇效！哄睡的杀手锏

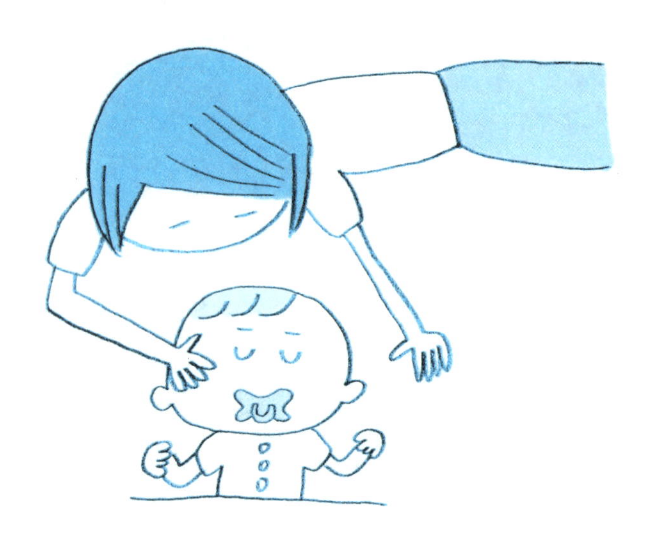

关于安抚奶嘴的看法，很多家庭的分歧很大。有些家长认为安抚奶嘴可能会导致孩子“牙长不齐”“奶嘴上瘾”。相反，有数据表明安抚奶嘴能够有效降低婴儿猝死的风险。有些家长会选择给孩子用安抚奶嘴，有些则不会。其实，用还是不用，最重要的还是根据每个家庭的实际情况来判断。比如自家孩子一直不睡觉，妈妈感到非常疲惫，这时使用安抚奶嘴可能就会有奇效。

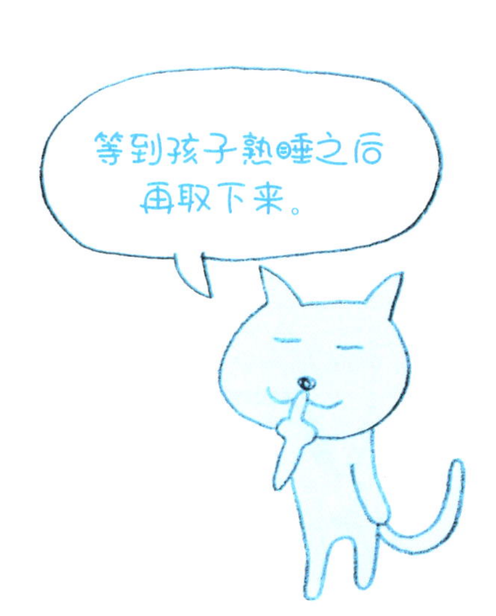

有些孩子在用了安抚奶嘴之后，只要轻轻拍拍他的背，就会立刻进入梦乡，速度之快，令人惊讶。等孩子熟睡之后，再把安抚奶嘴取下来。但是，一定不能让孩子一整天都叼着安抚奶嘴，或者让他一个人叼着安抚奶嘴在卧室睡觉。这些行为都会影响孩子的身心发育。

安抚奶嘴有利有弊，最好把它作为哄睡的杀手锏使用。要知道，等到孩子过分依赖它的时候，想让他戒掉就没那么容易了。

65 有“技”可循！摇摇晃晃、轻轻拍拍

顺着秒针或节拍器的节奏

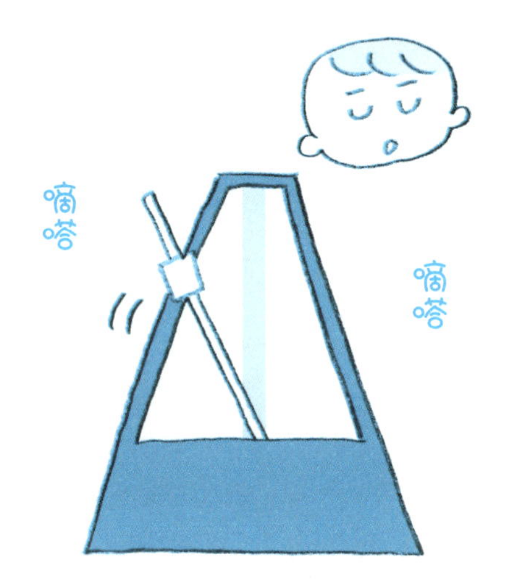

拍着孩子的背哄睡同样有技巧可循。那就是最好用同样的节奏、同样的力度给孩子拍背。很多时候，拍太久手容易累，手一累节奏就容易断。这时候，利用枕边的闹钟，或者是墙上的挂钟，一边拍一边看秒针的走动，找准一个节奏，能有效缓解妈妈的疲惫感。当然家里有节拍器就更好了。大多数情况下，只要节奏不乱，孩子基本都能很快入睡。

66

有“技”可循！摇摇晃晃、轻轻拍拍

根据孩子的月龄，变换抱娃姿势

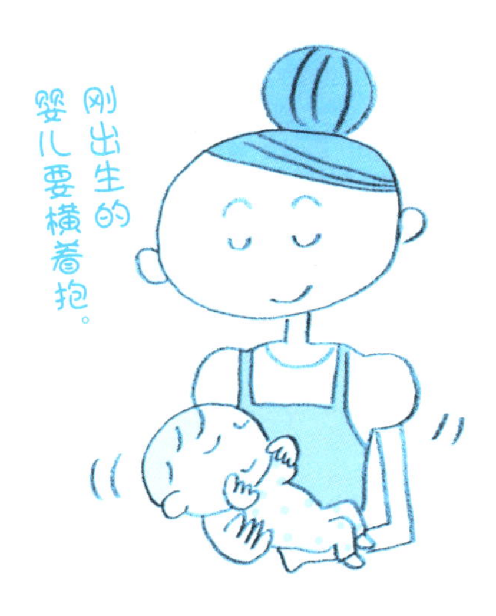

在需要抱着孩子摇晃，或者轻拍他们的后背时，一定要注意根据孩子的月龄，变换抱孩子的姿势。刚出生的婴儿要横着抱，等到他能立起脖子之后，再竖着抱，并加以适当的摇晃或轻拍他的后背。不管是横抱还是竖抱，其诀窍就是尽量让孩子的身体紧靠大人的身体。据有些妈妈反馈，比起靠喂奶哄睡，抱着孩子摇晃或拍背能让孩子睡得更久、更安稳。

67 有“技”可循！摇摇晃晃、轻轻拍拍

找到适合自家孩子的拍背节奏

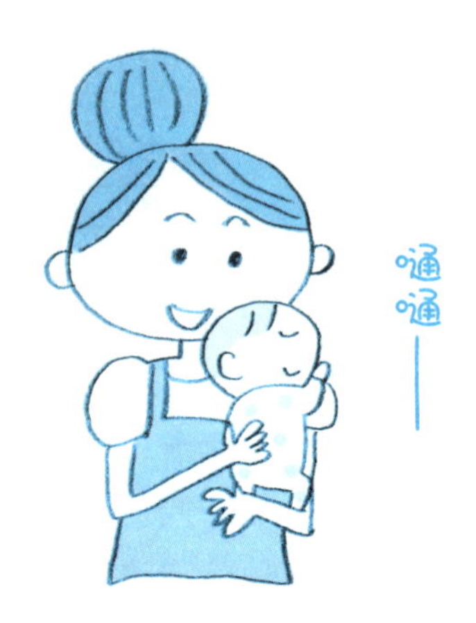

在帮孩子拍背时，要保持一定的节奏才会有效果。但是，节奏这种东西说到底还是比较主观的，各位妈妈在实践时还是得根据自家孩子的情况来判断。

比如，有些孩子喜欢妈妈边给他拍拍背，边慢慢地跟他说“要睡觉啦”。而有些孩子则喜欢快节奏，还有些孩子喜欢妈妈边拍背边唱摇篮曲给他听。每个孩子想要的节奏都不相同，需要妈妈细心地观察并耐心地总结。如果拍了好久孩子还不睡觉，那说不定就是节奏的问题。不要灰心，试试加快或者放慢节奏。

68 有“技”可循！摇摇晃晃、轻轻拍拍

变换拍的位置

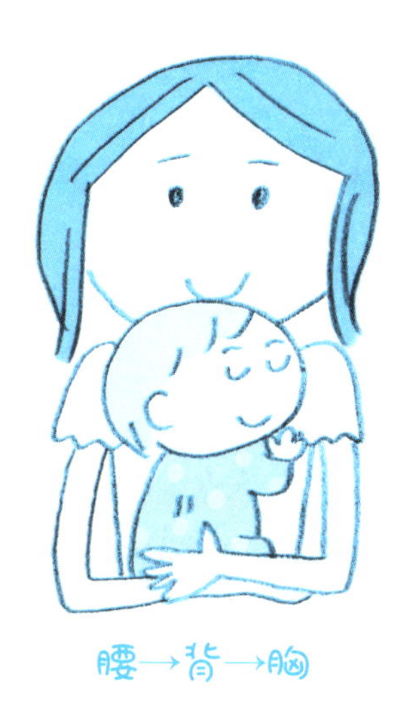

妈妈抱着孩子拍背的时候，按需变换位置也十分重要。最开始建议拍拍孩子的腰部周围。等到他迷迷糊糊的时候，再换到背，最后到胸。此外，各个部位需要用到的力度也不同，在拍腰部时要稍微用点力（虽说是用力，但还是要温柔），等到孩子困了给他拍背、拍胸时，可减轻力道，同时温柔地抚摸孩子。

69

有“技”可循！摇摇晃晃、轻轻拍拍

跟着妈妈心跳的节拍

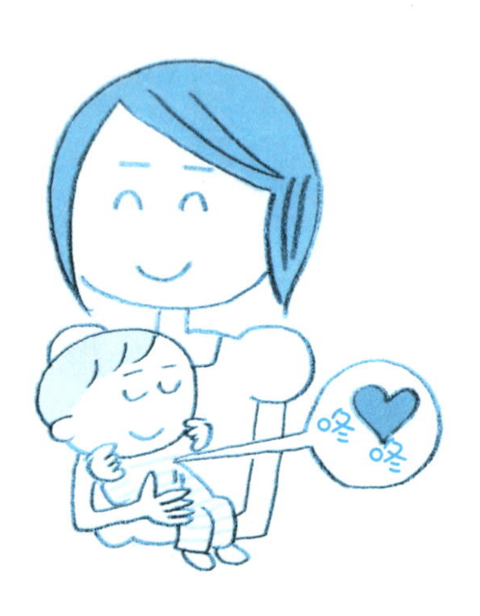

给孩子拍背的秘诀在于保持一定的节奏。那么，什么样的节奏最好呢？和妈妈自己的心跳节奏一样再合适不过了。当孩子还在妈妈的肚子里时，就一直听着妈妈的心跳。在如此熟悉的节拍面前，孩子对外界的防范心理和紧张情绪会迅速消除，安然地进入梦乡。

当然，有一些妈妈可能会说：“我不知道自己的心跳是什么节拍，怎么办？”没关系，我们可以把手放在心脏处，或用手指放在手腕内侧确认一下。等记住了自己心跳的节拍之后，就不必担心在拍孩子哄睡的时候乱了节奏。

70 有“技”可循！摇摇晃晃、轻轻拍拍
直接给孩子听妈妈的心跳声

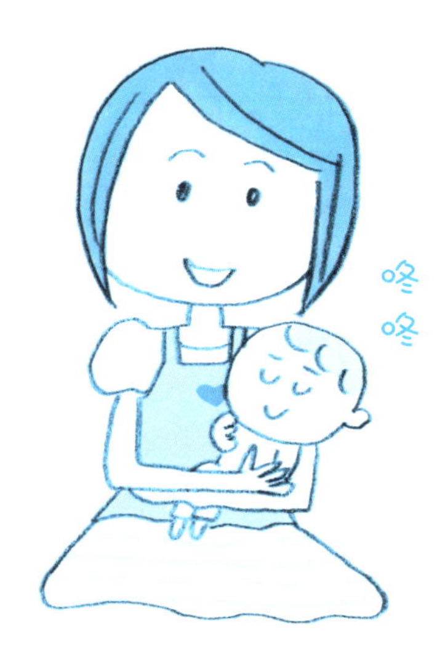

在妈妈肚子里一直听的心跳声，是安抚宝宝最有效的声音。妈妈在哄睡的时候，可以直接让孩子听听自己的心跳声。

抱起孩子，让他的耳朵贴在自己的胸部。一边让孩子听自己的心跳声，一边以相同的节奏帮他拍背，会有更好的安抚效果。另外，有很多妈妈说，给孩子听爸爸的心跳声也很有效哦！

71 有“技”可循！摇摇晃晃、轻轻拍拍

海獭式抱法

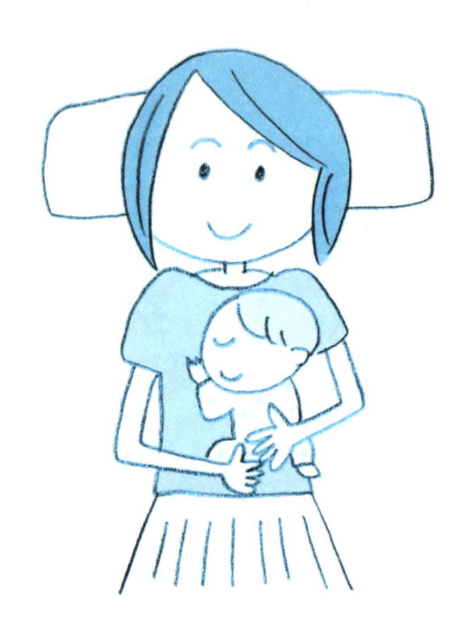

海獭妈妈会把自己的宝宝抱到胸前，让孩子睡在自己的身上。各位妈妈平时也可以试试这种“海獭式抱法”。这种抱法能让自己和孩子来一个亲密接触，给孩子十足的安全感。有些妈妈反映，自己家孩子如果不是海獭抱还不愿意睡呢！

妈妈在使用海獭式抱法哄孩子睡觉时，可以模仿海獭母子在海里漂浮的样子，温柔地抚摸孩子的后背，抱着孩子轻轻摇晃。孩子有了安全感，自然就会乖乖睡觉。

72 有“技”可循！摇摇晃晃、轻轻拍拍

老大哄老二，一举两得

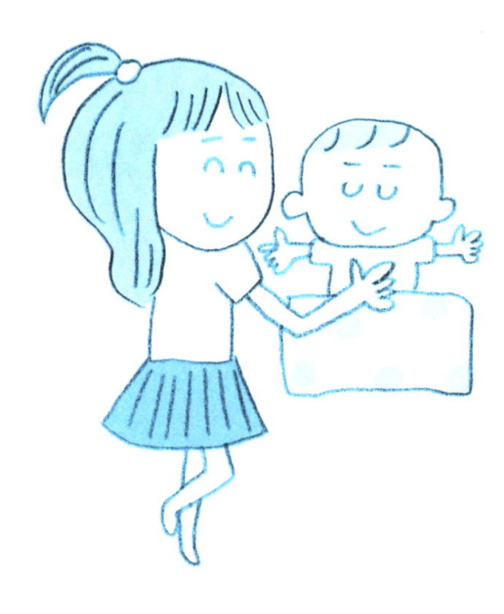

不知道为什么，有些孩子无论妈妈怎么拍他都不肯睡觉，但是老大一出手，立马就能呼呼大睡。虽然只能用不可思议来形容，但说不定这是因为孩子的力道掌握得比大人更精妙。因此，当妈妈怎么拍都没用时，不妨试试把卧室的灯关掉，让老大帮小宝宝拍拍背。而且，说不定老大哄着哄着自己也睡着了。不过，为了防止发生意外，一定要时不时地确认卧室里的情况，不可长时间将两个孩子单独留在房间里。

73 有“技”可循！摇摇晃晃、轻轻拍拍

摇摇椅哄睡法

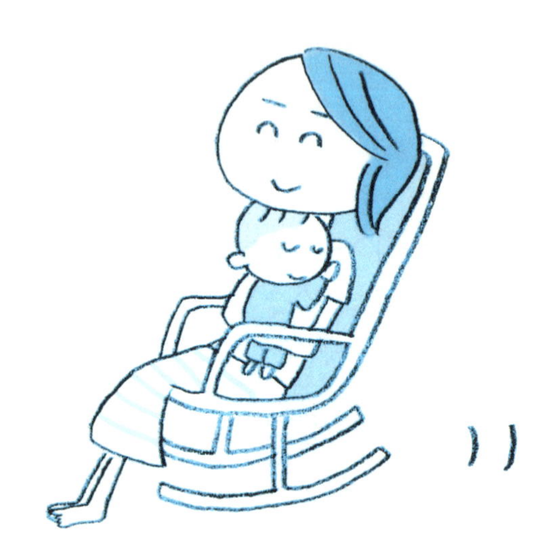

你家里有摇摇椅吗？有的话，就赶快用起来吧！人坐上去之后会自动摇晃的摇摇椅，非常适合用来哄睡。站在孩子的立场上来想想，如果孩子发现自己在妈妈的怀里摇了起来，一定能放松身心，缓缓入睡。不过，摇摇椅催眠效果强大，有可能摇着摇着妈妈也睡着了。因此一定要十分注意，不要一不小心让孩子摔下去。

74 有“技”可循！摇摇晃晃、轻轻拍拍

瑜伽球哄睡法

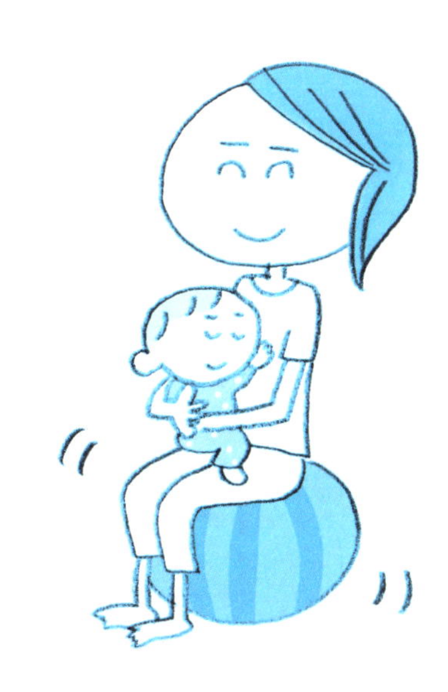

瑜伽球经常被用在妈妈们产后恢复身材的运动训练中。其实，瑜伽球一样可以在哄睡时使用。抱着孩子坐上瑜伽球，有规则地轻轻弹起、落下，能让孩子在运动中慢慢入睡。

不过，一定要等到孩子自己能立起脖子之后再用这个方法。并且，瑜伽球的大小也有讲究。一定要选择妈妈坐上去之后，双脚能够稳稳地踩在地面上的瑜伽球。使用时一定要支撑住孩子的脖子后，再慢慢地上下晃动。切记动作不要太大，以防发生危险。

75 有“技”可循！摇摇晃晃、轻轻拍拍

婴儿背巾哄睡法

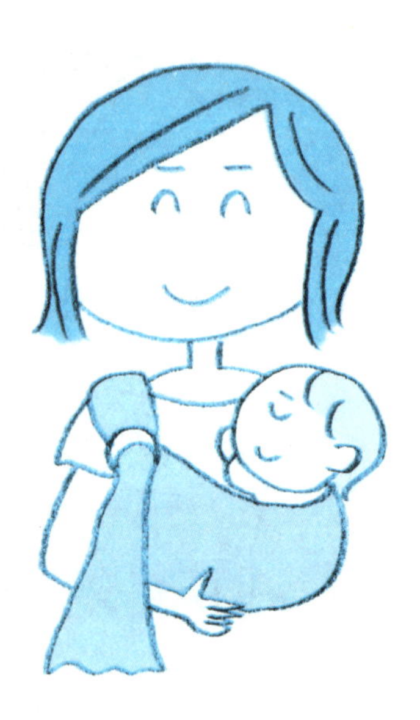

婴儿背巾是一种能够完美包裹住孩子的布状背巾。孩子在背巾中能够紧贴妈妈的身体，感受妈妈的温度，在温暖中沉沉入睡。

虽然只是把孩子放在背巾里就已经有很好的哄睡效果了，但是如果能一边抱着孩子一边轻轻摇晃，效果更佳。妈妈要是还有力气，还可以给孩子唱唱摇篮曲，更能提高哄睡质量。

76 简单易上手！亲肤哄睡法

清洗耳鼻，睡意来袭

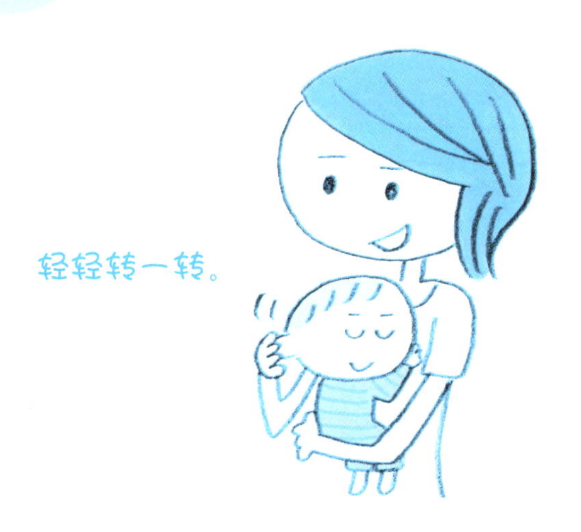

据一些妈妈反馈，有时候在给孩子用棉签清洗耳朵和鼻子时，孩子就会开始打哈欠。所以，睡前给孩子清洗耳鼻也是有效安抚孩子的一种方式。不过，既然是以哄睡为目的，妈妈们就完全没有必要清洗得过于干净。另外，还可以用手指轻轻按摩孩子的耳穴，效果一样很棒。

有些孩子可能喜欢妈妈给他清洗鼻子，有些孩子可能喜欢妈妈给他清洗耳朵，总之，要多试一试，看看哪一个更有效，哪一个最适合自家孩子。

77 简单易上手！亲肤哄睡法

耳根、发际线按摩法

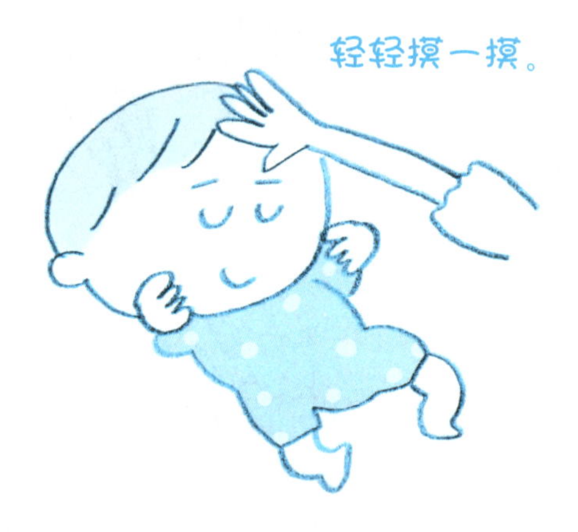

其实，有很多妈妈都不知道，孩子身上有很多部位，轻轻按摩一会儿就能帮助孩子入睡。比如耳根和发际线周围。试试用手揉搓孩子的耳垂，或者轻轻按摩孩子发际线的周围，就会发现，孩子的某个开关好像被打开了一样，不一会儿就睡着了。

特别是有些孩子如果困了，会不自觉地摸自己的耳朵，这个方法对这些孩子尤其有效。非常推荐各位妈妈试一试哦！

78 简单易上手！亲肤哄睡法

轻抚孩子的眉间和眉毛

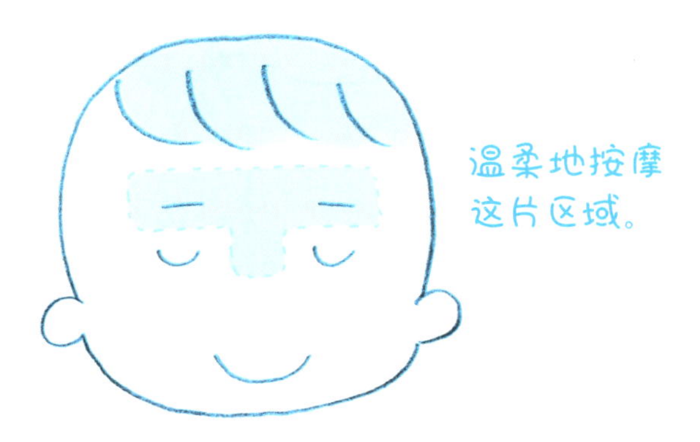

眉间和眉毛也是孩子的“哄睡部位”。可以先关掉卧室的灯，躺在孩子的身边，用食指轻轻抚摸他的眉间和眉毛。这里要注意力度，不要用力按住旋转，而是要轻柔地抚摸。也可以选择抱着孩子坐在沙发上，一边摇晃一边轻拍，再轻轻抚摸他的眉间和眉毛。当然，如果还有余力，就再给孩子唱唱歌，组成一套完美的哄睡仪式。

79 简单易上手！亲肤哄睡法

摸一摸、揉一揉孩子的屁股

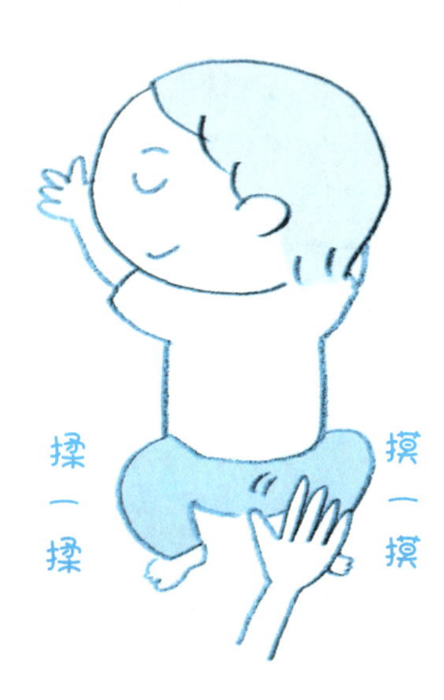

一说到帮孩子拍拍，可能大部分妈妈首先都会想到拍背。不过，对于有些孩子来说，比起帮他拍背，可能轻拍其他部位会更有效果。还有一些孩子，比起拍拍，他们更喜欢妈妈轻轻地抚摸或者揉一揉他。如果你家孩子喜欢趴着睡，那么可以试试在他趴着的时候，摸一摸、揉一揉他的小屁股。

80 简单易上手！亲肤哄睡法

妈妈的鼻息竟然也能当“摇篮曲”？

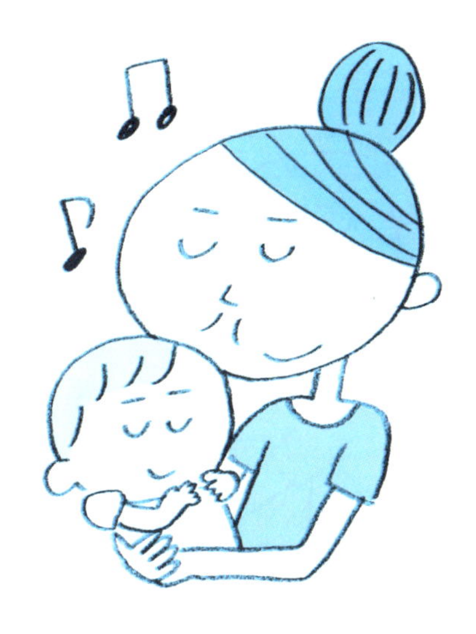

哄孩子的时候，有一个非常神奇之处，那就是妈妈可能用了一个看起来不像方法的方法，却成功把孩子哄睡着了。这里就为大家介绍一个“偏招”，那就是妈妈将自己的鼻息打在孩子的脸上。比如，妈妈在陪睡或者抱着孩子的时候，可以紧闭嘴巴，将自己的鼻息轻轻“呼”在孩子的脸上。

你要问我为什么有用，其实我也不知道，难道是因为改变了空气的细微流动？！

81

简单易上手！亲肤哄睡法

揉揉耳垂就能乖乖睡觉？

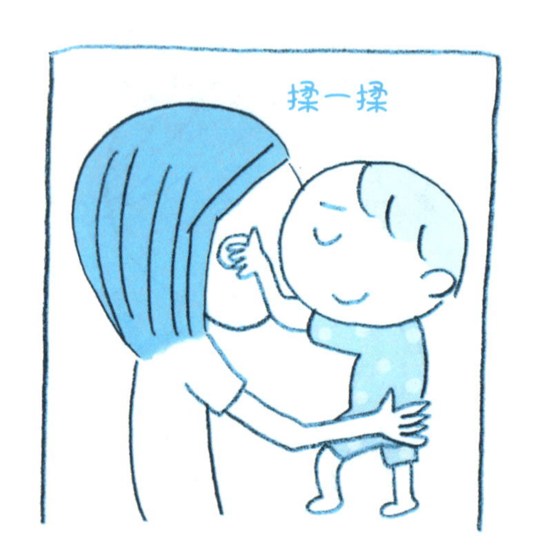

按摩孩子自己的耳朵当然有很好的哄睡效果。不过，时不时让孩子摸摸妈妈的耳垂，也同样有效哦！可能是因为妈妈的耳垂很软，也可能是因为耳垂的温度刚刚好，很多孩子在摸了妈妈的耳垂之后，就会安心地闭上眼睛。

当然，对于有些孩子来说，不是妈妈的耳垂也完全没问题，所以建议各位妈妈先抱着孩子，用全家人的耳垂都试一试吧！

简单易上手！亲肤哄睡法

82 轻触孩子的脸，来一场睡前“化妆”

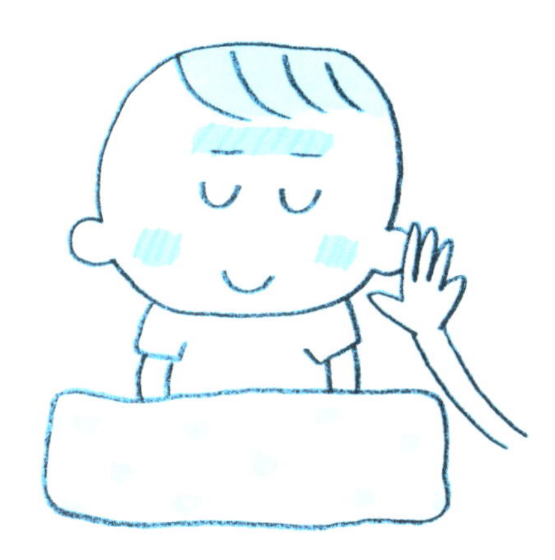

哄睡时，妈妈可以一边说着“化妆咯”，一边用食指轻轻触摸孩子的额头、眉间、眉毛、脸蛋、嘴唇。并且一直按照这个顺序重复下面这段话：“好，先上一个粉底，然后是眼影，最后涂个口红。”

另外还有一种方法，摸摸孩子的眉间，让孩子不得不闭上眼睛。不过，在碰到眼皮等脆弱的部位时，手指一定不要用力。

83 简单易上手！亲肤哄睡法

帮孩子挠痒痒

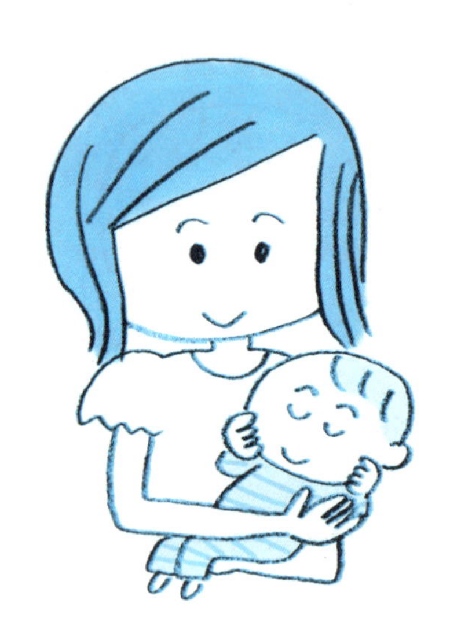

耳后和鼻翼等部位都是孩子容易挠伤的地方，但其实这也是孩子困了就会痒的地方。也就是说，在哄睡时，这些部位很关键。用手指轻轻抚摸这些部位，孩子就会更安心，也会更快进入梦乡。不过还是那句话，不要太用力，尽量反复地轻抚。

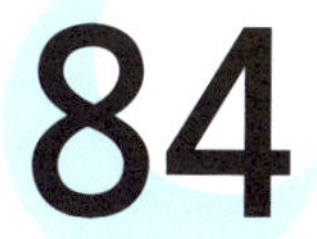

84 简单易上手！亲肤哄睡法

足底按摩法

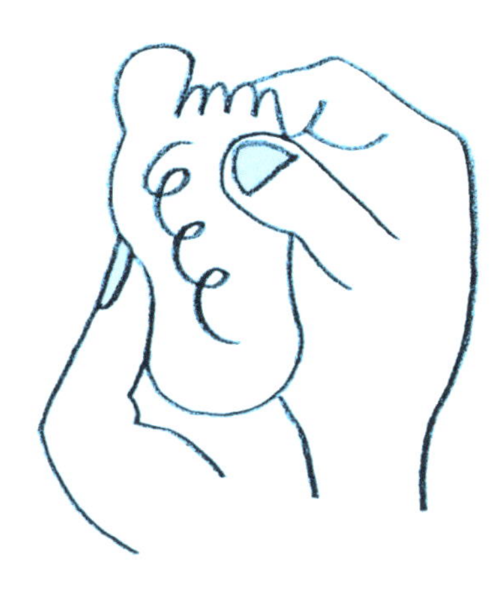

我们大人在累的时候，如果能适时来个足底按摩，马上就能倒头睡着。孩子也同样如此。

妈妈可以等孩子进入被窝之后，用大拇指轻轻地帮孩子按摩脚底。不过要注意，千万不要使太大劲儿，掌握好力度很重要。另外，用两根手指轻轻夹住孩子的脚趾，或者搓搓孩子的脚背，都非常有效。在按摩的同时，要时刻观察孩子的反应，找到最适合他的哄睡部位和按摩方法。

85 简单易上手！亲肤哄睡法

锁骨、手腕按摩法

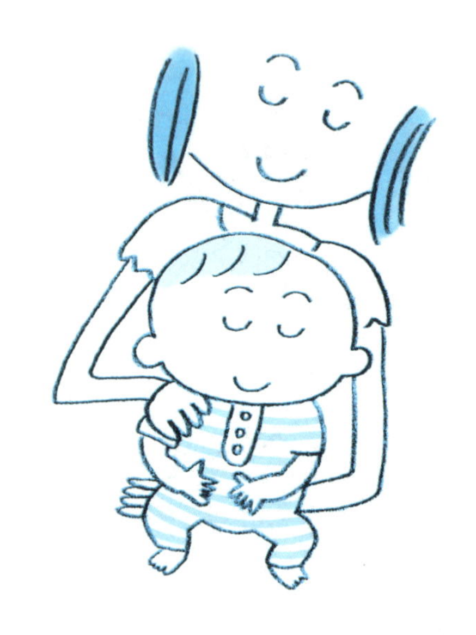

锁骨、手腕这两处有比较硬的骨头，貌似也是宝宝的“入睡开关”。哄睡时，用手轻轻地按摩这两个区域，也会有很好的催眠效果哦！有些孩子你捏捏他上臂的肉肉，就会哈欠连天，困得不行。相反，有些孩子摸摸他的手腕，也会乖乖地进入梦乡。这样看来，手腕附近、脖子附近真的有孩子的“入睡开关”呢。

86 简单易上手！亲肤哄睡法 足底和大腿的精油按摩法

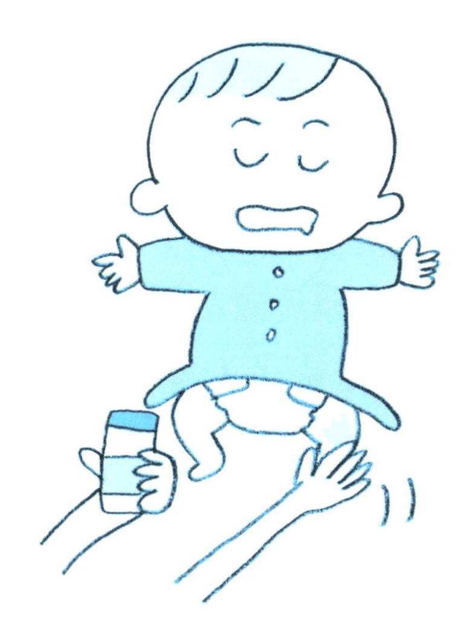

在哄睡之前，给孩子的足底或大腿抹上精油按摩，会有非常好的放松效果。精油要选择对孩子的皮肤温和、无刺激的纯天然植物精油，比如荷荷巴油、葡萄籽油等。具体步骤是妈妈先将精油涂在自己的手上，等精油温度稍微高一点之后，再抹在孩子的身上，轻柔地帮他按摩。如果妈妈不喜欢黏糊糊的感觉，也可以垫上一块毛巾再给孩子按。

87 简单易上手！亲肤哄睡法

在孩子肚子上画圈圈

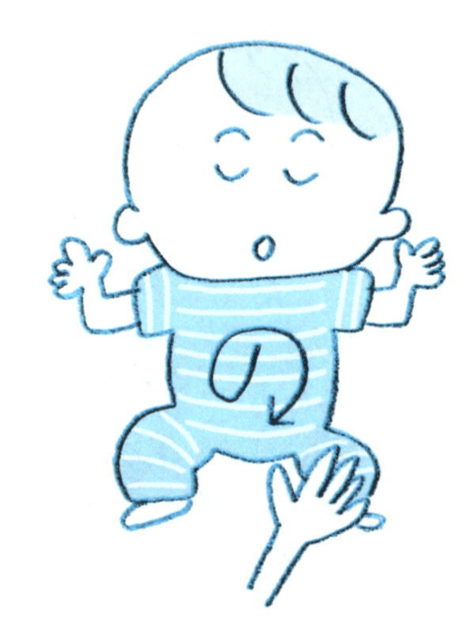

孩子便秘时，大人会顺着一个方向按摩孩子的肚子，就像画圈圈一样，以缓解孩子的症状。其实，这个方法也同样适用于哄睡。

妈妈可以把孩子抱上床，然后睡在他身边，轻轻地抚摸他的肚子。虽然这个方法对每个孩子的效果不同，但据反馈，用了这个办法之后，很多孩子都能在15分钟之内睡着。不过还是要注意，抚摸孩子时不要太用力，最好隔着睡衣轻轻按摩，掌握合适的力度才能让孩子舒服地入睡。

简单易上手！亲肤哄睡法

88 睡在爸爸的大肚子上

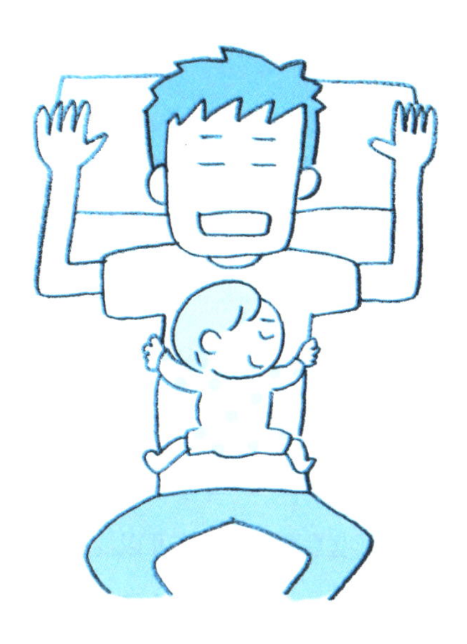

其实，有很多孩子喜欢让爸爸哄睡。把孩子抱到爸爸那稍有些啤酒肚的大肚子上，不管是仰着睡还是趴着睡，只要轻轻拍拍孩子，他准能立马睡着。这是不是有点儿像睡在龙猫肚子上的小梅的心情？！当然，让孩子听听爸爸的心跳，或者抱着孩子轻轻地摇晃也都是不错的方法。

哄睡小帮手

89 家庭影院：一份乐趣十足的睡前礼物

各位妈妈可能会认为哄睡一定要凭自己的能力。其实不然，每天哄孩子睡觉会耗费大量的精力，非常容易疲惫。妈妈不妨在此之前，先用一些哄睡的玩具试试。

现在，市面上有一种家庭影院式的玩具，可以把孩子喜欢的卡通角色和视频投影在房间的墙壁或天花板上，并且还能同时播放音乐或者胎内音。很多家长反馈自己的孩子用了这种玩具之后，不一会儿就睡着了。这种家庭影院式玩具可以定制各种各样的视频和音乐。虽然只是玩具，但投影的面积能够覆盖整个天花板，让孩子和大人都有一种置身于影院的感觉。爸爸妈妈有时间的话，还可以陪着孩子一起看看，享受亲子时光。

如果能让孩子习惯每天要睡觉时一进房间就关上灯，然后开始用家庭影院看视频，那么这将渐渐成为孩子的一种入睡仪式。以后一旦给他播放视频，孩子就会自然而然地睡着……这种简单的哄睡不再是梦！

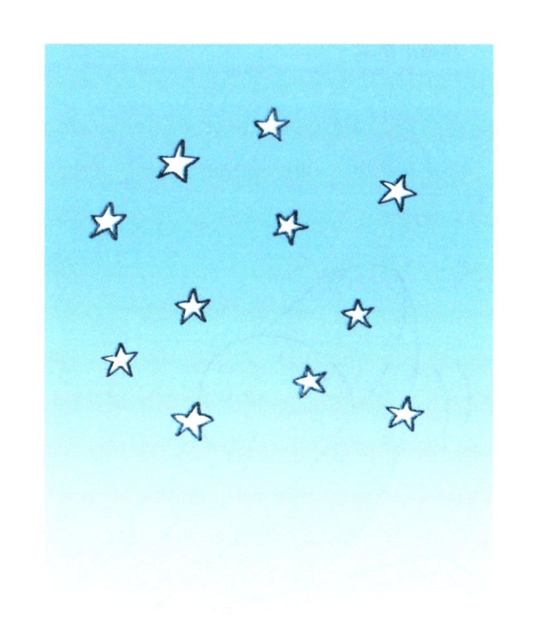

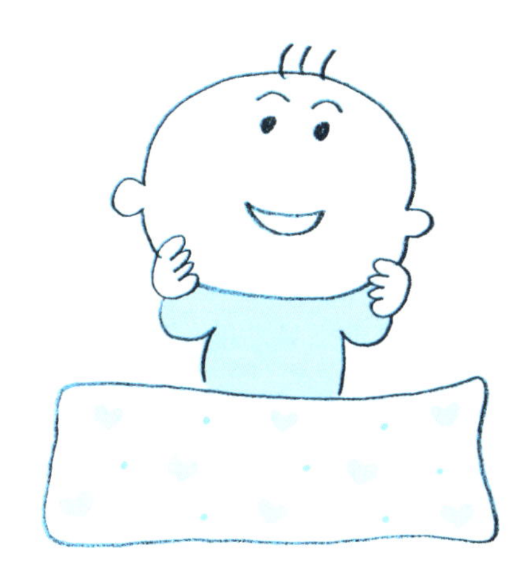

哄睡小帮手

90 电动摇摇椅和摇篮椅：摇呀摇，摇到梦乡里

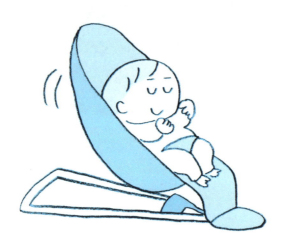

每天抱睡虽然是个好办法，但如果孩子不肯就这么乖乖睡觉，妈妈肯定会累得筋疲力尽。在这里，推荐各位妈妈试一试电动摇摇椅和摇篮椅。电动摇摇椅自带摇晃功能，而摇篮椅能够跟随宝宝的动作自然晃动。不管选择哪一种，都能解放妈妈的双手。

电动摇摇椅自带摇晃的功能，妈妈只需把孩子抱上去，打开开关即可。它会自动模拟妈妈的轻摇手法，孩子就宛如在妈妈的怀里

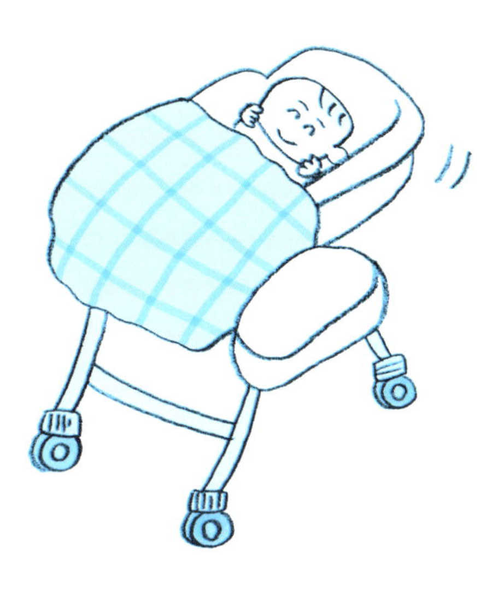

一样。当然，除了电动版之外，还有手动版，妈妈可以根据自家的情况进行选择。等孩子大一点之后，就可以换成餐椅等，一般来说，这些东西可以一直用到孩子 4 岁左右。摇篮椅是一种孩子坐上去之后就会像吊床一样摇晃的婴儿座椅。

很多妈妈反馈，用了这些座椅之后，孩子不一会儿就能睡着。在选购这些椅子时，尽量选择自带保险带，能够固定住孩子身体的款式，或者是坐垫和靠背能够完美支撑孩子身体的款式。另外，这些座椅终归是辅助道具，一定不要忘记妈妈的怀抱才是孩子最喜欢的。

哄睡小帮手

91 内置胎内音的玩具：孩子最熟悉的旋律

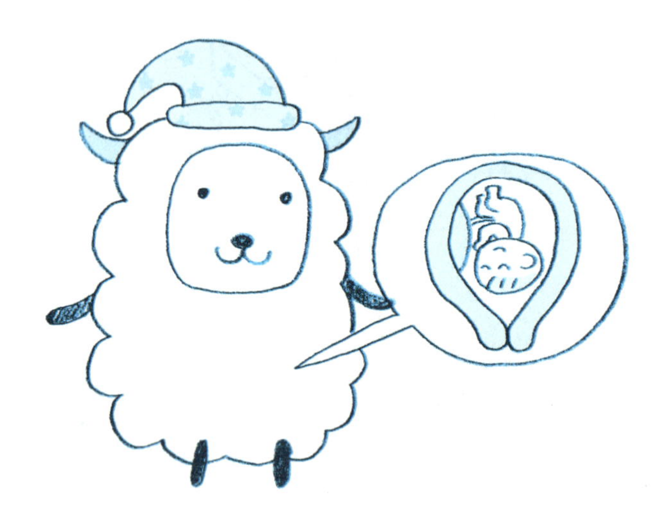

胎内音就是孩子在妈妈的肚子里，每天听到的妈妈血液流动的声音、心跳声和外界声音混合在一起的声音。在大人眼里，这些可能是无法理解的“杂音”，但在孩子看来，这些都是自己最熟悉的旋律。据很多妈妈反映，一些孩子不肯睡觉，总是爱哼哼唧唧，无奈之下，给他听了下胎内音，结果很快便乖乖睡着了。

现在市面上有很多内置了胎内音的玩具，比如能够播放胎内音

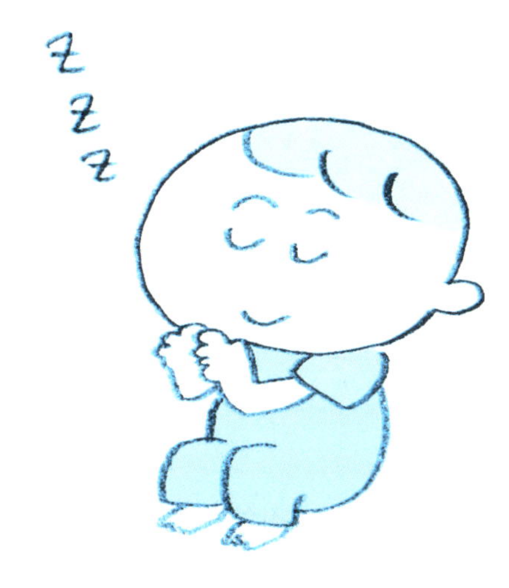

的玩偶，能够选择胎内音的床铃等。各位妈妈不妨买来试试。不过，如果买的是玩偶式的，一定要注意不能让孩子脱离自己的视线，并且要把玩偶放远一些。因为万一玩偶掉在孩子的脸上，不仅有可能会砸伤孩子，还有可能会导致孩子呼吸困难。

有一些妈妈建议内置胎内音的玩具最好给月龄 3 个月以下的孩子使用。等孩子稍大一点之后，可能就慢慢忘记在妈妈肚子里的事情了。

哄睡小帮手

92 用婴幼儿专用的按摩乳，给孩子来一场睡前按摩

孩子洗完澡，给他擦身子，然后马上喂奶……妈妈这么忙于照顾孩子肯定非常疲惫。而如果迅速地把孩子直接抱到床上，也不会减少太多工作量。因此，不如在此之前，给孩子做做按摩，孩子轻松，妈妈也轻松。

现在市面上有很多婴幼儿专用的按摩乳。推荐各位妈妈选择保湿效果好的产品。当然，最近还出现了一些混合了纯天然精油的按摩乳等，选择这一类产品也不错。我们可以一边帮孩子按摩，一边跟他聊聊天，“今天 ×× 小朋友玩了很久，真开心呢”“明天我们去公园吧”等，妈妈想到什么就跟孩子说什么。并且可以趁着给孩子按摩的时候，观察一下孩子的心情，摸摸他的体温，检查检查他的皮肤状况等，这些操作能让妈妈对孩子的身体状况更加了解。

最喜欢的妈妈帮自己按摩，孩子一定能放松身心，快速入睡。如果能够把这个环节当作睡前的习惯，孩子也会慢慢懂得“按摩完，这一天就结束了，该睡觉了”。

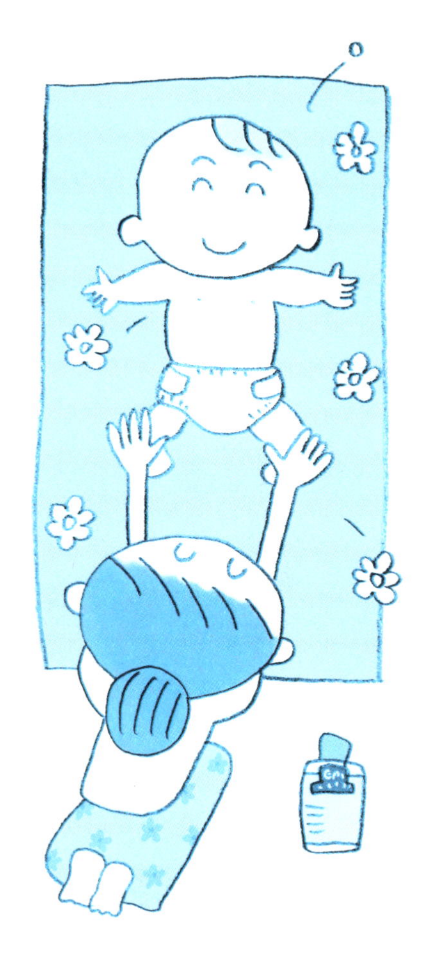

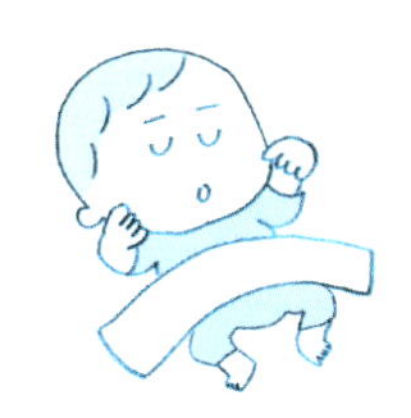

Part 5 告别“沾床醒” 让孩子“安全着陆”的小技巧

孩子好不容易哄睡着了，恨不得马上把他抱到床上，好让自己喘口气。可是，一放到床上他立马就醒了，只能从头再来……在众多妈妈的反馈里，这种情况最多。怎么才能让孩子“安全着陆”在他的小床上呢？只要妈妈掌握本章的小技巧，就能让孩子从此告别“沾床醒”。

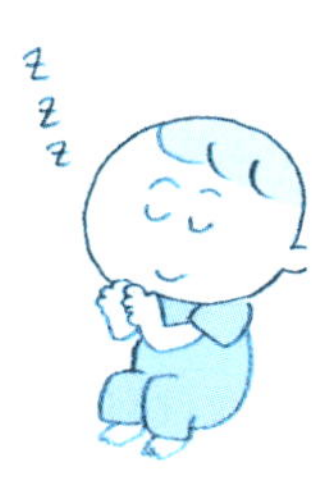

93 不要着急！抱孩子上床的最佳时机是入睡后的 15 ~ 30 分钟

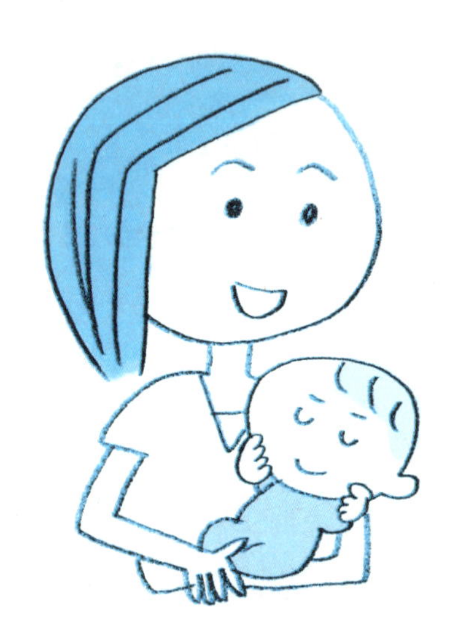

“终于睡着了！”刚刚还抱着或背着孩子哄睡，现在终于肯闭上眼睛了。事不宜迟，马上放到床上去！如果妈妈这么想，那就大错特错！这种时候一定要再多等等！

孩子不是在床上睡着的时候，如果急急忙忙把他抱上床，很有可能会因为改变了孩子的姿势而把他吵醒。这种情况下，更需要妈妈有耐心。在孩子进入深度睡眠之前，要时刻观察他的情况。

真正进入深度睡眠的时间，是在孩子入睡之后的 15 ~ 30 分钟。

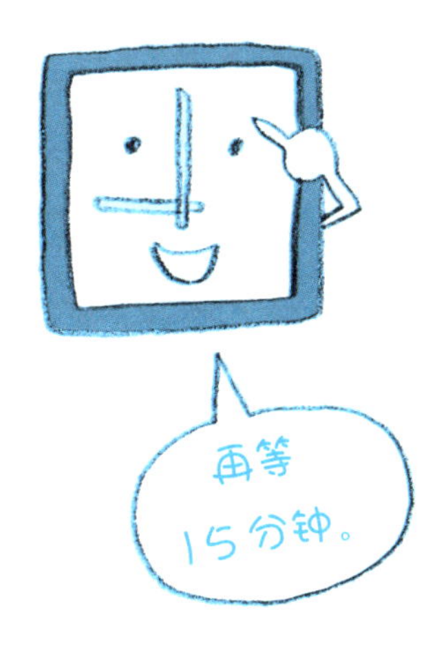

等孩子顺利进入深度睡眠之后，再把他抱上床。即使妈妈中途不小心发出了什么声音，或者孩子的姿势发生变化，都不会轻易地吵醒他。各位妈妈，为了不让之前成功哄睡的努力白费，再多坚持一会儿吧！

如果在散步时，孩子在婴儿车里睡着了，那么可以记下他睡着的时间，这样等到回家之后才能知道再过多久把他抱上床最合适。

告诉各位妈妈这些技巧，不是为了让大家在育儿时变得神经质。孩子本身就非常敏感，妈妈只有掌握好抱孩子上床的时间，才能不打乱孩子的睡眠节奏。

94 孩子睡着之后，先用大人的膝间当床

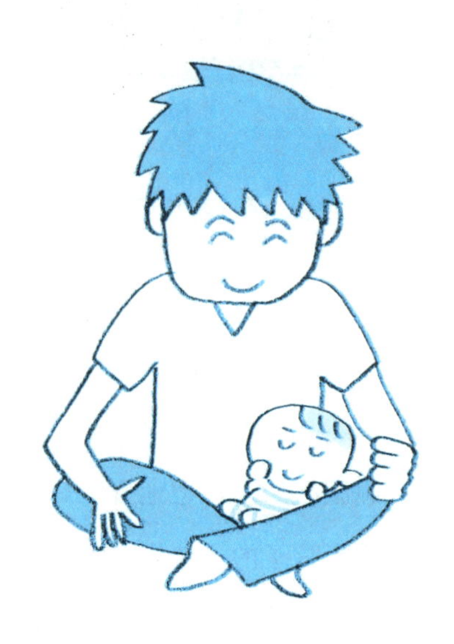

正在看着电视，孩子就在自己的膝间睡着了。如果遇到这种情况，就暂时把膝间当作孩子的床，先让他这么睡着吧。在此期间，让孩子靠近大人的身体，能让孩子更有安全感，睡得更沉。虽然有失优雅，不过爸爸妈妈趁着这个时间吃点零食，看会儿书也是可以的。这样一来，等待孩子进入深度睡眠的时间也不会那么无聊。

95 抱着睡着的话，先用胳膊当枕头

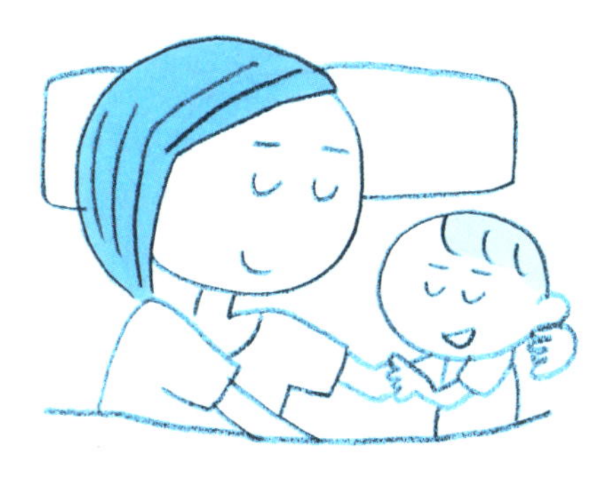

不是把孩子抱上床，
而是和他一起躺下。

抱着把孩子哄睡着了，但是不知道过多久把他抱到床上才好……这种时候，其实可以抱着孩子一起躺到床上，用一只胳膊给孩子当枕头，坚持一会儿。15 ~ 30 分钟之后，等到孩子进入熟睡状态，再把手抽出来观察一会儿。如果孩子没有醒来，就算是大功告成了！这个方法需要妈妈有一定的毅力，不过非常值得一试哦！

96 紧紧抱住孩子，贴着胸口，钻进被窝

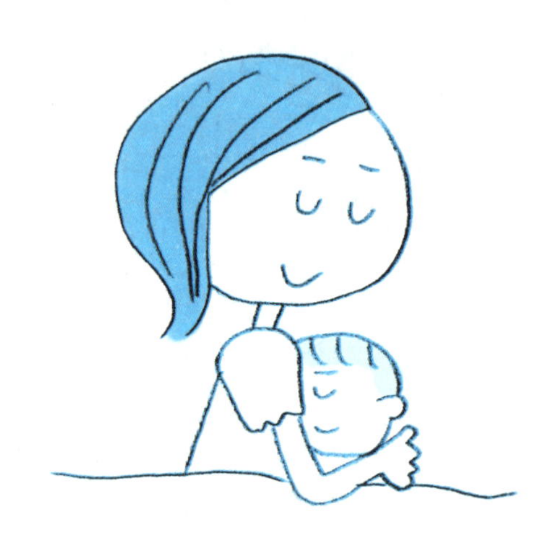

抱着孩子哄睡着之后，要如何把他抱上床，才能不吵醒他呢？关键在于孩子和妈妈的紧贴程度。等孩子在妈妈怀里睡着了之后，妈妈可以抱紧他一起上床。在一段时间内，让孩子紧贴着自己的胸口，并且保持母鸡保护小鸡一样的姿势，直到孩子进入深度睡眠。不过，一定要注意不要妨碍到孩子的呼吸。

97 冰冷的被窝是舒适睡眠的大敌！暖和之后再钻进去

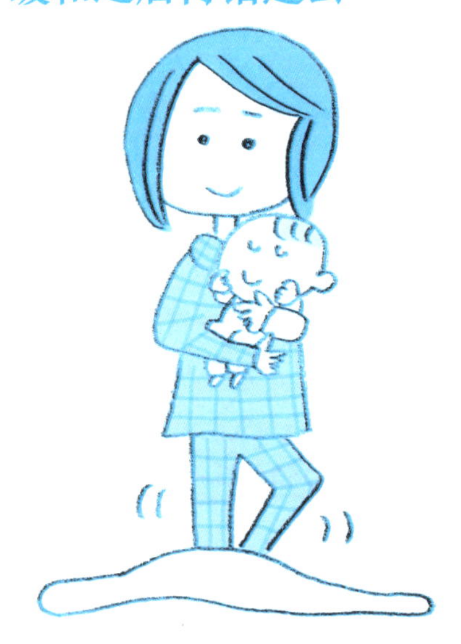

冬天时，好不容易抱着把孩子哄睡着了，结果一进到冰冷的被子里，刚刚还睡着的孩子立马睁大了眼睛。即使是我们大人，在进到冰冷的被窝里时，也会一个激灵，睡意全无。这种情况下，妈妈可以一边抱着孩子哄他，一边提前温暖被窝。即使被窝里只是暖和了一点点，给孩子的感觉也会大不相同。

98 把孩子留在背带里抱上床

等到孩子熟睡之后
再抽出来。

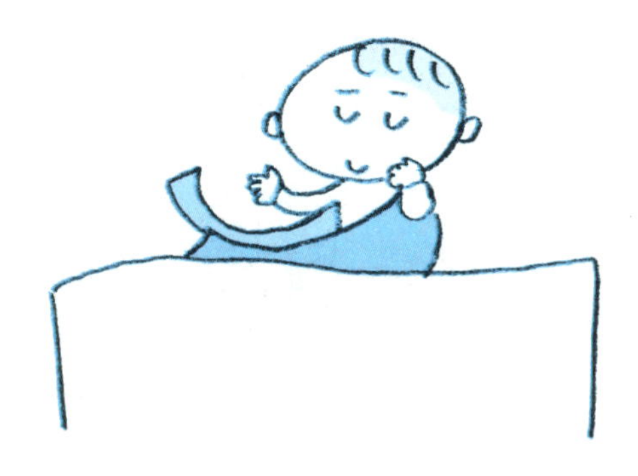

刚睡着的孩子，如果去动他，他立马就会醒来。因此，如果孩子是在背带里睡着的话，可以直接取下背带，先将孩子连同背带一起放到床上。虽然背带对于大人来说确实有点迷你，但是对孩子来说大小刚刚好。短暂的时间内让孩子留在背带里也没什么问题，不过冬天的话记得给孩子再盖上一条被子。等到确认孩子进入深度睡眠之后，再把他从背带中抱出来。

99 孩子进了被子之后，也要好好保护他

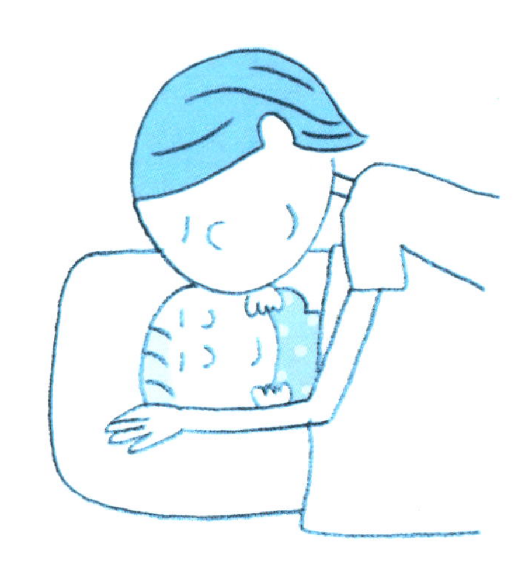

婴儿对任何的细微变化都非常敏感，尤其是刚入睡那会儿。把好不容易睡着的孩子抱进被子之后，也不能就此放松。妈妈要用身体护住孩子，并且一直保持住这个姿势直到孩子进入熟睡状态。在此期间，如果能捏捏孩子的小手，让孩子感受到妈妈的体温和气味，会更容易让孩子进入深度睡眠。

100 婴幼儿监护器让妈妈更放心

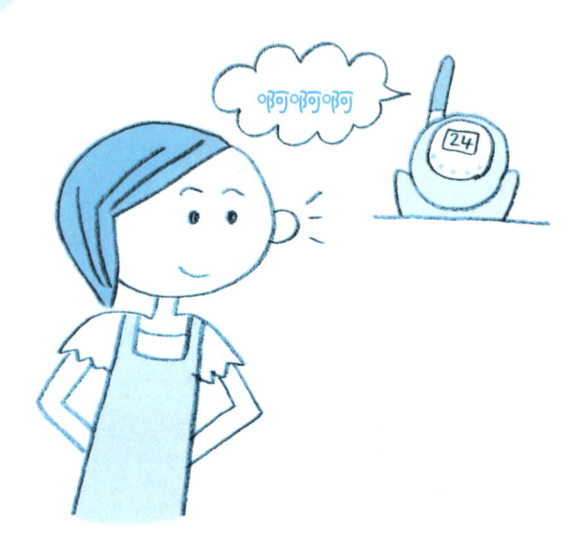

大多数家庭都会让月龄较小的孩子睡在客厅或者大人视线范围之内。等孩子长大一些之后，则会让他们一个人睡在自己的小床上或卧室里。这种转变，会让妈妈时不时地跑到卧室里查看孩子的情况，如果孩子睡得很安稳又反而会担心起来……这种时候，我们需要一个婴幼儿监护器，即使在隔壁房间也能听到孩子的哭声，而且就连孩子醒来之前的哼唧声都能被捕捉到。

有了这个“神器”，妈妈就能在孩子真正醒来之前，去房间给

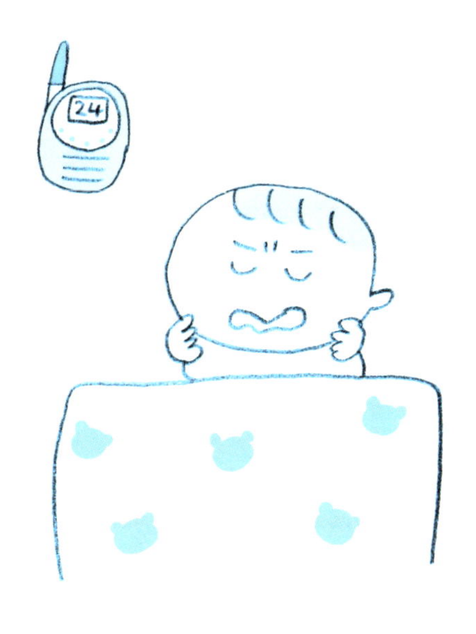

他拍拍背，安抚他的情绪。现在市面上的婴幼儿监护器不仅能够监听声音，一些款式还自带摄像头。

哄孩子睡觉本身就是一个充满困惑和辛苦的过程。即使在育儿书或者网上看到一些方法，但在自家孩子身上却可能没有效果。这些苦相信每一位妈妈都经历过。但是，这不正源于我们发自内心对孩子的爱吗？

各位妈妈，坚持就是胜利。多多尝试一些不同的方法，总有一种适合自己的孩子。只有妈妈多加引导，孩子才能拥有真正优质的睡眠。

附录　孩子的睡眠日志

各位妈妈可以一边学习并尝试本书的各种哄睡小知识，一边记录孩子的睡眠日志。在尽量遵守下页 10 条准则的基础上，记录一段时间内孩子早上起床的时间、晚上上床的时间、实际入睡的时间。这样一来，在遵守 10 条准则的同时，孩子的睡眠会变得有规律，记录下来这些时间点，也能帮助妈妈确认孩子在这段时间内的变化。

日期	起床时间	上床时间	入睡时间

有没有认真执行？
调整睡眠节奏的 10 条准则

1. 有没有在早上 8 点之前叫孩子起床？
2. 有没有沐浴清晨的阳光？
3. 早餐（婴儿的话就是早晨的喂奶）有没有和家人一起吃？
4. 白天有没有充分地活动身体？
5. 午睡有没有在下午 3 点半之前结束？
6. 看电视的时间有没有控制在每天 2 个小时以内？
7. 晚饭（婴儿的话就是晚上的喂奶）有没有和家人一起吃？
8. 有没有早一点去洗澡？
9. 孩子有没有晚上 8 点就上床？
10. 妈妈有没有在晚上 10 点之前就寝？

图书在版编目（CIP）数据

孩子不睡觉，妈妈怎么办 / 日本主妇之友社著；徐朝译 . -- 南昌：江西科学技术出版社，2021.4
（图解家庭育儿）
ISBN 978-7-5390-7394-1

Ⅰ . ①孩… Ⅱ . ①日… ②徐… Ⅲ . ①婴幼儿—哺育—图解 Ⅳ . ① TS976.31-64

中国版本图书馆 CIP 数据核字 (2020) 第 112221 号

国际互联网（Internet）地址：http://www.jxkjcbs.com
选题序号：ZK2020146 图书代码：B20183-101
版权登记号：14-2020-0174
责任编辑 魏栋伟
项目创意/设计制作 快读慢活
特约编辑 周晓晗 王瑶
纠错热线 010-84766347

图解家庭育儿：孩子不睡觉，妈妈怎么办

日本主妇之友社 著 徐朝 译

出版发行 江西科学技术出版社
社 址 南昌市蓼洲街2号附1号 邮编 330009
电话:(0791) 86623491 86639342(传真)
印 刷 天津联城印刷有限公司
经 销 各地新华书店
开 本 710mm × 1000mm 1/16
印 张 12.5
字 数 104千字
印 数 1-10000册
版 次 2021年4月第1版 2021年4月第1次印刷
书 号 ISBN 978-7-5390-7394-1
定 价 158.00元（全3册）

快读·慢活®

从出生到少女，到女人，再到成为妈妈，养育下一代，女性在每一个重要时期都需要知识、勇气与独立思考的能力。

“快读·慢活®”致力于陪伴女性终身成长，帮助新一代中国女性成长为更好的自己。从生活到职场，从美容护肤、运动健康到育儿、教育、婚姻等各个维度，为中国女性提供全方位的知识支持，让生活更有趣，让育儿更轻松，让家庭生活更美好。

陳寅恪集

詩集

附唐篔詩存

生活·讀書·新知三聯書店

圖書在版編目（CIP）數據

陳寅恪集．詩集：附唐篔詩存／陳寅恪著．—3 版．—北京：生活 · 讀書 · 新知三聯書店，2015.7 （2021.7 重印）
ISBN 978－7－108－05405－0

Ⅰ．①陳… Ⅱ．①陳… Ⅲ．①陳寅恪（1890 ～ 1969）－文集 ②詩集－中國－当代 Ⅳ．① C52 ② I227

中國版本圖書館 CIP 數據核字（2015）第 131965 號

封面所用拓片文字節自一九二九年立於清華大學內王國維紀念碑碑銘（陳寅恪撰文，林志鈞書丹）

陳寅恪集編者 陳美延
責任編輯 孫曉林 潘振平
封扉設計 陸智昌
版式設計 寧成春
責任印制 董歡

出版發行 生活 · 讀書 · 新知 三聯書店
（北京市東城區美術館東街二十二號）
郵編 一〇〇〇一〇
經銷 新華書店
印刷 北京新華印刷有限公司

版次 二〇〇一年五月北京第一版
二〇〇九年九月北京第二版
二〇一五年七月北京第三版
二〇二一年七月北京第十次印刷
開本 六三五毫米×九六五毫米 十六開
印數 三五，五〇一－四〇，五〇〇冊
字數 一六〇千字 印張 十七
定價 六十八元